中华医学会结核病学分会

中国结核病年鉴
（2015）

CHINESE YEARBOOK
OF TUBERCULOSIS

主　编　唐神结　李　亮　高　文　许绍发

人民卫生出版社

图书在版编目（CIP）数据

中国结核病年鉴 . 2015/ 唐神结等主编 . —北京：人民卫生出版社，2016

ISBN 978-7-117-22458-1

Ⅰ. ①中… Ⅱ. ①唐… Ⅲ. ①结核病 – 防治 – 中国 –2015-年鉴 Ⅳ. ①R52-54

中国版本图书馆 CIP 数据核字（2016）第 078216 号

人卫社官网	www.pmph.com	出版物查询，在线购书
人卫医学网	www.ipmph.com	医学考试辅导，医学数据库服务，医学教育资源，大众健康资讯

版权所有，侵权必究！

中国结核病年鉴（2015）

主　　编：唐神结　李　亮　高　文　许绍发
出版发行：人民卫生出版社（中继线 010-59780011）
地　　址：北京市朝阳区潘家园南里 19 号
邮　　编：100021
E - mail：pmph @ pmph.com
购书热线：010-59787592　010-59787584　010-65264830
印　　刷：三河市宏达印刷有限公司
经　　销：新华书店
开　　本：787×1092　1/16　印张：19
字　　数：462 千字
版　　次：2016 年 5 月第 1 版　2016 年 5 月第 1 版第 1 次印刷
标准书号：ISBN 978-7-117-22458-1/R·22459
定　　价：52.00 元

打击盗版举报电话：010-59787491　E-mail：WQ @ pmph.com
（凡属印装质量问题请与本社市场营销中心联系退换）

中国结核病年鉴(2015)编写委员会

顾　问　端木宏谨　傅　瑜　肖和平

主　编　唐神结　李　亮　高　文　许绍发

副主编　谭守勇　吴　琦　高　谦　刘宇红　杜　建

编　委　（按姓氏笔画排序）

丁卫民　马　艳　王卫华　王桂荣　车南颖　卢水华　吕　岩
朱友生　朱国锋　刘　洋　刘一典　刘宇红　孙照刚　许绍发
毕利军　李　亮　李传友　吴　琦　沙　巍　宋言峥　杜　建
高　文　高　谦　高静韬　张　青　张　慧　张立群　陈　晋
陈效友　陈雪融　段鸿飞　侯代伦　姚　岚　袁保东　范　琳
顾　瑾　梅早仙　唐神结　谭守勇

秘　书　刘一典　杜　建　朱友生　朱晓丽　纪婷婷　康万里　王红红
张立杰　谢仕恒

参加编写人员　（按姓氏笔画排序）

王　川　王　培　王婷萍　江　琦　李　芳　李　欢　李　涛
李珍珍　刘　梅　杜　鹃　闫丽萍　张　旭　张立杰　张爱梅
陈　卉　陈　伟　陈艳清　姜晓颖　夏惛惛　舒　薇　韩利军
韩骏锋　冀　萍

由中华医学会结核病学分会组织编纂的《中国结核病年鉴(2015)》,经过一年多的酝酿筹备、资料搜集、文献整理、综合归纳、编辑审改,终告初成。这是我国结核病学界第一部大型综合性年鉴,虽为首次出版,困难重重,但我们的编委和秘书们不畏艰难、勇于探索开拓,合力耕耘、共襄盛举,最终按计划使其成书付梓。

年鉴是极其重要的出版物形式,其具有权威性、资料性、科学性、专业性、工具性、时效性、总结性、客观性、多功能性等特点。年鉴以事实为依据,通过对大量原始信息、文献进行筛选、整理分析、加工,最后以高密度的形态将各种信息、情报传递给读者。年鉴有广泛的读者群,读者既可通过年鉴了解事物的概况全貌,又可从中找出专深的内容和便于深入研究的资料数据及其线索,以指导科研和工作。年鉴顺应了信息时代人们的信息需求,满足了人们既要迅速及时,又能全面准确地获取所需知识信息的需要。此外,年鉴还适应了国际交流与合作的要求。

有鉴于此,为了全面、准确、及时地向国内外读者反映我国及世界结核病学领域各年取得的成就和经验,提供必要的资料和信息,同时也是结核病学领域发展历史轨迹的记载,为祖国的医学宝库增添连续性的史料图书,中华医学会结核病学分会决定从2015年开始启动《中国结核病年鉴》编纂工作,组织全国结核病有关领域的专家,每年一册,反映国内外结核病领域的新理论、新技术、新研究和新进展。《中国结核病年鉴》编纂出版无疑是我国乃至世界结核病史上一件具有里程碑意义的大事,为全面了解结核病最新政策、最新理论和最新进展提供可靠的读本,为广大读者及时掌握国际结核病防治新知识提供了一个重要窗口,也为提高我国结核病防治水平提供了坚强技术支撑,必将引领我国结核病防治工作走向新阶段、实现新目标。

《中国结核病年鉴(2015)》内容涵盖国内外结核病基础、临床、管理和控制等领域的年度最新进展,既反映中国特色,也展现国际水平。全书共分四部分:第一部分为概要,第二部分为结核病国内部分,第三部分为结核病国际部分,第四部分为附录。概要部分概括性地介绍了国内外在结核病基础、控制和临床方面的研究进展,是全书的精华。第二部分和第三部分,是全书的重点,收集和查询了国内和国际学者2015年度在国内外学术期刊发表的原著性论文近2000余篇,从中遴选了900余篇代表性文献进行整理和归纳,综合分析、去粗取精,把握文献的中心思想,提炼其精髓,使得其具有先进性、科学性和创新性,力求代表本年度国内外结核病的最新进展和最新热点。附录部分重点介绍了2015年国内外结核病相关指南文件、国内外结核病大事记。《中国结核病年鉴(2015)》力求资料完整,内容翔实,数据准确,文字精练,层次清楚,浓缩精华,体现科学性和信息性的统一,使读者以最少的时间获取最大的信息量。本年鉴也是一本集实用性、学术性与资料性为一体的工具书,适合于从事结核病基础、控制和临床工作者以及相关专业人员阅读与参考。

年鉴编撰工作牵涉面广,头绪繁多而庞杂。在编撰过程中,编写委员会首先进行了分工:中华医学会结核病学分会主任委员高文教授和前任主任委员许绍发教授对年鉴进行总体布局、安排和规划;中华医学会结核病学分会候任主任委员李亮教授和副主任委员唐神结教授负责年鉴的具体规划、组织与实施,确定编撰原则和内容大纲,并对年鉴编撰工作进行全面质量把关;由刘宇红教授、高谦教授和唐神结教授分别具体负责控制、基础和临床三大部分;各位编委分工明确、责任到人;秘书处负责收集文献信息,发给相关编委。编委实行每年一聘,作为编委既是荣誉,也是义务,更是一种责任。为提高年鉴的编撰质量,在编撰期间,除在北京、深圳召开二次全体编委编撰会议外,主编及各部分负责人与编委们反复沟通、交流与协调,对各章文稿进行审阅、核对和修改。

由于首次编撰,对年鉴编撰工作的复杂性认识不足,加之时间紧,并囿于水平,本年鉴中难免存在疏漏和错误不妥之处,敬请广大读者和原作者给予批评指正。我们将再接再厉,力求推陈出新、精益求精,争取今后在编撰《中国结核病年鉴》时加以改进,不断提高年鉴的编撰质量,为广大结核病防治人员不断奉献专业信息。

《中国结核病年鉴(2015)》的编撰出版得到中华医学会结核病学分会、中国疾控中心结核病防治临床中心、人民卫生出版社以及相关编委单位领导的大力支持和帮助,在此表示最诚挚的谢意与敬意。感谢各位编委和秘书们的辛勤付出和无私奉献。同时也感谢结核界同仁和专家们对年鉴编撰工作的理解、鼓励和关心。感谢上海市肺科医院刘一典医生、安徽省铜陵市卫生局朱友生教授等所做的大量文字校对与修订工作。

唐神结 李 亮 高 文 许绍发
2016 年 5 月

目 录

概 要

结核病国内部分

结核病国际部分

附　　录

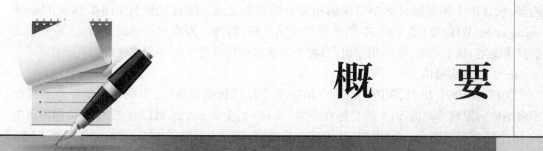

概　　要

结核病仍然是危害人类生命健康的主要传染性疾病之一。纵观2015年度国内外结核病预防控制、基础和临床方面的研究,进展迅速、亮点纷呈。世界卫生组织(world health organization,WHO)相继出台了一系列相关的技术策略、指南和标准。各国学者在结核病预防控制方面也积极开展了很多探索性的研究工作。在结核病分子流行病学、抗结核新药及药物靶点、结核病疫苗、结核分枝杆菌生理生化以及结核病免疫学等基础研究方面取得不少的成果。结核病临床诊断和治疗方面的研究更是十分活跃,硕果累累。

一、结核病预防控制

2015年,是全球结核病防治从"千年发展目标"到"可持续发展目标"的过渡之年,也是我国第十二个五年规划全国结核病防治规划的收官之年。全球结核病发病率整体呈下降趋势,联合国千年发展目标中结核病相关指标基本完成。随着世界卫生组织(world health organization,WHO)2015年后20年全球终止结核病的目标、策略和行动的发布,一系列相关的技术策略、技术指南、标准相继出台,各个国家也积极开展了很多探索性的研究工作。

(一) 结核病疫情

2015年10月28日,WHO发布了2015年全球结核病报告,宣布联合国千年发展目标中将结核病发病率降低50%的目标在全球、WHO的全部6个区域以及22个高负担国家中的16个国家得以实现。全球结核病发病率自2000年以来下降了18%,平均每年下降1.5%。全球结核病死亡率自1990年以来下降了47%,WHO的4个区域以及11个结核病高负担国家如期实现了结核病死亡率下降一半的千年发展目标。凭借有效的诊断和治疗手段,全球在2000—2014年期间,共拯救了4300万人的生命。

尽管取得了巨大成就,结核病在全球范围仍然是最严重的公共卫生威胁。2014年结核病在全球范围夺去了150万人的生命,其中包括110万人类免疫缺陷病毒(human immunodeficiency virus,HIV)阴性和40万HIV阳性的结核病患者,首度成为超过艾滋病的传染病头号杀手。2014年,估算全球有960万新发结核病病例,其中包括约540万男性、320万女性以及100万的儿童。WHO估算我国2014年的新发肺结核人数为93万人,仅次于印度(220万人)和印度尼西亚(100万人)而位居全球第三位。这是我国首次在22个全球结核病高负担国家中新发病例数的顺位下降。2014年,WHO估算全球新发生48万耐多药结核病(multi-drug resistant tuberculosis,MDR-TB)病例,其中仅有约26%(12.3万)的病例得到检测和报告。2014年开始接受MDR-TB治疗的病例约为11万例,2012年队列的全球平均治疗成功率为50%。在MDR-TB检测、治疗上仍有巨大的缺口。到2015年,已有105个国家报告了广泛耐药结核病(extensively drug-resistant tuberculosis,XDR-TB)的病例,据估计,9.7%的MDR-TB患者罹患XDR-TB。

此外,2015年WHO重新修订了高负担国家清单,按照发病绝对数前20名和发病率前10名的原则分别确定了结核病、MDR-TB、TB/HIV三类高负担国家,每类含30个国家。中国在三类高负担国家的清单中均榜上有名。

在WHO结核病全球报告中,估算中国2014年的发病数为93万人,占全球的10%;估算的发病率为68/10万;与2010年相比,估算发病率的年递降率为6.9%,远超过全球年递降率(1.5%)。估计2014年TB/HIV双重感染患者和MDR-TB患者分别为1.3万和5.2万例。估算中国结核病死亡率为2.8/10万,死亡数为3.8万人。根据国家卫生计生委公布的2014

年度全国法定传染病疫情结果,2014年度全国共报告889 381例肺结核发病病例,较2013年报告发病数(904 434例)下降1.75%,肺结核病报告发病数居全国甲乙类传染病第二位,约占甲乙类传染病报告发病总数的28.9%。

（二）结核病控制策略、措施和成果

2015年,随着千年发展目标在全球的实现,世界卫生组织宣布开始启动2015年后结核病预防、治疗和控制全球战略和目标,全球结核病控制迈入可持续发展目标时代。从2016年起,结核病防治策略将由"遏制结核病策略"转向"终止结核病策略"。

2015年后结核病战略的愿景是实现"一个没有结核病的世界",即"结核病不再导致死亡、疾病和痛苦",总目标是到2035年全球终止结核病流行,其具体指标指在2015年基础上,到2035年结核病死亡率降低95%,发病率下降90%,结核病患者或家庭不再因结核病而面临灾难性支出。此外,对2035年以前要达到的若干里程碑也作了指标设定,到2020年、2025年,结核病死亡率较2015年分别减少35%和75%,结核病发病率较2015年分别下降20%和50%。

为实现这一宏伟目标,需要政府将消除结核病策略付诸实际行动,并遵循四大重要原则:①政府负责管理和问责,同时进行监测和评价;②与民间社团组织和社区建立强大联盟;③保护和促进人权、伦理和公平;④全球协力,在国家层面调整应用战略。并从以患者为中心的综合治疗和预防、加强政策和支持系统、加大研究和创新三大技术支柱协同努力。

此外,2015年WHO还相继出台了支持终止结核病策略的技术文件,包括《潜伏结核感染规划管理指南》,基于目前已有证据为潜伏结核感染的检测、治疗和管理提供公共卫生干预策略和方法指导;《数字医疗助力终止结核病策略-行动日程》,号召全球各国结核病规划和技术伙伴开展不同种类的电子医疗和移动医疗项目以改善和提高结核病防治水平;WHO关于在结核病和HIV高负担国家对成人和青少年HIV感染者进行36个月异烟肼预防性治疗的建议;WHO《终止结核病策略中结核病研究的全球行动框架》,对全球和国家中的主要研究主体的角色、责任和产出提出建议。

2015年,遏制结核病伙伴关系和无国界医生组织在全球开展了一项问卷调查,评估WHO推荐的结核病控制最新政策、指南和诊断工具在各国施行情况。调查内容包括结核病诊断、药物敏感结核病治疗、耐药结核病治疗、结核病服务模式和抗结核药品管控机制五大关键领域。依据国家结核病流行情况、结核病负担及TB/HIV双重感染流行情况和完成调查的能力,中国等24个国家纳入调查。调查结果显示:按照全球结核病控制规划工作进度,各国对WHO在上述结核病控制五大关键领域推荐的策略和措施响应度不一,国家层面推进步调参差不齐,个别国家在某些领域出现严重滞后。

在改善肺结核患者的发现方面,我国各地积极探索患者发现中各机构间的协调和配合,对高风险重点人群开展主动发现研究和试点。在患者治疗管理方面,面对流动人口的管理难度、医防合作的新挑战和传统督导方式的困难,全国各地开展了一系列创新性的探索。同时,我国也开展了结核病定点医疗机构结核感染控制措施的实施现状等调查,结果显示,部分医疗机构感染控制措施不到位,可能增加结核分枝杆菌感染和结核病患病的风险,提出了基于感染风险的评估结果制定结核病感染预防控制策略与措施。在"十二五"结核病防治规划的收官之年,各地就结核病防治成效、规划实施经验以及新型结核病防治服务体系的建设进行了梳理和总结。世界各个国家在结核病患者发现、患者管理、健康促进、患者支持等方面做了积极的努力和创新性探索,并取得了一定的经验。

二、结核病基础研究

(一)分子流行病学

2015 年,随着分子生物学技术的发展及其在结核病临床诊断、菌株鉴定、分型、耐药性监测、人群多态性研究等研究中的应用,结核分枝杆菌在国内及国外人群中的传播模式、在治疗过程中产生耐药的机制、耐药菌株的传播模式及特定人群易感性的研究等方面均取得了较大的进展。此外,不少学者通过将分子流行病学研究与基础研究、系统进化研究相结合,为深入研究不同基因型菌株的致病性及其分子机制提供了重要线索。

(二)抗结核新药及药物靶点

目前抗结核新药的研究仍然集中在新的抗菌化合物分子筛选及细菌新的药物靶标基因(例如 IspD、IGPS、FtsZ 等)筛选两个方面。新的抗结核药物应该以一种全新的途径破坏结核分枝杆菌的生存能力,其作用机制应不同于现有药物的作用机制,以保证对耐药结核病有较好的疗效,同时还应具备抗结核分枝杆菌能力强、毒副作用小、治疗周期短、起效迅速并且作用持久、患者依从性好等特点。目前,以结核分枝杆菌细胞壁和 DNA 的合成以及持留基因等为作用靶点,筛选出一些新的候选药物和靶点抑制剂。同时,天然产物及其衍生物在抗结核作用方面也进行了一定的探索。此外,中药在抗结核病方面的作用也进行了一些研究。

(三)结核病疫苗

在全球结核病防控面临的严峻形势下,目前唯一在结核病预防中使用的卡介苗在不同地区进行的临床调查中,卡介苗对成人肺结核的保护效率差别很大(0~80%),对已感染结核分枝杆菌的人群没有保护作用。因此,迫切需要研制新型有效的结核病疫苗替代卡介苗或加强卡介苗的免疫保护力。目前的研究主要还是集中在重组亚单位疫苗及重组 DNA 疫苗方面,并取得了一些进展。此外,对一些可能作为有效免疫抗原的结核分枝杆菌蛋白也进行了一定的研究,例如丝氨酸 / 苏氨酸蛋白激酶等。

(四)结核分枝杆菌生理生化

深入了解结核分枝杆菌的生理生化基础及其与机体之间的相互作用关系具有重要意义,可为结核分枝杆菌的治疗和预防提供新的思路。目前,在结核分枝杆菌的生长代谢方面,对一些对细菌生理生化功能有重要影响的基因例如谷氨酰胺转运体、脂酰辅酶 A 合成酶、c-di-AMP 合成酶等生物学功能进行了初步的研究。此外,在潜伏结核感染及耐药性产生相关的一些基因如 *PhoPR* 双组分信号转导系统、Pup- 蛋白酶体系统、毒素 - 抗毒素系统也有一些研究。结核分枝杆菌的生长代谢是其病原性、免疫原性、敏感性和耐药性等生物性状的基础,结核分枝杆菌与机体之间的相互作用关系则体现了结核病的发生与发展过程。因此,更好地明确结核分枝杆菌的生理生化基础,对结核病的诊断、预防、治疗以及药物研究都具有重要意义。

(五)结核病免疫学

结核分枝杆菌和宿主的相互作用,成为国内外免疫方向研究的主要内容,包括 T 细胞免疫机制的探索以及对结核病的防控,免疫相关细胞因子对宿主免疫防御机制的调控,免疫和分子诊断对结核病的防护等。免疫调控设计内容广泛,包括免疫细胞发育、炎症反应以及靶细胞的坏死与凋亡等。巨噬细胞作为集体免疫应答中最主要的免疫细胞,既是结核分枝杆菌的宿主细胞又是靶细胞,因此,国内外许多研究都以调控巨噬细胞来预防结核病的发生。

三、结核病诊断与治疗

(一) 结核病诊断方面

近 1 年来,结核病的临床诊断方面研究仍然十分活跃,进展颇为迅猛。对结核涂片染色法的多种改良、新的培养及药敏试验方法如自动化显微镜下药敏试验、新的噬菌体生物扩增法、微孔板法受到了进一步关注。CT、MRI、PET/CT 在结核诊断中应用的研究逐步深入。γ- 干扰素释放试验在诊断潜伏结核感染和结核病中的应用越来越广。分子生物学诊断中 Xpert Mtb/RIF 技术仍然是结核病和耐药结核病诊断的主要热点。崭新的支气管超声下经引导鞘肺活检术(endobronchial ultrasonography with a guide sheath,EBUS-GS)和高端的电磁导航支气管镜(electromagnetic navigation bronchoscopy,ENB)技术在结核病诊断中发挥着巨大优势。分子病理学方法的应用为提高结核病病理学诊断的准确性开辟了新的途径。

1. 结核病的细菌学诊断　在细菌学诊断方面,涂片染色法简便快捷,仍在结核病早期诊断中发挥重要作用。国内不少学者对涂片染色法的改良,如荧光染色方法、沉淀集菌法、新免疫荧光染色方法、联合纳米技术等,可进一步提高结核分枝杆菌(mycobacterium tuberculosis,MTB)检测的敏感性和特异性,有助于结核病的早期快速诊断。对于病理标本的处理,国内学者研究显示,厚切片法抗酸染色的阳性率明显高于常规切片法。MGIT 960、BacT/ALERT 3D 快速液体培养方法的临床应用也进行了深入的研究。

国外学者研究显示,发光二极管(light emitting diodes,LED)荧光显微镜是 HIV 阳性结核病患者一种很好的筛查工具。国外学者开发的不含血液的 MOD9 培养基考虑优于罗氏培养基,为 MTB 培养较为理想的培养基。BACTEC Myco/F-Lytic(MFL)分枝杆菌培养技术检测结果与 MGIT960 无统计学差异,但 MFL 操作简便,有望代替传统液体培养。自动化显微镜观察下药敏试验(microscopic observation drug susceptibility,MODS)进一步改进了生物安全性及效率,使其在资源有限的国家或地区更值得推广。其他如一种新的噬菌体生物扩增法、微孔板法等也受到了关注。

2. 结核病的影像学诊断　影像学诊断是结核病的一种重要诊断手段之一。国内学者们不断对其深入研究,取得较大的进展:①在 CT 诊断肺结核的应用研究中发现,计算机辅助设计(computer aided design,CAD)系统辅助下,对结核病早期诊断具有重要价值。国内学者研究了不同人群肺结核的影像学表现特征,从而为结核病的临床诊断提供了较为可靠的依据。②CT 在颅脑结核、骨关节结核、腹腔结核、泌尿生殖系结核等肺外结核中亦发挥较大作用。有学者研究 CT 增强双期扫描,结果对颅内结核病变显示率大大提高,在没有磁共振设备或者某些原因无法行 MR 检查患者,CT 扫描仍可作为颅内结核的备选检查方法。③脑膜结核及脑实质结核的 MRI 影像表现具有特征性,大脑基底池脑膜增厚为主,合并簇状分布的脑膜结节,结节在 T2WI 上出现低信号,增强扫描结节呈环形及分隔状强化等征象以及继发性脑积水、脑内前循环血管炎、脑梗死等继发改变对脑膜结核的诊断均具有一定价值。增强扫描对脑膜结核和脑实质结核的诊断具有重要意义,脑实质结核表现为均匀强化、环形强化和不均匀强化,约 1/2 的患者存在 2 种以上强化形式,以增生结节型和混合型多见,粟粒结节均匀强化更常见,小结节尤其是大结节环状强化更常见;通过动态观察发现,增生结节型的治疗效果优于非增生结节型,粟粒结节型脑结核的治疗效果优于非粟粒结节型脑结核。

弥散加权磁共振图像及弥散张量成像在颅内结核的诊断及评价功能受损程度亦有显著作用。④PET/CT 在胰腺结核的诊断、鉴别诊断以及抗结核治疗的疗效评估方面均具有重要价值。

国外学者在结核病影像学诊断方面也进行了深入的研究和探索。取得的进展和成果主要包括：

(1) 研究人员通过多层螺旋 CT（multislice CT，MSCT）矢状位重建构建模型肺，评估肺结核发生的危险因素，首次提出年轻男性肺结核发病的一个重要因素可能与低体质指数及扁平胸廓形状相关。有学者研究发现，CT 表现为小叶中心结节影、树芽征、实变及空洞提示结核病变具有活动性，且与抗酸染色涂片阳性及其程度密切相关。进行 CT 对照研究发现，初治耐多药肺结核最常见的 CT 异常征象是树芽征、腺泡结节和空洞。还有研究结果显示，小叶间隔增厚和沿淋巴道分布的微结节是胸膜结核的特征性表现，胸膜下脓肿及胸膜不完整性或周围支气管胸膜瘘的存在高度提示非结核性脓胸。肠结核和克罗恩病无论是症状，还是气钡双重造影、肠镜检查中均常出现重叠之处，通过 CT 研究其征象，认为肠壁的长段受累、回盲部受累以及≥1cm 的淋巴结是肠结核和克罗恩病进行鉴别的特征性 CT 表现。

(2) MRI 由于软组织高分辨率的特点，在颅内结核、脊柱脊髓结核诊断中作用显著。有学者研究发现颅内结核的 MRI 特征如下：①血行播散形成粟粒性颅内结核结节，影像表现为散在分布、大小形态相近长 T1 长 T2 异常信号影，增强后呈直径约 1~3mm 结节状、环状异常强化影；②经皮质静脉或小穿支动脉进入邻近脑实质而形成单个或多个体积较大结核结节，有的甚至直径 >3cm，周边伴有不同程度的脑实质水肿，此种传染途径易侵犯脑膜，增强扫描呈结节状、团块状及环状异常强化，可伴有脑膜异常强化。颅内结核除常见脑积水、脑梗死等并发症值得关注，脑出血虽然少见，但仍可出现。脊髓脊膜结核 MRI 表现为 T1WI 型的"靶征"，中心为干酪样成分呈高信号，周围成纤维细胞产生的胶原蛋白呈低信号，随着胶原蛋白成分的变化，周围的低信号带可能不完整或消失，"靶征"为髓内结核球特征性表现，MRI 增强扫描呈中心低信号的环形强化。脊柱椎体结核同样强调 MRI 增强扫描，骨质破坏区及椎旁软组织形成小脓肿时，均呈环形强化，脓肿常溃破相通，甚至穿透皮肤。

3. 结核病的免疫学诊断 国内学者研究表明，γ- 干扰素释放试验（interferon gamma release assays，IGRA）在诊断潜伏结核感染、合并糖尿病、老年肺结核、儿童结核性脑膜炎以及肺外结核病等具有一定的辅助诊断价值，且优于蛋白芯片和结核菌素皮肤试验（tuberculin skin test，TST），应用前景广阔。国内学者还广泛研究了多种血清学生物标志物的辅助诊断情况，包括多种抗原、活性酶、细胞因子和受体等。新型生物标志物如 IL-27 等细胞因子、ALOX-5 等生物酶、NAP3 等及蛋白组学、代谢组学等新方法学也应用于结核病的免疫学诊断。纳米技术等新方法在结核病诊断中的价值进行了一定的研究。

国外学者对 γ- 干扰素释放试验进行方法学改良，拓宽了其应用范围，如乳汁 T-SPOT 试验对于潜伏结核感染的诊断价值，并将其用于评估预防性治疗的疗效及再燃的风险等。多功能 T 淋巴细胞、干扰素诱导蛋白、CXCR3 配体、Fas 配体、间质金属蛋白酶、IL-10、HupB 蛋白、脂阿拉伯甘露聚糖等新型生物标志物在结核病免疫学诊断的研究也取得不少的进展。

4. 结核病的分子生物学诊断 国内学者在分子生物学诊断方面的进展主要以检测病原菌 DNA 为主，其中 Xpert MTB/RIF 技术仍然占据主导地位。环介导恒温扩增技术、不同的 PCR 技术、熔解曲线法均在结核病的分子诊断中开展了应用及研究。基因芯片技术在分枝杆菌菌种鉴定及耐药性检测准确率较高。结核病患者的 microRNA 等异常可能为结核病的分子诊断提供新的方法,宿主水平的分子生物学诊断在结核病领域已初现端倪。

国际上结核病分子生物学诊断方面研究更为活跃,主要集中在 Xpert MTB/RIF 技术、环介导等温扩增技术、线性探针技术、高分辨率溶解曲线技术和荧光定量 PCR 技术;新的基于 PCR 基础上的分子生物学诊断技术也得到较大的发展,如 Seegene AnyplexTM MTB/NTM MDR-TB assay、Abbott RealTime MTB real-time PCR assay、TB-SPRINT plus 和间接夹心免疫 PCR 方法等。其他新方法包括叠氮溴化丙锭方法也用于结核病的诊断。唾液标本进行分子生物学检测提示也取得了较好结果,有望替代其他生物学样本用于快速诊断肺结核。

5. 结核病的介入诊断　国内介入诊断的报道集中在采用支气管镜介入技术诊断涂阴肺结核病。超声支气管镜检技术近年来在国内已广泛开展,包括支气管内超声引导针吸活检术(endobronchial ultrasound-guided transbronchial needle aspiration,EBUS-TBNA)和支气管超声下经引导鞘肺活检术(endobronchial ultrasonography with a guide sheath,EBUS-GS)等。EBUS-GS 可以将超声小探头导引到外周肺野进行活检,能够更准确地确认病灶部位,提高了结核病的诊断符合率。电磁导航支气管镜(electromagnetic navigation bronchoscopy,ENB)技术集螺旋 CT 仿真支气管镜与传统可弯曲支气管镜的优点于一身,可进行实时引导定位,准确到达常规支气管镜技术无法到达的肺外周病灶并获取标本行病理检查,创伤小、诊断率高,在肺结核和其他肺部疾病的诊断与鉴别诊断中发挥着巨大优势。内科胸腔镜对结核性胸腔积液诊断率高,镜下将结核性胸腔积液分为 4 种:胸膜弥漫性充血水肿型、粟粒性结节型、纤维苔素粘连型和胸膜肥厚型。消化道超声内镜引导下细针穿刺活检(endoscopic ultrasound-guided fine-needle aspiration,EUS-FNA)是对纵隔和腹腔淋巴结结核的一种安全、有效的诊断方法。

国外学者认为,对颈淋巴结穿刺并进行 Xpert MTB/RIF 检测对淋巴结结核的诊断具有较高的敏感性和特异性,且能快速诊断并发现利福平耐药病例。通过超声消化内镜技术可以对胰腺、肝脏等腹部脏器的肿块及腹腔淋巴结进行穿刺,从而提高了诊断符合率。超声内镜下的肝穿刺较传统的方法具有更高的组织获取率。内科胸腔镜确诊率高且安全、并发症少。联合经皮肺穿刺技术和分子生物学检查有助于结核病的快速诊断。

6. 结核病的病理学诊断　病理学诊断是确诊结核病的重要手段。国内目前结核病的病理学诊断主要依靠形态学及抗酸染色,无论敏感性还是特异性都有待提高。免疫组织化学是检测组织标本蛋白表达及分布的有效手段,为结核病诊断发病机制及其转归的研究提供了很好的方法学支持。TB-PCR 等分子生物学技术已逐渐在大型医院病理科开展,实时荧光定量 TB-PCR 方法等多种分子病理学方法新技术的应用为有效提高结核病病理学诊断的准确性开辟了新的途径。

2015 年在国际上,结核病病理学进展主要在疑难性结核病的诊断与鉴别诊断、结核病病因探索、结核病病理学诊断及新技术研究等方面。国外一些发达国家的结核病病理学诊断已经普遍形成将形态学、特殊染色及分子病理三种层面的诊断手段融为一体的综合诊断模式。质谱影像学(mass spectrometry imaging,MSI)技术是今年应用于结核病病理学研究的重要新技术,不需要对药物作任何修饰或标记,就可对药物在组织病灶内的代谢情况进行实时三维检测,该技术为我们更深入了解抗结核药物在动物体内的代谢分布特点,研发更有效的抗结核新药提供了很好的技术平台。

(二) 结核病治疗方面

2015 年结核病的治疗研究无论在抗结核新药新方案的探索、免疫治疗新途径的尝试、介入治疗和外科治疗的深入研究、耐药结核病的化学治疗新方案的研究,还是特殊人群结核病的治疗研究等方面均取得了较大进展;与结核病具有紧密联系的非结核分枝杆菌病治疗方面的研究也精彩纷呈。

1. 抗结核新药新方案　国内学者采用含环丝氨酸方案治疗耐多药结核病(multi-drug resistant tuberculosis,MDR-TB)取得良好的治疗效果。此外,在初复治肺结核新方案方面也进行了一定的研究,包括含左氧氟沙星的方案、利福布汀联合莫西沙星的方案、利福喷丁代替利福平的方案、含莫西沙星的方案以及超短程化疗方案等,结果均显示,这些新方案在痰菌阴转率、病灶吸收率、空洞闭合率方面优于或等于标准方案,值得考虑推广应用。在针对重症、难治性结核性脑膜炎困扰临床这一难题,国内学者使用莫西沙星联合常规抗结核药物组成新方案进行研究,结果发现,含莫西沙星组对该类患者无论从症状缓解、脑脊液指标的恢复,还是精神状态及生活质量均得到明显提高。

国外抗结核新药及新方案显得更加前沿,分别对国外已经上市的新药贝达喹啉及德拉马尼进行了相关临床研究,对待上市的二环硝基咪唑类药物 Pretomanid(PA-824)、TBA-354 也进行抗菌活性研究,结果均提示这些新药具有较强抗结核分枝杆菌作用,临床疗效满意,临床应用前景广阔的。国外学者通过采用含氯法齐明的 4 个月抗结核方案治疗初治涂阳肺结核患者,结果显示,氯法齐明具有加速痰菌阴转的作用。

2. 免疫治疗及治疗性疫苗　国内免疫治疗集中在已经上市的母牛分枝杆菌菌苗、白细胞介素 -2、胸腺五肽的临床研究方面,免疫制剂辅助化疗治疗 MDR-TB、复治肺结核、结核病合并糖尿病等,均取得了积极的疗效。治疗性疫苗方面,国内学者采用重组结核分枝杆菌多阶段表达的融合蛋白疫苗,在动物实验中取得了有效的免疫效应;同时也尝试通过呼吸道黏膜使用疫苗的新途径,结果显示可诱导有效的免疫应答。

宿主导向治疗是未来结核病免疫治疗的新思路,尤其是对于 MDR/XDR-TB 的肺结核病人更有可能提供新的方法。国际上已经启动了数个较大的基金支持宿主导向治疗临床试验研究。T 细胞治疗在传统抗结核治疗失败后耐多药肺结核的治疗中具有潜在的应用前景。以纳米技术为先导的药物转运方法,能够提高药物的转运、维持并控制药物分子的释放、减少毒副作用,可作为 MDR/XDR-TB 全新免疫治疗的佐剂。此外,使用全肺组织转录分析、蛋白质组学技术应用到结核分枝杆菌抗原的筛选,为治疗性疫苗的研制提供了新的思路。

3. 介入治疗　国内学者提出在全身抗结核化学治疗的基础上,综合使用球囊扩张术、热消融术、冷冻消融术、支架植入术等经多种技术联合应用治疗不同类型的气管支气管结核,以期达到最佳疗效,称之为经支气管镜综合介入治疗术,在治疗气管支气管结核方面取得了满意的疗效,值得全国推广。在经支气管镜介入治疗外科术后并发症、空洞性及耐药肺结核的介入治疗、胸膜胸壁结核的介入治疗、气道 - 胸膜病变的介入治疗、结核性脑膜炎的介入治疗等方面也进行了深入的研究,并取得了可喜的进展。

国外学者对支气管镜高频电凝治疗、经支气管镜支架植入术治疗气道狭窄的疗效进行了深入的研究。经支气管镜光动力疗法、经胸腔镜肺叶切除术等可为治疗 MDR/XDR-TB 开辟新的途径。此外,经胸腔镜肺叶切除术、经内科胸腔镜治疗难治性结核性胸膜炎均取得了良好的临床效果。

4. 外科治疗　外科手术治疗在我国仍然是结核病的重要治疗手段之一。耐多药肺结核是手术适应证之一,通过电视胸腔镜下肺结核肺切除术是值得推广的方法。还有研究发现,胸腔镜肺叶切除术治疗肺结核疗效确切、创伤小、安全可靠。此外,通过内科胸腔镜对结核性脓胸进行置管、引流,是一种治疗结核性脓胸的新方法。电视胸腔镜下胸膜纤维板剥脱治疗包裹性结核性胸腔积液,手术创面小、术后恢复快。骨结核的手术方式、脊柱结核的手术入路近年来发生了很大变化,最新研究认为,一期后路病灶清除椎体间非结构性植骨内固定治疗单节段胸椎结核有效、可行。脊柱结核后路手术在脊柱矫形、内固定以及椎管暴露等方面具有不可比拟的优势。

外科手术治疗结核病在国外已较少应用。国外学者对合并 HIV 感染的耐药肺结核患者行辅助性肺切除术的治疗效果进行了探讨,结果发现,即使 MDR-TB 合并 HIV 感染患者,只要病变局限,外科手术的治愈率仍然很高;但是,术后并发症如脓胸、支气管胸膜瘘等依然需要控制。肺外结核如脊柱结核、颅内结核的外科治疗也取得了一定的效果。

5. 耐药结核病治疗　国内学者一致认为,正确制定合理的化疗方案是耐药结核病治疗成功的关键。2015 年我国学者对氟喹诺酮类药物的研究较多。有研究显示,左氧氟沙星600mg/d 和左氧氟沙星 800mg/d 具有相似的抗结核疗效,均较左氧氟沙星 400mg/d 的疗效有明显提高。有作者比较了含莫西沙星与左氧氟沙星的不同治疗方案治疗老年耐多药肺结核患者的疗效,结果发现,莫西沙星起效时间更短,作用更强。左氧氟沙星联合卷曲霉素治疗方案有助于提高杀灭结核分枝杆菌作用,改善患者的免疫功能,且不会加重肝脏负担。含氯法齐明方案治疗耐多药结核病可促进空洞关闭、加速痰菌阴转、提高治疗成功率。含利奈唑胺方案治疗广泛耐药结核病也可促进空洞关闭、加速痰菌阴转、提高治愈率。中药辅助化学治疗可提高治疗有效率,提高患者的免疫水平。

国际耐药结核病方面主要是对治疗新方案进行临床研究。采用含利奈唑胺或德拉马尼或贝达喹啉或 PA-824 及传统药物组成的方案治疗 MDR-TB,研究均显示上述不同组合在治疗耐多药结核病方面具有一定的优势,但选择治疗人群应当谨慎,尤其是利奈唑胺的安全性和耐受性成为不可忽略的问题。国外学者对进一步缩短耐多药结核病疗程方面也进行了一定的尝试,初步结果显示,短程治疗方案显示了较强的杀菌作用,患者耐受性和安全性良好。部分耐多药结核病患者在治疗过程中耐药程度依然会进一步加重,治疗成功率低。研究发现,与新发耐药有关的危险因素有空洞持久不愈以及基线阶段患者对 6 种以上抗结核药物耐药。光能治疗可能成为治疗耐药结核病的新途径。

6. 特殊人群结核病治疗　国内学者研究提出,HIV 合并结核病患者应及时、有效、合理地进行抗结核治疗和抗逆转录病毒治疗(antiretroviral therapy, ART),这是降低病死率的关键。HIV 合并结核病患者的抗结核治疗原则与 HIV 阴性患者相同。同时建议,对 HIV 合并结核病患者应当首先启动抗结核治疗,随后尽早地进行 ART(抗结核治疗 2~8 周内为佳),但要警惕药物之间相互作用以及 ART 后出现的结核病相关性免疫重建炎症综合征。国际研究提出了 HIV 感染者的预防性抗结核治疗原则,同时认为,在 ART 之前对活动性结核病进行治疗,可使重症 HIV 相关的并发症发生率及死亡率下降。

老年结核病治疗中不良反应的发生率较高,需密切观察、及时调整。国内学者采用含莫西沙星方案治疗老年耐多药结核病取得了良好的临床效果。国际上则倡导应在老年结核病治疗的同时重视对基础疾病的控制,而直接督导下短程化疗是治疗成功的关键。

　　国内学者研究认为,儿童结核病治疗应根据体重给药,一线抗结核药物对于儿童非耐药结核病的疗效较好,但乙胺丁醇和链霉素应用于能表述不良反应的儿童。儿童结核病中耐药结核病占比例较高,氟喹诺酮类药物、乙胺丁醇、丙硫异烟胺、环丝氨酸和对氨基水杨酸可用于儿童耐药结核病的治疗。儿童结核性脑膜炎的治疗效果比较差。儿童脊柱结核病化疗仍是整个治疗的基础,手术是重要的辅助措施。国外学者的研究发现,儿童结核病治疗的疗效与血清抗结核药物的血药浓度有关。利福平每日剂量至少为口服 30mg/kg 或静脉注射 15mg/kg,而口服左氧氟沙星剂量至少需要达到 19~33mg/kg,才可达到有效的血药浓度。治疗与肺结核病人密切接触的潜伏感染儿童对预防儿童结核病有重要的意义。3 个月 12 剂的利福喷丁 + 异烟肼联合治疗将成为治疗儿童潜伏结核感染的新替代方案。在儿童耐多药结核病治疗中使用抗结核药物无绝对的禁忌,莫西沙星、利奈唑胺等二线抗结核药物均可用于儿童 MDR-TB 的治疗,在治疗过程中应重视安全性监测。

　　抗结核药物引起的肝功能损伤是我国药物性肝损伤的最常见原因之一。抗结核药物引起药物性肝损伤的高危因素有:既往肝病史、酗酒、高龄和营养不良,其中慢性肝炎病毒感染在我国尤为突出。对合并乙型肝炎病毒感染的结核病患者,积极抗乙肝病毒治疗可有效降低药物性肝损伤的发病率,改善患者细胞免疫功能,并有利于患者的临床预后。新近研究表明,对于不存在高危因素的患者,预防性保肝治疗可能是不必要的。遗传因素与抗结核药物所致肝损伤的关联是近年来研究的热点,期望在未来能对肝损伤易感人群进行预判。国外学者研究发现,在印度,抗结核药物性肝损伤的高危因素与肝脏疾病史、年龄 >60 岁、女性、酗酒、病灶广泛、低蛋白血症等有关。在欧美发达国家,慢性肝炎病毒感染患者易患活动性结核病,合并丙型肝炎病毒感染患者较单纯结核病患者死亡率明显增高。

　　结核病合并糖尿病时主张使用胰岛素控制血糖,因为胰岛素是不被代谢的,不会与利福平和其他抗结核药物之间产生药代动力学影响。除了控制血糖及合理的抗结核药物治疗外,适当的医学营养干预很有必要。国际学者提出,糖尿病与结核病应进行双向筛查,提高抗结核药物的血药浓度及延长疗程可提高糖尿病伴结核病的治愈率。

　　7. 非结核分枝杆菌病的治疗　　我国非结核分枝杆菌(nontuberculous mycobacterium,NTM)病的治疗研究起步较晚,但近年来随着菌种鉴定及药物敏感性试验的开展,使得其临床治疗得到了进一步规范。研究发现,除以堪萨斯分枝杆菌为代表的部分 I 组 NTM 外,大多数 NTM 对常用的抗结核药物均耐药,临床治疗效果较差。第一次治疗、规则用药、依据药敏结果或结合既往治疗情况及时进行治疗方案调整、对利福平敏感是 NTM 肺病治愈的有利因素。国际学者研究发现,使用每周三次间歇方案治疗结节支气管扩张型鸟分枝杆菌复合群肺病与每日疗法具有相似的有效率,且患者耐受性更佳。含氯法齐明方案对鸟分枝杆菌复合群肺病的治疗与含 RFP 方案的疗效相同,可作为鸟分枝杆菌复合群肺病的替代治疗方案。贝达喹啉、替加环素等新药对一线方案治疗失败的 NTM 肺病具有一定的疗效,可能成为未来难治性 NTM 肺病的备选药物。

　　回顾过去的一年,结核病领域取得了可喜的成就。全球结核病的疫情得到了有效的控制,发病率整体呈下降趋势,联合国千年发展目标中结核病相关指标基本完成。一些结核病基础领域的成果正在或将要向临床进行转化。一些结核病诊断新技术新方法得到了应用和推广,为结核病的早期快速诊断提供了重要手段。结核病治疗新药、新方案以及其他治疗措施大大提高了结核病的治愈率,从而降低了结核病的发病率和死亡率。展望结核病的未来,结核病预防控制工作的任务依然相当艰巨,结核病的基础和临床研究仍然不能懈怠。有理由相信,通过我们的共同努力,"终止结核病策略"的愿景——"一个没有结核的世界"是完全可以实现的。

(唐神结　李亮　高谦　刘宇红　范琳　刘一典　杜建　朱友生　王川)

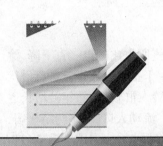

结核病

国内部分

上 篇　结核病控制

第一章　结核病的流行

摘　要:我国肺结核疫情基本呈逐年下降趋势,且涂阳肺结核所占比例也一直下降,涂阴肺结核比例上升,老年患者所占比例逐年加大。近年来使用 γ- 干扰素释放试验进行潜伏性感染的研究表明,结核分枝杆菌潜伏性感染率在 20 岁以下年龄人群较低,随年龄增长逐渐上升。空间流行病学分析表明结核病的流行存在地区聚集性。流动人口、耐多药结核病、结核病(tuberculosis,TB)/人类免疫缺陷病毒(human immunodeficiency virus,HIV)感染(TB/HIV)等三大特殊人群的防治也是各个地区研究的重点,学生肺结核相关研究也越来越多。各地对结核病防治知识知晓率现状调查均表明一般人群结核病核心知识知晓率仍较低。

关键词:流行病学;发病率;感染;空间流行病学;流动人口;耐多药;TB/HIV;学生;知晓率

结核病的流行病学研究,如感染率、发病率等的变化趋势及不同特殊人群的疫情特点等,一直是我国结核病相关研究的重点内容。它们能够提示疫情的严重程度、特点以及如何采取针对性的防控措施。以下将对 2015 年中国结核病流行病学研究领域的一些新进展进行介绍。

一、结核病疫情状况

WHO 于 2015 年发布的结核病全球报告[1]表明,中国是全球 22 个高负担国家之一,2014 年估算的发病数为 93 万,占全球的 10%,占 22 个高负担国家的 12%,目前居 22 个高负担国家的第 3 位。估算的发病率为 68/10 万,居高负担国家的第 21 位。与 2010 年相比,估算发病率的年递降率为 6.9%,远超过全球年递降率(1.5%)。估计 2014 年 TB/HIV 双重感染患者和 MDR 患者分别为 1.3 万和 5.2 万例。估算中国结核病死亡率为 2.8/10 万,死亡数为 3.8 万。国家卫生计生委公布的 2014 年度全国法定传染病疫情情况[2]表明,2014 年度全国共报告 889 381 例肺结核发病病例,较 2013 年报告发病数(904 434 例)下降 1.75%,肺结核病报告发病数居全国甲乙类传染病第二位,约占甲乙类传染病报告发病总数的 28.9%。黄飞等[3]利用 2005—2014 年我国"传染病报告信息管理系统"报告的活动性肺结核发病和死亡数据,分析了全国涂阴肺结核的报告发病和死亡现状。结果表明 9 年间我国涂阴肺结核报告发病率增加了 24.20%,由 31.86/10 万增加至 39.28/10 万。报告涂阴患者占活动性患者的比例由 2005 年的 43.19% 上升至 2014 年的 66.43%。涂阴肺报告死亡率则变化不大，2005 年和 2014 年分别为 0.06/10 万和 0.07/10 万。提示我国应继续加强重视涂阴肺结核的诊断和治疗管理。

赫永建等[4]对某部队 2010—2013 年肺结核报告发病情况进行了分析，结果表明年均报告发病率为 47/10 万，报告数占同期传染病报告总数的 26.95%，4 年中肺结核报告发病始终占各类传染病之首。患者痰检率为 41.50%，痰检阳性率为 18.21%。报告病例中，男女分别占 92.35%、7.65%。干部、战士和其他人员分别占 26.09%、72.46% 和 1.45%。5 月份报告发病率最高，达 21/10 万，7 月最低，为 12/10 万。研究结果提示应把好新兵、新学员入伍体检和复检关，加大检疫力度，同时应早期发现痰涂片阳性患者。林小田等[5]对 2008—2012 年南战区部队确诊的 146 例肺结核患者进行分析，结果表明肺结核发病率呈逐年下降趋势，由 2008 年的 93/10 万降至 2012 年的 38/10 万，患者夏秋季 5~10 月发病多见，陆海空军各兵种间发病率差异无统计学意义。患者血清结核抗体、结核菌素试验和痰液结核菌的阳性率均不高。2 个月疗程治疗结束时，显效 133 例(91.1%)、有效 11 例(7.5%)、无效 2 例(1.4%)。所有肺结核患者密切接触者及患者所在单位均未见肺结核疫情发生。

王容侠等[6]对湖北省十堰市 2005—2013 年儿童肺结核疫情特征进行了分析，结果表明共确诊儿童活动性肺结核 157 例，年均报告发病率为 3.61/10 万，2013 年报告发病率(1.86/10 万)较 2005 年(4.33/10 万)下降了 57.04%。新发涂阳报告发病率由 2005 年的 3.33/10 万下降至 2013 年的 0.21/10 万，下降了 93.69%。男女报告发病率差异无统计学意义，7~14 岁的学龄期儿童占 71.97%。研究提示应继续加强中小学校结核病防治工作，减少学龄期儿童中的传播。张子胜等[7]调查了 286 例涂阳肺结核患者密切接触儿童，同时选取一个社区内 280 例儿童人群作为非密切接触组，对密切接触儿童分组给予 6H、12H、3HR、2HRZ 等 4 种不同的预防性治疗方案随访观察 10 年发病情况。结果表明，密切接触儿童和非密切接触儿童组感染(PPD 试验中度阳性和强阳性)率分别为 63.6% 和 10.4%。4 个预防性治疗组各纳入儿童 45~46 例，经 10 年随访各有 1 例患病，患病率均为 2.2%。未接受预防性治疗的 104 名儿童 10 年结核患病率高达 45.2%(47/104)，显著高于接受预防性治疗组(2.2%)和非密切接触者儿童组(0.36%)。本研究表明涂阳肺结核患者家庭密切接触儿童属于结核病高危人群。儿童感染者预防性治疗可减少结核病发病。

马若梅等[8]对宁夏银川市 2004—2013 年老年活动性肺结核监测患病情况进行分析，结果表明历年共发现 60 岁及以上老年活动性肺结核患者 4837 例，占所有报告结核病例的 44.26%，老年人所占比例历年来呈整体上升趋势，2004 年为 44.11%，2013 年则达 49.53%。老年涂阳患者 1880 例，占所有涂阳患者的 42.62%。老年活动性患者中，男性占 58.82%，男女比为 1.43∶1。研究提示应加大对老年肺结核的防控工作力度。

龚德华等[9]对湖南省湘潭县 3 个乡镇的约 50 万名农村居民 2005—2010 年死亡情况进行回顾性问卷调查，结果表明 2873 例死亡中，因结核死亡者 68 例，死亡率为 13.4/10 万，其中男女性死亡率分别为 21.1/10 万和 5.0/10 万，结核病死因顺位为第 11 位。2008—2010 年死亡率逐年下降，分别为 24.9/10 万、20.1/10 万、5.9/10 万。因结核死亡者年龄中位数为 68 岁，60 例死亡者为已知结核病患者，34 例在当地疾病预防控制机构登记过或处于登记治疗中，54 例接受过抗结核治疗。最主要的直接死因是肺结核。研究提示结核病死亡率仍较高，死亡集中在老年年龄组，已知死亡者登记治疗管理率仍较低，需采取综合防治措施以继续降低结核病死亡率。

刘新凤等[10]利用空间统计学方法,对甘肃省2009—2013年以县区为单位的报告发病率计算其空间分布的全局、局部自相关系数,并分析时空分布特征。2009—2013年甘肃省肺结核报告发病率存在空间相关性($P<0.001$);局部统计量分析显示,热点区域主要分布于河西地区、临夏州、定西部分县区(渭源县、漳县、岷县、安定区);冷点区域主要分布于兰州市、定西地区部分县区(陇西县、通渭县)、天水市、平凉市及庆阳市部分县区;时空分析结果显示,2009—2013年甘肃省肺结核报告发病率存在时空聚集性,高发病率最大可能聚集区分布于河西地区,聚集时间为2009—2010年;低发病率最大可能聚集区分布于兰州市,聚集时间为2011—2013年。空间统计学分析结果显示,2009—2013年甘肃省肺结核报告发病率存在空间和时空聚集区域,河西地区是甘肃省肺结核防控的重点地区。Sun等[11]利用中国2007年结核病信息管理系统的登记数据,及2002—2007年气候和地理数据、空气污染数据、社会经济学数据等,分析社会学及环境因素与中国结核病登记率之间的关系。通过模型建模及地理加权回归,发现海拔、经度、气候(年平均降水、温度、湿度、气压、相对湿度、最高最低气温等)、年降雨天数、教育负担(师生比)均存在重要作用。第一产业雇员比(农业人口比例)、人口密度、空气质量和经济水平对登记率的影响均有迟滞效应,滞后期分别为1年、3年、4年、4年。卫生服务(每千人医疗机构数及医务人员数)及失业率影响有限且迟滞效应不明显。此外,地理加权回归模型显示这些潜在因素在不同区域对结核登记率的影响程度不同。研究提示有必要根据中国不同区域的影响因素,开发区域性结核病防控策略措施。

二、潜伏性感染调查

Gao等[12,13]自2013年7月1日至9月30日,在中国选取了4个研究现场,开展以人群为基础的多中心合作的调查研究,调查对象为5岁以上的常住居民,所有的调查对象筛查活动性肺结核和结核病史,然后运用结核菌素皮肤试验(tuberculin skin test,TST)和γ-干扰素释放试验(interferon gamma release assays,IGRA)QFT试剂盒检测潜伏性感染,并分析了与潜伏性感染有关的因素。研究现场23 483合格的研究对象有21 022(90%)完成了基线调查。年龄和性别标化的TST阳性率(≥10mm)的变化范围为15%~42%;QFT阳性率的变化范围为13%~20%。TST和QFT阳性率在20岁以下年龄人群比较低,随着年龄增长呈逐渐上升的趋势。潜伏性感染阳性率男性高于女性。TST和QFT的一致性处于适中水平(81.06%,Kappa系数0.485);TST阳性率与是否存在卡痕、男性以及60岁及以上年龄有关,而QFT阳性率与男性和60岁及以上年龄有关。由于TST试验受是否接种卡介苗以及高年龄组的影响,研究结果提示采用TST在中国进行潜伏性感染调查与QFT相比,潜伏性感染调查结果有可能高估。

三、流动人口结核病疫情分析

罗萍等[14]对2006—2013年北京市流动人口新涂阳肺结核患者的年龄、性别、职业等特征以及治疗后2、3、5个月末痰菌情况和治疗转归结果进行分析,并且与同期户籍肺结核患者信息比对。结果表示2006年1月至2013年12月北京市流动人口新涂阳肺结核患者4390例,其中男2795例,女1595例,男:女=1.8:1;患者主要集中在15~44岁年龄组,占87.1%。8年间流动人口新涂阳患者占全部新涂阳患者的比率为42.7%。新涂阳患者登记率从 2006 年 12.9/10 万下降到 2013 年的 5.4/10 万,年均递减 13.2%。治疗后流动人口新涂阳患者 2 个月末痰菌阴转率,由 2006 年的 70.6% 提高至 2013 年的 77.5%,其线性变化趋势随时间呈显著性上升;2006 年 1 月至 2009 年 12 月期间,治疗后 3 个月末、5 个月末痰菌阴转率分别由 2006 年的 81.2%、85.4% 提高至 2009 年的 82.3%、87.3%,未见显著变化趋势;2010 年 1 月至 2013 年 12 月期间,治疗后 3 个月末、5 个月末痰菌阴转率分别由 2010 年的 86.0%、90.0% 下降至 2013 年的 78.6%、84.1%,呈逐年下降趋势。表明 2006—2013 年北京市流动人口新涂阳肺结核患者治疗管理效果良好,但流动人口结核病控制仍然是北京市今后的重点工作,流动人口肺结核患者的管理任重而道远。

刘卫平等[15]通过中国结核病管理信息系统登记系统收集整理 2009—2013 年陕西省跨区域流动人口肺结核患者的数据。结果显示陕西省 2009—2013 年转入的跨区域肺结核患者 367 人,其中男性占 66.76%,女性占 33.24%;年龄中位数 24 岁;病例主要分布在 20~40 岁(73.02%),2009—2013 年不同年份间流动人口中肺结核病例男女性别分布差异总体上无统计学意义,不同年龄组间流动人口中肺结核病例男女性别分布差异无统计学意义。作者认为,陕西省跨区域流动人口肺结核患者以青年男性为主,病例管理措施有待进一步加强。

陈燕珍等[16]对 2010—2013 年广州市结核病管理信息系统监测资料进行统计描述。结果显示 2010—2013 年共登记了流动人口肺结核患者 20 784 人,涂阴肺结核患者的比例(59.17%)高于涂阳患者的比例(40.83%);男性肺结核患者 13 928 人,占 67.01%,女性 6856 人,占 32.99%。从总体上看,3、4、5 月份患者所占的比例(分别为 10.15%、9.94%、9.84%)高于其他月份;病人主要集中在白云、番禺、花都、越秀、海珠这五个区,所占比例分别为 18.23%、12.06%、14.29%、11.68%、11.20%;年龄分布均集中在 15~44 岁之间(22.73%~32.94%),其中,25~34 岁所占的比例最多(占 32.94%);职业分布排在前四位的是自由职业者(占 26.09%),家务及待业者(占 19.11%),民工(占 17.79%),工人(占 16.79%)。作者认为广州市流动人口肺结核患者男性为多,自由职业者是今后结核病防治重点人群;3~5 月是流动人口结核病防控工作的重点时段。

李晓芬等[17]对 2009—2012 年惠城区登记治疗的 2451 例流动人口肺结核患者的来源、就诊和诊断延迟、治疗转归进行分析。结果显示,惠城区流动人口涂阳肺结核和活动性肺结核登记率分别为 40.43/10 万和 109.26/10 万,高于户籍人口涂阳肺结核登记率 21.05/10 万和活动性肺结核登记率 46.13/10 万。73.52% 的流动人口患者首诊于各级非结核病防治机构的医疗卫生单位,患者就诊延迟率、诊断延迟率分别是 32.44% 和 8.20%。作者认为流动人口结核病防治工作取得了较好的防治效果,流动人口结核病患者登记率较高,跨区域管理患者丢失多、治疗效果较差,流动人口的肺结核防治工作仍需进一步加强。

四、耐多药结核病疫情分析

王晓林等[18]对 2013 年 4 月至 2014 年 4 月宁夏地区 2369 例确诊的肺结核患者采用痰培养和比例法进行药物敏感试验,并进行统计分析。结果显示共分离出合格 MTB 菌株 665 株,总耐药率为 26.6%,初始耐药率为 20.2%,获得耐药率为 77.3%;单耐药率为 11.7%,耐多药率为 7.8%,多耐药率为 7.1%。不同地区、民族、耐药菌分型、初治及复治的耐药率比较差异有统计学意义。韩珍等[19]选取 2013 年 5 月至 2014 年 4 月期间某院门诊病人及广东惠州市送检的 1248 例痰标本进行药敏试验并进行统计分析。结果显示,总体耐药率为

32.23%,单耐药率为11.96%,多耐药率为7.89%,耐多药率为12.38%;获得性耐药率明显高于初始耐药率;结核分枝杆菌对4种抗结核药物的耐药率为INH(12.27%)>RFP(8.04%)>SM(7.31%)>EMB(4.86%)。多因素logistic回归分析显示,耐药的发生与户籍类型、抗结核治疗史有关;耐多药的发生与年龄、性别、户籍类型、抗结核治疗史有关。

平国华等[20]对宁波市2012年1月至2014年12月2218株阳性临床分枝杆菌进行菌种鉴定并做耐药性检测。结果显示总耐药率为28.9%,总耐多药率为11.8%;初治患者耐药率为23.6%,复治患者耐药率为58.9%;初治患者耐多药率为6.8%,复治患者耐多药率为40.0%。不同性别肺结核患者耐药率差异无统计学意义。初治患者各年龄段耐药率差异无统计学意义,但复治患者各年龄段耐药率差异有统计学意义。Jiao等[21]对从2005年1月到2012年12月中国疾病预防控制中心(简称疾控中心)菌株库的所有450例临床菌株中来自儿童(<15岁)和青少年(15~18岁)的菌株进行分析。结果表明,儿童的耐药率和耐多药率分别为55%和22%。耐多药的儿童中,新患者占到40.9%。治疗史被认为是所有三个年龄组耐多药结核病(multi-drug resistant tuberculosis,MDR-TB)的强相关因素。作者认为,中国的儿童与成人类似,耐药结核病患病率非常高。与此相反,青少年的大多数药品耐药率均低于成人。原发传播和不彻底的治疗是儿童MDR-TB发生的两个同等重要的因素。因此,儿童结核病控制的重点应关注于降低耐药结核的传播以及早期的药物敏感性测试。

孟成艳等[22]对2009年1月至2013年5月上海口岸入境体检人员中胸部影像学诊断疑似活动性肺结核病的人群分析其耐药情况。结果提示,上海口岸输入性肺结核病患者中结核分枝杆菌北京型所占比例显著低于同期出境人群,未发现与性别和年龄相关,未发现输入性结核分枝杆菌北京型对抗结核药物耐药性的显著变化。输入性耐药性结核病在直接督导下的短程化疗方案中需考虑其高吡嗪酰胺耐药特征。在口岸公共卫生安全风险评估中,需重视输入性结核分枝杆菌北京型与本地流行株的差异。

五、TB/HIV双重感染疫情分析

赖钰基等[23]在中国大陆31个省(市、自治区)抽取333个县(市、区)向结核病防治机构新登记结核病患者提供HIV抗体检测,总计调查45 675例结核病患者。结果显示结核病患者HIV新检出率为0.3%。作者认为制定HIV筛查策略时需要考虑艾滋病疫情高低和不同地域艾滋病流行特征。在中原地区既往采供血传播艾滋病的地区中累计报告HIV感染者与AIDS患者≥200例的县,以及其他地区累计报告HIV感染者与AIDS患者≥50例的县,对结核病患者提供HIV检测具有较好的效果。庞钰莹等[24]从结核病专报系统中收集和整理2010年1月至2013年6月云南省全球基金项目7县区肺结核合并艾滋病患者信息进行了分析。结果显示540例TB/HIV双重感染患者男女比例约为4∶1,年龄主要集中在20~55岁之间;62.96%为农民或无业,13.7%的患者为羁押人员;痰涂片以阴性为主(85.56%),初治患者(56.11%)居多,总延迟时间中位数为39天。作者认为,重点应关注农村地区中青年男性以及羁押人群。苏倩等[25]对2012—2014年重庆市39个区县级结核病防治机构的双重感染防治管理工作年度报表资料进行了整理分析。结果显示2012—2014年重庆市HIV/AIDS人群的TB筛查率呈显著上升趋势。TB检出率呈显著下降趋势。TB患者接受HIV抗体检测率呈上升趋势,HIV阳性检出率未见显著变化。

六、学生结核病疫情分析

邓亚丽等[26]分析了2008—2013年传染病网络直报系统陕西省报告学生肺结核病例资料,发现学生肺结核发病率呈逐年下降趋势,年递降率为15.47%;学生病例占全人群肺结核病例的比例从2008年的12.07%下降到2013年的6.17%。每年春季报告学生肺结核病例多,其中3月份最多。报告学生肺结核病例中,18~20岁年龄组病例最多,占学生总病例数的39.98%。学生病例中男性8378例,女性5870例,男:女=1.43:1。结论:2008—2013年陕西省学生肺结核报告发病率呈下降趋势,流行特征表现为春季发病最多,陕北地区发病率最高,男性多于女性,18~20岁年龄组学生应作为防控的重点人群。李婷等[27]等利用结核病专报系统四川省登记的学生肺结核患者资料进行分析,结果显示四川省在校学生肺结核登记率由2009年的33.5/10万降至2013年的20.7/10万。2009—2013年,39.1%的患者集中在川东北地区。登记学生结核病患者的来源中,因症就诊的构成比从2009年的40.6%下降到了2013年的30.5%。2012年登记学生患者的涂阳比例(21.9%低于全人群患者涂阳比例(32.2%);而学生患者中结核性胸膜炎比例(3.6%)高于全人群(1.7%)。学生患者就诊延迟时间(46.37天±130.449天)较全人群(75.29天±317.071天)短。结论四川省学生肺结核疫情呈持续下降趋势,但在川东北地区和民族地区等仍应加强学生结核病控制。

庞艳等[28]等分析了2009—2013年重庆市结核病管理信息系统学生肺结核的登记资料。结果表明2009—2013年重庆市在校学生活动性肺结核患者分别为2169、2045、1960、1782、1777例,学生活动性肺结核平均年登记率为33.52/10万。2009—2013年学生肺结核涂阴患者占活动性肺结核患者的比例由57.08%上升到78.05%。2009—2013年健康检查发现患者的比例由4.47%上升到11.25%,15~19岁年龄段患者比例由66.62%上升到72.04%。2013年重庆市报告学生肺结核患者登记率居前3位的区县均为国家级贫困县。金瑾等[29]等利用2013年山东省传染病网络直报和结核病专报系统的资料,分析了山东省学生肺结核报告发病情况及特征。结果:2013年山东省肺结核报告发病率为37.55/10万,其中学生肺结核报告发病率为9.67/10万,学生肺结核发病在4、9月呈现明显高峰,男生多于女生,年龄以15~20岁为主,占一半以上,诊断分类以涂阴肺结核为主,学生涂阳肺结核患者的预后和治疗转归情况良好。结论:2013年山东省学生肺结核报告发病率较2011年有所下降,在全国范围内处于较低水平。高中生和大学新生是肺结核的高发群体。经济水平高、教育资源丰富的大中城市由于学生升学的城际流动导致肺结核报告发病率较高。

七、结核病防治核心知识调查

陈小英等[30]对宁波市某高职院校学生群体的结核病防治知识知晓率现状及干预(采用播放宣传片、发放宣传资料和举办讲座等方法)后的效果进行了随访调查。结果显示干预前主观认为知道结核病症状的为87.28%,干预后为98.04%;能准确勾选出5个及5个以上症状的为63.08%,干预后为90.85%;干预前知道连续咳嗽、咳痰2周应该考虑可能是得了肺结核病的为64.43%,干预后为87.58%。在干预前后对结核病相关政策的知晓率差异均有统计学意义,对待结核病患者的态度干预前为61.74%,干预后为58.17%,但差异无统计学意义。作者认为,从健康教育角度讲本次开展结核病的防治健康教育干预短期效果显著;在对待结核患者的态度方面,干预前后的差异不大。

吴波等[31]对620名重庆农村居民进行结核病防治知识知晓率问卷调查,结果显示总体知晓率为32.8%,村民接受防治知识的途径主要通过医务人员宣传(26.2%)、聊天(19%)和广播电视(14.3%),性别、年龄、文化程度和家庭年收入均为知晓率的影响因素。吴波[32]通过村医为基础的"一对一"健康教育宣传模式对310名重庆农村地区居民进行结核病防治知识宣传,结果显示基线调查核心信息的总知晓率为30.6%,干预后总知晓率提升到77.8%。调查对象接受结核病防治知识宣传的方式中,"医务人员宣传"这一项目的选择比率从干预前的26.1%上升到干预后的42.9%。作者认为以村医为基础的"一对一"健康教育宣传模式花费少,获得效果明显,值得在贫困农村地区推广。

2015年中国结核病流行病学研究仍集中于对感染率、发病率等的变化趋势的研究,以及对流动人口、耐多药结核病、TB/HIV、学生等特殊人群的疫情特点的研究。这些研究揭示了我国肺结核报告疫情呈基本下降趋势,同时也显示了防控难点如结核地区性聚集、特殊人群难以控制、居民知晓率低下等,这些研究有助于实际防控工作的执行,也为进一步研究指明了方向。

(张慧 陈伟 夏愔愔 李涛 陈卉)

参考文献

1. World Health Organization. Global Tuberculosis Report 2015. WHO/HTM/TB/2015. 22. Geneva: World Health Organization, 2015.

2. 中华人民共和国国家卫生和计划生育委员会. 2014年度全国法定传染病疫情. (2015-02-16)[2016-02-16] http://www.nhfpc.gov.cn/jkj/s3578/201502/847c041a3bac4c3e844f17309be0cabd.shtml.

3. 黄飞, 刘二勇, 夏愔愔, 等. 2005—2014年全国涂阴肺结核报告发病与死亡现状分析. 中国防痨杂志, 2015, 37(5): 473-477.

4. 郝永建, 廖远祥, 高志丹, 等. 某部2010—2013年肺结核发病情况分析. 解放军预防医学杂志, 2015, 33(1): 85.

5. 林小田, 谢媛琪, 王昱, 等. 南战区部队肺结核的流行病学、临床特征与防治研究. 海军医学杂志, 2015, (3): 193-195, 204.

6. 王容侠, 宋晓佳, 何光慧, 等. 湖北省十堰市2005—2013年儿童肺结核疫情特征分析. 国际流行病学传染病学杂志, 2015, 42(1): 66-67.

7. 张子胜, 林宪和. 涂阳肺结核患者家庭密切接触儿童感染发病及预防的研究. 中国热带医学, 2015, 15(1): 67-69.

8. 马若梅, 张晓萍. 银川市2004—2013年老年活动性肺结核监测患病情况分析. 宁夏医科大学学报, 2015, 37(2): 189-191.

9. 龚德华, 白丽琼, 陈天柱, 等. 2005—2010年湘潭县农村居民结核病死亡率回顾性调查. 中国防痨杂志, 2015, 37(1): 47-51.

10. 刘新凤, 苟发香, 任晓卫, 等. 甘肃省2009—2013年肺结核发病的时空聚集性研究. 中华流行病学杂志, 2015, 36(5): 465-469.

11. Sun W, Gong J, Zhou J, et al. A Spatial, Social and Environmental Study of Tuberculosis in China Using Statistical and GIS Technology. Int. J. Environ. Res Public Health, 2015, 12(2): 1425-1448.

12. Gao L, Lu W, Bai L, et al. Latent tuberculosis infection in rural China: baseline results of a population-based, multicentre, prospective cohort study. Lancet Infect Dis, 2015, 15(3): 310-319.

13. Zellweger JP. How frequent is latent tuberculosis infection in China?. Lancet Infect Dis, 2015, 15(3): 256-258.

14. 罗萍,李波,高志东.2006—2013年北京市流动人口新涂阳肺结核患者治疗管理情况分析.中国防痨杂志,2015,37(8):864-869.

15. 刘卫平,门可,杨培荣,等.陕西省2009—2013年跨区域流动人口肺结核病患者流行病学分析.公共卫生与预防医学,2015,26(1):10-12.

16. 陈燕珍,陈其琛,雷宇,等.2010—2013年广州市流动人口肺结核病流行状况分析.现代预防医学,2015,42(07):1312-1315.

17. 李晓芬,黄培生.惠州市惠城区流动人口结核病治疗管理效果分析.中国热带医学,2015,15(3):304-307.

18. 王晓林,王晓平,肖慧霞,等.宁夏地区结核分枝杆菌耐药情况调查.中华结核和呼吸杂志,2015,38(10):738-740.

19. 韩珍,李晓芬,冷雪.惠州市结核分枝杆菌的耐药状况及原因分析.现代预防医学,2015,42(10):1850-1852.

20. 平国华,于梅,车洋,等.宁波市2012年—2014年结核分枝杆菌耐药情况分析.中国卫生检验杂志,2015,25(19):3380-3382.

21. Jiao W,Liu Z,Han R,et al. Prevalence of drug resistant Mycobacterium tuberculosis among children in China. Tuberculosis,2015,95(3):315-320.

22. 孟成艳,方筠,王健,等.上海口岸输入性传染性肺结核病患者中结核分枝杆菌北京型特征及耐药性分析.微生物与感染,2015,(1):34-39.

23. 赖钰基,成诗明,周林,等.不同艾滋病流行地区结核病患者HIV筛查效果分析.中国防痨杂志,2015,37(1):9-13.

24. 庞钰莹,许琳,马婧,等.云南省肺结核合并艾滋病感染患者人群特征分析.昆明医科大学学报,2015,36(2):152-155.

25. 苏倩,余雅,庞艳,等.2012—2014年重庆市结核分枝杆菌和人类免疫缺陷病毒感染双向筛查情况分析.现代预防医学,2015,42(15):2826-2827,2862.

26. 邓亚丽,张天华,马煜,等.2008—2013年陕西省学生肺结核流行病学特征分析.中国防痨杂志,2015,37(1):19-23.

27. 李婷,张佩如,夏勇,等.2009—2013年四川省在校学生结核病患者登记情况及特征分析.中国防痨杂志,2015,37(1):24-29.

28. 庞艳,张舜,胡代玉,等.2009—2013年重庆市学生肺结核的流行特征分析.中国防痨杂志,2015,37(1):14-18.

29. 金瑾,景睿.山东省2013年学生肺结核疫情特征分析.中华流行病学杂志,2015,36(8):871-874.

30. 陈小英,于梅,朱光辉,等.宁波市某高职院校结核病知晓率现状和干预效果分析.国际流行病学传染病学杂志,2015,42(1):62-63.

31. 吴波,张舜,黄莉,等.620例重庆市农村地区结核病知识知晓率调查.重庆医学,2015,(8):1112-1114.

32. 吴波,张舜,余雅,等.乡村医生对提高农村地区结核病防治知识知晓率作用的研究.中国防痨杂志,2015,37(3):285-290.

第二章　结核病预防控制策略、措施和成效

摘　要:我国结核病负担仍然较重,结核病控制各项政策、措施还需要进一步强化和完善。在改善肺结核患者的发现方面,各地积极探索患者发现中各机构间的协调和配合,对高风险重点人群开展主动发现研究和试点;在患者治疗管理方面,面对流动人口的管理难度、面对医防合作的新挑战、面对传统督导方式的困难,提出了创新性探索。调查显示部分医疗机构感染控制措施不到位,可能增加结核分枝杆菌感染和结核病患病的风险,建议基于感染风险的评估结果制定结核病感染预防控制策略与措施。在"十二五"结核病防治规划的收官之年,各地就结核病防治成效、规划实施经验以及新型结核病防治服务体系的建设进行了梳理和总结。

关键词:结核;肺;预防和控制;发现;治疗管理;感染控制

2015 年,全国各地积极探索患者发现中各机构间的协调和配合,对高风险重点人群开展主动发现研究和试点;在患者治疗管理方面,面对流动人口的管理难度、面对医防合作的新挑战、面对传统督导方式的困难,提出了创新性探索。在"十二五"结核病防治规划的收官之年,各地就结核病防治成效、规划实施经验以及新型结核病防治服务体系的建设进行了梳理和总结。

一、患者发现

肺结核患者的发现方式分为主动发现和被动发现两大类,据全国结核病监测部报告统计 2014 年共发现肺结核患者 793 810 例,登记的肺结核患者以被动发现为主,共 776 166 例,占 97.78%,在被动发现中,因症就诊 42.84%(332 513/776 166),转诊占 36.91%(286 462/776 166),追踪占 16.81%(130 501/776 166),因症推荐占 3.44%(26 690/776 166);通过主动发现方式发现肺结核患者共 13 266 例,占 1.67%,其中接触者筛查占 10.88%(1444/13 266);其他方式发现 4378 例,占 0.55%[1]。

1. 被动发现　指患者出现肺结核可疑症状后主动到医疗机构就诊,主要包括因症就诊(是指患者出现肺结核可疑症状后主动到结防机构就诊)、转诊[指患者出现肺结核可疑症状后到医疗卫生机构(不包括结防机构)]、追踪[指对于医疗卫生机构疫情报告(转诊)的肺结核和疑似肺结核患者,未按时到结防机构就诊,由结防机构或乡、村医生进行追踪,使其到结防机构接受检查和治疗]和因症推荐(指医务人员或有关人员将发现的肺结核可疑症状者推荐并督促其到结防机构接受检查)四类[2]。

郑雅楠等[3]对新疆医科大学第五附属医院 2011—2013 年度可疑肺结核病人及肺结核病人资料进行回顾性分析,分析不同发现方式在肺结核病人发现中的作用。结果表明综合医院发现转诊方式发现肺结核患者所占比例最大(45.2%),依次是追踪(36.8%)、因症推荐(8.2%)、因症就诊(8.2%)及其他(1.6%);通过追踪方式发现结核病患者的检出率为 49.3% 居首位,依次是因症推荐 43.1%、转诊 41.1%、因症就诊(9.9%)及其他(4.0%)。作者同时认为不

可忽视健康检查、接触者检查等其他方式在肺结核病人发现中的作用。汪娟等[4]调查发现2005—2012年户籍和流动人口肺结核患者的发现方式均以因症就诊和转诊为主，分别达到发现患者总例数的86.33%（1263/1463）和84.05%（1191/1417）。成君等[5]对不同策略的患者发现效果进行了比较，结果表明仅进行症状筛查的患者发现率仅为39.1%~47.8%；而同时进行症状筛查和胸部 X 线检查，可使涂阳、菌阳和活动性肺结核患者发现率分别提高至78.3%（18/28）、85.7%（30/35）和93.4%（85/91），提示开展主动发现工作，筛查程序应为症状筛查和胸部 X 线检查并行，以尽早发现肺结核患者。

综合医疗机构处于结核病患者发现的最前端，其病人发现的质量将直接影响到疫情的控制效果。对综合医疗机构诊断的肺结核及疑似肺结核患者采取转诊与追踪措施，是确保肺结核患者发现率的一项长期技术措施。郭婉如等[6]将2009—2013年广州市番禺区非结防机构发现的肺结核或疑似肺结核的报告、转诊情况进行分析，来进一步了解综合医疗机构对肺结核报告、转诊的状况和存在的问题。分析发现番禺区非结防机构每年发现的患者对全区病人发现的贡献率达到一半以上，并呈上升趋势，说明了非结防机构仍是患者发现的重要组成部分，并日益重要。非结防机构五年总体转诊率达到89.86%，但转诊到位率仅有40.39%，略低于全国2010年转诊到位率45.6%的水平。说明非结防机构虽然发现不少病人，但非结防机构发现病人后，接诊繁忙，并没有对所有的患者开出转诊单，也没有足够时间宣传和动员患者转诊，是转诊到位率低的主要原因。

李晓芬等[7]对2009—2012年惠城区登记治疗的2451例流动人口肺结核患者来源、就诊及诊断等情况进行分析，结果表明73.52%的流动人口患者首诊于各级非结核病防治机构的医疗卫生单位，以及70.13%户籍人口患者来源于各级非结核病防治机构的医疗卫生单位，说明各级非结核病防治机构的医疗卫生单位发现结核病患者是发现肺结核患者的重要方式。李涛等[8]通过对由结核病管理信息系统导出的2012年和2013年全国各县（区）患者登记和治疗管理数据进行分析，2013年与2012年相比在新"转型定点医院模式"县（区）中，新涂阳患者登记数下降了22.3%，全国和没有转型的"结防机构模式"县（区）的同期下降水平分别为12.8%和13.5%，新"转型定点医院模式"县（区）较其他模式县（区）下降幅度明显较大，下降一方面与全国结核病疫情的自然下降和规划实施的进展有着必然的联系；另一方面在转型的初期，防治工作的质量可能会受到一定的影响，因此各部门需加强相关协调管理和督导考核工作。

肺结核患者的发现涉及医疗卫生机构肺结核患者的报告和转诊，结防机构对患者的追踪核实等环节。医疗卫生机构即非结防机构在结核病患者发现工作中起到非常重要的作用，但在患者转诊、转诊到位、到位确诊率方面仍存在不足。因此，加强非结防机构与结防机构之间的合作，提高患者转诊率、转诊到位率等已经成为最为重要的迫切行动之一。各级结防机构应加强所辖区非结防机构转诊要求的宣传、指导、监督；加强所辖区非结防机构结核病影像学的培训，提高诊断符合率；加强所辖区居民的结核病知识宣传，提高患者主动到结防机构接受进一步确诊检查的意识。

2. 主动发现　通常指由卫生主管部门或医疗卫生保健单位组织社区等人群接受与肺结核有关的医学检查，以发现肺结核患者。此称为主动发现，包括健康体检和重点人群检查等。张鑫等[9]对2012—2013年怀柔辖区内学校出现的所有活动性肺结核病例进行个案调查，对确定的524名所有密切接触者进行结核菌素（PPD）试验、胸部 X 线检查，对 X 线检查异常者及有咳嗽咳痰症状者均行抗酸杆菌痰涂片检查。PPD 检查 524 人,强阳性 41 例,强阳性率 7.82%。X 线胸片异常 2 例。痰涂片检查 17 人次,全部阴性。共发现活动性肺结核 2 例,检出率为 0.38%。提示在学校一旦发现结核病患者应及时有效的对密切接触者进行筛查,可以早期发现潜伏结核感染者及活动性肺结核病人。

张子胜等[10]通过收集 1999—2003 年在福建省疾控中心门诊确诊涂阳肺结核患者中,将涂阳肺结核患者家庭密切接触儿童与非涂阳肺结核患者密切接触儿童感染发病情况进行比较,对儿童感染者分组进行预防性治疗,随访观察 10 年发病情况,结果表明涂阳肺结核患者家庭密切接触儿童感染率为 63.6%,非涂阳肺结核患者家庭密切接触儿童感染率为 10.4%,两组差异有统计学意义(P<0.05)。经 10 年随访患病率为 2.2%(4/182)。儿童结核感染者非预防性治疗组患病率达 45.2%(47/104),两组差异有统计学意义(P<0.05)。提示涂阳肺结核患者家庭密切接触儿童属于结核病高危人群,早期发现涂阳肺结核患者并给予正规的抗结核治疗。吴哲渊等[11]通过对上海疑似肺结核患者采取全面筛查的方式发现高危人群和非高危人群耐多药肺结核患者检出率分别为 10.5%(273/2592) 和 1.4%(90/6328),差异有统计学意义。在条件允许的情况下,"全面筛查"将有助于提高 MDR-PTB 患者的发现水平,但我国目前实验室诊断能力及资源经费相对有限的情况下应采取恰当的 MDR-PTB 筛查方式。庞钰莹等[12]对肺结核合并艾滋病患者人群特征进行分析。85.74% 的患者是从 HIV/AIDS 患者中进行结核病筛查时发现;主要通过转诊推荐(50.56%)和因症就诊(30.93%)方式到达结防机构,应及早从 HIV/AIDS 人群中发现结核病患者并给予规范治疗是提升双感患者生命质量的有效干预措施。

尽管目前我国的结核病患者发现策略是以因症就诊的被动发现为主,但是要实现更高的终止甚至消除结核病的目标,需要加大患者发现的力度,力争实现广发现、早发现。在保证有效治疗管理的前提下,应鼓励采取适宜手段,对 HIV 感染者、传染性患者的密切接触者等重点人群开展主动发现工作。

二、患者管理

结核病人的管理是现代结核病控制策略中一项非常重要的内容。随着中国国民经济的高速发展,越来越多的流动人口离开户籍地谋求更好的收入和生活条件。人口流动的基本方向是由农村流向城市,由经济欠发达地区流向经济发达地区,由中西部地区流向东部沿海地区,形成了人口从结核病高疫情地区向低疫情地区流动的趋势。

2009 年起,深圳市在《全国跨区域肺结核患者管理程序(试行)》的基础上逐渐探索跨区域流动肺结核患者综合管理模式,即建立以县(区)级和省(市)级结核病防治机构(简称"结防机构")为协调枢纽的两级跨区域管理机制,实施强化健康教育、双向追踪、协作管理和督导考核的工作模式。市级结防机构每年均将跨区域肺结核患者管理工作纳入季度督导和年终考核。管红云等[13]以 2009—2012 年深圳市 2332 例跨区域流动的肺结核患者为研究对象,评价深圳市跨区域流动肺结核患者综合管理模式的实施效果。研究发现,深圳市流动人口肺结核患者多数是青壮年劳动力人群,其经济收入低、工作和生活条件差、文化程度低、健康观念差等特点。这与刘卫平等[14]和陈燕珍等[15]的研究结果类似。该研究显示,跨区域代管患者的治疗成功率超过 90%,但转出患者的丢失和重新登记问题仍然突出,说明肺结核患者跨区域"代管"的管理方式仍然是有效的。该研究认为,进一步落实《全国跨区域肺结核患者管理程序(试行)》,提高转诊到位率和代管率,减少丢失率和重新登记率,对于提高跨区域流动肺结核患者的管治效果显得尤为重要。

罗萍等[16]分析了2006—2013年北京市流动人口新涂阳肺结核患者治疗管理情况。流动人口新涂阳肺结核患者治疗成功率由2006年的82.1%提高至2013年的90.3%,呈逐年上升趋势;丢失比例由2006年的0.6%至2013年的3.9%,亦呈逐年上升趋势。北京市流动人口新涂阳肺结核患者治疗管理效果良好,但流动人口结核病控制仍然是北京市今后的重点工作,流动人口肺结核患者的管理任重而道远。孙林兰等[17]通过对实验组肺结核患者采取全程督导管理,结果表明实验组患者的治疗中断率、断药率及不良反应发生率都低于对照组。郭旭君等[18]等通过对流动人口肺结核患者跨区域管理六年研究,结果显示转出患者的信息反馈率、到位率、代管率、成功治疗率均逐年上升趋势,提示论通过多项创新措施的综合应用流动人口跨区域管理工作成效显著。房宏霞等[19]调查了手机在结核病患者督导管理中的应用情况,研究发现应用手机的多功能应用能有效提高结核病患者治疗依从性。

随着流动人口的逐年增长,流动人口结核病防控效果已直接影响到结核病疫情防控成效,进一步加强流动人口肺结核患者的发现和管理已成为结核病防控工作的重要内容之一。针对流动人口结核病防治工作存在的问题和难点,今后各级结核病防治机构仍需加强:①强化宣传教育,普及结核病防治知识,提高群众结核病防治知识知晓率,营造全民参与结核病防治的社会氛围。②加强流动人口肺结核患者的跨区域管理,落实转入、转出患者的追踪以及治疗管理。③及时、准确和完整录入患者的治疗管理信息,保证结核病管理信息系统数据的质量,及时评价结核病防控效果[20]。

三、感染控制

结核病感染控制,减少结核分枝杆菌传播的一系列措施或方法。包括管理控制、环境控制(或工程学控制)和个人呼吸防护三个内容,在结核病防治工作中,做好结防机构和医疗卫生机构内的感染预防与控制工作至关重要,可以防止和避免交叉感染,从而预防及减少结核分枝杆菌在结防机构和医疗卫生机构内的传播,为结防机构和医疗卫生工作者和患者及其家属提供安全的环境,然而研究表明,我国目前结核病医疗机构中结核感染控制方面整体较薄弱。

宋渝丹等[21]对22家结核病防治机构的调查发现,10家机构建立了结核感染控制的规章制度,门诊通风量≥12ACH的机构有17家,实验室通风量≥12ACH的机构有16家,病房通风量≥12ACH的机构有5家。门诊紫外线灯照射强度≥70μW/cm^{2}的机构有13家,实验室紫外线灯照射强度≥70μW/cm^{2}的机构有16家,病房紫外线灯照射强度≥70μW/cm^{2}的机构有5家。有8家机构的医务人员佩戴医用防护口罩,提示结核感染控制方面整体较薄弱,需要加强结核感染控制的监控与评价,增加医疗卫生机构感染控制的人力、物力、财力投入,建立和完善感染控制的各项规章制度。

成君等[22]对县(区)级结核病定点医疗机构结核感染控制措施的实施现状调查表明在调查的9个区县机构中仅6个机构建立了感染控制相关规章制度、将感染控制纳入考核指标并提供专项经费;门诊和病房布局合理的机构仅2个,门诊和病房紫外线灯辐照强度达标的机构数分别为4个和0个;因可疑症状就诊者和住院的肺结核患者佩戴外科口罩的机构数均为 4 个,但仅 1 个机构的结核病门诊医生佩戴医用防护口罩,提示核病定点医疗机构感染控制状况较差。陈娜等[23]对 9 家结核病定点医疗机构结核感染控制现状调查,结果显示,有 8 家机构将门诊确诊和住院确诊的传染性疾病患者与一般患者分开诊治,其中有 4 家机构将咳嗽患者与其他患者分开;仅 3 家机构对候诊患者进行健康教育;6 家医疗机构在诊室安装了紫外线灯且有常规维护计划,但候诊区、门诊区布局设计均不合理;仅有 1 家医疗机构为工作人员提供了医用防护口罩,但仅部分工作人员佩戴,医护人员未接受过医用防护口罩的佩戴适合实验测试培训,提示应加强结核感染控制的监控与评价,落实好分诊、隔离、布局设计及个人防护等措施,以降低结核感染风险。韩文东等[24]对结核分枝杆菌 H37Rv,应用滤膜过滤悬液定量杀菌实验进行消毒剂验证,其中 75.0% 乙醇、含有效氯 1000mg/L 的次氯酸钠及 Safespore 消毒剂可高效杀灭结核分枝杆菌,37.5% 乙醇作用延长至 10 分钟也可有效杀灭结核分枝杆菌,这为选择针对结核分枝杆菌的生物安全三级实验室表面消毒剂提供了依据。

医疗机构特别是结防机构是结核病患者或疑似患者的聚集地处,如果感染控制措施不到位,会增大结核分枝杆菌感染传播的风险,不仅影响患者的健康,也可能传染给医务人员,增加结核分枝杆菌感染和结核病患病的风险,因此各个机构应基于感染风险的评估结果,因地制宜地制定结核感染预防控制策略与措施。

四、各地结核病防治成效和经验

结核病是否能够有效控制取决于结核病防治规划以及结核病控制项目是否得以顺利有效实施。2015 年是我国结核病防治规划(2011—2015 年)的收官之年,也是联合国千年发展目标实现 2015 年全球结核病控制目标的关键之年。在《全国结核病防治规划(2011—2015 年)》中明确要求:各地要加强省、市、县三级结核病防治网络建设,逐步构建定点医疗机构、基层医疗卫生机构、疾病预防控制机构分工明确、协调配合的防治服务体系。各级各类医疗机构负责肺结核患者疫情报告,并将其转诊至当地卫生部门指定的定点医疗机构,定点医疗机构负责对肺结核患者进行诊断、治疗和登记。原则上每个县(区)应确定至少 1 家定点医疗机构负责诊断治疗一般结核病患者。

李涛等[25]对由结核病管理信息系统导出的 2012 年和 2013 年全国各县(区)患者登记和治疗管理数据进行分析,研究不同防治工作模式的县(区)患者发现和治疗管理情况。分析结果显示,截至 2013 年底,"定点医院模式"和"转型定点医院模式"的单位共计 1033 个,全国已经有 39.3%(1033/2627)县(区)实行了新型结核病防治工作模式,并在各地取得了良好的效果。较高的诊断水平,特别是胸片质量和 X 线诊断水平,是定点医院较传统结防机构的一大优势。在痰涂片检查方面,定点医院与结防机构仍然存在差距。实验室质量控制应该是今后监督新型结核病防治工作模式实施的重点,初诊患者查痰率、涂阳检出率等相关指标是关注的重中之重。同时,"定点医院模式"下的患者治疗管理指标(比如新涂阳治愈率、复治涂阳治愈率等)虽然达到了国家规划的要求,但明显低于"结防机构模式"。各级定点医疗机构应进一步加强对于登记患者的治疗管理、督导访视及随访检查工作。同时定点医院的院内感染控制工作不容忽视;结防人员工作待遇有待提高;对定点医院的补偿机制亟待解决[26]。

黄钦等[27]从专业队伍建设、结核病防治政府投入、DOTS 开展情况、结核病发现、治疗和管理情况等方面分析、评价了江西省实施结核病防治 10 年规划(2001—2010 年)的成效。规划 10 年全省结核病控制工作实现了 DOTS 覆盖率 100%、新涂阳肺结核病人高发现率(>70%)和新涂阳肺结核病人高治愈率(>85%)的目标,结防工作专职人数、经费支出明显增加,结核病防治成效显著。陈玮等[28]通过收集贵州省结核病防治工作各类报表和规划评估资料,分析了贵州省结核病防治规划(2001—2010 年)10 年的实施效果。结果表明,贵州省结核病防治规划任务指标如期完成、实现高发现率、高治愈率的防治成效主要取决于政府支持和逐年递增的经费投入、各级结核病防治机构以及人力资源的逐步健全、以及各项防治措施的全面实施。

张广恩等[29]报道 2001—2010 年,全省投入结核病防治经费共 6222.47 万元,发现活动性肺结核患者 72 092 例,治疗成功 67 852 例,每发现并成功治疗 1 例患者所需成本为 917元;减少因结核病死亡 17 515 人,避免新感染 344 689 人,避免新发患者 34 469 例,节约医疗费用约 2348 万元,挽回 DALY 433 856 年,挽回社会总价值达 43.48 亿元,成本效用比为143.42,效益成本比为 70.25。结果提示海南省结核病防治规划项目有效控制了传染源、减少了发病和死亡,减轻了患者经济负担,挽救了大量社会劳动力,取得显著的经济效益和社会效益。鲍武波等[30]对武汉市区级结核病防治工作模式进行了描述性分析,指出卫生资源不足、医疗服务和公共卫生服务需要有效整合、健康教育工作方式有一定的局限性、科研工作缺位等主要问题。提出工作人员实行区级卫生行政部门核定标准、工作经费实行项目管理、工作设备实行标准化建设、业务工作实行"三位一体"、健康教育工作实行短期强化全面普及、科研工作实行结防机构与高校合作的工作模式。

缪昌东等[31]对江苏省泰州市实施全球基金耐多药结核病防治项目工作效果进行了评价。全球基金项目期间,全市共筛查耐多药可疑者 1081 例,筛查率 86.07%,耐多药肺结核检出率 6.30%,广泛耐多药检出率 0.25%,新患者耐多药检出率显著低于其他不同类别的涂阳病人的检出率。确诊 52 例耐多药病人,患者纳入治疗率 78.85%,治疗 6 个月时,痰涂片阴转率 66.67%,痰培养阴转率 63.33%。治疗满 12 个月时,痰涂片及培养阴转率均为54.17%。通过全球基金项目的实施,泰州市建立了"地级市诊疗,县区级筛查,社区督导服药"的耐多药结核病防治新模式,耐多药防治工作得到加强和提高,为今后防治工作提供了良好的指导和借鉴。

(马艳 刘洋 高静韬 杜建 舒薇 刘宇红)

参考文献

1. 中国疾病预防控制中心结核病预防控制中心 . 中国结核病监测报告(2014 年). 北京:中国疾病预防控制中心结核病预防控制中心,2014.
2. 卫生部疾病预防控制局,卫生部医政司,中国疾控中心 . 中国结核病防治规划实施工作指南 . 北京:中国协和医科大学出版社,2009.
3. 郑雅楠,张晨,辛秀梅,等 . 不同发现方式在结核病发现中的作用 . 新疆医科大学学报,2015,38(6):772-774.
4. 汪娟,杨美霞,许湘,等 . 2005—2012 年上海市徐汇区肺结核患者发现及转归情况分析 . 中国防痨杂志,2015,37(1):30-34.
5. 成君,赵飞,夏愔愔,等 . 既往结核病患者中肺结核患病状况及发现策略研究 . 中国防痨杂志,2015,37(1):

30-34.

6. 郭婉如,林晖,赖静文.广州番禺区 2009—2013 年非结防机构肺结核病例转诊情况.中国热带医学,2015,15(1):28-30.

7. 李晓芬,黄培生.惠州市惠城区流动人口结核病治疗管理效果分析.中国热带医学,2015,15(3):304-307.

8. 李涛,成诗明,杜昕,等.全国结核病防治工作模式与患者发现和治疗管理水平分析.中国防痨杂志,2015,37(1):30-34.

9. 张鑫.北京怀柔区学校肺结核患者密切接触者筛查分析.公共卫生与预防医学,2015,26(01):83-85.

10. 张子胜,林宪和.涂阳肺结核患者家庭密切接触儿童感染发病及预防的研究.中国热带医学,2015,15(1):67-69.

11. 吴哲渊,张青,张祖荣,等.上海市耐多药肺结核防治管理模式效果评价.中国防痨杂志,2015,37(11):1118-1125.

12. 庞钰莹,许琳,马婧,等.云南省肺结核合并艾滋病感染患者人群特征分析.昆明医科大学学报,2015,36(2):152-155.

13. 管红云,谭卫国,杨应周,等.深圳市跨区域流动肺结核患者综合管理模式实施效果分析.中国防痨杂志,2015,37(5):498-503.

14. 刘卫平,门可,杨培荣,等.陕西省 2009—2013 年跨区域流动人口肺结核病患者流行病学分析.公共卫生与预防医学,2015,26(1):10-12.

15. 陈燕珍,陈其琛,雷宇,等.2010—2013 年广州市流动人口肺结核病流行状况分析.现代预防医学,2015,42(7):1312-1315.

16. 罗萍,李波,高志东,等.2006—2013 年北京市流动人口新涂阳肺结核患者治疗管理情况分析.中国防痨杂志,2015,37(8):864-869.

17. 孙林岚,丁永军.全程督导管理对肺结核患者的临床效果研究.医疗管理,2015,32(5):27-29.

18. 郭旭君,王健,朱闵敏,等.深圳市南山区流动人口肺结核患者跨区域管理六年结果分析.中国防痨杂志,2015,37(5):514-519.

19. 房宏霞,谢艳光,秦玉宝,等.手机在结核病患者治疗管理中的应用.中国防痨杂志,2015,37(9):966-970.

20. 李晓芬,黄培生.惠州市惠城区流动人口结核病治疗管理效果分析.中国热带医学,2015,15(3):304-307.

21. 宋渝丹,耿梦杰,熊勇超,等.22 家结核病防治机构结核感染控制现场调查.中国防痨杂志,2015,37(12):1202-1206.

22. 成君,赵飞,屈燕,等.县(区)级结核病定点医疗机构感染控制措施实施现状抽样调查结果分析.中国防痨杂志,2015,37(12):1192-1196.

23. 陈娜,付军,刘玲燕,等.九家结核病定点医疗机构结核感染控制现状调查.中国防痨杂志,2015,37(12):1197-1201.

24. 韩文东,孙志平,丁悦娜,等.结核分枝杆菌生物安全三级实验室表面去污染消毒剂杀菌效果的研究.微生物与感染,2015,10(5):301-307.

25. 李涛,成诗明,杜昕.全国结核病防治工作模式与患者发现和治疗管理水平分析.中国防痨杂志,2015,37(1):30-34.

26. 吴腾燕,刘飞鹰,韦所苏,等.广西结核病定点医院工作现况、问题和对策探讨.广西医学,2015,(4):583-585.

27. 黄钦,黄文辉,舒奇,等.2001—2010 年江西省结核病控制成效分析.现代预防医学,2015,42(7):1240-1243.

28. 陈玮,雷世光,李杨,等.贵州省结核病防治规划十年实施效果分析.现代预防医学,2015,42(5):844-846,875.

29. 张广恩,陈成江.海南省 2001—2010 年结核病防治规划项目效果及卫生经济学评价.中华疾病控制杂志,2015,19(3):291-294.

30. 鲍武波,聂绍发.武汉市区级肺结核病防治工作模式.公共卫生与预防医学,2015,26(01):124-126.

31. 缪昌东,赵小兰,陈静娟,等.泰州市实施全球基金耐多药结核病防治项目两年效果分析.现代预防医学,2015,42(1):175-176,187.

中 篇 结核病基础

第一章　结核病分子流行病学

　　摘　要:结核病目前仍然是严重危害人类公共卫生健康的主要传染性疾病。随着分子生物学技术的发展及其在结核病临床诊断、菌株鉴定、分型、耐药监测、人群多态性研究等临床研究中的应用,对结核分枝杆菌在人群中的传播模式、在治疗过程中产生耐药的机制、耐药菌株的传播模式及特定人群易感性的研究均取得了较大的进展,包括重复单元 - 可变数目串联重复序列分型组合的研究、结核分枝杆菌混合感染的研究、不同地区流行菌株的研究、结核病传播模式的研究、结核分枝杆菌群体遗传学特征的研究等。

　　关键词:结核病;分子流行病学;基因型分型;耐药菌株;高通量测序;易感基因

第一节　结核分枝杆菌分子流行病学

　　基因型分型已成为结核病流行病学研究的重要工具。用于结核分枝杆菌基因型分型技术有 IS6110 插入序列限制性片段长度多态性(IS6110-restrictionfragment length polymorphism,IS6110-RFLP)、富含 GC 重复序列限制性片段长度多态性(PGRS-RFLP)、间隔区寡核苷酸多态性(Spoligotyping)、分枝杆菌散在重复单元 - 可变数目串联重复序列(mycobacterial interspersed repetitive unit-variable-number tandem-repeat,MIRU-VNTR)分析、大片段序列多态性(long sequence polymorphism,LSP)、单核苷酸多态性(single nucleotide polymorphism,SNP)及其近年发展起来的全基因组测序(whole-genome sequencing,WGS)。对结核分枝杆菌进行基因型分型,可帮助回答结核病传播中的重要问题,如区分外源性再感染和内源性复发、鉴定结核病暴发、追踪传染源、鉴定实验室污染,以及检测多重感染等。

一、MIRU-VNTR 分型组合的研究

　　由于北京基因型菌株的高遗传相似度,当 VNTR-15/VNTR-24 在北京基因型流行地区应用时,该组合定义的成簇菌株可被 IS6110-RFLP 进一步分开。我国是全球结核病高负担国家之一,北京基因型是我国的主要流行菌株,国外建立的 VNTR 组合不适用于我国 MTB 的基因型分型,因此,国内多个课题组也在探索适合我国结核分枝杆菌流行菌株基因型特点的 VNTR 组合。但不同研究推荐的 VNTR 组合差异较大。2014 年,复旦大学 Luo 等[1]通过对我国以人群为基础收集的结核分枝杆菌进行 MIRU-VNTR 分型研究,筛选了 VNTR "9+3"

组合,即用于一线的 9 个 VNTR 位点和二线的 3 个高变位点(VNTR3232,3820,4120)。近期,刘梅等[2]利用在全国 5 个区县连续收集的菌株样本,系统地评估目前常用的 6 种 VNTR 组合,包括国外推荐的 MIRU-12、VNTR-15/VNTR-24、VNTR "24+4"、VNTR "9+3" 以及国内学者建立的 15 位点组合(VNTR-L15),结果显示分辨力由高至低依次为 VNTR "24+4"、VNTR "9+3"、VNTR-24、VNTR-15、VNTR-L15、MIRU-12;VNTR "9+3" 的分型能力不仅超过 VNTR-15,且高于 VNTR-24,与分辨力最高的 VNTR "24+4" 组合的分型结果一致率达到 96.59%。

罗槑等[3]用 VNTR 技术对四川省 2009—2013 年 184 株结核分枝杆菌进行基因分型研究,以 12 MIRU-VNTR 为标准,评估四川地区所用的 12 VNTR 位点的多态性稳定。尽管文章的结论指出四川地区采用的 12 高分辨力位点稳定可靠,且提出保守位点 "MIT" 的概念,指出四川主要的 MIT 型为 "2251"。值得一提的是,由于该文章所用的菌株为随机挑选,理论上这些菌株间不可能存在近期传播关系,即便如此,12 MIRU-VNTR 的成簇率仍然为 22.3%,足以说明 12 MIRU-VNTR 的分辨力极低。至于文章所提出 MIT 型可以反应不同地区菌株的差异和联系,但实际上,已有数据显示除四川地区以外,广西、黑龙江、河南等地区菌株 90% 以上都是 "2251",因此,仅含四个位点的 MIT 并不能区分不同地区菌株的差异。

正确评估一种 VNTR 组合的分辨力,菌株的选择很重要。如果选择一些没有传播关系的菌株(即没有流行病学联系),即使位点组合的分辨力较低也可将菌株区分开,计算出的分辨力要比实际的高。我国已有多个对不同 VNTR 组合评估的研究,但多数研究的选取来源于医院或随机挑选的菌株。VNTR "9+3" 是以人群为基础评估出的方案可以更好地满足不同地区流行菌株的分型要求。

二、结核分枝杆菌混合感染的研究

随着人们对结核病感染及传播机制研究的逐渐深入,研究发现结核分枝杆菌的感染远比想象中的复杂,如结核病病人体内可同时或先后感染 2 种或 2 种以上不同基因型的结核分枝杆菌或不同种类的分枝杆菌。2015 年吴小翠等[4]采用 Spoligotyping 技术对 32 株结核分枝杆菌临床分离株的 306 个单克隆进行分析,检测到 2 株临床分离株的单克隆出现了多种基因型,混合感染率为 6.25%。

关于结核分枝杆菌混合感染的研究国外报道较多,结果提示 MTB 混合感染可能是广泛存在的现象,目前国内的相关研究仍较少,检测的手段比较局限,现有的研究仅采用了 Spoligotyping 和 7 位点的 MIRU-VNTR 分析,这两种方法的分辨力均较低,有可能低估了混合感染比例。在未来研究中可使用分辨力更高的分型方法,如 WGS,或者多种分型方法联合应用。

三、不同地区流行菌株的研究

国内用于监测不同地区流行菌株的基因分型方法主要包括 Spoligotyping 和 MIRU-VNTR 分析。2015 年,张喜悦等[5]利用 Spoligotyping 分型方法,在牛结核病监测中分析不同地区流行菌株的特点,将临床分离的牛分枝杆菌分为 4 个基因型,通过查询国际牛分枝杆菌 Spoligotyping 数据库,发现 4 个分型中 2 个国外已有报道,分别为世界范围内流行的 SB0140 和意大利报道的 SB1694;另有 2 个型国际上尚无报道,分别为 SB1903 和 SB1904。

尽管不同研究中的 Spoligotyping 结果可相互比较,但该技术对北京基因型的分辨力极低,因此我国各地区流行的北京基因型菌株是否存在差别无从得知。此外,国内部分研究利用 MIRU-VNTR 位点鉴定流行菌株,由于不同研究中 VNTR 位点选择的差异较大,各地区间的数据很难相互比较。因此,未来研究中应建立全国 MIRU-VNTR 数据库,采用统一的 VNTR 组合对各地结核分枝杆菌进行基因型分型。我们建议采用 VNTR "9+3" 进行研究,该组合位点少的同时,分辨力与 VNTR "24+4" 接近,适合在各地开展。

四、结核病传播模式的研究

复旦大学 Yang 等[6]在全国五个省市现场开展以人群为基础的前瞻性研究,连续收集研究现场 2009—2012 年所有肺结核患者的临床分离菌株,利用 VNTR "9+3" 分型组合对收集病例分析发现:纳入研究的 2274 例患者中,近三分之一(31.0%,705/2274)鉴定为基因型成簇病例,即由结核分枝杆菌近期传播所致,其中耐多药患者有 43.7% 为簇病例;多因素回归分析发现北京基因型菌株(AOR 1.56,95%CI 1.23~2.96)和耐多药菌株(AOR 1.86,95%CI 1.25~2.63)是导致结核分枝杆菌近期传播的危险因素;30.0% 的传播是由涂阴培阳结核病患者所致。研究还发现,涂阴培阳患者的相对传播率和涂阳培阳患者相当(OR 0.89,95%CI 0.68~1.10),耐多药患者的相对传播率则明显高于药物敏感菌株患者(OR 1.51,95%CI 1.00~2.24)。该研究率先在国内开展大范围以人群为基础的结核病分子流行病学研究,揭示了结核分枝杆菌,特别是耐多药结核分枝杆菌的近期传播在结核病发病中的重要作用,导致更多新发病例的发生。但该研究经流行病学问卷调查分析,并没有发现容易发生传播的高危人群,因此,无法进行针对性防控。这提示我们的结核病控制亟须采取相应的政策措施遏制结核病的传播,包括主动发现病例,推广新的快速诊断技术和落实规范的病人治疗及管理措施等。

朱明等[7]利用 VNTR 技术研究了马鞍山地区结核病患者结核分枝杆菌基因分型成簇的影响因素,其结果显示在纳入的 104 株结核分枝杆菌中,成簇基因型占 83.65%,耐药菌株、性别和不同治疗患者(初治或复治)在成簇和单一基因型的分布上差异无统计学意义,在不同年龄之间差异有统计学意义。

五、结核分枝杆菌群体遗传学特征的研究

复旦大学 Luo 等[8]利用 WGS 和 VNTR 技术,对北京基因型在我国的起源时间、起源地点以及扩张过程进行了研究,结果显示北京基因型菌株大约在 3 万年前从东南亚进入我国,在与人类平行进化的过程中,毒力较高的"现代型"北京基因型在距今约 6000 年前,在我国北方发生了一次大规模扩张,这与仰韶社会人群(北方汉族祖先)扩张的年代完全相符,进一步证实了"现代型"北京基因型很可能起源于我国北方,很可能是其适应我国北方早期农业社会高密度人群的结果,之后随着北方汉族人群的迁移扩张到其他地区。该研究首次揭示了"北京基因型"菌株在我国的起源以及与汉族人群共同扩张的历程,为进一步研究结核分枝杆菌致病机制提供了重要线索。

李颖等[9]利用 LSP 分析技术,对四川盆地 413 株结核分枝杆菌进行了群体遗传学特征的研究。结果显示通过 LSP 技术,可将 MTB 分为两大谱系,其中北京谱系占 56.2%,欧美谱系占 43.8%。两谱系在人群中的分布(性别、年龄、民族以及菌株耐药性)差异无统计学意义

（$P>0.05$）。北京谱系的 N-J 树呈放射状分布,最小跨度树（minimum spanning tree）中有 72.4% 的菌株属于同一"克隆复合群"。欧美谱系的 N-J 树呈树枝状分布,最小跨度树中菌株为多个"克隆复合群"。北京谱系在重庆、四川两地区之间存在较显著的群体间遗传分化,而欧美谱系的群体分化不显著。通过计算最近共祖年代,推测出,700 多年前的合川钓鱼城战争时期,蒙古骑兵可能将欧洲大陆较为流行的欧美谱系 MTB 带到该地区。该研究结合我国 MTB 的总体流行情况,设计了我国 MTB 谱系鉴定的 LSP 分析流程图。

（刘梅　高谦）

参考文献

1. Luo T,Yang C,Pang Y,et al. Development of a hierarchical variable-number tandem repeat typing scheme for Mycobacterium tuberculosis in China. PloS one,2014,9(2):e89726.
2. 刘梅,罗涛,杨崇广,等.不同可变数目串联重复序列组合鉴定结核分枝杆菌临床菌株分型的效果.中华结核和呼吸杂志,2015,38(10):746-750.
3. 罗槑,郑超,吴桂辉,等.四川省结核分枝杆菌基因分型中 MIRU-VNTR 位点稳定性评价及保守位点分析.四川大学学报:自然科学版,2015,52(5):1182-1186.
4. 吴小翠,王晓樱,魏剑浩,等.间隔区寡核苷酸分型技术用于结核分枝杆菌多重感染的初步研究.中国人兽共患病学报,2015(1):1-5.
5. 张喜悦,范承祥,杜鹏飞,等.多重 PCR 和间隔区寡核苷酸分型技术应用于不同流行地区的牛结核病研究.中国人兽共患病学报,2015(4):340-344.
6. Yang C,Shen X,Peng Y,et al. Transmission of Mycobacterium tuberculosis in China:A Population-Based Molecular Epidemiologic Study. Clin Infect Dis,2015,61(2):219-227.
7. 朱明,王庆,徐东方,等.结核分枝杆菌 MLVA 基因分型成簇的影响因素分析.中国卫生检验杂志,2015,25(19):3324-3326,3332.
8. Luo T,Comas I,Luo D,et al. Southern East Asian origin and coexpansion of Mycobacterium tuberculosis Beijing family with Han Chinese. Proc Natl Acad Sci USA,2015,112(26):8136-8141.
9. 李颖,付育红,原梅,等.四川盆地结核分枝杆菌群体遗传学特征研究.中华流行病学杂志,2015,36(4):374-378.

第二节　结核分枝杆菌临床耐药菌株的流行病学

一、相关基础研究

Yu 等[1]基于基因芯片杂交技术对两例 XDR-TB 患者临床分离株进行基因检测,92 个基因被选入研究,其中 10 个基因是已知的耐药相关基因,对这些基因检测结果进行调控网络分析（regulatory network analysis）发现,在多种抗结核药物作用下,SenX3-RegX3、MprAB、蛋白质 PepD 和 CRP 在转录调控水平调节物质合成的过程中起重要作用,同时结合药物敏感测试结果表明这些调控基因的表达水平明显与结核分枝杆菌耐多药相关。

Li 等[2]研究利福平单耐药菌株中外排泵的活化水平,检测 16 株利福平单耐药菌株中 27 个推测的药物外排泵基因表达与 4 种外排泵抑制剂的作用,结果发现外排泵 rv2333、drrB、drrC、rv0842、bacA 和 efpA 可能是除 rpoB 基因突变以外能引起利福平耐药的因素,而 VP 和 CPZ 能显著提高 MTB 对利福平的敏感度。同时,他们[3]对 9 株仅耐利福平与异烟肼的 MDR 菌株与 10 株全敏感菌株进行外排泵基因与耐药基因检测得出类似结论,认为外排泵在菌株耐药中起重要作用,耐药株中其表达水平高于敏感株,可考虑应用于耐药结核菌株的检测。

Xie 等[4]研究琥珀酰蛋白在结核分枝杆菌细胞水平琥珀酰化过程中作用,结合蛋白质/肽预分离、免疫亲富集和液相质谱/质谱技术,共鉴定 686 种琥珀酰蛋白和 1739 个琥珀酰位点,结果显示这些蛋白参与各种细胞作用,其中参与蛋白质生物合成和碳代谢的蛋白质更容易成为琥珀酰赖氨酸的作用靶点。

二、耐药检测技术

最低抑菌浓度(minimal inhibitory concentration,MIC)法、L-J 法与 BACTEC MGIT960 法三种培养和药敏试验方法在现阶段各实验室均有应用,大量研究显示,这三种方法检测利福平与异烟肼耐药的一致率不低于 90%,而检测乙胺丁醇耐药的结果一致率常较低。孙庆等[5]以 3 种结核分枝杆菌培养为基础的药物敏感性试验方法检测 126 株结核分枝杆菌对乙胺丁醇的耐药性,总体一致率为 75.4%,以 MIC 法为标准,L-J 法与 MGIT 960 法的敏感度、特异度与一致率分别为 98.5%、77.0%、88.1% 和 73.8%、98.4%、85.7%,均具有较好的一致性(Kappa 值≥0.70),且 MIC 法性价比更高,适于耐乙胺丁醇结核病的早期诊断。陈少文等[6]对海南省某医院 2009—2013 年培养阳性的结核病患者临床分离株进行耐药性检测,99 株耐药菌株中单耐药菌占 13.13%,MDR 占 30.30%,尽管该地区痰涂片结核分枝杆菌阳性率逐年下降,但耐药率和多耐药率增高,建议加强预防管理工作。

通过分子生物学技术检测耐药相关基因突变是目前确定结核分枝杆菌临床分离株的基因型耐药的重要方法。李丽等[7]综合 Pubmed 中 54 篇文献共全国 4149 株利福平耐药结核分枝杆菌,分析其耐药基因 *rpoB* 的突变特征,共发现 204 种基因突变类型,其中以单位点突变为主,主要发生于 *rpoB*531(52.49%)、*rpoB*526(24.66%)、*rpoB*516(9.26%)等基因位点。穆成等[8]对 39 株吡嗪酰胺耐药的结核分枝杆菌临床分离株进行 *pncA* 基因测序,其中,31 株(79.5%)该基因位点发生突变,与吡嗪酰胺敏感株对比,发现 *pncA* 基因突变是结核分枝杆菌对吡嗪酰胺耐药的主要原因,且与北京基因型无关。Zhang 等[9]体外培养 H37Rv 并筛出氯法齐明耐药株 10 株进行测序,发现编码转录抑制因子基因 *rv0678* 全部发生突变,证明了 *rv0678* 突变是 Mtb 对氯法齐明耐药的主要机制,文章还发现另外两个基因(*rv1979c* 和 *rv2535c*)与氯法齐明耐药相关,提示新的基因位点检测氯法齐明耐药性,以指导应用该药于耐药结核病的治疗。

冉兵等[10]基于 The Cochrane Library、PubMed、EMbase、Wanfang Data、CNKI 数据库建库至 2014 年 2 月的研究,按照标准纳入 22 篇文献,共纳入 4159 株结核分枝杆菌(1161 株耐利福平菌株,2998 株敏感菌株),对基因芯片检测利福平耐药的准确性进行 meta 分析。以传统药敏试验结果为金标准,基因芯片合并敏感度为 0.89(95%CI 0.87~0.91),合并特异度为 0.98(95%CI 0.97~0.98),且结果稳定性好,认为基因芯片诊断利福平耐药的效能较高、准确性好。同时该研究对纳入文献数据进行异质性分析发现:国内研究敏感度略高于国外研究,异质性较国外低;而国外研究特异度、诊断 OR 值、AUC、Q 值较国内研究高,异质性低。

李晓非等[11]纳入 656 例涂片阳性患者,以 BACTEC MGIT 960 培养为金标准,应用基因芯片技术检测耐药性,结果发现,其对利福平的敏感度为 87.8%,特异度为 96.0%;对异烟肼的敏感度为 81.9%,特异度为 91.7%;认为基因芯片技术能准确筛选出非结核分枝杆菌(nontuberculous mycobacterium,NTM),耐药性检测有很好的符合率与高度一致性。石国民等[12]以 Spoligotyping 与绝对浓度法为参考,评价基因芯应用于菌种鉴定与药敏检测的有效性,结果显示,137 株临床分离株中,经基因芯片鉴定为结核分枝杆菌复合群者 104 株,与 Spoligotyping 检测结果符合率为 100%(104/104),其余 NTM 符合率为 90.9%(30/33),Kappa 值 =0.95,$P<0.05$,表明基因芯片的菌种鉴定结果与 Spoligotyping 具有高度一致性;与绝对浓度法相比,基因芯片检测利福平与异烟肼耐药的敏感度和特异度分别为 94.6%(35/37)、95.5%(21/22) 和 93.3%(42/45)、95.6%(43/45)。

田际云等[13]纳入 2204 株结核分枝杆菌临床分离株,比较熔解曲线法检测耐药基因型结果与各现场比例法药敏试验结果的符合度,结果显示利福平与异烟肼耐药的分子诊断结果与药敏试验结果高度一致(Kappa 值分别为 0.97 和 0.99),同时对结果不一致的菌株进行盲法复检发现,熔解曲线法两次检测结果完全相同,具有很好的重复性。郭倩等[14]利用反向斑点杂交(reverse dot blot hybridization,RDBH)方法,设计 1 条野生型和 7 条突变型探针,检测 gyrA 基因突变以快速筛查喹诺酮类耐药结核分枝杆菌,并对比比例法耐药检测与基因测序结果,发现该法灵敏度、特异度与一致度分别为 69.5%、100.0%、83.6% 和 97.6%、98.6%、98.2%,显示 RDBH 技术能有效快速鉴别结核分枝杆菌喹诺酮耐药株。李辉等[15]以比例法为金标准,比较线性探针与探针溶解曲线法检测耐多药的符合率,结果分别为 92.97%、96.88%,显示两种方法具有相似的高灵敏度和特异度,但对不同药物稍有不同,需根据实际应用选择适宜方法。

应用 WGS 诊断耐药结核病在发展中国家尚未得到广泛推广,尽管能够提供 SNPs 的所有信息,其与表型耐药结果并不完全一致。Li 等[16]对 2 例广泛耐药结核病患者临床分离株进行测序,比对表型耐药与耐药相关基因突变结果显示若干不一致,如 WGS 未检测出耐药株中氟喹诺酮类药物耐药相关基因 rrs、eis 和 tlyA 的突变,提示需要更深入研究基因型耐药与表型耐药的关系。

Zhang 等[17]比较了 MGIT960 法与最低抑菌浓度(minimal inhibitory concentration,MIC)法鉴别异质性异烟肼耐药的差别,发现两种方法对于 katG 和 oxyR-ahpC 突变菌株检测结果没有显著性差异,而对于 inhA 突变菌株,MIC 法能发现更多的异质性异烟肼耐药菌株,差异有统计学意义(P=0.001)。

三、耐药情况分析

沈静等[18]对利福平与利福布汀的交叉耐药情况进行研究,从 2007—2008 年全国结核病耐药基线调查的 MDR-TB 菌株中间隔抽样选取 131 株 MDR-TB 菌株,测定利福平与利福布汀对其 MIC 中位数分别为 256μg/ml 和 2μg/ml,交叉耐药率为 76.5%(91/119);同时采用直接测序法检测菌株基因突变,发生 rpoB 基因突变 113 株,包括 526、531、511、513、516、522、533 等 7 种单位点突变,其中 526(16.0%,21/131)、531(56.5%,74/131)突变最为常见,且出现利福平与利福布汀交叉耐药的比例最高,分别占 90.5%(19/21)、78.4%(58/74)。利福布汀是利福霉素类衍生物,与利福平具有类似的药理作用,存在交叉耐药,但是具有更强的抑菌作用,故对耐利福平尤其是 MDR-TB 患者,在进行利福布汀药敏试验的基础上可酌情使用该药治疗。

宋艳华等[19]采用 MIC 法对 117 株结核分枝杆菌临床分离株耐注射类药物(Sm、Km、Am 和 Cm)的水平进行研究,发现耐药率分别为 70.9%、19.7%、16.2% 和 12.0%,耐 Sm、Km 或 Am 的菌株多为高度耐药,多数(59/83,71.1%)耐 Sm 株对 Km 或 Am 敏感,耐 Km 或 Am 株全部对 Sm 耐药,且高度耐 Km 或 Am 的菌株互为完全交叉耐药,而耐 Cm 株以低度耐药为主,其中大多数(13/14,92.9%)对 Am 高度耐药,相关研究亦表明对 Km 或 Am 耐药的菌株仍有部分对 Cm 敏感,故考虑在 XDR-TB 治疗中可以选择 Cm。

张志平等[20]对 342 例培养阳性的肺结核菌株采用中性改良罗氏培养基运用比例法进行 RFP、INH、Ofx 和 Km 的药敏试验,结果显示耐药率为 31.3%,耐多药率为 20.5%,对任意抗结核药物耐药率为 RIF21.9%、INH25.2%、Ofx18.7% 和 Km4.1%,其中 97.3% 的耐利福平患者是 MDR-TB 患者,显著高于耐异烟肼患者中 MDR 的比例(81.4%),因而快速检测利福平耐药可作为 MDR-TB 患者初步诊断的依据;同时研究发现复治患者耐药率显著高于初治患者,女性较男性耐多药的情况更严重,同时耐多药率有随年龄增长而下降的趋势。

杨健等[21]为分析耐多药结核分枝杆菌菌株对 PAS 和 Cs 两种二线抗结核药物的耐药性及表型、基因型之间的关系,从 2007—2008 年全国结核病耐多药基线调查菌株中选取 196 株 MDR-TB 临床分离株,采用 MIC 法分别测定其对 PAS 和 Cs 的最低抑菌浓度,耐药临界值分别定为 2μg/ml 和 2.5μg/ml。最终检测出 34 株耐 PAS 结核分枝杆菌,耐药率 17.3%(34/196),与国内其他研究数据(8.1%~33.8%)相比处于平均水平,但明显高于荷兰耐药率 4.6%;44 株耐 Cs 结核分枝杆菌,耐药率为 22.4%(44/196),与荷兰、中国香港地区相比处于较高水平。同时该研究利用 Spoligotyping 对菌株进行基因分型,检测出北京型菌株 162 株(82.7%),非北京型菌株 34 株(17.3%),比较这两者之间二线抗结核药物耐药情况差异无统计学意义,认为北京型菌株对二线药物耐药没有明显相关性。

(江琦 高谦)

参考文献

1. Yu G, Cui Z, Sun X, et al. Gene expression analysis of two extensively drug-resistant tuberculosis isolates show that two-component response systems enhance drug resistance. Tuberculosis (Edinb), 2015, 95 (3): 303-314.

2. Li G, Zhang J, Guo Q, et al. Study of efflux pump gene expression in rifampicin-monoresistant Mycobacterium tuberculosis clinical isolates. J antibiot, 2015, 68 (7): 431-435.

3. Li G, Zhang J, Guo Q, et al. Efflux pump gene expression in multidrug-resistant Mycobacterium tuberculosis clinical isolates. PloS one, 2015, 10 (2): e0119013.

4. Xie L, Liu W, Li Q, et al. First succinyl-proteome profiling of extensively drug-resistant Mycobacterium tuberculosis revealed involvement of succinylation in cellular physiology. J Proteome Res, 2015, 14 (1): 107-119.

5. 孙庆,赵丽丽,陈燕,等. 三种方法进行结核分枝杆菌 - 乙胺丁醇药物敏感性试验的比较. 中国防痨杂志, 2015, 37 (4): 366-370.

6. 陈少文,林翀,林明冠,等. 结核分枝杆菌的病原学检测及耐药性分析. 中国病原生物学杂志, 2015, 10 (5): 446-449.

7. 李丽,孟繁荣,刘志辉. 中国利福平耐药结核分枝杆菌株 rpoB 基因耐药决定区突变的分子特征. 实用医学杂志, 2015, 31 (14): 2372-2375.

8. 穆成,谢彤,巨韩芳,等. 79 株结核分枝杆菌临床分离株吡嗪酰胺耐药基因 pncA 突变分析. 中国卫生检验杂志, 2015, 25 (19): 3392-3394.

9. Zhang S, Chen J, Cui P, et al. Identification of novel mutations associated with clofazimine resistance in

Mycobacterium tuberculosis. J Antimicrob Chemother,2015,70(9):2507-2510.

10. 冉兵,蔡林.基因芯片检测耐利福平结核分枝杆菌准确性的 Meta 分析.中国防痨杂志,2015,37(1):56-65.

11. 李晓非,梁桂亮,普冬,等.基因芯片技术在分枝杆菌菌种鉴定和结核耐药性检测中的应用及评价.Chin J Lab Diagn,2015,19(2):204-207.

12. 石国民,喻容,彭雪峰,等.基因芯片技术在结核分枝杆菌耐药检测及菌种鉴定中的应用.中国防痨杂志,2015,37(1):66-73.

13. 田际云,武洁,李静,等.熔解曲线法在结核分枝杆菌药敏试验质量评估中的应用.中华结核和呼吸杂志,2015,38(2):105-109.

14. 郭倩,李桂莲,魏剑浩,等.针对 gyrA 基因突变的反向斑点杂交技术快速检测结核分枝杆菌喹诺酮耐药性的研究.疾病监测,2015,30(3):218-222.

15. 李辉,王少华,朱岩昆,等.2 种结核分枝杆菌耐多药基因检测方法诊断耐多药结核病的评估研究.中国卫生检验杂志,2015,25(15):2567-2569.

16. Li H,Kayani M,Gu Y,et al. Transmitted extended-spectrum extensively drug-resistant tuberculosis in Beijing,China,with discordant whole-genome sequencing analysis results. J Clinic Microbiol,2015,53(8):2781-2784.

17. Zhang Z,Lu J,Wang Y,et al. Automated liquid culture system misses isoniazid heteroresistance in Mycobacterium tuberculosis isolates with mutations in the promoter region of the inhA gene. Eur J Clin Microbiol Infect Dis,2015,34(3):555-560.

18. 沈静,赵雁,林逢宇,等.131 株耐多药结核分枝杆菌对利福布丁与利福平交叉耐药的研究.中国防痨杂志,2015,37(4):377-382.

19. 宋艳华,马丽萍,陆宇,等.117 株结核分枝杆菌临床分离株对注射用抗结核药物耐药水平的研究.中国防痨杂志,2015,37(4):371-376.

20. 张志平,李贤相,文育锋,等.342 例痰培养阳性肺结核菌株耐药特征分析.现代预防医学,2015,42(3):522-525.

21. 杨健,逄宇,赵雁林,等.耐多药结核分枝杆菌对环丝氨酸、对氨基水杨酸的耐药性及其与基因型关系分析.中国防痨杂志,2015,37(2):122-127.

第三节 结核病患病人群基因多态性的研究

结核病患病人群的基因多态性与患病之间关系的研究一直是结核病发病机制研究的重点。我国由于结核病患病人群基数较大,在该方面开展了卓有成效的研究。

一、活动性结核病人群易感基因的研究

方红伟等[1]使用 meta 分析方法对 16 篇文献中 4115 例结核病患者和 5441 例健康体检者分析 IL-10 基因 592A/C 位点多态性与结核病患病易感性的关系发现,在各个遗传模型中,IL-10-592A/C 基因多态性与结核病总体发病风险关系不大。但对纳入研究以世界各洲为分层因素进行分析发现,IL-10-592A/C 基因多态性中等位基因 A 可能与亚洲人群结核病易感性风险增高有关。李大登等[2]人利用 meta 分析方法对 26 篇文献中 5949 例结核病患者和 6948 例对照组分析发现,在各个遗传模型中,IL-10-1082G/A 基因多态性与结核病总体发病风险关系不大。IL-10-1082G/A 基因多态性中等位基因 G 可能与结核病易感性风险增高相关,这种情况可能只存在于欧洲人群及混合结核病中。

李洁琼等[3]应用高通量 MassARRAY 技术对患有肺内结核病、肺外结核病、重症结核病和非重症结核病的 348 例汉族儿童的 TLR4 基因的 SNP 位点进行基因分型研究发,结核

组和对照组 TLR4 基因 rs1399431 位点基因频率存在差异；提示 TLR4 基因在结核病易感性方面，特别是结核病亚组之间具有一定作用。使用相同的方法分析发现[4]，TLR1 基因 rs5743618 位点的多态性与结核病的患病有着显著的关系，而且体外实验使用结核分枝杆菌 H37Rv 的裂解物刺激含有 rs5743618 GT 多态性人群的外周血单核淋巴细胞发现，其 TNF-α、CXCL10 的分泌均显著降低，而 IL-10 的分泌则上升，提示该基因型患者的免疫保护作用降低。

Jiang 等[5]使用 MassARRAY 技术对 424 例肺结核患者及 424 例健康人群进行配对分析，分析 *MYBBP1A* 基因的三个位点（rs3809849，rs10852863，rs9905742）、SP110 基因的两个位点（rs9061，rs1135791）以及 *RELA* 基因的 rs11820062 位点多肽性发现，*MYBBP1A* 基因 rs3809849-GC、*SP110* 基因 rs9061-CC 的多态性均与结核病的患病显著相关；此外，*MYBBP1A* 基因的 rs3809849 和 rs9905742 的基因多态性还与肺结核的空洞化程度相关。

张建武等[6]使用聚合酶链反应 - 限制性片段长度多态性技术探讨 IL-8+781 C/T 位点与它的受体 CXCR1+2608G/C 的基因多态性和结核病易感性之间的关系发现，该位点的单核苷酸多态性与肺结核感染的易感性不相关。同济大学 Zheng 等[7]分析了 435 例活动性肺结核病人及 375 例健康人群的基因型发现，Epsteine Barr 病毒诱导基因 3（EpsteineBarr virus-induced gene 3）rs4740 位点的多态性与结核病的发病显著相关。

二、结核病其他临床病症与人群基因多态性的研究

贺蕾等[8]使用聚合酶链反应 - 限制性片段长度多态性分析细胞色素 P450 1A1（cytochrome P450 1A1，CYP 1A1）和谷胱甘肽转移酶 P1（glutathione S- transferase P1，GSTP1）基因多态性与抗结核药物性肝损伤（drug-induced liver injury，DILI）的相关性发现：CYP 1A1 基因 MspI 位点各基因型在结核病治疗肝损伤组和未损伤组间的分布差异无统计学意义；而 GSTP1 基因 Ile105Val 位点多态性与 DILI 的发生有关，携带 GG 基因型的个体是危险人群。

林森等[9]应用焦磷酸测序法探讨检测抗结核治疗 3 个月内出现肝损伤患者和未出现肝损伤患者 N- 乙酰化转移酶 2（N-acetyltransferase，NAT2）基因多态性与抗结核药物致肝损伤相关实验室指标的相关性发现，NAT2 基因多态性与患者治疗后丙氨酸氨基转移酶（alanine aminotransferase，ALT）水平升高存在一定相关性，应重视该指标的变化。麦志丹等[10]应用聚合酶链反应 - 限制性片段长度多态性技术检测尘肺及尘肺合并结核病患者肿瘤坏死因子 -α-238 基因多态性发现，其基因多态性可能与尘肺、尘肺合并结核病发病无关联。

徐伟乐等[11]采用聚合酶链反应 - 限制性片段长度多态性方法研究河北地区受激活调节正常 T 细胞表达和分泌因子（regulated upon activation normal T cell expressed and secreted factor，RANTES）基因 -403G/A 和 -28C/G 单核苷酸多态性与结核性脓胸的关系发现，RANTES 基因 -403G/A 可能与结核性脓胸的发病风险有关，即携带 AG+AA 基因型增加结核性脓胸发病风险；而 -28C/G SN 可能与结核性脓胸发病风险无关。

对结核病患病人群基因多态性的研究对于我们了解结核病的发病机制、对特定人群开展结核病预防及结核病人的预诊断有着重要的意义。目前国内的研究主要针对特定的、已知功能基因进行。随着高通量测序技术成本的进一步降低，在全基因组水平上研究结核病患病人群的易感性会给予更多的相关信息。

（王川　高谦）

参考文献

1. 方红伟,郭向东,李峰.IL-10-592A/C 基因多态性与结核病易感性关系的 Meta 分析.微循环学杂志,2015,25(1):46-50.

2. 李大登,魏小妹.白细胞介素 -10-1082G/A 基因多态性与结核病易感性关系的 Meta 分析.微循环学杂志,2015,25(2):44-48.

3. 李洁琼,谢兰品,董雅坤,等.TLR4 基因多态性与中国汉族儿童结核病易感性的关联研究.山西医科大学学报,2014,45(12):1151-1158.

4. Qi H,Sun L,Wu X,et al. Toll-like receptor 1(TLR1)Gene SNP rs5743618 is associated with increased risk for tuberculosis in Han Chinese children.Tuberculosis,2015,95(2):197-203.

5. Jiang SY,Li LL,Yue J,et al. The effects of SP110's associated genes on fresh cavitary pulmonary tuberculosis in Han Chinese population.Clin Exp Med,2015,Jan 23.［Epub ahead of print］.

6. 张建武,刘相,魏媛媛,等.趋化因子 IL-8 及其受体基因的多态性和肺结核易感性的相关性研究.河北医药,2015,37(1):16-18.

7. Zheng R,Liu H,Song P,et al. Epstein-Barr virus-induced gene 3(EBI3)polymorphisms and expression are associated with susceptibility to pulmonary tuberculosis. Tuberculosis,2015,95(4):497-504.

8. 贺蕾,高丽,史哲,等.CYP1A1 和 GSTP1 基因多态性与抗结核药物性肝损伤的关系.中国临床药理学杂志,2015,31(4):243-246.

9. 林森,唐少华,阎绍荣.N- 乙酰化转移酶2基因多态性与抗结核药物致肝损伤的关系研究.浙江预防医学,2015,27(6):564-567.

10. 麦志丹,李小萍,梁梅,等.尘肺以及尘肺合并结核病肿瘤坏死因子 α-238 基因多态性研究.广西医学,2015,37(1):21-23.

11. 徐伟乐,马辉,齐海亮,等.RANTES 基因多态性与结核性脓胸发病风险的关系.河北医药,2015,37(9):1311-1313.

第二章　抗结核药物及药物靶点

摘　要：近年来，抗结核新药的研发取得了一定的进展。遴选出了许多新型、不同作用机制的抗结核候选新药，包括芳醛并苯甲酰腙类化合物、吡喃香豆素化合物和 TBI-166 等。同时，也筛选出一些新药物靶点，如 FtsZ、吲哚 -3- 甘油磷酸合成酶、IspD 等。此外，中药在抗结核治疗方面也有一些探讨。

关键词：化合物筛选；新药物靶点；传统医药

目前治疗结核病的药物主要是传统的一线抗结核药物和二线抗结核药物，一线药物对耐多药以及潜伏感染结核病治疗效果差，必须使用二线药物，而二线药物治疗周期相对较长，大概在 2~4 年，且治疗效果不如一线药物好，常伴有严重的不良反应，导致患者的顺应性差，复发率高，因此抗结核新药的研发愈加迫切[1]。

一、抗结核候选新药及药物靶点

新的抗结核药物应该以一种全新的途径破坏 Mtb 的生存能力，其作用机制应不同于现有药物的作用机制，以保证对耐药结核病有较好的疗效，同时还应具备抗 Mtb 能力强、毒副作用小、治疗周期短、起效迅速并且作用持久、患者依从性好等特点。

（一）抗结核候选新药

1. 芳醛并苯甲酰腙类化合物　卢久富等[2]以 2- 氨基 -5- 取代苯甲酸甲酯或 2- 氨基 -5- 哌啶基苯磺酰胺为起始原料，经酰化、胺基化、肼解和缩合反应合成了 10 个新型的芳醛并苯甲酰腙类化合物（8a~8i 和Ⅳ），对 8a~8i 和Ⅳ的抗结核活性进行初步研究发现 8c 对 Mtb H37Rv 和草分枝杆菌的抗菌活性（MIC 分别为 9μg/ml 和 11μg/ml）与阳性对照药物异烟肼（MIC 分别为 7μg/ml 和 8μg/ml）和利福平（MIC 分别为 8μg/ml 和 10μg/ml）的抗菌活性相当，8d 和 8e 稍次之，其余化合物对 H37Rv 的抑制作用较弱，为寻找新的抗结核药物提供参考。

2. 吡喃香豆素化合物　吡喃香豆素化合物（+）-calanolide A 是从热带雨林植物毛胡桐（calophyllum lanigerum）中分离出来的，具有抵抗 HIV 和 Mtb 的活性，但其选择性较低。在此基础上经过一系列的改造，Liu 等[3]发现 furan-2-nitro mimics 取代（+）-calanolide A 的 D 环，能降低基因毒性，合成的化合物 11a 和 11a' 对复制 Mtb 有效，MIC 分别为 50μg/ml 和 25μg/ml，但对非复制 Mtb 无效。

3. TBI-166　TBI-166 是抗结核药氯法齐明的结构类似物，相比于氯法齐明，该药抗 Mtb 活性好、蓄积少、毒性小，目前已经进入临床前开发阶段。李聃等[4]采用 LC-MS/MS 技术建立了血浆样品中 TBI-166 的定量测定方法，用于研究比格犬口服和静脉注射 TBI-166 后的血浆药代动力学，结果显示，比格犬口服 TBI-166 后体内消除较慢，具有一定性别差异，生物利用度为 8.3%~13.5%，对后续的临床药代动力学以及相关药理机制研究具有一定的参考和应用价值。

（二）抗结核药物靶点

1. FtsZ　细菌结构蛋白 FtsZ 是哺乳动物 tubulin 的对等蛋白，普遍分布在细菌体内，

FtsZ 具有 GTP 酶活性,当有 GTP 存在时,能够水解 GTP,而 FtsZ 自身则聚合成 FtsZ 多聚体。FtsZ 多聚体进一步在菌体内膜中心聚合,形成 Z-ring,Z-ring 继续逐渐缩小,导致隔膜形成,最终使菌体一分为二,参与细菌的有丝分裂过程。若阻断 FtsZ 的 GTP 酶活性,细菌分裂会受到抑制,导致细菌因为非正常分裂而死亡。林媛等[5]建立了以 FtsZ 为靶点的高通量筛选模型,利用该模型对化合物库中 2 万个化合物进行筛选,发现 212H 可以浓度依赖性抑制 Ftsz 的 GTP 酶活性,并且可以抑制 FtsZ 的聚合。体外实验证实 212H 对 H37Rv 以及临床分离敏感株的活性一般,对耐药菌株活性较好。以 FtsZ 为靶点,通过虚拟筛选,得到的化合物 202E、228C、144G 和 90D 均能够抑制 FtsZ 的 GTP 酶活性,均具有较好的抗耻垢分枝杆菌活性,为以 FtsZ 为靶点的抗结核药物研究提供了较好的分子探针[6,7]。

2. 吲哚 -3- 甘油磷酸合成酶 Mtb 来源的吲哚 -3- 甘油磷酸合成酶(indole-3-glycerol phosphate synthase,IGPS)是催化生物体内色氨酸生物合成的重要酶,能够催化底物,生成吲哚 -3- 甘油磷酸(indole-3-glycerol phosphate,IGP)。IGPS 与 Mtb 细胞壁合成及脂质代谢关系密切,对维持 Mtb 的存活起重要作用。周涛等[8]采用分子对接法,以 IGPS 结构为基础,从包含 60 000 种化合物的 Maybridge 库中筛选出能与 IGPS 活性中心良好结合的化合物 ATB26,在体外能有效抑制 H37Rv 和临床分离敏感株以及耐药株的生长,MIC 约为 0.1μg/ml,且对 THP-1 细胞系毒性较小,提示 ATB26 是一个新型 IGPS 抑制剂。

3. IspD 2-C- 甲基 -D- 赤藓糖醇磷酸(2-c-methyl-d-erythritol phosphate,MEP)途径能够合成异戊酰焦磷酸(isopentenyl diphosphate,IPP)或其同分异构体二甲烯丙基焦磷酸(dimethylallyl diphosphate,DMAPP),作为前体物质能够合成类异戊二烯化合物,进而参与 Mtb 的细胞壁和 ATP 的合成。MEP 途径在哺乳动物细胞中不存在,因此成为极有希望的抗菌分子靶点。IspD 是 MEP 途径关键酶,鲁众阳等[9]利用大肠杆菌表达体系,重组表达 Mtb 的 IspD,建立酶活测定体系并构建了 IspD 酶抑制剂筛选模型,通过筛选得到 IspD 的有效抑制剂 IMB-4901,其酶抑制活性(IC_{50}=19.3μg/ml)优于已经报道的 IspD 抑制剂(IC_{50}=272μg/ml),同时具有抗较好的 Mtb 活性(MIC=1.6μg/ml)。酶动力学研究表明 IMB-4901 是 IspD 反应底物 CTP 和 MEP 的竞争性抑制剂,成为以 IspD 为靶点的新型抗 Mtb 药物的先导化合物。

二、中药在结核病治疗中的作用

四味抗痨丸是在传统药方的基础上研制开发的医疗机构制剂,属纯中药复方,由巴豆霜等四味中药组成,具有滋阴清火、养血敛阴、消肿生肌功效,用于治疗肺结核、骨与关节结核、淋巴结核、结核性胸膜炎等结核病。巴豆苷是巴豆霜中典型成分之一,具有多种生物活性和药理活性,具有抗 Mtb 的作用。邱远金等[10]建立了高效液相色谱法测定四味抗痨丸中巴豆苷的含量,为有效控制制剂质量和保障用药安全提供依据。

肺泰胶囊由苦荬菜、黄芩、北沙参、瓜蒌、太子参、百部、枇杷叶、川贝母、白及组成,具有清热化痰、润肺杀虫的作用,与抗结核药联用,具有加快病灶吸收和缓解症状的功效,增强患者免疫力,提高治愈率。魏兰等[11]在按标准化疗方案 2HRZE/4HR 治疗肺结核的同时,联用肺泰胶囊与母牛分枝杆菌治疗肺结核,结果显示疗效确切,与单纯化疗相比,明显提高了患者 Mtb 的转阴率,缩小了空洞范围,较好地改善了患者的临床症状。

目前已发现较多的抗结核候选药物及药物靶点,但应用于临床可能还需要进一步的研究,因此临床上常用的抗结核药物仍是传统药物,为改善传统药物的不良反应,研究发现

GSTP1 基因 Ile105Val 位点多态性与抗结核药物所致的肝损害的发生有关[12]。何雪等[13]应用吡咯烷二硫代氨基甲酸盐特异性抑制 NF-κB 活性后，发现大鼠肝组织高迁移率族蛋白 B1 表达水平明显下调，这些研究均为减轻传统药物的不良反应奠定基础。因此我们完全有理由相信，随着新药物及新靶点的研发，传统药物的优化以及从中药中寻求抗结核药物，结核病的疫情会逐渐下降。

（李传友　陈艳清）

参考文献

1. 殷春阳,冷东雷,何仲贵.抗结核药物的研究进展.沈阳药科大学学报,2015,32(1):77-82.

2. 卢久富,白跃飞,周鹏.新型芳醛并苯甲酰腙类化合物的合成及其抗结核活性.合成化学,2015,23(1):31-35.

3. Liu Z, Guo X, Liu G. Modified calanolides incorporated with furan-2-nitro mimics against Mycobacterium tuberculosis. Bioorg Med Chem Lett, 2015, 25(6):1297-1300.

4. 李聃,盛莉,赵曼曼,等.新型抗结核化合物 TBI-166 在比格犬体内的生物利用度.国际药学研究杂志,2015,42(2):194-205.

5. 林媛,朱宁峒,蒋建东,等.以 FtsZ 为靶点的抗结核药物筛选模型的建立及应用.中国抗生素杂志,2015,40(3):166-170.

6. 林媛,朱宁峒,蒋建东,等.结核分枝杆菌 FtsZ 抑制剂的筛选和活性研究.中国医药生物技术,2015,10(2):109-112.

7. 林媛,朱宁峒,蒋建东,等.靶向 FtsZ 先导化合物的筛选及其抗结核作用探讨.中国新药杂志,2015,24(5):592-600.

8. 周涛,王菲菲,黄强,等.基于吲哚 -3- 甘油磷酸合成酶结构的新型抗结核药物的筛选.微生物与感染,2015,10(4):221-227.

9. 鲁众阳,杨延辉,蒙建州,等.以 IspD 为靶点的新型抗结核药物筛选研究.中国新药杂志,2015,24(17):1947-1953.

10. 邱远金,朱国强,贾晓光,等. HPLC 法测定抗结核病药物四味抗痨丸中巴豆苷的含量.西北药学杂志,2015,30(1):28-30.

11. 魏兰,李玉琢,秦学博,等.肺泰胶囊联合母牛分枝杆菌对老年肺结核患者免疫功能的影响.国际中医中药杂志,2015,37(4):303-306.

12. 贺蕾,高丽,史哲,等. CYP1A1 和 GSTP1 基因多态性与抗结核药物性肝损伤的关系.中国临床药理学杂志,2015,31(4):243-246.

13. 何雪,宋育林,王莉,等.吡咯烷二硫代氨基甲酸盐对抗结核药所致肝损伤时高迁移率族蛋白 B1 表达的影响.中国临床药理学杂志,2015,31(7):519-522.

第三章　结核病疫苗

摘　要:在全球结核病防控面临的严峻形势下,目前唯一在结核病预防中使用的卡介苗(Bacillus Calmette-Guérin,BCG)在不同地区进行的临床调查中,卡介苗对成人肺结核的保护效率差别很大(0~80%),对已感染结核分枝杆菌的患者没有保护作用,已无法满足结核病防控工作的需要。因此,迫切需要研制新型有效的结核病疫苗替代 BCG 或加强 BCG 的免疫保护力。目前,国内学者对重组亚单位疫苗、重组 DNA 疫苗以及结核病疫苗新抗原靶标的研究取得了一些进展。

关键词:重组亚单位疫苗;重组 DNA 疫苗;新抗原靶标

2015 年,我国科研工作者主要对 TAT-Ag85B 基因工程亚单位疫苗、p846 和 A39 DNA 疫苗的免疫原性和免疫效力进行了评估,同时发现了 PKAp 的 MHC I 型表位多肽具有良好的 T 细胞刺激活性,有潜力成为结核病的疫苗新靶标。

一、重组亚单位疫苗

安徽理工大学的张荣光等[1]利用 HIV 反向转导结构域系统表达 TAT-Ag85B 蛋白并构建基因工程亚单位疫苗,与 Ag85B 蛋白亚单位疫苗分别进行 3 次皮下免疫 BALB/C 小鼠,每次免疫间隔 2 周。研究发现与 Ag85B 相比,TAT-Ag85B 在末次免疫后 1 周诱导小鼠表达高水平的 IgG 和 IFN-γ、IL-2;在小鼠 H37Rv 感染保护试验中,免疫小鼠的脾、肺中结核分枝杆菌载量明显减少,肺组织病变范围变小。TAT-Ag85B 能够增强巨噬细胞表面分子 CD80/CD86 的表达,TAT-Ag85B 蛋白疫苗能增强巨噬细胞的抗原提呈能力,诱导小鼠产生更强烈的 Th1 免疫应答。

二、重组 DNA 疫苗

苏州大学苏楠等[2]通过基因克隆技术构建结核三抗原 Rv3615c、Mtb10.4 和 Rv2660c 融合的真核表达质粒 p846。p846 DNA 疫苗分别于 0、2、4、6 周进行肌内注射免疫 BALB/C 小鼠,BCG 组在 0 周皮下免疫 1 次。与 PBS 组和空载体 pcDNA3.1 组相比,在末次免疫 2 周后,p846 疫苗可有效促进结核特异性淋巴细胞的增殖并显著增加脾脏 IFN-γ$^+$T 细胞的数量($P<0.001$);免疫 4 周后在 BCG 菌株滴鼻感染试验中,p846 DNA 疫苗组的肺组织病理评分为 3.25 ± 0.21,显著低于空载体组的 12.08 ± 0.41 和 PBS 组的 13.02 ± 0.42($P<0.01$),与 BCG 组 3.01 ± 0.19 相当,其保护效果与 BCG 相当。

复旦大学宋娜等[3]构建针对潜伏感染的结核分枝杆菌 DNA 疫苗 Pvax1/Ag85a-Rv3425-Rv2029c(A39)。采用电脉冲导入免疫 C57BL/6 小鼠,每 2 周免疫 1 次共 3 次,进行 A39 DNA 疫苗免疫原性测定。结果显示,A39 DNA 疫苗免疫小鼠后,能引发强烈的 TH1 型细胞免疫反应,IFN-γ、TNF-α 和 IL-2 细胞因子高水平表达,外周血 CD4$^+$/CD8$^+$ 细胞比值增加,CD8$^+$ 穿孔素 + 细胞比例增加。

三、结核病疫苗新抗原靶标的发现

通过非液相等离子技术分别富集位于活动性结核病患者、真菌性肺炎患者和肺癌患者肺部组织的伴侣蛋白 - 多肽复合物,并利用液相色谱 - 质谱技术鉴定与伴侣蛋白结合的多肽。该研究成功鉴定出六种特异性存在于结核病患者肺部的结核分枝杆菌相关蛋白多肽,其中属于结核分枝杆菌丝氨酸 / 苏氨酸蛋白激酶的 34 个氨基酸的多肽能够激活 T 细胞增殖和抗原特异性 IFN-γ 分泌。特别是其 MHC I 型表位多肽能够在体外诱导 CD8$^+$ T 细胞的细胞毒性作用,并且诱导健康人和结核病患者 PBMC 中 IL-6、TNF-α 等细胞因子的表达,激活结核分枝杆菌特异性细胞免疫应答,丝氨酸 / 苏氨酸蛋白激酶氨基酸多肽的 MHC I 型表位多肽免疫 C57BL/6 小鼠的肺部和脾脏的 CD4$^+$ 和 CD8$^+$T 细胞的 IFN-γ 表达水平升高,却不引起免疫小鼠肺部和脾脏的免疫病理变化,因此 PKA 有潜力成为结核病的疫苗靶标[4]。

(毕利军　朱国峰)

参考文献

1. 张荣波,王文洋,胡东,等 . TAT-Ag85B 蛋白疫苗的制备和抗结核分枝杆菌效果评价 . 细胞与分子免疫学杂志,2015,31(1):49-53.

2. 苏楠,孔红梅,王佳佳,等 . 新型结核 DNA 疫苗 p846 的构建及免疫保护实验研究 . 实用医学杂志,2015,31(7):1107-1110.

3. 安娜,李光华,黄琪,等 . 针对潜伏结核感染的 A39 DNA 疫苗构建及其免疫原性研究 . 微生物与感染,2015,10(1):19-27.

4. Yu Y,Jin D,Hu S et al. A novel tuberculosis antigen identified from human tuberculosis granulomas. Mol Cell Proteomics,2015,14(4):1093-1103.

第四章　结核病细菌生理生化

摘　要:结核分枝杆菌(mycobacterium tuberculosis,Mtb)为结核病的病原菌,是兼性细胞内寄生菌,其引发的结核病被列为全球重大传染病之一。Mtb 感染机体后大部分能被机体清除,仅有少数 Mtb 能够在机体内以一种非增殖的状态持久存在,并且这部分 Mtb 对各种化疗药物不敏感,使用抗结核药物并不能完全杀死这部分持留菌。持留菌引起的潜伏感染是导致活动性结核病的主要原因。因此,更加深入地了解 Mtb 的生理生化基础,以及与机体之间的相互作用关系具有重要意义,可为结核病的治疗和预防提供新的思路。目前在 Mtb 的生长代谢,结核分枝杆菌的潜伏感染生理生化等方面有了较新的研究。生长代谢方面包括对谷氨酰胺转运体、蛋白质的修饰、脂酰辅酶 A 合成酶、5- 烯醇式丙酮酰莽草酸 -3- 磷酸合成酶、DPA、c-di-AMP 合成酶、Cas2 等的研究。潜伏感染方面包括 PhoPR 双组分信号转导系统、Pup- 蛋白酶体系统和毒素 - 抗毒素系统等的研究。

关键词:结核分枝杆菌;生长代谢;潜伏感染;蛋白质修饰;双组分系统

结核分枝杆菌的生长代谢是其病原性,免疫原性,敏感性和耐药性等生物性状的基础,结核分枝杆菌与机体之间的相互作用关系则体现了结核病的发生,发展过程。因此更好地明确结核分枝杆菌的生理生化基础,对结核病的诊断、预防、治疗以及药物设计都具有重要意义。

一、结核分枝杆菌的生长代谢

(一) 谷氨酰胺转运体

谷氨酰胺为 Mtb 细胞壁主要成分,是 Mtb 生长最重要的营养条件之一,而谷氨酰胺转运对 Mtb 摄取谷氨酰胺及维持胞质中谷氨酰胺水平的稳态是必需的。谷氨酰胺转运与 Mtb 适应性、毒力、致病性都密切相关。Rv0073 可能是一种谷氨酰胺转运 ATP 结合蛋白 ABC 转运体,参与谷氨酰胺的转运。目前发现,Rv0073 只存在于分枝杆菌属,且 Rv0073 蛋白仅在 Mtb 野生株中有表达。孙高翔等[1]通过构建 Rv0073 基因原核表达载体,在大肠杆菌中成功表达目的蛋白,且重组蛋白在 2 小时开始明显表达,并证实表达量无时间依赖性,在不同温度诱导下,重组蛋白的表达量随温度的增高而减少,为后续 Rv0073 的大量纯化,Rv0073 的多克隆及单克隆抗体的制备及其功能研究奠定了基础。

(二) 蛋白质的修饰

在细菌和人类细胞中,赖氨酸琥珀酰化能够动态调节碳代谢相关酶。Yang 等[2]通过高精度 nano-LC-MS/MS 结合细胞裂解液中琥珀酰化的肽,对 H37Rv 菌株的全部琥珀酰化体进行分析,发现在 Mtb 的 626 个蛋白中共存在 1545 个赖氨酸琥珀酰化位点,大部分含有琥珀酰化位点的蛋白参与中心代谢途径。研究证实琥珀酰化对乙酰辅酶 A 合成酶的酶活性起负调控作用,原因是琥珀酰化影响乙酰辅酶 A 合成酶构象的稳定性,而构象的稳定性对该酶活性至关重要。

蛋白赖氨酸乙酰化是一个动态的、可逆的蛋白翻译后修饰,能够将乙酰辅酶 A 的乙酰基转移到其他蛋白赖氨酸残基的氨基上。Xie 等[3]发现在 Mtb 的 658 个乙酰化的蛋白中存在128乙酰化位点，证实这些乙酰化蛋白质参与代谢和其他蛋白质的合成，且具有相对保守性。值得注意的是，一些参与 Mtb 持留，毒力，耐药的蛋白质，如异柠檬酸裂解酶是乙酰化的。异柠檬酸裂解酶的乙酰化位点的定点突变将导致此酶活性降低，因此蛋白质的乙酰化在细胞生命活动中具有重要作用。

（三）脂酰辅酶 A 合成酶

广泛存在于生物界的脂酰辅酶 A 合成酶（fatty acyl-CoA synthetase，FACS）在脂肪酸合成与分解代谢途径中起重要作用。结核分枝杆菌 FadD3（Rv3561）基因能够编码 FACS，其催化脂肪酸活化为脂酰辅酶 A，是脂肪酸氧化的关键步骤，进一步研究证实 FadD3 与 Mtb 胆固醇的降解有关，将胆固醇分解代谢基因敲除时，Mtb 的致病力减弱。袁方等[4]通过生物信息学方法，发现以 Mtb FadD3（Mt-FACS）为参照，序列比对 comamonas testosterone ORF18（Ct-FACS）和耻垢分枝杆菌 mc^{2}155（Ms-FACS），发现氨基酸残基 177-187 有高度保守序列，Expsy 分析该序列是 AMP 结合的部位。目前 FadD3 在 Mtb 脂类代谢中的真正作用尚未完全阐明，至今仍未获得 FadD3 蛋白结晶及其 X 射线衍射图谱，有待进一步研究。

（四）5- 烯醇式丙酮酰莽草酸 -3- 磷酸合成酶

莽草酸途径是细菌生长所必需而人类不存在的代谢途径，近年来它逐渐成为抗生素和活体疫苗的靶标。Mtb 中存在七个酶参与此途径的催化反应，5- 烯醇式丙酮酰莽草酸 -3- 磷酸合成酶（5-enolpyruvyshikimate-3-phosphate synthase，EPSP 合成酶）作为莽草酸途径的第六位酶，参与合成芳香族氨基酸（苯丙氨酸，酪氨酸及色氨酸）和许多次生代谢产物，且芳香族氨基酸生物合成途径对 Mtb 的存活是必需的。草甘膦是 EPSP 合酶抑制剂。徐杰等[5]采用 Autodock4.2 分子对接证实草甘膦与 EPSP 合酶结合能为 –28.27kcal/mol；结合位点位于该酶底物磷酸烯醇式丙酮酸的结合位点上，并与底物形成竞争性结合；草甘膦能与 Mtb EPSP 合酶中位于活性空腔的 Glu311、His340、Thr97 及 Arg124 等 11 个氨基酸残基及酶底物 S3P 形成疏水作用；EPSP 合酶中 Arg385、Arg344、His384、Lys23、Gly96、Arg124、Lys410、Glu341 八个氨基酸残基能与草甘膦上的羧基及磷酸基团形成 10 个氢键，推测草甘膦的羧基及磷酸基团是草甘膦对 EPSP 合酶抑制作用的物质基础；为草甘膦的结构改良及 EPSP 合酶基因的改造提供理论参考。

（五）5-phospho-a-D-ribose-1-diphosphate

结核分枝杆菌 ubiA 基因编码 5-phospho-a-D-ribose-1-diphosphate，参与乙胺丁醇耐药 Mtb 细胞壁生物合成的 decaprenylphosphoryl-Darabinose（DPA）途径。作者推测 ubiA 基因（Rv3806c）突变可能导致 DPA 水平升高，进而出现乙胺丁醇耐药[6]。由于 ubiA 基因人类中不存在同源染色体，因此 ubiA 可以作为一个抗结核药物的新靶标。

（六）c-di-AMP 合成酶

细菌小分子核苷酸类信号分子 c-di-AMP 合成酶，可调节细菌生长、细胞壁合成等多种生理过程。Mtb Rv3586 编码具有 c-di-AMP 合成酶活性的 DisA 蛋白。曹田宇等[7]在 E.coli 中表达了 c-di-AMP 合成酶，并制备了多克隆抗体，为进一步研究 Mtb c-di-AMP 生物学功能奠定基础。

（七）Cas2

耻垢分枝杆菌 Rv2816c 能够编码核糖核酸内切酶 Cas2，Huang 等[8]发现 Cas2 能调节耻垢分枝杆菌的应激反应,这一反应与 σ 因子的表达水平有关。同时 Cas2 蛋白能够抑制耻垢分枝杆菌在巨噬细胞内的存活,提示 Cas2 将会成为一个新的关注靶点。

二、结核分枝杆菌的潜伏感染

(一) PhoPR 双组分信号转导系统

Mtb 的 PhoPR 双组分信号转导系统作为一个重要的调节细菌适应环境变化的系统,能够调控细菌自身相关靶基因的表达,促使其适应宿主体内微环境的变化以达到持久存留在宿主体内的目的。邬博等[9]通过在低氧环境中诱导 Mtb 进入持留状态,发现在低氧初期,即第 5 天和第 10 天时,PhoR 基因和 PhoP 基因的表达水平没有统计学差异,推测可能与 Mtb 在低氧初期的应答主要受 DosRST 双组分系统调控有关。与第 10 天相比,培养至第 15 天时 H37Rv 菌株和 H37Ra 菌株 PhoP 和 PhoR 基因的表达水平均显著上调,推测随着氧的消耗和代谢废物的累积 Mtb 为了耐受低氧环境的挑战,将启动 PhoPR 双组分信号转导系统来调控耐受低氧应答的相关基因表达。Cao 等[10]发现 H37Rv 的 PhoP 能够直接调节 ESX-1(ESAT-6 secretion system-1)关键的转录调节因子 EspR,但是 H37Ra 的 PhoP 却不能起直接的调节作用,证实 Mtb 毒力因子与 PhoPR 双组份调控系统密切相关。杨玉涛等[11]发现 PhoP 蛋白对小鼠 ANA-1 细胞没有毒性损伤,但可以抑制细胞释放 NO 和细胞的凋亡,且随着蛋白浓度的增高,抑制作用显著增强,提示 PhoP 蛋白可能有利于 Mtb 在宿主体内的存活和潜伏。

(二) Pup- 蛋白酶体系统

Mtb 的 Pup 与蛋白酶体组成了 Pup- 蛋白酶体系统(Pup-poroteasome system,PPS),在辅助因子 Dop、PafA 和 Mpa 的作用下,Pup 可标记多种功能蛋白,并介导被标记的蛋白通过蛋白酶体降解,有助于 Mtb 在宿主巨噬细胞内的持久性滞留。朱彬等[12]对比低氧、有氧环境下培养的 H37Rv 菌株,发现在低氧环境下,随着培养天数的增加,Mtb 逐渐进入持留状态,Pup、Dop、PafA 和 Mpa 基因 mRNA 的相对表达水平均有不同程度的上调。何丽等[13]发现 PPS 与 Mtb 耐药机制也存在相关性,并证实各组耐药 Mtb 菌株(单纯耐异烟肼的 Mtb 临床分离株、单纯耐利福平的 Mtb 临床分离株、单纯耐链霉素的 Mtb 临床分离株、单纯耐乙胺丁醇的 Mtb 临床分离株、耐多药的 Mtb 临床分离株)在不同浓度抗结核药物的抗生素选择压力作用培养后,与原始耐药状态下耐药 Mtb 菌株相比较,PPS 中 Pup、Dop、Mpa 和 PafA 基因的表达均有不同程度的差异。

(三) 毒素 - 抗毒素系统

Mtb 的毒素 - 抗毒素系统(toxin-antitoxin system,TAS)也被称为成瘾或自杀模块,这一系统依赖不稳定的抗毒素阻止活性毒素从亲和性蛋白复合物中释放出来。在应激条件下,亲和性复合物中的抗毒素被降解,毒素释放后干扰或改变 Mtb 的代谢及生物合成,介导 Mtb 的死亡、耐药或持留生存,也可抑制细胞生长,甚至杀死细胞。目前根据氨基酸序列同源性的差异将 TAS II 分为包含 mazEF 在内的 9 个家族。mazEF 家族由一个自动调节的操纵子组成,该操纵子编码稳定的毒素 mazF 和不稳定的抗毒素 mazE。申爱平等[14]构建了自杀质粒 pMD-19T-ΔmazEF6-kan,利用电穿孔技术获得 mazEF6 基因缺失的突变株,对其表型的研究发现该突变株在 15 代内未发生回复性突变;与野生株相比,突变株生长速度缓慢且细菌形态短小,Mtb 在缺失 mazEF6 基因后生存能力下降。科研人员在研究 higBA 家族时发现,Mtb 在不利的生长条件下时,核酶可以切割 higA 蛋白的 mRNA,使 higA 蛋白的合成受阻,造成

higB 毒素蛋白以游离形式存在,进而导致 Mtb 因蛋白合成受阻而死亡。刘丹等[15]通过 higA 的原核表达体系 pET-32a(+)-higA-BL21,诱导表达出 higA 融合蛋白,并制备了高特异性的多克隆抗体,为后续将 higBA 系统作为一种新的抗菌策略提供基础。

(李传友　陈艳清)

参考文献

1. 孙高翔,潘新灵,崔佳奕,等.结核分枝杆菌 Rv0073 基因在大肠杆菌中的表达及纯化.国际免疫学杂志, 2015,38(3):224-228.

2. Yang M,Wang Y,Chen Y,et al. Succinylome analysis reveals the involvement of lysine succinylation in metabolism in pathogenic Mycobacterium tuberculosis. Mol Cell Proteomics,2015,14(4):796-811.

3. Xie L,Wang X,Zeng J,et al. Proteome-wide lysine acetylation profiling of the human pathogen Mycobacterium tuberculosis. Int J Biochem Cell Biol,2015,59:193-202.

4. 袁方,廖泽容,张璐.结核分枝杆菌 FadD3 结构与功能的生物信息学分析.中国病原生物学杂志,2015,10 (5):406-413.

5. 徐杰,蒋世云,傅凤鸣,等.结核分枝杆菌 EPSP 合酶与草甘膦的分子对接研究.分子科学学报,2015,31 (4):321-327.

6. He L,Wang X,Cui P,et al. ubiA(Rv3806c)encoding DPPR synthase involved in cell wall synthesis is associated with ethambutol resistance in Mycobacterium tuberculosis. Tuberculosis,2015,95(2):149-154.

7. 曹田宇,吉思雨,褚阳光,等.结核分枝杆菌 c-di-AMP 合成酶的表达和纯化以及小鼠多抗血清的制备.中国病原生物学杂志,2015,10(8):681-688.

8. Huang Q,Luo H,Liu M,et al. The effect of Mycobacterium tuberculosis CRISPR-associated Cas2(Rv2816c) on stress response genes expression,morphology and macrophage survival of Mycobacterium smegmatis. Infect Genet Evol,2015,[Epub ahead of print].

9. 邬博,雷英,吴芳,等. PhoPR 双组分信号转导系统对结核分枝杆菌持留性的调控机制研究.中国人兽共患病学报,2015,31(2):116-120.

10. Cao G,Howard ST,Zhang P,et al. EspR,a regulator of the ESX-1 secretion system in Mycobacterium tuberculosis,is directly regulated by the two-component systems MprAB and PhoPR. Microbiology,2015,161(3): 477-489.

11. 杨玉涛,鲍朗,谷冬晴,等.结核分枝杆菌 Rv0757 基因的原核表达及其编码蛋白对巨噬细胞功能的影响.四川大学学报:医学版,2015,46(3):359-362.

12. 朱彬,雷英,吴芳,等.结核杆菌 Pup- 蛋白酶体系统与结核杆菌持留性的相关性研究.中国免疫学杂志, 2015,1(4):447-452.

13. 何丽,雷英,吴芳,等.耐药结核杆菌原核类泛素蛋白(Pup)- 蛋白酶体系统基因表达的研究.中国免疫学杂志,2015,31(6):741-752.

14. 申爱平,曹帅丽,邢建新,等.结核分枝杆菌毒素 - 抗毒素系统 mazEF6 缺失突变株的构建及其表型的初步探讨.微生物与感染,2015,10(3):180-185.

15. 刘丹,伊正君,付玉荣,等.结核分枝杆菌抗毒素 higA 的原核表达及多克隆抗体制备.细胞与分子免疫学杂志,2015,31(7):972-981.

第五章　结核病免疫学

摘　要:结核分枝杆菌和宿主的相互作用,成为结核病免疫研究的主要内容。巨噬细胞作为机体免疫应答中最主要的免疫细胞,既是结核分枝杆菌的宿主细胞又是靶细胞,其在结核病的免疫调控中具有重要作用。T 淋巴细胞及其释放的多种细胞因子对宿主免疫防御机制进行调控,并参与了结核病的发生与发展。体液免疫也发挥着一定的作用。

关键词:巨噬细胞;T 淋巴细胞;miRNA;细胞因子

结核病是由结核分枝杆菌(mycobacterium tuberculosis,Mtb)引发的传染病,被列为我国重大传染病之一。由于结核病的致病机制和机体免疫应答的复杂性,加之近年来出现的多重耐药菌株的出现,以及结核分枝杆菌与免疫缺陷型疾病共感染从而导致结核病在全球再度蔓延,给结核病的防控带来巨大挑战。结核病的免疫以细胞免疫为主,先天性免疫和体液免疫也发挥着重要作用。

一、先天性免疫

机体对 Mtb 免疫应答的第一步是识别分枝杆菌,其后是启动适应性免疫应答。吴小娥等[1]重点介绍了机体固有免疫细胞对 Mtb 的识别,同时注重固有免疫细胞识别 Mtb 后细胞内信号在识别 Mtb 中的作用及机制。最后,讨论了相关免疫分子基因变异在结核病的易感性中所起的作用。核苷酸结合寡聚化结构域 2(nucleotide-binding oligomerization domain 2,NOD2)是一种胞内模式识别受体,阳大庆等[2]以人肺泡巨噬细胞为研究对象,利用流式细胞术和 PCR 的方法分别在蛋白和基因水平证实了 NOD2 在人肺泡细胞中的表达,NOD2 信号刺激能增强人肺泡巨噬细胞对胞内结核分枝杆菌的控制,提示了 NOD2 可能参与了早期的抗结核感染免疫,从而阻止疾病的进展。核苷酸结合寡聚化结构域样受体蛋白 12(nucleotide-binding domain,leucine rich repeat containing receptor(NLR)family,pyrin domain containing 12,NLRP12)是最早已知与凋亡相关斑点样蛋白相互作用组成炎症体的 NLR 家族成员,通过减弱核因子 -κB(nuclear factor kappa B,NF-κB)信号通路的活化来抑制炎症反应,NLRP12 的缺失导致细胞因子的表达增加。刘艳华等[3]研究发现了 Mtb 抗原能够诱导人单核细胞表达 NLRP12 下调,对活动性肺结核患者单核细胞表达 NLRP12 的抑制作用更加显著,提示了人单核细胞表达 NLRP12 下调与 Mtb 感染相关;这为进一步研究 Mtb 感染时 NLRP12 表达减少对单核细胞免疫的影响提供了实验基础。

研究发现,血清 1,25- 二羟维生素 D_3[$1,25(OH)_2D_3$]缺乏症与易患肺结核和活动性病变的风险增加相关。万春辉等[4]通过体外实验观察 $1,25(OH)_2D_3$ 对巨噬细胞感染 Mtb 后产生自噬及对清除 Mtb 的作用。实验结果表明,维生素 D 能够诱导巨噬细胞产生自噬作用,并进一步有助于巨噬细胞清除结核分枝杆菌。维生素 D 可能成为结核病治疗和预防领域的一个新的可行的方法。但 $1,25(OH)_2D_3$ 在维持免疫动态平衡,抑制病原微生物的生长和避免机体过度反应造成免疫损伤中的调节机制还有待深入的研究。

从结核病的致病菌入手,研究其内在的免疫机制、毒力相关因子以及其基因、蛋白的相互作用,对了解结核病的发生、发展和转归有重要的意义。PhoP 蛋白经过鉴定和纯化后作用于小鼠骨髓巨噬细胞株 ANA-1,探寻其对小鼠巨噬细胞的毒力作用和凋亡的影响。杨玉涛等[5]发现,随着 PhoP 蛋白浓度的升高,巨噬细胞 ANA-1 释放 NO 的量呈现递减趋势,说明 PhoP 蛋白对巨噬细胞 ANA-1 释放 NO 具有一定的抑制作用。提示 PhoP 蛋白可能通过抑制 ANA-1 释放 NO,而对结核分枝杆菌起到一定的保护作用。PhoP 蛋白不仅不会造成巨噬细胞的凋亡,还能够明显抑制由凋亡促进剂(staurosporine)造成的巨噬细胞凋亡,且随着蛋白浓度的增高,抑制作用显著增强,从而提示 PhoP 蛋白可能有利于结核分枝杆菌的体内存活和潜伏。

活动性肺结核患者、潜伏结核感染者和健康对照外周血单个核细胞中 miRNA 表达谱存在显著差异,miRNA 可以作为一种新的非侵蚀性的分子标识用于结核病的诊断。姚思敏等[6]分析肺结核患者外周血单核细胞中 miR-34a-5p 和 miR-708-5p 的表达水平,并探讨其临床诊断价值。选取结核病患者和正常健康人各 25 例,应用 TaqMan qPCR 技术测定两组人群外周血单核细胞中 miR-34a-5p 和 miR-708-5p 表达水平,以 U6 snRNA 作为内参,应用 ROC 曲线评价 miR-34a-5p 和 miR-708-5p 诊断结核病的临床意义。结果显示,miR-34a-5p 在结核病患者中的表达水平为 10.08 ± 0.68,显著高于正常健康人(7.67 ± 0.36),差异有统计学意义($P<0.01$),miR-708-5p 在结核病患者中的表达水平显著高于正常健康人(13.52 ± 0.98 vs. 7.71 ± 0.57),差异有统计学意义($P<0.01$)。ROC 曲线分析表明在肺结核诊断中,miR-34a-5p 的敏感性、特异性分别为 72%、76%,miR-708-5p 的敏感性、特异性为 76%、76%。作者认为,miR-34a-5p 和 miR-708-5p 分子在结核病患者外周血单核细胞中异常表达,对结核病辅助诊断具有一定参考价值。刘艳华等[7]从活动性结核患者、结核分枝杆菌潜伏感染者和健康者的外周血中分离并纯化单核细胞,用荧光定量 PCR 的方法检测单核细胞中 Blimp-1 mRNA 的水平。发现活动性结核患者和 Mtb 潜伏感染者单核细胞 Blimp-1 的 mRNA 水平降低,Mtb 全菌裂解液刺激的人单核细胞中 Blimp-1 的 mRNA 水平降低。研究结果提示 MTB 感染导致单核细胞 Blimp-1 的表达下调,Mtb 抗原能抑制人单核细胞 Blimp-1 的表达。为进一步研究抗结核感染中 Blimp-1 对单核细胞分化和活化的调节作用奠定基础。

RNA 干扰技术是一种经济、快捷、高效的抑制某种特定基因表达的技术,是研究生物模型系统中基因功能的重要工具。王飞雨等[8]应用 RNA 干扰技术沉默 Mcl-1 基因后,Mcl-1 mRNA 和蛋白的表达水平明显低于对照组($P<0.05$);流式细胞分析显示,下调 Mcl-1 基因的表达,可诱导小鼠腹腔巨噬细胞的凋亡。siRNA 介导的 RNA 干扰技术可有效抑制 Mcl-1 在感染了不同毒力结核分枝杆菌小鼠腹腔巨噬细胞中的表达,并能上调巨噬细胞的凋亡水平。为了研究 LincRNA-cox2 在结核分枝杆菌感染中的作用,孙慧杰等[9]设计了针对 LincRNA-cox2 不同位点的 3 个 RNA 序列,应用 siRNA 转染来沉默目的基因。应用聚合酶链式反应,测定低表达 LincRNA-cox2 的小鼠巨噬细胞感染 BCG 后相关炎症因子 TNF-α 的表达变化。结果显示结核分枝杆菌感染的细胞见 LincRNA-cox2 显著升高。瞬时转染和小分子干扰 RNA 敲除 LincRNA-cox2 后,原本因感染 BCG 升高的 TNF-α 又显著下降。通路抑制试验结果显示,p38MAPK 抑制剂和 JNK 抑制剂干预后均可显著降低因感染 BCG 导致的 LincRNA-cox2 升高。以上研究结果表明,结核分枝杆菌感染有可能通过激活 p38MAPK 和 JNK 通路,上调 LincRNA-cox2 表达,通过一系列信号分子促进炎症因子的释放,起到抗结核感染的作

用。提示,LincRNA-cox2 有望成为结核感染的诊断标志物和治疗性疫苗的靶标,可为结核病的基因诊断和治疗提供参考。

二、获得性免疫

T 细胞介导的免疫反应可有效地控制结核分枝杆菌感染。CD4$^+$Th1 细胞通过分泌 IFN-γ 和 TNF-α 活化巨噬细胞进而起到了免疫抗结核作用,CD8$^+$T 细胞不仅能够分泌 IFN-γ 和 TNF-α,而且能够直接裂解结核分枝杆菌感染的巨噬细胞和上皮细胞。CD244 是信号淋巴细胞活化分子(signaling lymphocyte activation molecule,SLAM)家族成员,在多种病毒感染免疫中发挥重要的调控作用。杨秉芬等[10]首次比较了活动性肺结核患者与健康对照者 CD8$^+$T 细胞表面 CD244 的表达,发现在活动性肺结核患者 CD244 表达量上调,而且在复治组肺结核患者 CD8$^+$T 细胞的表达显著高于新发组肺结核患者,提示 CD244 可以抑制活动性肺结核患者 CD8$^+$T 细胞的细胞因子分泌,因而 CD244 可能成为结核免疫治疗的新靶标。

李泰明等[11]研究通过构建表达 Mtb 表面蛋白热激蛋白 Hspl6.3 的有绿色荧光蛋白表达基因的质粒,并通过非整合型慢病毒转染的方法将质粒转化到巨噬细胞株 U937 细胞中高效表达,在细胞达到对数生长期后,利用蛋白质组学技术检测巨噬细胞的差异表达蛋白,筛选到了和 Mtb 潜伏感染分子 Hspl6.3 相关的 6 个蛋白质,通过对这 6 种蛋白质进行理化及分子分析,确定蛋白质的检测方法,再进行临床样本检测,了解巨噬细胞和 Mtb 特异性蛋白相互作用的分子机制,为进一步深入研究巨噬细胞和 Mtb 特异性蛋白的相互作用分子机制奠定基础。γδT 细胞主要识别非多肽磷脂类抗原,而结核分枝杆菌胞壁以脂类为主,因此 γδT 细胞在抗结核免疫中的作用受到越来越多的关注。涂晓欣等[12]将前期重组的含 TCR γ9 基因和 TCR δ2 基因的表达载体、BirA 重组载体及潮霉素筛选质粒共转染果蝇 S2 细胞,筛选恒定的细胞系并高效表达目的蛋白,为以后研究 γδT 细胞的免疫识别及其机制奠定了基础。

王静等[13]选取临床确诊的不同疾病组患者,包括结核性脑膜炎、隐球菌性脑膜炎、中枢神经系统白血病和非炎症性中枢神经系统疾病患者,用 ELISA 检测患者脑脊液白三烯 B4(leukotriene B4,LTB4)的水平,并比较不同疾病组脑脊液 LTB4 水平的差异。结果显示结核性脑膜炎患者脑脊液 LTB4 较隐球菌性脑膜炎、中枢神经系统白血病及非炎症性神经系统疾病组显著增高。这些数据指示了结核性脑膜炎患者脑脊液 LTB4 水平可以作为患者脑脊液炎症反应程度的指标,但是和患者病情严重程度及预后的关系需要进一步探讨。

结核病是一种以 T 细胞介导的细胞杀伤性免疫为主,同时体液免疫在免疫监测和免疫防护中发挥重要作用的免疫反应,但是结核病的发病、转归及预后具体机制尚不完全清楚。余美玲等[14]用 ELISA 方法检测血清中 IFN-γ、IL-4、IL-17、TNF-α、转化生长因子 -13 及 IL-10 等细胞因子的含量,结果显示,主要参与结核细胞免疫应答的因子 IFN-γ、TNF-α 及 IL-4 随着化疗疗程的增加及病情的好转显著降低,提示在抗结核药物的作用下,随着人体大量 MTB 被清除或者进入休眠状态后,人体免疫应答水平可能相应降低并维持在一种新的稳态,从而避免过度免疫造成宿主自身的伤害。结核病的发生与宿主细胞免疫状态密切相关,不同的免疫反应可导致感染结果不同。朱坤生等[15]在基因水平上检测 eis 基因对该细胞因子表达的影响,结果提示 eis 基因能增加 IL-10 的表达。IL-10 被称为细胞因子合成抑制因子,可下调巨噬细胞共刺激分子并使其功能失活从而抑制体内保护性免疫,已有研究表明在结核病的慢性感染过程中,IL-10 表达的增加可导致疾病的复燃。IL-10 表达的增加或可能是 eis 基因致持留的重要原因。结核分枝杆菌 eis 基因可调控细胞因子 IL-10 的高表达,结核分枝杆菌 eis 基因可能通过 MEK1/2 或 PKR 信号通路刺激 IL-10 的释放来增强机体的免疫功能。eis 基因相关蛋白质组学及其相应的特异性免疫学有可能成为研究治疗结核病的一种新途径。

(朱国峰)

参考文献

1. 吴小娥,陈晶,宋淑霞.固有免疫细胞对结核分枝杆菌的免疫识别.中国防痨杂志,2015,37(2):189-193.
2. 阳大庆,石丽萍,张普山.NOD2 信号对人肺泡巨噬细胞抗结核分枝杆菌活性的影响及机制研究.国际检验医学杂志,2015,36(10):1338-1440.
3. 刘艳华,王若,程小星,等.结核分枝杆菌抗原对人单核细胞核苷酸结合寡聚化结构域样受体蛋白 12 表达的影响.中国防痨杂志,2015,37(4):339-343.
4. 万春辉,杜先智.维生素 D 诱导自噬对巨噬细胞清除结核分枝杆菌的作用.中国免疫学杂志,2015,31(4):456-461.
5. 杨玉涛,鲍朗,谷冬晴,等.结核分枝杆菌 Rv0757 基因的原核表达及其编码蛋白对巨噬细胞功能的影响.四川大学学报:医学版,2015,46(3):359-362.
6. 姚思敏,邹容容,张国良,等.miRNA 分子在肺结核患者单核细胞中的表达及意义.中国热带医学,2015,15(1):1-3.
7. 刘艳华,王若,程小星.活动性结核患者单核细胞中 B 淋巴细胞诱导成熟蛋白 1 的 mRNA 水平降低.细胞与分子免疫学杂志,2015,31(7):949-952.
8. 王飞雨,王新敏,王婵,等.靶向沉默 Mcl-1 基因对感染不同毒力结核分枝杆菌小鼠腹腔巨噬细胞凋亡的影响.中国病理生理杂志,2015,31(10):1851.
9. 孙慧杰,蒋莹,李德尚,等.结核分枝杆菌感染小鼠巨噬细胞中 LincRNA Cox2 的作用研究.中国病原生物学杂志,2015,22(3):201-205.
10. 杨秉芬,翟斐,蒋静,等.CD244 抑制活动性肺结核患者 CD8⁺T 细胞细胞因子分泌的实验研究.国际免疫学杂志,2015,38(1):1-4.
11. 李泰明,杨幸远,蒙青林,等.表达结核分枝杆菌热休克蛋白 16.3 的 U937 细胞蛋白组学分析.中华结核和呼吸杂志,2015,38(1):34-38.
12. 涂晓欣,张洁,孟繁荣,等.表达结核特异性 Vγ9Vδ2TCR 双链单体的果蝇 S2 恒定细胞系的构建和鉴定.中华微生物学和免疫学杂志,2015,35(1):23-26.
13. 王静,赵青,冯国栋,等.白三烯 B4 在结核性脑膜炎患者脑脊液中的水平及临床意义.细胞与分子免疫学杂志,2015,31(8):1108-1111.
14. 余美玲,郭卉欣,王云霞,等.肺结核患者体内结核病相关免疫细胞因子的动态变化.中华结核和呼吸杂志,2015,38(8):584-588.
15. 朱坤生,易敏,周向东,等.结核分枝杆菌 eis 基因表达对人 THP-1 细胞细胞因子分泌的影响.免疫学杂志,2015,33(8):697-700.

第一章　结核病细菌学诊断

摘　要：涂片染色法当天可报告结果，在结核病早期诊断中发挥重要作用，但其敏感性不高。沉淀集菌法检出率明显高于直接涂片法。新免疫荧光染色方法以及纳米技术与涂片镜检的联合应用可进一步提高结核分枝杆菌（*Mycobacterium tuberculosis*，MTB）检测的敏感性和特异性。改良罗氏培养法培养 MTB 污染率低，液体培养法检测时间短、阳性率高，故临床检测兼作固体培养和液体培养比较稳妥。目前主要药物敏感性试验方法有罗氏培养法、MGIT 960 检测法、显微镜观察下药敏试验以及微孔板显色法，这几种方法总体一致率较高，均适于耐药结核病的诊断。

关键词：结核分枝杆菌；涂片；培养；药物敏感性试验；显微镜观察下药敏试验；微孔板显色法

结核分枝杆菌（mycobacterium tuberculosis，MTB）的细菌学检查被世界卫生组织誉为结核病诊断的"金标准"。近年来，细菌学检查方法的不断改进和完善，为结核病诊断提供了重要的手段。

一、涂片镜检

抗酸染色涂片显微镜检查是最古老也是目前仍在广泛使用的结核病诊断技术，具有价廉、快速、方便、简便等优势。但该技术敏感性不高，国内很多研究者对该技术进行了改进和评估。

（一）荧光染色法

荧光染色法在国内有较多应用，如李欣等[1]对 198 份疑似结核患者痰液标本分别进行姜 - 尼染色和荧光染色，两者检出率分别为 66.67% 和 94.9%，且 0.3% 亚甲蓝液复染检出率高于苏木素液和 0.5% 高锰酸钾液，结果显示荧光染色法阳性检出率明显高于姜 - 尼染色，其中 0.3% 亚甲蓝液是一种良好的背景淬灭复染液。

由于结核分枝杆菌是一种胞内病原体，脑脊液中含量极少，因此采用常规的抗酸染色法检出脑脊液中结核分枝杆菌常需要大量脑脊液标本，且检测阳性率极低。第四军医大学西京医院开发的一种改良抗酸染色法采用细胞离心涂片及 Triton 破膜技术进行标本处理，只需要 0.5ml 脑脊液，不仅提高了细胞外结核杆菌阳性检出率，还能清晰显示中性粒细胞、单核细胞及淋巴细胞等细胞内结核杆菌，其较常规抗酸染色法更高效、更灵敏，是一项方便而准确的结核性脑膜炎快速诊断技术[2]。曹晓娜等[3]报道改良抗酸染色法在诊断儿童结核性脑膜炎阳性率高,有助于早期诊断,值得临床推广应用。

（二）沉淀集菌法

沉淀集菌法为标本经高压灭菌液化后,离心沉淀浓缩,以提高分枝杆菌的检出率。顾丽萍等[4]评估了沉淀集菌法在活动性肺结核中的诊断价值,在 102 份标本中沉淀集菌法、罗氏培养法和 PCR 法的阳性率分别为 90.19%(92/102)、47.06%(48/102) 和 75.49%(77/102)。林燕等[5]比较了直接涂片法与沉淀集菌法在肺结核中的诊断价值,在 278 份标本中沉淀集菌法和直接涂片法的阳性率分别为 10.07%(28/278) 和 3.24%(9/278)。可见沉淀集菌法 MTB检出率明显高于直接涂片法。

（三）新免疫荧光染色方法

杨江华等[6]建立了特异性免疫荧光染色法(immunofluorescence assay,IFA),对 57 例肺结核患者的痰标本进行检测,结果显示萋 - 尼染色法阳性率为 49.12%(28/57),IFA 法阳性率为 75.44%(43/57),两种方法的特异性均为 100%。29 例痰涂片阴性肺结核患者中,免疫荧光检测 15 例阳性,表明免疫荧光染色法能显著提高痰菌阴性肺结核的诊断率。职璟等[7]对 36 例结核性脑膜炎和 45 例非结核性脑膜炎进行 ESAT-6 免疫荧光染色法,结果灵敏度为 88.89%、特异度为 99.3%,显示 ESAT-6 免疫荧光染色法是结核性脑膜炎诊断的有效方法。李欣等[1]比较了不同复染剂在荧光显微镜下镜检的效果,结果显示萋 - 尼染色法检出率为 66.67%(132/198),亚甲蓝复染检出率为 94.95%(188/198)、苏木素复染检出率为 94.44%(187/198)、高锰酸钾复染检出率为 94.44%(187/198),与萋 - 尼染色比较差异均有统计学意义($P<0.05$)。表明涂片荧光染色法较萋 - 尼染色法灵敏度高,并且 0.3% 亚甲蓝液是一种良好的复染液。郭永博等[8]评价了改良抗酸染色法(改良法)与传统抗酸染色法(传统法)对结核性浆膜炎的诊断价值。结果 48 例浆膜腔积液中改良法和传统法 MTB 检出率分别为58.33%(28/48) 和 6.25%(3/48),差异有统计学意义($P=0.000$)。可见改良法提高了诊断率,对于结核性浆膜炎的早期诊断具有临床应用价值。

（四）纳米技术与涂片镜检的联合应用

上海肺科医院 Yang 等[9]利用纳米技术对传统抗酸染色涂片技术进行了改进,其原理是在玻片表面载以功能化的磁珠,磁珠上辅有量子点,而量子点上共轭以各种抗体和噬菌体展示的多肽。检测时菌体成分、磁珠和量子点形成夹心复合物,量子点可发荧光用于检测,同时磁珠可实现磁性分选。利用该方法检测 MTB 标准株 H37Rv 的灵敏性可达 10^3CFU/ml,并缩短了 MTB 诊断时间,但该技术仍需临床大样本进行验证。脑脊液(cerebrospinal fluid,CSF)抗酸染色或培养发现 MTB 是诊断结核性脑膜炎的金标准。高建超等[10]比较了离心涂片法、夹层杯法和改良罗氏培养法检测 CSF 中 MTB 对于结核性脑膜炎的诊断价值。结果显示离心涂片法、夹层杯法和改良罗氏培养法阳性率分别为 1.79%(1/56)、8.93%(5/56) 和21.4%(12/56),特异性均为 100%。当高度怀疑为结脑时,可同时进行夹层杯法和改良罗氏培养法检测,既有利于快速诊断,又为获得药敏结果节省时间。

涂片镜检可当天报告结果,在结核病早期诊断中发挥重要作用。传统方法如沉淀集菌法仍具有很多优点,而新染色方法和新技术的联用可进一步提高 MTB 检测的敏感性和特异性。

（五）标本切片厚度与抗酸染色

廖悦华等[11]对 66 例组织学 HE 光镜检查见典型或不典型结核形态学改变的病例活检

组织进行 6μm 厚切片及 4μm 常规切片进行抗酸染色,结果显示,6μm 厚切片抗酸染色总的阳性率为 48%,典型的结核病(tuberculosis,TB)的阳性率为 58%,不典型 TB 阳性率为 35%,而 4μm 常规切片总的阳性率为 30%,典型 TB 阳性率为 40%,不典型 TB 阳性率为 15%,厚切片与常规切片阳性率比较差异具有统计学意义,提示厚切片抗酸染色可为结核病的诊断提供更确切的诊断依据。

二、分离培养

MTB 培养阳性即可判断为结核病,而且培养出的菌株可进行菌种鉴定和药物敏感试验,为临床抗结核治疗方案的制定提供依据。MTB 培养有液体培养法和固体培养法,杨顺利等[12]评价了 MGIT 960 培养法、BacT/ALERT 3D 培养法和罗氏培养法在结核病诊断中的价值。结果显示,MGIT 960、BacT/ALERT 3D 和罗氏培养法痰标本培养阳性率分别为 45.34%(779/1718)、42.27%(776/1836)、40.11%(608/1516),差异有统计学意义($P<0.01$)。胸腹积液培养阳性率分别为 15.90%(93/585)、12.56%(50/398)、5.03%(20/398),差异有统计学意义($P<0.01$)。脑脊液培养阳性率分别为 11.36%(10/88)、7.94%(5/63)、4.76%(3/63),差异无统计学意义($P>0.05$)。3 种方法培养平均阳性天数分别为 14 天、19 天和 26 天。而 3 种培养方法中均有假阴性情况出现,因此临床标本检测中最好选择两种以上培养方法。张继萍等[13]评价 BacT/ALERT 3D 系统在诊断结核性脑膜炎中的应用价值。结果显示,480 份 CSF 标本中,罗氏培养法和 BacT/ALERT 3D 法的阳性率分别为 5.42%(26/480)和 10.63%(51/480),可见 BacT/ALERT 3D 法有助于提高结核性脑膜炎的发现率。目前,艾滋病和结核病的防控仍是全球医务工作者面临的一大难题,为了解 AIDS 患者淋巴结感染 MTB 的情况,李世立等[14]比较了 BacT/ALERT 3D 和罗氏培养法对 AIDS 患者淋巴结 MTB 培养的阳性率。结果显示,两种方法阳性率分别为 45.28%(24/53)和 41.50%(22/53),差异无统计学意义。BacT/ALERT 3D 法与罗氏法相互结合可提高检出率。改良罗氏培养法污染率低,液体培养检测时间短且阳性率高,故临床检测兼作固体培养和液体培养比较稳妥。

李静等[15]对 15 株分枝杆菌标准菌株及 418 例 BACTEC MGIT 960 阳性培养物采用两种免疫色谱法试剂盒[结核分枝杆菌复合群鉴定试剂盒(MGIT TBc ID 试剂盒)、结核分枝杆菌抗原检测试剂盒(胶体金法)]和传统生化法鉴定结核分枝杆菌复合群和非结核分枝杆菌。结果显示,胶体金法能快速鉴定结核分枝杆菌复合群,可用于 BACTEC MGIT 960 培养系统分枝杆菌培养阳性物的鉴定,适合在临床实验室开展;MGIT TBc ID 试剂盒检测的准确性高,更适合应用在突发公共卫生检测。

三、药物敏感性试验

了解结核病患者的耐药情况可为结核病患者的临床治疗与预防控制提供依据,因此快速、准确检测 MTB 的耐药性具有重要的临床意义。

(一)常规方法临床耐药情况分析

殷雨天等[16]分析了吉林省 2013 年 1 月至 2013 年 12 月 395 例痰培养阳性肺结核患者的耐多药情况。结果显示,耐药率顺位依次为链霉素(93/395,23.5%),异烟肼(88/395,22.3%),利福平(58/395,14.7%),乙胺丁醇(23/395,5.8%)。耐多药率为 8.4%。平国华等[17]分析了宁波市 2012 年 1 月至 2014 年 12 月 1841 株 TB 临床分离株的耐药状况。结果显示总耐药率为28.9%,耐多药率为11.8%。张志平等[18]分析了2012年6月至2013年11月安庆市342例痰培养阳性肺结核患者的耐药情况。结果显示耐药率为31.29%(107/342),耐多药率为20.47%(70/342)。男性(占17.2%)与女性(占30.9%)之间耐多药差异有统计学意义。耐多药率有随年龄增长而下降的趋势;耐任何抗结核药物以异烟肼(25.15%,86/342)、利福平(21.93%,75/342)、氧氟沙星(18.71%,64/342)等为主;复治患者耐药率高于初治患者。可见,我国TB耐药形势依然严峻,应引起足够重视。

(二)交叉耐药情况

了解MTB临床株对抗结核药物的耐药和交叉耐药情况,对于选择合理的抗结核药物组成化疗方案至关重要。宋艳华等[19]研究了117株临床MTB菌株对链霉素(Sm)、卡那霉素(Km)、阿米卡星(Am)和卷曲霉素(Cm)的耐药程度和交叉耐药水平。结果显示,Sm耐药率为70.94%(83/117),Km耐药率为19.66%(23/117),Am耐药率为16.24%(19/117),Cm耐药率为11.97%(14/117)。Cm仍是目前对Km和(或)Am耐药菌株可以选用的抗结核药物。沈静等[20]研究了利福平与利福布丁交叉耐药情况。结果显示交叉耐药率为76.47%(91/119),可见利福布丁与利福平存在交叉耐药性,但利福布丁有更强的抑菌能力。氟喹诺酮类药物和二线注射类抗结核药物是现阶段MDR-TB治疗方案的核心,目前我国尚缺乏MDR-TB患者对二线抗结核药物耐药的流行病学数据。李占英等[21]研究了河北省225株MDR-TB菌株对二线抗结核单药和交叉方案的耐药率。结果显示,总耐药率为75.11%(169/225),单药耐药率依次为:氧氟沙星(Ofx)(28.44%)、莫西沙星(Mfx)(25.78%)、卡那霉素(Km)(17.78%)、左氧氟沙星(Lfx)(12.89%)、阿米卡星(Am)(8.89%)、丙硫异烟胺(Pto)(6.67%)、卷曲霉素(Cm)(5.33%)、对氨基水杨酸(PAS)(4.44%),交叉耐药率依次为:Am+Ofx(5.33%)、Am+PAS(4.00%)、Cm+PAS(3.56%)、Ofx+Cm(3.56%)、Mfx+Cm(3.56%)、Lfx+PAS(2.67%)、Pto+Km(1.78%)。可见MDR-TB菌株对二线抗结核药物单药具有较高的耐药性,部分二线抗结核药物交叉用药方案也具有一定的耐药性。

(三)显微镜观察下药敏试验

张慧涨等[22]评价了显微镜观察下药敏试验(microscopic observation drug susceptibility, MODS)对广泛耐药结核快速检测的应用价值。结果显示29株MTB临床分离株中,MODS检测利福平、异烟肼、链霉素和乙胺丁醇的药敏结果与罗氏比例法的符合率分别为93.1%、100.0%、79.3%、75.9%,与MGIT 960法的符合率分别为100.0%、100.0%、100.0%、58.6%。MODS检测左氧氟沙星的药敏结果与罗氏比例法的符合率为94.1%。作者认为,MODS与罗氏比例法、MGIT 960法的符合率高,具有快速、廉价、操作简便的优点,可作为临床检出耐多药结核和广泛耐药结核病的快速检测方法之一。

(四)不同药敏试验方法结果一致性研究

目前,主要药敏试验方法有罗氏培养法(L-J法),MGIT 960检测法以及微孔板Alamar blue显色法等。这些药敏试验方法在现阶段实验室均有应用,但其检测结果存在一定差异。孙庆等[23]比较了L-J法、MGIT 960检测法和微孔板Alamar blue显色法检测MTB对EMB的药敏试验结果。3种方法总体一致率为75.4%(95/126),不一致性主要表现在MIC值4.0~16.0μg/ml的药物浓度范围,3种方法均适于耐EMB结核病的早期诊断。

综上所述,涂片染色法当天可报告结果,在结核病早期诊断中发挥重要作用,但其敏感性不高。沉淀集菌法MTB检出率明显高于直接涂片法。新免疫荧光染色方法以及纳米技术与涂片镜检的联合应用可进一步提高 MTB 检测的敏感性和特异性。改良罗氏培养法培养 MTB 污染率低,液体培养法检测时间短、阳性率高,故临床检测兼作固体培养和液体培养比较稳妥。目前主要药物敏感性试验方法有罗氏培养法、MGIT 960 检测法、显微镜观察下药敏试验以及微孔板 Alamar blue 显色法,这几种方法总体一致率较高,均适于耐药结核病的诊断。

(王桂荣　陈晋　刘一典　韩利军　李欢　唐神结)

参考文献

1. 李欣,青清,李多孚. 荧光染色法与萋-尼染色法检测结核分枝杆菌的效果评价. 国际检验医学杂志,2015,36(6):745-746.

2. 章玉坤,张齐龙. 结核性脑膜炎实验室诊断技术研究进展. 实用心脑肺血管病杂志,2015,23(1):9-12.

3. 曹晓娜,邵艳新. 改良抗酸染色法对儿童结核性脑膜炎诊断价值分析. 皖南医学院学报,2015,34(6):568-570.

4. 顾丽萍,陆炜方,姜伟,等. 3 种结核分枝杆菌检测方法的比较研究. 国际检验医学杂志,2015,36(2):148-149.

5. 林燕. 直接涂片法与浓缩集菌法找结核分支抗酸杆菌的比较分析. 吉林医学,2015,36(6):1161-1162.

6. 杨江华,朱晓玥,王文节. 免疫荧光染色法检测结核分枝杆菌的建立与临床应用. 中国实验诊断学,2015,19(5):775-777.

7. 职瑾,史明,冯国栋,等. 脑脊液细胞中结核早期分泌性靶抗原 6 的检测及其早期诊断价值. 细胞与分子免疫学杂志,2015,31(3):387-390.

8. 郭永博,王静,张琳,等. 改良抗酸染色法在结核性浆膜炎临床诊断中的价值. 医学研究杂志,2015,44(8):64-66.

9. Yang H,Qin L,Wang Y,et al. Detection of Mycobacterium tuberculosis based on H37R(v)binding peptides using surface functionalized magnetic microspheres coupled with quantum dots a nano detection method for Mycobacterium tuberculosis. Int J Nanomedicine,2015,10:77-88.

10. 高建超,柳晓金,齐海亮,等. 三种方法检测脑脊液结核分枝杆菌结果分析. 现代预防医学,2015,42(5):876-920.

11. 廖悦华,刘琼茹,黎红. 病理组织厚切片抗酸染色在结核病诊断中的价值. 中国现代医学杂志,2015(3):53-55.

12. 杨顺利,范梦柏,商亚丽,等. BACTEC-MGIT 960 快速分离培养结核杆菌实验室检测效果分析. 中国药物与临床,2015,15(10):1501-1503.

13. 张继萍,任丽娟,李永利,等. BacT/ALERT 3D 系统在结核性脑膜炎诊断中的应用. 皖南医学院学报,2015,34(2):179-181.

14. 李世立,唐柳生,陈敬捷. 艾滋病患者淋巴结核分枝杆菌培养及耐药情况分析. 国际检验医学杂志,2015,36(2):223-224.

15. 李静,江渊,张阳奕,等. 免疫色谱法从液体培养物中快速鉴定结核分枝杆菌复合群的效果评价. 环境与职业医学,2015,32(10):974-978.

16. 殷雨天,张靓,张越,等. 结核分枝杆菌痰培养阳性肺结核患者对一线抗结核药耐多药情况分析. 吉林大学学报:医学版,2015,41(5):1080-1084.

17. 平国华,于梅,车洋,等. 宁波市 2012 年 -2014 年结核分枝杆菌耐药情况分析. 中国卫生检验杂志,2015,25(19):3380-3382.

18. 张志平,李贤相,文育锋,等. 342 例痰培养阳性肺结核菌株耐药特征分析. 现代预防医学,2015,42(3):522-525.

19. 宋艳华,马丽萍,陆宇,等.117株结核分枝杆菌临床分离株对注射用抗结核药物耐药水平的研究.中国防痨杂志,2015,37(4):371-376.

20. 沈静,赵雁林,逄宇,等.131株耐多药结核分枝杆菌对利福布丁与利福平交叉耐药的研究.中国防痨杂志,2015,37(4):377-382.

21. 李占英.耐多药结核分枝杆菌对二线抗结核药单药应用和交叉方案的耐药性研究.热带医学杂志,2015,15(1):81-98.

22. 张慧涨,邓桂林,方强,等.广泛耐药结核快速检测方法的比较研究.中国卫生检验杂志,2015,25(6):819-822.

23. 孙庆,赵丽丽,陈燕,等.三种方法进行结核分枝杆菌-乙胺丁醇药物敏感性试验的比较.中国防痨杂志,2015,37(4):366-370.

第二章 结核病影像学诊断

摘　要:影像学诊断是结核病的一种重要诊断手段之一。国内学者们不断对其深入研究,取得较大的进展:①在 CT 诊断肺结核的应用研究中发现,计算机辅助设计(computer aided design,CAD)系统辅助下,对结核病早期诊断具有重要价值。国内学者研究了不同人群肺结核的影像学表现特征,从而为结核病的临床诊断提供了较为可靠的依据。② CT 在颅脑结核、骨关节结核、腹腔结核、泌尿生殖系结核等肺外结核中亦发挥较大作用。有学者研究 CT 增强双期扫描,结果对颅内结核病变显示率大大提高,在没有磁共振设备或者某些原因无法行 MR 检查患者,CT 扫描仍可作为颅内结核的备选检查方法。③脑膜结核及脑实质结核的 MRI 影像表现具有特征性,大脑基底池脑膜增厚为主,合并簇状分布的脑膜结节,结节在 T2WI 上出现低信号,增强扫描结节呈环形及分隔状强化等征象以及继发性脑积水、脑内前循环血管炎、脑梗死等继发改变对脑膜结核的诊断均具有一定价值。增强扫描对脑膜结核和脑实质结核的诊断具有重要意义,脑实质结核表现为均匀强化、环形强化和不均匀强化,约 1/2 的患者存在 2 种以上强化形式,以增生结节型和混合型多见,粟粒结节均匀强化更常见,小结节尤其是大结节环状强化更常见;通过动态观察发现,增生结节型的治疗效果优于非增生结节型,粟粒结节型脑结核的治疗效果优于非粟粒结节型脑结核。弥散加权磁共振图像及弥散张量成像在颅内结核的诊断及评价功能受损程度亦有显著作用。④ PET/CT 在胰腺结核的诊断、鉴别诊断以及抗结核治疗的疗效评估方面均具有重要价值。

关键词:肺结核;肺外结核;颅脑;肾;肾上腺;胰腺;肠;脊柱;脊髓脊膜;X 线;磁共振成像;正电子发射;计算机;断层

结核病是由结核分枝杆菌引起的一种慢性肉芽肿性疾病,可累及任何器官,表现形式多样,给诊断带来极大挑战。随着医学影像技术的发展,影像学检查在临床诊断中应用越来越广泛,其中,以 X 线、CT 和 MRI 最为常见,近几年 PET/CT 也在逐渐发展。熟悉和掌握结核病在各类人群、各个系统的各种影像表现,从而准确诊断,减少误诊、错诊及漏诊,对结核病的治疗及预后至关重要。

一、CT 在结核病诊断中的应用

(一)肺结核的 CT 诊断

肺结核是临床常见的呼吸系统疾病,严重威胁着患者的身体健康和生命安全,早期诊断对于明确病情发展状况、制定治疗方案具有重要意义。CT 在诊断肺结核方面具有重要价值,但对于早期肺结核的小点状病灶而言,往往难以识别,出错率高,吴俊等[1]研究在计算机辅助设计(computer aided design,CAD)系统辅助下,通过自动分割和分类 CT 图像,识别肺结核小点状病灶,取得良好效果,图像分割是一种像素分类技术,将图像分为特征相似性的不同区域,以便分析和分类。

高分辨率 CT(high resolution CT,HRCT)能够在肺小叶水平观察肺部病变,同时随着结核影像学、病理学研究的深入,尤其越来越多的学者开始发现并关注一些特殊类型的肺结核,例如以肺间质改变为主要表现的活动性肺结核,吴迪等[2]研究以间质性改变为主要表现的肺结核一例并文献复习,认为以间质性改变为主要表现的肺结核好发于中青年男性,亚急性病程,临床症状不典型,以咳嗽、呼吸困难、发热最为常见,胸部CT是早期诊断的关键,网格样改变、小叶间隔增厚、小叶中心性结节、胸膜受累、树芽状是活动性间质性肺结核主要影像学表现,影像表现取决于患者的细胞免疫功能状态及结核分枝杆菌侵犯肺组织后发生的组织学改变。吕本山[3]亦总结了39例活动性肺结核肺间质异常患者的HRCT特征,主要表现为肺小叶间隔厚度增加,并形成磨玻璃影、网织线影、微结节影及树芽征等为主的影像学征象。

小儿肺结核多为结核分枝杆菌初次感染后发生,结核分枝杆菌可随病灶周围的淋巴管侵犯局部淋巴结,另外由于儿童的免疫系统尚未发育成熟,免疫力表现不稳定,有学者认为此种情况增加了小儿肺结核在影像学表现上的复杂多样性。任会丽等[4]通过分析一组小儿肺结核和小儿肺炎的CT扫描资料进行了初步的探索,肺结核组98.33%(59/60)的患者CT扫描显示淋巴结有肿大,显著高于肺炎组患者的41.67%(30/72),差异有统计学意义($P<0.05$);就解剖部位而言,肺结核组中分别有90%(54/60)、61.67%(37/60)、48.33%(29/60)的患者在纵隔、肺门和腋窝见有淋巴结肿大,均显著高于肺炎组患儿[12.22%(16/72)、12.50%(9/72)、15.28%(16/72)],差异均有统计学意义(P值均<0.05)。就CT平扫所见,52.54%(31/59)、42.37%(25/59)、5.08%(3/59)的结核组患儿分别显示均匀、钙化、坏死密度影像,而肺炎患儿则分别为80%(24/30)、16.67%(5/30)和3.33%(1/30);均匀密度影像肺炎组患儿显著高于肺结核组患儿,差异有统计学意义($P<0.05$);钙化密度影像则恰恰相反,差异有统计学意义($P<0.05$);在8例肺结核组患儿CT增强扫描中,均匀强化和不均匀强化影分别占12.5%(1/8)和87.50%(7/8),12例肺炎患儿则分别为83.33%(10/12)和16.67(2/12)。因此,淋巴结肿大的CT平扫解剖学部位、密度和CT增强强化等影像特征有助于小儿肺结核的诊断和鉴别诊断。

随着人口老龄化的加重,老年肺结核问题日趋严重,老年人机体的退行性改变,对病变损害不敏感,临床表现与病程不平行,多合并多种基础疾病,需要充分认识与足够重视。老年不典型结核病具有病变部位不典型,不同性质病灶并存且易恶化、易播散、易形成空洞、合并症多等特点,一直以来都是呼吸道疾病治疗比较棘手的疾病之一。张晓萍等[5]收集一组经临床治疗、痰检及纤支镜证实的涂阴老年不典型肺结核30例,分析其CT表现,结果:①大片状肺实变影3例(占10%);②单发球形或肿块2例(占6.7%):1例结核球,1例肿块;③多发结节及肿块:2例(占6.7%);④间质改变11例(占36.7%);⑤空洞征3例:薄壁空洞1例(占3.3%),厚壁空洞2例(占6.7%);⑥树芽征6例(占20%);⑦磨玻璃影3例(占10%);据此作者认为,胸部CT扫描可识别涂阴老年不典型肺结核的多种征象,判断病变的性质和程度等方面具有较高的敏感度,有助于评价和监测不典型继发性肺结核的诊断、征象的转归等演变过程,为临床提供不可或缺的支持。

利福平为主要的一线抗结核药物,研究利福平单耐药病例的CT表现特征对指导临床用药具有重要意义。张志学等[6]统计利福平单耐药结核病174例作为实验组,同一时期对四种一线药物均敏感的肺结核182例作为对照组,对比研究两组病例的CT检查资料,结果:①病变分布:实验组中右中叶、左上叶舌段及下叶基底段病变较对照组明显增多,两组分别为48、23例,$P<0.05$。②病变形态:多发小病灶较普遍,两组没有显著性差别。但空洞性病

变中直径 <1.5cm 空洞实验组比对照组明显增多,$P<0.05$,有统计学意义。③肺外病变中两侧胸腔积液实验组比对照组明显增多,两组分别是 18、6 例,$P<0.05$,具有显著性差别。作者认为,耐单药利福霉素结核病 CT 检查有特征性表现:病灶分布以右中叶、左上叶舌段及基底段为主,病灶形态以直径 <1.5cm 空洞较常见,肺外表现以两侧胸腔积液为主要特征。

肺结构变化对肺的生理功能产生影响已被许多学者证实,影像学检查作为肺结核确诊和评估疗效的重要工具,亦有学者正在探讨和研究能否运用 CT 检查,将其病理和生理学改变有效地结合在一起。张洁等[7]应用 CT 半定量评分探讨继发性肺结核患者肺结构异常和氧合功能变化的关系,分析 110 例继发性肺结核住院患者,所有患者行 CT 和血气分析检查,对肺内病变整体和不同病变分别进行回顾性分析及半定量评分,将不同病变评分相加得到该患者分类评分总和,对这些评分与血气分析结果的相关性进行评估,对氧合指数(PaO_2/FiO_2)$<300mmHg$(组 1)和 $PaO_2/FiO_2 \geqslant 300mmHg$(组 2)患者的病变评分进行比较,结果显示病变整体评分和分类评分总和两种方法均 PaO_2/FiO_2 存在相关性,病变整体评分方法简便易行,结节及树芽征、实变、支气管病变、空洞评分与 PaO_2/FiO_2 存在相关性,磨玻璃密度影与 PaO_2/FiO_2 无相关性;结节及树芽征在继发性肺结核中常见,分别为 87.3%(96/110) 和 70%(77/110),实变以小叶性为主 83.6%(92/110),支气管管壁增厚和扩张发生率较高,分别为 87.3%(96/110) 和 75.5%(83/110),空洞以薄壁为主 53.6%(59/110),因此,支气管病变在继发性肺结核发病过程中起着重要作用,通过 CT 半定量评分将该病肺结构异常进行量化,并与血气分析结果进行相关分析,发现病变整体评分可以较敏感地反映肺氧合功能变化,结节及树芽征、实变、支气管病变、空洞的 CT 评分可以反映这些病变对肺氧合功能变化的影响。

CT 扫描广泛用于临床,但 CT 扫描中存在辐射,对受检者可造成一定的危害,因此如何减少 CT 扫描中的使用剂量成为研究热点之一。正如低剂量 CT 扫描在肺部疾病筛查以及肺部肿瘤的早期诊断中的应用一样,多位学者亦在探讨研究其在肺结核的随访复查中的应用。陈国财等[8]研究 16 层螺旋 CT 低剂量扫描在活动性继发性肺结核复查中的可行性及临床价值,选取 130 例活动性继发性肺结核病人为研究对象,对 130 例患者行常规扫描后再行低剂量扫描,比较常规剂量组和低剂量组 CT 扫描的效果及使用剂量,对照组常规剂量扫描参数为:管电流 120mA,观察组低剂量扫描参数为:管电流为 15~40mA,低剂量 CT 扫描方案 BMI≤15 时,管电流为 15mA;15<BMI<18.5 时为 20mA;18.5≤BMI≤24.9 时为 30mA;BMI>25 时为 40mA,其余参数均相同,结果显示两组扫描图像质量及薄层重建图像质量比较无统计学差异($P>0.05$),观察组和对照组薄层重建影像学特征对比,两组病灶内钙化、支气管狭窄、空洞、实变、树芽征病灶、磨玻璃密度等薄层重建影像学比较,差异无统计学意义($P>0.05$),但观察组有效剂量(ED)、剂量长度乘积(DLP)和容积 CT 剂量指数(CTDIvol)等指标明显低于对照组($P<0.01$)。郭世钊等[9]将 64 层螺旋 CT 低剂量扫描技术应用于成人活动性继发性肺结核诊断中,分别行低剂量(40mA)和常规剂量(120mA)扫描和薄层重建并图像对比,结果显示两组实变、支气管扩张、空洞、钙化灶、树芽征、磨玻璃密度影、支气管狭窄、结节、胸膜增厚、胸腔积液、纵隔淋巴结肿大的观察结果亦无显著性差异($P>0.05$),低剂量扫描的 ED、CTDIvol、DLP 显著低于常规剂量扫描($P<0.05$)。因此,螺旋 CT 低剂量扫描用于活动性继发性肺结核的诊断和复查中,可以获得与常规剂量接近的检查效果,并可有效减少 CT 扫描中的辐射剂量,提高了肺结核复查的安全性,节约了检查成本。

(二) 糖尿病合并肺结核的 CT 诊断

肺结核是糖尿病并发症中较为常见的一种,两病并存,相互影响,形成恶性循环,给临床治疗带来困难。因此,及早发现和诊治糖尿病并发肺结核,对病情转归具有重要的临床意义。张鑫等[10]随机选取糖尿病并发肺结核 104 例为观察组,单纯肺结核患者 104 例为对照组,对两组患者的胸部 CT 表现进行比较分析,结果显示,观察组患者病灶发生于肺结核少见部位较对照组多,两组比较有统计学差异($P<0.05$);肺结核常见部位两组比较不具统计学差异($P>0.05$);观察组患者病灶分布范围较对照组广,两组比较有统计学差异($P<0.05$);观察组患者大片实变影较对照组大,两组比较有统计学差异($P<0.05$);观察组患者空气支气管征及多发虫蚀样空洞较对照组多,两组比较有统计学差异($P<0.05$),作者得出结论,认为糖尿病并发肺结核具有两肺病灶分布范围广,发生于少见部位也多见,病灶大,多叶段分布的片状影,大片状影内见空气支气管征及多发虫蚀样空洞等特点。

(三) 艾滋病合并肺结核的 CT 诊断

AIDS 晚期患者由于存在严重的免疫缺陷而极易发生各种机会性感染,其中感染结核分枝杆菌的比例就高达 1/3。艾滋病合并肺结核患者存在双重感染,病情复杂,HIV 与结核分枝杆菌相互影响,临床症状和影像学表现与单纯的肺结核患者有一定差异,常导致误诊、漏诊,而如果能早期诊断艾滋病合并肺结核,那么对 HIV 感染者接种结核疫苗,可以增加 $CD4^+$ 和 $CD8^+$ 的细胞反应,用于优异的免疫控制 TB/HIV 双重感染和较好的临床效果。余复火等[11]将 67 例艾滋病合并肺结核和 85 例单纯肺结核患者的胸部影像学特征进行分析,观察组患者在 CT 上更多地表现为大片状或斑片状实变的阴影和多发小结节阴影,观察组患者的肺门附近受累情况显著多于对照组($P<0.05$),但是,观察组肺内钙化病灶、空洞、结核球少于对照组,因此,作者认为艾滋病合并肺结核患者的影像学常为不典型和多样性,其病变分布范围多为肺上野,并常多肺野同时累及。而其病变类型以渗出为主,增生性肺结核少见。王涛等[12]亦进行了 142 例艾滋病合并肺结核与 127 例单纯性肺结核的 CT 表现对比研究,结果显示病变部位及范围:病变累及双肺、两叶和两叶以上、上叶尖后段及下叶背段,两组间比较差异无统计学意义($P>0.05$);病变累及胸膜或淋巴结,两组出现率比较差异有统计学意义($P<0.05$)。病变性质:斑片状或大片状实变阴影、大片实变合并多发空洞、纵隔内淋巴结肿大、胸腔积液及心包积液两组间比较差异有统计学意义($P<0.05$),而单纯空洞、多发结节影在两组间的出现率差异无统计学意义($P>0.05$)。作者认为,CT 能显示 AIDS 合并肺结核的各种影像特征,AIDS 合并肺结核的病变部位不典型,累及范围广泛,大片状实变、纵隔内淋巴结肿大、胸腔积液及心包积液的出现率较单纯肺结核高。艾滋病合并肺结核的影像学表现复杂多样,易合并多种病原菌感染,更增加影响诊断的难度,提示诊断肺结核同时,应兼顾考虑到合并其他病原菌感染。艾滋病合并肺结核的不典型 CT 征象均与患者的免疫抑制有关,提示在临床上遇到不典型的肺结核表现时,应想到免疫缺陷(抑制)的可能,提示临床进行免疫学检查。

(四) 肺外结核的 CT 诊断

1. 肾结核　肾结核作为全身结核的一部分,是肺外结核最常见的部位,约占肺外结核的 20%,以往文献多报道肾结核的 CT 尿路成像技术(CT urography,CTU)影像表现,罗辉等[13]通过分析对比治疗前后肾结核的 CTU,总结其早期和晚期的表现,发现早期肾结核(5/25 例)肾外形无明显变化,实质内未见钙化影,肾盂输尿管壁增厚并强化,肾盏杯口毛糙或扩大,增强后肾强化程度正常,膀胱壁增厚强化(3 例),抗结核治疗后肾盂输尿管、膀胱壁可恢复正常,肾盏杯口稍变钝,另 2 例阴性。中晚期肾结核(19/25 例),肾外形改变,实质内不同形式钙化,增强后肾功能减退。14 例行抗结核治疗,随访 8 例脓腔逐渐变小,6 例肾逐步趋向自截。5 例自截肾手术切除;因此,作者得出结论,肾结核多层螺旋 CT(multislice CT,MSCT)的影像表现多种多样,多种征象并存时对正确诊断价值较大,对于早期肾结核,准确认识 CTU表现,给予临床提示;对于中晚期肾结核,评估肾功能受损情况及药物治疗效果具有较高的参考价值。

2. 肾上腺结核　肾上腺结核并非罕见,也是引起原发性肾上腺皮质功能低下的主要原因。该病起病潜隐,病程较长,单侧病变多无明显症状,临床诊断颇为困难,需与肾上腺肿瘤等鉴别。全昌斌等[14]回顾性分析经临床确诊的 35 例肾上腺结核患者的 CT 表现及临床资料,其中 26 例加做 CT 增强扫描,结果显示 35 病例中,双侧受累 28 例(80%),单侧受累 7 例(20%)。病变形态呈普大型 17 例,结节型 4 例,肿块型 14 例。病灶直径 5~86mm 不等。病灶边缘模糊者 25 例(71.4%),边缘清晰者 10 例(28.6%)。病灶中有钙化密度者 21 例(60%),无钙化密度者 14 例(40%)。26 例行增强扫描,病灶呈周边环形强化 14 例(53.8%),不均匀轻度强化 5例(19.2%),无强化 7 例(26.9%)。CT 误诊 6 例,其中误诊为肾上腺腺瘤 3 例,误诊为肾上腺增生 2 例,误诊为转移瘤 1 例。35 例 CT 扫描图像所及范围有 20 例同时显示合并有其他部位结核。10 例在抗结核治疗后行 CT 扫描复查:6 例病灶有好转缩小,其中有 2 例新出现钙化灶;3 例无变化;1 例病灶增多增大。因此,作者得出结论,肾上腺结核的 MSCT 表现具有一定的特征性,且与临床病程存在较明显的相关性,对该病的诊断及治疗均具有重要的应用价值。

3. 胰腺结核　胰腺结核罕见,以往文献报道不多,经常被误诊为胰腺肿瘤,而造成不必要的手术、化疗或放疗等创伤性治疗。项凤琳等[15]回顾性分析了 3 例胰腺结核患者的MSCT 表现,并复习文献,总结其影像学表现及诊断要点,MSCT 显示胰腺内局灶性环形或蜂房状强化的肿块及伴有环形强化的胰周淋巴结肿大,病灶很大时仍然很少累及血管,胰管及胆管扩张程度轻或不扩张,不成比例,为胰腺结核相对特征性的表现。

4. 肠结核　肠结核是结核分枝杆菌侵犯肠道引起的慢性特异性感染,是常见的肺外结核病,因肠道是空腔脏器,既往检查方法多采用气钡双重造影及肠镜检查,尤其结肠镜检查能够进行病变处组织活检,被认为是诊断肠结核的一种重要的方法,近年来由于 MSCT 扫描速度快,图像分辨率高,无痛无创,能同时观察患者肠腔内外等优点,亦逐渐成为临床诊断肠结核的一种有效的影像学检查方法。代艳等[16]回顾性分析比较 27 例经手术或病理诊断为肠结核的患者的 MSCT 及结肠镜检查,结果显示 MSCT 准确诊断 26 例(96.3%),结肠镜准确诊断 23 例(85.2%),二者对肠结核的诊断准确率无明显差异($P>0.05$),但本组患者 MSCT 对肠结核的定位及定性诊断综合准确率稍高于结肠镜检查,而结肠镜在定位及定性诊断的基础上可以进行实时活检,因此,临床上二者应相互补充、联合运用以提高肠结核的诊断率,指导临床治疗。

5. 腹腔结核　腹腔结核性脓肿是肺外结核一种严重类型。早期准确诊断结核性脓肿是治疗的关键。董鹏[17]等观察 8 例经手术病理证实的腹腔结核性脓肿,CT 表现为多房性低密度团块,周边强化,伴有边缘强化的肿大淋巴结,淋巴结相互融合,8 例患者中,1 例肝结核和 1 例有脾和卵巢结核,两例累及回肠末端和回盲部,腹水 4 例,3 例出现腹膜炎及肠系膜炎,3 例累及大网膜,手术病理回报 3 例患者有干酪样肉芽肿,5 例抗酸杆菌阳性,本组病例提示结核性腹腔脓肿具有特征性 CT 表现,CT 具有诊断价值。

6. 鼻结核　鼻结核少见,原发性蝶窦结核国内外更是罕见报道,临床可有鼻窦炎的症状如头部闷胀不适、头痛,后鼻孔流涕,也可有鼻窦骨质破坏,甚至出现自发性脑脊液鼻漏和颅腔积气,早期诊断非常重要。黄开来[18]等报告 1 例原发性蝶窦结核,23 岁男性,因"左侧头痛及眼胀痛半年,发现鼻咽新生物 15 天"就诊,鼻窦 CT 示左侧鞍旁及左侧蝶窦区间软组织密度增高影,大小约 20mm×32mm×34mm,左蝶鞍下壁间骨质缺损,并见骨质硬化,平扫CT 值约 34HU,见病变向下突入左侧鼻咽部,CT 导航下行蝶窦开放术并活检,最终病检报告示:蝶窦肉芽肿性炎,符合结核诊断,给予抗结核治疗,本例病例提示,因原发性蝶窦结核非常少见,并缺乏特异性临床表现,故容易误诊,对伴头痛、眼胀痛及盗汗等临床表现,CT 检查见蝶窦骨质破坏的患者,需警惕蝶窦结核。蝶窦结核患者可出现蝶窦、颅底骨质破坏,为避免出现颅内并发症,可先行分泌物找抗酸杆菌、结核抗体检测及结核菌素纯蛋白衍化物试验,当无创检查不能明确诊断时,应尽早活检。

7. 结核性脑膜炎　CT 因其分辨率相对较低,对颅内结核病变显示具有一定限度。孙国超等[19]分析 25 例颅内结核病患者的临床和 CT 资料,CT 检查采用平扫和双期增强扫描。增强扫描采用动脉期、延迟期(延迟 5min)双期扫描。结果显示 25 例患者中,脑膜型结核 14例;脑实质型结核 7 例,其中脑结核球 5 例,结核性脑脓肿 2 例;混合型结核 4 例。增强后动脉期 CT 表现:颅内动脉血管充盈良好,结核病灶仅轻度强化;延迟期 CT 表现:结核病灶仍持续明显强化,颅内血管影已基本上不显示,病灶显示清晰。因此,对颅内结核病患者行MSCT 检查时,可采用动脉期、延迟期(延迟 5 分钟)双期增强扫描,以显示颅内结核病灶的CT 强化特点(持续性渐进强化),反映其各种病理学变化,清晰显示病灶的部位、范围和受累程度,为临床诊断、分型、治疗以及判断预后提供可靠依据。

近年来颅内结核的发病率呈上升趋势,由于我国从事结核病诊断及治疗工作的医院中磁共振设备较少,CT 扫描仍是颅内结核检查的主要工具。MSCT 扫描速度快,而结核的肉芽组织血液供应不太丰富,故注射对比剂后立即扫描可能导致颅内结核病灶特征显示不足。侯代伦等[20]通过对 30 例颅内结核患者的影像学研究发现,针对颅内结核 CT 增强扫描程序的最佳选择是动脉期与延迟 5 分钟后的扫描相结合。CT 双期增强扫描可在动脉期通过 CT血管成像图像评价血管病变,又能更好地通过延迟期图像早期发现并评价结核性脑膜炎和颅内结核球的情况,为临床治疗提供帮助。

8. 淋巴结结核　淋巴结结核与肺癌转移淋巴结肿大在 CT 形态学表现有重叠,增强扫描后均可表现为环形强化,鉴别诊断一直是研究热点。双源 CT 双能量增强扫描通过后处理可获得碘图,可更客观地反映病变的血供特点,为定性诊断提供更丰富的影像学信息。李青青等[21]探讨双源 CT 双能量成像技术在颈部鳞癌转移淋巴结与淋巴结结核鉴别诊断中的价值,结果显示,62 枚淋巴结中,鳞癌转移性淋巴结 32 枚,淋巴结结核 30 枚。鳞癌转移淋巴结的碘覆盖平均值、曲线平均斜率与淋巴结结核比较,差异有统计学意义(t=3.806、3.698,$P<0.05$)。在 60~180keV 范围内,随着单能 keV 值的升高,鳞癌转移淋巴结与淋巴结结核 CT值逐渐递减,且 keV 值越高,CT 值降低的幅度越小,其能谱曲线在 60~180keV 下均呈下降型。碘覆盖值曲线下面积为 0.756,对鉴别两种病变的诊断敏感度为 56%,特异度为 80%;能谱曲线的斜率曲线下面积为 0.898,对鉴别两种病变的诊断敏感度为 76%,特异度为 85%;

因此,作者得出结论,动脉期碘覆盖值及能谱曲线斜率对颈部鳞癌转移淋巴结与淋巴结结核的影像鉴别诊断均有一定的意义,且能谱曲线斜率对其鉴别诊断优于碘覆盖值。

9. 骨关节结核 骨关节结核常好发于血供丰富、负重较大的骨质或活动频繁的关节,并且体质虚弱者好发,活动范围较小的部位关节结核相对少见。陈威等[22]报道了1例左足跗跖关节结核的病例,作者提示,尽管跗跖关节的关节间隙内滑膜不丰富、关节小、相对运动度少,结核相对少见,但仍可发生,避免误诊。

二、CT 引导下介入诊断结核病

结核病的早期诊断和及时治疗是控制结核病和减少个体不良预后的重要手段,分枝杆菌培养是诊断结核病的金标准,然而有些患者无痰或不能提供高质量的痰标本,使诊断受到限制。董莘等[23]收集127例痰涂片阴性肺结核患者接受经薄层CT为引导的支气管灌洗检查,分析薄层CT征象和结核菌涂片和(或)培养的结果之间的关系。结果显示,经薄层CT为引导的支气管灌洗液涂片和(或)培养的阳性率为51.2%(65/127)。以薄层CT征象微结节、结节、磨玻璃影及薄壁空洞、支气管扩张以及支气管规则狭窄引导下的肺叶纤维支气管镜灌洗液沉渣抗酸杆菌涂片和(或)培养阳性结果低于阴性结果,其差异有统计学意义($P<0.001$);以薄层CT征象树芽征、实变、厚壁空洞、虫蚀样空洞、支气管不规则狭窄以及支气管黏液嵌塞引导下的肺叶纤维支气管镜灌洗液沉渣抗酸杆菌涂片和(或)培养阳性结果高于阴性结果,其差异有统计学意义($P<0.05$)。多因素回归分析显示只有厚壁空洞是灌洗阳性的独立预测因子。因此,作者认为,薄层CT引导支气管灌洗可以提高结核菌涂片和培养的阳性率。杨贤明等[24]研究CT引导下经支气管镜针吸活检术对纵隔和肺门周围肿块的诊断效果,结果显示,CT实时引导下行纤维支气管镜针吸活检术比盲探法行经支气管镜针吸活检术对诊断纵隔和肺门周围肿块的效果更好,不良反应更少,显然对纵隔及肺门淋巴结结核的诊断及鉴别诊断具有一定意义。

三、MRI 在结核病诊断中的应用

(一)颅内结核

弥散加权磁共振图像(DWI)是在分子水平利用水在正常与病变组织的扩散程度的不同来反映不同病变特征的一项无创性检查,可通过扩散系数表观扩散系数(apparent diffusion coefficient,ADC)值来定量研究分析病变的扩散程度。DWI信号与ADC值呈负指数关系,ADC值越大,则代表水分子的扩散加快,DWI信号越低。脑结核球早期中心无干酪样物质,部分逐渐发展成为中心有干酪样物质,根据中心有无干酪样物质形成将结核球分为2组:未成熟型结核球、成熟型结核球,将2组脑结核球及脑转移瘤MRI病灶本身强化特点与ADC值进行对照,分析其病理基础,结果显示非成熟型、成熟型脑结核球的强化区域为炎性细胞浸润或者为增殖性肉芽肿性病变,成熟型结核球的中心为干酪样坏死物,其分子扩散明显受限,所以成熟型结核球中心非强化区域平均ADC值较非成熟型结核球低[25]。

弥散张量成像(DTI)是在弥散加权成像(DWI)基础上迅速发展起来的一种定量成像方法。颅内结核发生时,感染病灶可使脑结构发生改变继而引起组织中水分子扩散能力及方向改变,导致部分各向异性(fractional anisotropy,FA)值发生变化。有报告颅内结核患者从病灶实质区、水肿区到对侧正常区,FA值呈明显上升的趋势;病灶实质区FA值最低,原因可能为病变实质区白质神经元细胞膜和纤维髓鞘的完整性被破坏,组织微观结构的正常顺序丧失。病灶对脑微细结构各向异性破坏较重的情况下,相对于对侧正常区,病灶水肿区 ADC 值较低,FA 值亦降低。扩散张量纤维束成像(DTT)技术可以显示结核性脑病结节性病灶周围白质,表现为纤维束轻度挤压,但未见明显稀疏,病灶较大、合并坏死的环形强化周围纤维束均较少且移位且明显[26]。

吕岩等[27]回顾性分析 147 例临床确诊的脑膜结核病例的磁共振成像(MRI)图像数据。结果显示,147 例脑膜结核病例中 146 例累及软脑膜(99%),位于基底池及外侧裂池脑膜病变分别为 104 例及 108 例,其余为大脑纵裂池(46 例)、大脑凸面(35 例)及小脑背面(17 例)。MRI 平扫阴性 11 例,阳性 136 例,阳性表现为病变脑膜不同程度增厚,相应脑池、室、沟狭窄,T2 加权像(T2WI)可见不规则或结节状稍低信号 77 例;增强扫描病变全部强化,均匀和(或)不均匀强化,其中 85 例在脑膜增厚基础上,合并结节 1105 个,结节呈散在分布 23 例,簇状分布 62 例,结节均匀强化 452 个,环状强化 653 个,簇状分布的结节多以环状强化或融合成团的分隔状强化为主。颅内继发改变:脑积水 94 例,大脑前动脉受累 17 例,大脑中动脉受累 58 例,大脑后动脉受累 9 例,脑梗死 42 例,视神经受累 49 例。脑膜结核与肺癌脑膜转移的 MRI 对比,脑膜受累类型、病灶分布部位、边缘是否光整、病变与脑膜的相对位置及脑膜结节的分布比较,除蛛网膜病变外(P=0.066),其余两组比较差异有统计学意义(P=0.000)。作者认为,脑膜结核的 MRI 影像表现为大脑基底池脑膜增厚为主,合并簇状分布的脑膜结节,结节在 T2WI 上出现低信号,增强扫描结节呈环形及分隔状强化等征象以及继发性脑积水、脑内前循环血管炎、脑梗死等继发改变对脑膜结核的诊断均具有一定价值,增强扫描对脑膜结核的诊断具有重要意义。

贺伟等[28]回顾性分析临床确诊的脑实质结核患者 134 例的 MRI 影像表现。脑实质结核病灶直径 <0.3cm 的结节称为粟粒结节;0.3~1.0cm 称为小结节;>1.0cm 称为大结节。根据脑实质病变大小,脑实质结核病例分为粟粒结节型、小结节型、大结节型及混合结节型;根据强化方式及信号特点,分为增生结节型、结核球型、脑脓肿型和混合型。结果显示,134 例脑实质结核的发生部位以大脑半球及小脑半球多见,且多发病灶多部位同时出现常见。增强扫描病变有均匀强化、环形强化和不均匀强化 3 种方式,72 例可见 2 种或 3 种强化方式同时存在。粟粒结节(124 例)、小结节(90 例)及大结节(16 例)中均匀强化方式及非均匀强化方式(包括环形强化和不均匀强化)分别为 116 和 32 例、34 和 69 例及 1 和 16 例,采用 χ^2 检验分别对 3 种结节的不同强化方式进行比较,差异均有统计学意义(P<0.05)。粟粒结节均匀强化更常见,小结节尤其是大结节环状强化更常见。根据脑实质病变大小分型,134 例中粟粒结节型(68 例)和混合结节型(57 例)多见,小结节型(8 例)和大结节型(1 例)少见;根据强化方式及信号特点分型,以增生结节型(64 例)和混合性脑结核(60 例)多见,结核球型(9 例)和脑脓肿型(1 例)少见。结节直径 >0.5cm 的病变多数符合结核球的影像学表现。76 例患者行 MRI 动态随访,最终有 23 例(30.3%)病变完全消失。作者认为,增强 MRI 脑实质结核表现为均匀强化、环形强化和不均匀强化,约 1/2 的患者存在 2 种以上强化形式,以增生结节型和混合型多见。粟粒结节均匀强化更常见,小结节尤其是大结节环状强化更常见。脑实质结核以粟粒结节型和混合结节型多见;增生结节型的治疗效果优于非增生结节型,粟粒结节型脑结核的治疗效果优于非粟粒结节型脑结核。

李美杰等[29]分析发现,19 例结核性脑膜炎患者行头颅 MRI 检查,18 例异常,表现为单纯脑膜增厚、脑膜强化(6 例),伴脑积水(6 例),结核球(3 例),脑梗死(1 例)等。作者认为,头颅 MRI 检查是诊断结核性脑膜炎的手段之一。

(二) 脊柱、脊髓结核

结核病原体入侵途径、椎体血供方式、结核的病程等因素可以导致脊柱结核表现不典型。影像学表现主要有单椎体结核、向心性椎体塌陷、椎体增生硬化、椎弓结核、全椎骨结核、多发性脊椎结核、跳跃性病变。单椎体结核多发生在腰椎,颈椎、胸椎、骶椎少见,若起源于椎体中央则可导致椎体向心性压缩。早期表现为椎体终板下骨炎,于椎体前部终板下斑片状长 T_1、长 T_2 信号病灶,椎体的形态、终板、椎间盘均无异常,增强扫描呈较均匀强化;当椎体终板破坏时表现为椎体终板 T_1WI 信号减低,T_2WI 呈高信号。

脊柱结核与非结核性脊柱炎的 MRI 表现有许多相似之处,需加以鉴别。徐嫚[30]等搜集脊柱感染性病变者 53 例,结核 33 例,化脓性炎症 18 例,布鲁氏菌性脊柱炎 2 例,分析所有病例的 MRI 特征。结果显示,53 例脊柱感染性病例中,累及多椎体 52 例,累及单椎体 1 例;共累及椎体 139 个,其中颈椎 16 个,胸椎 44 个,腰椎 72 个,骶椎 7 个;脊柱结核较其他感染性脊柱炎更易造成椎体塌陷畸形、椎间盘狭窄及破坏、死骨或钙化形成多,较易形成椎旁蔓延性脓肿及硬膜外脓肿蔓延;化脓性脊柱炎较易形成局限性椎旁脓肿或肉芽肿,均不超过椎体病变范围;布鲁氏菌性脊柱炎有明显骨质增生,椎间盘受累不明显。因此,作者认为,根据观察 MRI 上病变椎体及其周围组织受累情况,结合临床,有助于脊柱结核与非结核性脊柱炎的鉴别。

脊柱结核患者进行检查时,由于病变处于发展的某一特殊时期,凭借平扫和普通静态增强扫描均很难将结核的肉芽肿和转移瘤的软组织肿块相鉴别。郎宁等[31]采用 MR T_1WI 动态增强成像半定量和定量分析探讨脊柱结核和脊柱转移瘤的鉴别诊断价值,分别对 24 例脊柱结核和 22 例脊柱转移瘤进行 MR T_1WI 动态增强扫描,对图像后处理分析得到的时间 - 信号强度曲线、上升期病变信号强度增幅、最大上升线性斜率及应用双室药物代谢动力学分析获得的血管通透性常数(K_{trans})和转运常数(K_{ep})进行比较。结果显示,24 例脊柱结核患者中,仅 1 例(4.2%)呈速降型曲线,12 例(50.0%)呈平台型,11 例(45.8%)呈持续增强型;22 例脊柱转移瘤中,12 例(54.5%)呈速降型曲线,7 例(31.8%)呈平台型曲线,3 例(13.6%)呈持续增强型曲线。脊柱结核组和脊柱转移瘤组信号强度增幅(198%±81% 与 165%±60%,$t=1.56$,$P>0.05$)、时间 - 信号强度曲线最大上升线性斜率(100%±55% 与 111%±41%,$t=0.76$,$P>0.05$)和 K_{trans}[(0.077±0.036)/min 与 (0.077±0.028)/min,$t=0.00$,$P>0.05$]差异均无统计学意义。脊柱结核组 K_{ep} 明显低于转移瘤组[(0.270±0.015)/min 与 (0.490±0.023)/min,$t=38.74$,$P<0.001$]。作者得出结论,MRI 动态增强扫描对于 MRI 扫描难以鉴别的脊柱结核和转移瘤具有一定的鉴别诊断价值,特别是 K_{ep} 值可以为两者的鉴别诊断提供帮助,如果常规 MRI 检查鉴别诊断困难,可以参考 MRI 动态增强曲线参数为鉴别诊断提供依据,为临床诊断提供更多的信息。

脊髓脊膜结核临床上少见,治疗不及时易导致不可逆性并发症及后遗症,早期诊断至关重要。MRI 检查因为其独特和先进的成像技术成为脊髓脊膜结核的首选检查方式。李瀛[32]分析总结脊髓脊膜结核 MRI 的表现包括:①蛛网膜炎:蛛网膜下腔不规整,局部变窄,脑脊液分隔改变,受累的神经根增粗,神经根之间或与鞘囊之间呈丛状、块状强化。②脊膜炎:脊膜包括软脊膜、硬脊膜、蛛网膜,表现为结节样、条状增厚,增强扫描增厚的脊膜明显强化。③脊髓炎：脊髓肿胀是最常见的征象，多数为脊髓局限性增粗，髓内斑片状 T_1WI 等 / 稍低信号，T_2WI 高信号，不强化或轻度强化。④结核球：包括髓内、髓外硬膜下 / 外结核球。余晖等[33]分析了4例脊髓结核球的 MRI 表现，发现5个病灶；1例病灶位于颈段脊髓，呈结节样强化；其余3例共4个病灶位于下胸段脊髓，其中1例伴发1个粟粒性结核球，其余3个病灶呈椭圆形，横断面 T_2WI 表现为典型的"靶征"，增强后呈环状强化，边界清楚，且长轴与脊髓长轴一致；作者认为，脊髓结核球的 MRI 表现具有一定特征性，准确认识这些表现有助于早期诊断。

（三）关节滑膜结核

四肢关节结核以髋关节及膝关节结核多见，其次为肘、腕和踝关节，髋关节及膝关节结核仅次于脊柱结核，占全身骨关节结核的第二位，以儿童和青少年多见。关节结核早期发病以滑膜结核多见，病变缓慢发展，以炎性渗出为主，早期（滑膜期）关节结核的诊断对患者的预后尤为重要。

滑膜充血增厚时，在 T_1WI 上呈低信号，T_2WI 上呈稍高信号，但较关节腔液体长 T_1、长 T_2 信号要弱。当滑膜进一步增厚，合并特异性肉芽组织增生时，肉芽组织在 T_1WI 上呈低信号，T_2WI 上为明显不均匀高信号，其间隙内常夹杂更长 T_1、长 T_2 液体信号影。肉芽组织、增厚的滑膜在 STIR 上均为高信号，和滑膜骨软骨瘤不易区分[34]。关节面下骨髓水肿，多出现在韧带附着区，膝关节多在交叉韧带和侧副韧带与骨结合区，髋关节主要在股骨大转子，肩关节主要在肱骨头外髁颈，局部呈长 T_1 长 T_2 信号影。关节腔积聚的渗液可是关节间隙增宽，周围软组织受累肿胀，关节囊内脂肪组织受浸，T_1WI 上高信号脂肪组织显示不清。

四、PET/CT 在结核病诊断中的应用

胰腺结核罕见，以往文献报道不多，关于胰腺结核的影像认识尚缺乏经验，胰腺结核经常被误诊为胰腺肿瘤，而造成不必要的手术、化疗或放疗等创伤性治疗。近年来，随着影像新技术的开展，PET/CT 也被应用在胰腺结核鉴别诊断上，并用于对抗结核治疗有效性的评估，有一定优势。PET 上表现为 ^{18}F- 氟脱氧葡萄糖（^{18}F-fluorodeoxyglucose，^{18}F-FDG）不同程度均匀或环状高摄取，可较好地显示病变的范围及部位。PET/CT 在鉴别胰腺恶性肿瘤和除结核以外的良性占位时，其最大标准摄取值（standard uptake value，SUV）的分界点是 2.8。但因 PET/CT 成像技术原理，胰腺结核和肿瘤的鉴别诊断往往较困难，前者极易被误诊为恶性肿瘤，尤其在临床表现和影像征象均不典型时，更易发生[35]。

综上所述，肺结核及肺外结核的影像学诊断中，传统的影像技术在不断地丰富和提高，积累了大量的经验，从形态学研究到分子影像学的探索和开发亦取得了很大的进展和突破。但是，有些研究仍然处于临床积累阶段或缺乏大样本量的支持，分子影像学探针技术在肺结核和肺外结核的特异性诊断中鲜有文献报道，有待于做进一步的深入研究。

（吕岩　侯代伦　韩利军　李芳　张旭　李欢）

参考文献

1. 吴俊. CT 图像智能识别的肺结核小点. 中国 CT 和 MRI 杂志,2015,13(5):45-47.
2. 吴迪,李学玲,林忠惠,等. 以间质性改变为主要表现的肺结核一例并文献复习. 中华临床医师杂志：电子版,2015,9(9):1588-1592.

3. 吕本山. 39 例活动性肺结核肺间质异常患者的临床表现及 CT 特征. 河南医学高等专科学校学报,2015, 27(1):37-38.

4. 任会丽,刘文,方伟军. 小儿肺结核与其他感染性肺部疾病淋巴结肿大的 CT 扫描特征比较. 结核病与肺部健康杂志,2015,4(2):93-96.

5. 张晓萍,马红霞,程小飞,等,涂阴老年不典型肺结核的多种 CT 影像表现,临床肺科杂志,2015,20(8): 1484-1486.

6. 张志学,任国英,谭宇才. 耐单药利福霉素肺结核的 CT 表现,中国医药指南,2015,13(25):65-66.

7. 张洁,于洪志,吴琦,等. CT 半定量评估继发型肺结核肺结构异常对氧合功能变化的影响. 中华医学杂志, 2015,95(29):2368-2371.

8. 陈国财,易海玲,孙占友,等,1 6 层螺旋 CT 低剂量扫描在活动性继发性肺结核复查中的可行性及临床价值. 现代医用影像学,2015,24(1):1-4.

9. 郭世钊,贾虎虎,王翔,等,64 层螺旋 CT 低剂量扫描技术在成人活动性继发性肺结核诊断中的应用价值, 陕西医学杂志,2015,44(9):1140-1141.

10. 张鑫,林吉征,李峰. 糖尿病并发肺结核 CT 表现分析. 中国 CT 和 MRI 杂志,2015,13(9):62-71.

11. 余复火,赖晓宇,黄培生. 艾滋病合并肺结核与单纯肺结核患者胸部影像学特征的对比分析. 中华临床医师杂志:电子版,2015,9(16):3029-3032.

12. 王涛,张荣萍,宋立江,等,艾滋病合并肺结核与单纯性肺结核的 CT 表现对比研究. 四川医学,2015,36 (9):1344-1346.

13. 罗辉,王冕. 探讨不同时期肾结核治疗前后 CT U 影像学表现,医学影像学杂志,2015,25(5):937-939.

14. 全昌斌,袁小东,时文伟,等. 多层螺旋 CT 对肾上腺结核的诊断价值,临床放射学杂志,2015,34(8): 1242-1246.

15. 项凤琳,李梅,赵红星,等,胰腺结核的 MSCT 表现及误诊分析,医学影像学杂志,2015,25(2):286-288.

16. 代艳,任露,王丽英,等,MSCT 及结肠镜对肠结核的诊断价值分析. 中国 CT 和 MRI 杂志,2015,13(5): 94-96.

17. Dong P,Chen JJ,Wang XZ,et al.Intraperitoneal tuberculous abscess:Computed tomography features. World J Radiol,2015,7(9):286-293.

18. 黄开来,黄江菊,柯霞,等. 原发性蝶窦结核 1 例. 临床耳鼻咽喉头颈外科杂志,2015,29(3):277-278.

19. 孙国超,张磊,杨书峥,等. 颅内结核病的 MSCT 表现及分型研究. 中国医疗设备,2015,30(5):50-53.

20. 侯代伦,渠慧芳,张旭,等. 多层 CT 延迟期扫描对颅内结核病灶显示的优势探讨. 中华结核和呼吸杂志, 2015,38(11):810-814.

21. 李青青,邓亚敏,马小锋,等. 双能量 CT 成像鉴别诊断颈部鳞癌转移淋巴结与淋巴结结核,中国医学影像学杂志,2015,23(3):161-164.

22. 陈威,周明旺,李红专,等. 左足跗跖关节结核一例. 中国防痨杂志,2015,(11):1117-1118.

23. 董莘,许银伍,陈红兵,等. 薄层 CT 引导支气管灌洗提高结核菌涂片和培养的阳性率. 中国医学装备, 2015,12(3):27-29.

24. 杨贤明,陈伟生,翁加豪. CT 引导下经支气管镜针吸活检术诊断纵隔和肺门周围肿块的效果分析,结核病与肺部健康杂志,2015,4(2):109-112.

25. 陶维静,郭莉莉,张辉,等. 表观扩散系数(ADC)在鉴别脑结核瘤与脑转移瘤的价值. 实用放射学杂志, 2015(6):901-904.

26. 褚相乐,赵丽萍,马景旭,等. FA 值与 ADC 值在 AIDS 脑内结核和弓形虫中的应用. 中国临床医学影像杂志,2015,26(5):305-308.

27. 吕岩,李成海,周新华,等. 脑膜结核 147 例核磁共振影像分析. 中华结核和呼吸杂志,2015,38(11): 815-820.

28. 贺伟,宁锋刚,周新华,等. 脑实质结核的核磁共振影像特点及动态分析. 中华结核和呼吸杂志,2015,38 (11):821-827.

29. 李美杰,孟兆华.结核性脑膜炎脑脊液及影像学检查的临床分析.脑与神经疾病杂志,2015,23(6):428-431.

30. 徐嫚,杨贤卫,郑芸,等.脊柱结核和非结核性脊柱炎的MRI影像鉴别.临床放射学杂志,2015,34(6):960-966.

31. 郎宁,苏敏英,袁慧书.MRI动态增强扫描对脊柱结核和脊柱转移瘤的鉴别诊断价值.中国医学影像学杂志,2015,23(5):373-376.

32. 李瀛.脊髓脊膜结核及髓内结核瘤MRI表现及诊断价值.实用医学杂志,2015(5):804-806.

33. 余晖,刘静,沈桂权,等.四例脊髓结核的MRI表现分析.中国防痨杂志,2015(2):870-872.

34. 袁维军,骆世兵,王慧明.四肢关节滑膜结核的X线及MRI表现.放射学实践,2014(11):1311-1314.

35. 严雪敏,孙昊,杨爱明.胰腺结核的临床特点及诊断要点.协和医学杂志,2015(2):119-123.

第三章　结核病免疫学诊断

摘　要:近来,γ- 干扰素释放试验对潜伏结核感染、糖尿病合并结核病、老年肺结核、儿童结核病以及肺外结核病的诊断价值逐步显现,一些新型生物标记物如 IL-27 等细胞因子、ALOX-5 等生物酶、NAP3 等蛋白对结核病的诊断价值也有不少的研究和探讨,纳米技术等新方法也被用于免疫诊断。

关键词:γ- 干扰素释放试验;抗原;T 细胞;细胞因子;化学素;酶;蛋白质

近 1 年来,结核病的免疫学诊断方面取得了不少进展。γ- 干扰素释放试验在潜伏结核感染、糖尿病合并结核病、老年肺结核、儿童结核病以及肺外结核病等的诊断方面进行了深入研究,一些新型生物标记物如 IL-27 等细胞因子、ALOX-5 等生物酶、NAP3 等蛋白对结核病的诊断价值也有不少的探讨。

一、γ - 干扰素释放试验

γ- 干扰素释放试验(interferon gamma release assays,IGRA)是诊断潜伏结核感染的试验,目前国际上有 QFT-G(Quantiferon TB Gold)(第二代为 Quantiferon TB Gold In Tube,QFT-GIT)与 TSPOT 试剂盒。

(一) 诊断潜伏结核感染

李君莲等[1]随机选取 300 例脑梗死患者,应用结核菌素皮肤试验(tuberculin skin test,TST)与 T-SPOT 方法调查潜伏结核感染情况。TST 检验阳性 223 例,阳性率 74.3%(223/300)。T-SPOT 方法诊断阳性 151 例,阳性率 50.3%(151/300),暴露于结核病患者是检验阳性的危险因素,提示此类人群结核感染率较高。特殊人群结核感染的筛查仍然是 IGRA 的应用方向。

(二) 辅助诊断活动性结核病

陈希等[2]采用对 93 例胸腔积液,其中 48 例为结核病组,45 例为对照组,进行 T-SPOT.TB 试验,结果显示 T-SPOT.TB 检测在结核病组阳性率为 91.67%,显著高于对照组,表明 T-SPOT.TB 对结核性胸膜炎早期诊断有较高的应用价值。雷红鸽等[3]对 236 例疑似结核患者进行 T-SPOT.TB 及结核蛋白芯片,结果显示 T-SPOT.TB 较蛋白芯片有更高的特异性和灵敏度,两种方法可联合检测提高灵敏度和特异度。邓剑[4]比较了 IGRA 与蛋白芯片法对结核病的诊断效能。将 479 例结核病患者纳入结核病组,42 例体检健康者纳入对照组。IGRA 和结核分枝杆菌蛋白芯片法敏感度分别为 89.56%(429/479) 和 76.20%(365/479),特异度分别为 100.00%(42/42) 和 88.10%(37/42),准确率分别为 90.40%(471/521) 和 77.16%(402/521)。418 例肺结核患者中抗酸染色(acid fast bacilli,AFB)阳性 127 例,AFB 阴性者 291 例,其中 AFB 阳性肺结核患者中 IGRA 阳性率为 93.70%(119/127),AFB 阴性肺结核患者阳性率为 88.66%(258/291),提示 IGRA 与结核分枝杆菌蛋白芯片法相比有较高的敏感度与特异度。

陆恩词等[5]对 T-SPOT 在肺结核合并糖尿病患者人群中诊断结核病的价值进行评估。在对 41 例临床确诊为肺结核合并糖尿病患者中,T-SPOT 诊断灵敏度(95.12%)显著高于抗酸杆菌涂片(31.70%)、TB-DNA(43.90%)及 TST(68.29%)($P<0.05$)。T-SPOT 对菌阳肺结核确诊率(95.45%)与菌阴肺结核确诊率(94.74%)比较差异无统计学意义($P>0.05$),提示 T-SPOT 在此类人群中辅助诊断结核有一定价值。

万荣等[6]探讨了 T-SPOT 在老年肺结核中的诊断价值。研究共纳入老年肺部疾病患者 257 例,包括菌阳肺结核组患者 73 例,菌阴肺结核组患者 95 例,非结核病患者组 89 例。比较了 T-SPOT 与常规实验室方法的诊断效能。结果菌阳肺结核组 T-SPOT 检测的敏感度为 87.7%(64/73),PPD、结核抗体、TB-DNA、ESR 检测的敏感度分别为 57.4%(31/54)、71.4%(50/70)、77.6%(52/67)、81.7%(58/71)。菌阴肺结核组 T-SPOT、PPD、结核抗体和 ESR 检测的敏感度分别为 86.3%(82/95)、57.3%(47/82)、42.4%(39/92)、60.9%(56/92);TSPOT、PPD、结核抗体、TB-DNA 和 ESR 检测的特异度分别为 92.1%(82/89)、82.7%(62/75)、83.1%(74/89)、98.9%(88/89)、41.2%(35/85),提示 T-SPOT 在老年肺结核诊断中的敏感度和特异度均较高。

贾晨光等[7]评价 T-SPOT 在疑似骨关节结核病中的诊断价值。选取 80 例确诊为骨关节结核患者和 44 例排除结核患者。T-SPOT 的敏感度、特异度和准确度分别为 82.5%、75.0%、79.8%。T-SPOT 的阳性检出率显著高于 AFB、结核分枝杆菌培养($P<0.05$),而在不同疾病部位(脊柱、四肢关节)及不同病程分组间阳性检出率差异无统计学意义($P>0.05$),认为 T-SPOT 可以作为骨关节结核病的重要辅助诊断方法。袁凯等[8]评价了 T-SPOT 在脊柱结核感染辅助诊断中的应用价值。选取疑似脊柱结核患者 91 例,根据临床和细菌性诊断结果分为脊柱结核组($n=52$)和对照组($n=39$)。T-SPOT 试验在脊柱结核诊断中的敏感性、特异性、阳性预测值和阴性预测值分别为 82.7%、87.2%、89.6% 和 79.1%,阳性率显著高于 PPD 皮肤试验(82.7% 比 61.5%,$\chi^2=5.786$,$P=0.016$)和血清抗结核抗体试验(82.7% vs. 55.8%,$\chi^2=8.847$,$P=0.03$),与病理学检查比较差异无统计学意义(82.7% vs. 87.2%,$\chi^2=0.396$,$P=0.529$)。TSPOT 试验与病理学检查一致性较好(87.2%,$\kappa=0.498$,$P=0.001$)。TSPOT 法应用于脊柱结核诊断有良好的敏感性和特异性。

母发光等[9]则探讨了 γ- 干扰素释放试验对儿童结核性脑膜炎的诊断价值。在 32 例结核性脑膜炎患儿(TBM 组)和 30 例非结核性颅内感染患儿(非 TBM 组)中对 IGRAs、TST、结核杆菌抗体(TB-IgG)及脑脊液结核分枝杆菌 DNA(TB-DNA)4 种方法学进行比较。结果发现,IGRAs、TST、TB-IgG、TB-DNA 的灵敏度分别为 87.5%、56.25%、46.88%、34.38%,特异度分别为 93.33%、76.67%、80.00%、100%;IGRAs 的灵敏度高于其他三项指标,差异均具有统计学意义($P<0.017$),提示 IGRAs 的灵敏度和特异度相对较高。

卫卫等[10]对比研究 γ- 干扰素释放试验方法 IGRA-ELISA 技术和结核感染 T 细胞斑点试验(T-SPOT.TB)在结核病诊断中的应用价值,结果表明两种诊断方法检测性能相似,在结核病诊断方面均具有较高的敏感度,对临床有较好的应用价值。

李晋等[11]对 180 名肺结核患者的密切接触者进行酶联免疫斑点法(enzyme linked immunospot assay,ELISPOT)和 TST 平行检测,结果显示 ELISPOT 筛查肺结核密切接触者中高危人群的特异度显著高于 TST,能更准确地反映结核分枝杆菌暴露后的感染情况。施伎蝉[12]等对 60 例菌阴肺结核患者和 20 例健康者进行 T-SPOT.TB 试验和结核菌素试验(PPD),

结果显示与 PPD 相比,T-SPOT.TB 检测法与临床诊断一致率较高,达 95.0%,说明 T-SPOT.TB 是一种有效的菌阴肺结核早期诊断的辅助检查方法。

深入探讨 IGRA 对糖尿病人群的结核病、老年肺结核、儿童结核等特殊人群的结核病以及肺外结核等诊断困难之结核病的诊断价值,并与蛋白芯片等方法学进行比较,提示 IGRA 准确性好,应用前景广阔。

二、其他生物标志物的检测

其他生物标志物主要包括抗原、细胞因子、化学素、酶、蛋白质等的检测,均主要集中于诊断活动性结核病。

1. 抗原   包括 ESAT-6、Hsp65、PstS1、DLL1、GlcB、HspX 等。任泽泽等[13]综述结核性脑膜炎(TBM)诊断进展时指出,有作者曾以 ELISA 法进行检测,发现在 TBM 确诊组,GIcB、HspX 和 PstS1 的检测灵敏度为 100%,特异性为 96%~97%;在 TBM 疑似组,GlcB、HspX 和 PstS1 的检测灵敏度为 92%~95%,特异性为 93%~96%;在非 TBM 组,通过对以上 5 种抗原检测,有 4%~8% 的假阳性率;而且抗原联合检测也有较高价值。

白雪娟等[14]应用重组 CFP10-ESAT6 融合蛋白进行 ELISPOT 检测 105 名驻京部队入伍新兵的结核分枝杆菌感染的情况,结果显示,ELISPOT 检测结核分枝杆菌感染不受卡介苗接种的影响,能更真实地反映驻京部队入伍新兵的结核潜伏感染情况。许艳等[15]使用纯化的 CFP10-ESAT6 融合蛋白抗原,采用 ELISA 的方法检测 170 例结核患者血清的抗体,检测结果与 ELISPOT,胶体金比较,与临床诊断的符合率为:ELISPOT>ELISA> 胶体金,结果表明 CFP10-ESAT6 融合蛋白有望开发为结核血清学诊断用新抗原。

周鹏等[16]利用 DNASTAR 对 MTB PE 家族 99 个成员结构进行分析,预测其抗原表位,截取 Rv3388 蛋白的优势抗原片段,表达并纯化重组蛋白 pET32a/Rv3388637-731,评价其与其他 6 种 MTB 特异性蛋白(16kDa、38kDa、ESAF-6、CFP-10、MPT64、11488)作为血清学检测靶标的应用价值,结果显示 7 种 MTB 特异性抗原具有不同的反应模式,单个抗原检测敏感度较差,提高结核抗体检测敏感性应多种抗原联合检测。余琴等[17]对结核分枝杆菌重组抗原 Rv0350 基因进行克隆表达和纯化,并对其抗原性进行评价,结果显示该蛋白的灵敏度、特异度、诊断效率分别为 75.3%、80.0%、77.6%,Yuden 指数为 0.553,AUC 为 0.828,表明其具有良好的诊断灵敏度,有一定的临床应用价值。

白雪娟等[18]采用 DNA star 分析和表位分析的方法等预测 B 细胞、CTL 及 Th 细胞免疫功能多肽对 Rv1737c 蛋白序列进行分析,显示 Rv1737c 蛋白可能是一种较好的 T 细胞抗原,可能成为结核病诊断抗原分子和候选疫苗抗原。

2. 花生四烯酸 5 脂加氧酶   蛋白组学方面,应用双向荧光差异凝胶电泳和质谱分析法对 TBM 患者的 CSF 进行蛋白质组学分析,有作者发现花生四烯酸 5 脂加氧酶是一种特异性较好的生物标志物[13]。

3. 细胞因子   IL-27 是最近发现的一种与 IL-12 相关的细胞因子,它由抗原提呈细胞产生,通过其对免疫反应的促炎和抗炎的双重作用调节各种免疫疾病。孙美玲等[19]指出,与非 TPE 相比,TPE 中腺苷脱氨酶、IFN-γ、IL-27 的含量显著增加。陈兴年等[20]研究了血清前炎症因子白细胞介素 6(IL-6)、白细胞介素 8(IL-8)和肿瘤坏死因子 α(TNF-α)的检测对于诊断活动性肺结核患者的临床意义。共纳入 71 例活动性肺结核与 21 例陈旧性肺结核,用 ELISA 法检测血中 IL-6、IL-8 及 TNF-α 水平。活动性肺结核组和对照组血清中 TNF-α 中位数分别为 11.5pg/ml 和 8.8pg/ml,差异有统计学意义(U=369.5,P<0.001)。IL-6 中位数分别为 7.8pg/ml 和 2.0pg/ml,两组间差异有统计学意义(U=389.5,P<0.001)。IL-8 中位数两组均为 8pg/ml,两组间差异无统计学意义(U=731.5,P=0.896)。提示血清 TNF-α 和 IL-6 水平可能用于鉴别肺结核活动与否。Li 等[21]应用 meta 分析评估胸腔积液中 TNF-α 诊断 TPE 的价值。检索 Medline 等数据库,纳入出 6 篇文献共 7 个研究。对纳入的文献,采用 QUADAS 进行质量评价,MetaDisc 及 Stata 软件进行定量评价及综合评估。结果提示,汇总敏感度 0.89(95%CI 0.83~0.93),汇总特异度 0.82(95%CI 0.78~0.86),汇总阳性似然比 4.78(95%CI 3.32~6.89),汇总阴性似然比 0.16(95%CI:0.1~0.27),汇总诊断优势比 32.43(95%CI 14.48~72.6),SROC 曲线下面积 0.8556,提示 TNF-α 敏感性较好,特异性不足,可联合其他检查手段辅助诊断。张俊爱等[22]采用 ELISA 夹心法检测 30 例 ATB 患者血浆中白细胞介素 37(IL-37)含量,结果显示 ATB 患者血浆中 IL-37 含量明显升高,并有可能成为 ATB 疗效评估的指标。

陈涛等[23]采用结核特异性抗原对活动性肺结核患者、LTBI 者和健康人的外周血进行刺激,然后通过高通量细胞因子芯片对刺激后外周血中细胞因子的表达变化进行检测,并筛选显著变化的因子,进行细胞因子调控网络构建。结果显示,表达上调的因子主要集中于 IFN-γ 和 IL1α 因子调控网络中,CXCL10(IP-10)、CCL3、CCL8 和 IL1β 因子可能比 IFN-γ 更适合用于结核病或 LTBI 者的筛查。

4. 中性粒细胞激活蛋白3 曹志红等[24]研究肺结核患者外周血单个核细胞经结核特异性抗原刺激后中性粒细胞激活蛋白 3(neutrophil activating protein 3,NAP3)的表达情况并与 LTBI 患者及健康对照者进行比较,基因芯片分析发现活动期肺结核患者 NAP3 表达明显高于 LTBI 组(U=1.000,P=0.0043)。ELISA 分析结果发现特异性抗原刺激前细胞培养液上清液中 3 组的 NAP3 浓度差异无统计学意义(F=0.7341,P=0.4821),而刺激后只有活动期肺结核组和健康对照组之间的 NAP3 浓度相比差异有统计学意义(P=0.002),认为高表达的 NAP3 可作为诊断结核的指标之一,但是无法区分潜伏感染和活动期感染病例。

5. IFN-γ 诱导蛋白10 万春等[25]系统评价 IFN-γ 诱导蛋白 10(IP-10)对结核的诊断价值并作 meta 分析,检索 Medline 等数据库,筛选出 12 篇有关 IP-10 对结核患者诊断价值的文献。对纳入的文献,采用 QUADAS 进行质量评价,MetaDisc 1.4 及 Stata 软件进行定量评价及综合评估。结果提示,合并敏感度为 0.81(95%CI 0.79~0.84),合并特异度为 0.75(95%CI 0.72~0.78),汇总阳性似然比 4.28(95%CI 2.59~7.06),汇总阴性似然比为 0.25(95%CI 0.19~0.34),汇总诊断优势比为 20.27(95%CI 9.91~41.44),SROC 曲线下面积为 0.89。本研究还对不同检测样本、结核感染后不同临床状态进行了亚组分析,发现胸腔积液样本中 IP-10 水平对结核诊断的准确性(敏感度 0.86,特异度 0.83)高于血液样本(敏感度为 0.79,特异度为 0.74);IP-10 诊断活动性结核的敏感度(0.86)高于对潜伏性结核的诊断(0.68),认为 IP-10 对结核有一定的诊断价值,在结核感染合并胸腔积液、活动性结核感染的患者中具有更高的临床参考价值,联合干扰素 γ、结核菌素皮肤试验等检查可提高其诊断效能。

6. 视黄醇和视黄醇结合蛋白4 麦洪珍等[26]以 ELISA 法检测 128 例耐药肺结核、152

例非耐药肺结核患者和 120 例健康对照者血清视黄醇和视黄醇和视黄醇结合蛋白 4（retinol-binding protein-4，RBP4）水平，并分析它们的影响因素。结果提示，耐药组、非耐药组患者血清视黄醇、RBP4 水平分别为（206.10 ± 10.35）pg/L、（6.22 ± 1.64）pg/ml 和（249.61 ± 12.06）pg/L、（8.23 ± 2.31）pg/m1，均显著低于对照组血清视黄醇、RBP4 水平（326.57 ± 11.52）pg/L、（11.52 ± 2.60）pg/ml（P 值均 <0.01 和 P 值均 <0.05）；而耐药组较非耐药组，患者血清视黄醇、RBP4 水平均显著降低（P 值均 <0.05）。体质指数是血清视黄醇和 RBP4 的独立影响因素。说明此二指标可以揭示结核乃至耐药结核患者体内营养状况的某些变化情况，并为治疗提供一种方向。

7. **诱骗受体 3 与可溶性肿瘤坏死因子受体 1** 诱骗受体 3（decoy receptor，DcR 3）是新发现的一个肿瘤坏死因子受体超家族成员，是一种特殊的细胞凋亡抑制剂，它能竞争性地与 FasL 等结合并抑制其介导的细胞凋亡。Shu 等[27]分析了淋巴细胞占优的结核性渗出性胸膜炎患者胸腔积液中炎症、抗炎细胞因子以及细胞毒 T 淋巴细胞的效应分子在辅助诊断中的作用。共入组 95 例患者，35 例患 TPE，46 例患恶性胸腔积液和 14 例是其他病因。IFN-γ、ADA、DcR3、单核细胞趋化因子（MCP，monocyte chemo-attractant protein）-1、IP-10、颗粒酶 A 和穿孔素在 TPE 中较其他病因所致胸腔积液为高。通过回归分析，IFN-γ≥75pg/ml，ADA≥40IU/ml，DcR3 ≥9.3ng/ml 与可溶性肿瘤坏死因子受体 1（soluble tumour necrosis factor receptor 1，TNF-sR1）≥3.2ng/ml 是和 TPE 相关的独立危险因素。基于此四种因素的 ROC 曲线下面积是 0.920，使用 cut-off 值为 0.303，敏感性为 82.9%，特异性 86.7%。作者认为，在常规使用 IFN-γ、ADA 作为 TPE 检测标志物的同时，检测 DcR3 与 TNF-sR1 能改善诊断的效能。

8. **抵抗素** 抵抗素是一种 12kDa 的可溶性血清蛋白，由人体免疫细胞所分泌，造成胰岛素抵抗，并且抑制白细胞活性氧簇产生。Chao 等[28]调查了结核合并糖尿病（DM）患者血清抵抗素的水平，与单纯结核、单纯 DM、健康对照比较，发现在严重结核组（无论是否患 DM）和 DM 组中，血清抵抗素水平较轻微结核和健康对照明显为高。而且，此升高的抵抗素水平与 DM 和结核患者受损的中性粒细胞活性氧（reactive oxygen species，ROS）生成有关。在人体巨噬细胞中，外源性抵抗素抑制 ROS 的生成，而 ROS 对于结核诱发的炎症体激活非常重要。胞内 ROS 受损的巨噬细胞生成 IL-β 甚少，对结核菌生长缺乏抑制作用。因此提示，严重结核病和 DM 患者中增加的抵抗素可能通过抑制白细胞 ROS 生成来抑制结核菌诱发的炎症体激活。抵抗素可望成为提示严重结核和 DM 的新生物标志物。

9. **可溶性髓样细胞触发受体 1** 曾今诚等[29]检测 78 例活动性肺结核患者和 40 例健康志愿者的外周血中性粒细胞和单核细胞绝对值及血清可溶性髓样细胞触发受体 1 含量，分析其相关性，结果显示呈正相关，表明可溶性髓样细胞触发受体 1 对活动性肺结核的早期预警及预后有重要参考价值。

10. **RD1、RD2 区域抗原多肽** 周建芳等[30]对活动性肺结核患者、潜伏性结核感染和健康人血清的 RD1、RD2 区域抗原多肽进行检测，结果 RD1、RD2 区域抗原多肽总体阳性率为 70.59%，且随治疗时间的延长，阳性率呈递减趋势，提示 RD1、RD2 区域抗原多肽可同其他检测方法联用提高结核病诊断的准确性。

11. **其他标志物** 通过脑脊液代谢组学分析发现，结果显示，结核性脑膜炎患者糖、脂肪酸以及氨基酸代谢均发生了改变，从而为寻找潜在的生物标志物奠定了基础[13]。Yang 等[31]

75

使用与量子点偶联的磁微球针对 H37 Rv 结合多肽探测结核杆菌。这是一种纳米技术,原理是形成三明治复合物:细菌的细胞、磁微球(MMSs)和量子体(QDs),量子体上以荧光信号进行标记以便探测。多肽配体 H8 是源于结核分枝杆菌发展出来。运用 MMS- 多抗 +QD-H8 与 MMS-H8+QD-H8 的结合,能探测到高特异性的 10^3 菌落形成单位 /ml H37Rv 的强信号。该新方法可以提高痰中 MTB 的探测极限与特异度,减少检查时间,但还需进一步验证。

三、免疫细胞

张国英等[32]采用流式细胞仪对 100 例淋巴结核患者及 30 名正常人外周血 CD4+CD25 highFoxP3+ 调节性 T 淋巴细胞(Treg)和 IFN-γ、IL-10 水平进行检测,结果显示淋巴结核患者外周血 CD4+CD25 highFoxP3+Treg 和 IL-10 水平均升高,而 IFN-γ 水平则降低,说明 CD4+CD25highFoxP3+Treg 和 IFN-γ、IL-10 在淋巴结核的发病过程中发挥了重要作用。

四、蛋白谱

Xu 等[33]采用 iTRAQ 2D LC-MS/MS 技术研究肺结核患者和其他肺部疾病患者蛋白谱,并通过一系列实验探寻新的非侵入的生物标志物诊断肺结核,研究证实 S100A9 蛋白、细胞外超氧化物歧化酶 3(extracellular superoxide dismutase 3,SOD3)和基质金属蛋白酶 9(matrix metalloproteinase 9,MMP9)在诊断肺结核上有潜在的应用价值。

新型生物标志物如 IL-27 等细胞因子、ALOX-5 等生物酶、NAP3 等蛋白不断被发现,蛋白组学、代谢组学等新方法学也用于结核病的免疫诊断。循证医学用于免疫诊断方法的评估被广为接受。我们有理由相信,不远的将来,更多的新型生物标志物、更多的新方法学将投入应用,从而使结核病的诊断水平得到大大提高。

(陈雪融　陈效友　陈晋　李珍珍　刘一典　唐神结)

参考文献

1. 李君莲,阿尔泰,杨玉勤,等.脑梗死人群应用 T-SPOT.TB 诊断潜伏性结核感染临床分析.中国实用神经疾病杂志,2015,18(11):78.
2. 陈希,李晓辕,李玲,等.结核感染 T 细胞斑点试验在结核性胸膜炎诊断中的价值.中国防痨杂志,2015,37(1):40-46.
3. 雷红鸽,张敏,韩丰娟,等.疑似结核患者 T-SPOT.TB 检测结果分析.河北医药,2015(10):1523-1526.
4. 邓剑.γ- 干扰素体外释放试验在结核病诊断中的价值.国际检验医学杂志,2015,36(2):191-192.
5. 陆恩词,朱颖蔚.T-SPOT.TB 在肺结核合并糖尿病患者诊断中的价值.山西医科大学学报,2015,46(4):334-336.
6. 万荣,李明武,赖明红,等.结核感染 T 细胞斑点试验在老年肺结核中的诊断价值.中国防痨杂志,2015,37(4):348-352.
7. 贾晨光,姚黎明,李秀武,等.结核感染 T 细胞检测在骨关节结核中的诊断价值.河北医科大学学报,2015,36(2):148-151.
8. 袁凯,梁德,吴雪琼,等.以 CFP10/ESAT6 融合蛋白为抗原的酶联免疫斑点技术在脊柱结核感染辅助诊断中的应用价值.中国医学科学院学报,2015,37(1):44-49.
9. 母发光,何海兰,谭泰昌,等.γ- 干扰素释放试验对儿童结核性脑膜炎的诊断价值.临床儿科杂志,2015,

33(3):242-245.

10. 卫卫,肖和平,李红,等.两种γ-干扰素释放试验方法在结核病诊断中的应用价值比较.中国防痨杂志, 2015,37(7):768-773.

11. 李晋,杨倩婷,岳建荣,等.γ干扰素释放试验与结核菌素皮肤试验在肺结核患者密切接触者随访中的应用比较.中国防痨杂志,2015,37(7):748-752.

12. 施伎蝉,陈永平,蒋贤高,等.结核感染T细胞斑点试验在菌阴肺结核中的诊断应用.浙江预防医学, 2015(6):641-643.

13. 任泽泽,潘红英.生物学标志物在结核性脑膜炎早期诊断中的应用.国际流行病学传染病学杂志,2015, 42(2):126-129.

14. 白雪娟,梁艳,阳幼荣,等.卡介苗接种对酶联免疫斑点试验检测结核分枝杆菌感染的影响.中国防痨杂志,2015,37(7):753-756.

15. 许艳,陈海丽,刘晓茜,等.CFP10-ESAT6融合蛋白用于结核分枝杆菌感染诊断ELISA方法的初步研究.中国人兽共患病学报,2015,31(4):315-319.

16. 周鹏,丁莹莹,林子玉,等.结核分枝杆菌特异性蛋白片段Rv3388和6种特异抗原在结核抗体检测中的应用价值.安徽医科大学学报,2015,50(10):1404-1409.

17. 余琴,林楠,赵平,等.结核分枝杆菌重组抗原Rv0350的克隆表达和血清学评价.中国卫生检验杂志, 2015,25(9):1307-1310.

18. 白雪娟,赵亚静,梁艳,等.结核潜伏感染蛋白Rv1737c B细胞、CTL及Th表位预测与分析.实用临床医药杂志,2015,19(3):5-9,43.

19. 孙美玲,王栋,姜淑娟.IL-27在结核性胸腔积液的诊断价值探讨.国际呼吸杂志,2015,35(2):139-141.

20. 陈兴年,刘奇栋,王泓,等.活动性肺结核患者血清中白细胞介素6、8和肿瘤坏死因子α检测的临床意义.中国防痨杂志,2015,37(4):344-347.

21. Li Z,Qin W,Li L,Wu Q,et al. Diagnostic accuracy of pleural fluid tumor necrosis factor-α in tuberculous pleurisy:A meta-analysis. J Res Med Sci,2015,20(7):701-706.

22. 张俊爱,刘淦斌,曾今诚,等.活动性肺结核患者血浆IL-37的检测及其临床意义.细胞与分子免疫学杂志,2015,3(4):520-523.

23. 陈涛,陈亮,李海成,等.结核抗原诱导的人外周血细胞因子调控网络在结核病诊断中的价值.中国防痨杂志,2015,37(8):827-835.

24. 曹志红,曹彦,程小星.NAP3在结核病诊断中的价值.国际呼吸杂志,2015,35(4):257-260.

25. 万春,申永春,陈磊,等.干扰素γ诱导蛋白10对结核诊断价值的meta分析.国际呼吸杂志,2015,35(2): 100-105.

26. 麦洪珍,杨智,宋晓东.肺结核患者血清视黄醇和视黄醇结合蛋白4水平变化的研究.中国防痨杂志, 2015,37(2):128-133.

27. Shu CC,Wang JY,Hsu CL,et al. Diagnostic role of inflammatory and anti-inflammatory cytokines and effector molecules of cytotoxic T lymphocytes in tuberculous pleural effusion. Respirology,2015,20(1):147-154.

28. Chao WC,Yen CL,Wu YH,et al. Increased resistin may suppress reactive oxygen species production and inflammasome activation in type 2 diabetic patients with pulmonary tuberculosis infection. Microb Infect,2015, 17(3):195-204.

29. 曾今诚,孔彬,向文玉,等.血清可溶性髓样细胞触发受体1对活动性肺结核的早期预警和预后判断价值.细胞与分子免疫学杂志,2015,31(2):235-238.

30. 周建芳,陈志勇,周玲叶,等.RD1、RD2区域抗原多肽对结核病诊断的价值.现代诊断与治疗,2015,26 (12):2706-2707.

31. Yang H,Qin L,Wang Y,et al. Detection of Mycobacterium tuberculosis based on H37Rv binding peptides using surface functionalized magnetic microspheres coupled with quantum dots-a nano detection method for Mycobacterium tuberculosis. Int J Nanomedicine,2014,10:77-88.

32. 张国英,钮晓红,徐卫平,等.淋巴结核患者外周血 CD4$^+$CD25^{high} FoxP3$^+$ 调节性 T 淋巴细胞以及血浆 IFN-γ 和 IL-10 水平及其临床意义.检验医学,2015(1):31-35.

33. Xu D,Li Y,Li X,et al. Serum protein S100A9,SOD3,and MMP9 as new diagnostic biomarkers for pulmonary tuberculosis by iTRAQ-coupled two-dimensional LC-MS/MS. Proteomics,2015,15(1):58-67.

第四章　结核病分子生物学诊断

摘　要:2015年,在结核病的分子生物学诊断领域进展较为缓慢。主要的报道仍然以检测结核分枝杆菌DNA为主,其中Xpert MTB/RIF技术仍然占据主导地位,该技术还可以用来判断结核分枝杆菌是否对利福平耐药。结核病的宿主水平变化主要发生在少量小RNA,对其进行深入研究有可能成为结核病诊断的新方法。

关键词:分子生物学;诊断;结核分枝杆菌;宿主;Xpert MTB/RIF技术;恒温扩增技术;实时定量PCR技术;荧光定量PCR技术;micro-RNA

有关结核病的分子生物学诊断的国内研究文献主要包括病原菌的分子生物学诊断和宿主的分子生物学诊断,其中病原菌的诊断指标相对固定且集中在结核分枝杆菌基因组DNA的少数几个基因上,而宿主的诊断指标则相对较少,主要指microRNA。

一、病原菌的分子生物学诊断

在结核病分子生物学诊断方法中,病原菌的分子生物学诊断在结核病诊断中占据重要地位。病原菌的分子生物学诊断主要集中在结核分枝杆菌基因组DNA、RNA和蛋白的检测,其中DNA检测所使用的技术包括Xpert MTB/RIF技术、环介导恒温扩增技术、实时定量PCR技术、荧光定量PCR技术等;RNA检测技术为RNA恒温扩增实时荧光检测技术;蛋白检测技术为蛋白质芯片技术。

(一) 结核分枝杆菌DNA检测

1.Xpert MTB/RIF技术　2015年,Xpert MTB/RIF技术仍然是结核病实验室诊断方法中发展快速和应用广泛的检测方法。国内研究者在这方面也做出了一定的探索。

在骨关节结核患者诊断方面。贾文韫等[1]研究发现,Xpert MTB/RIF检测结核分枝杆菌的敏感度为93.87%、特异度为96.87%、阳性预测值为97.87%、阴性预测值为91.17%,一致率为95.06%。Xpert MTB/RIF检测结核分枝杆菌的敏感度优于抗酸染色及结核分枝杆菌快速培养($P<0.05$),特异度与抗酸染色及结核分枝杆菌快速培养无明显差异($P>0.05$)。在支气管灌洗液的检查方面,Xpert MTB/RIF法灵敏度和特异度分别为65.9%、47.2%、31.2%和100.0%、96.0%、100.0%[2]。在结核性胸膜炎的诊断方面。以胸膜活检组织为标本,该方法的敏感度和特异度分别为85.5%(47/55)和97.2%(69/71),以胸腔积液作为标本,该方法的敏感度和特异度分别为43.6%(24/55)和98.6%(70/71)[3]。鲁洁等[4]分别采用评估Xpert Mtb/RIF技术对儿童结核病的诊断价值。结果显示,Xpert Mtb/RIF对儿童结核病具有较高的诊断应用价值。

2. 环介导恒温扩增技术　李金莉等[5]以临床诊断为标准,环介导等温扩增技术(loop-mediated isothermal amplification,LAMP)对初诊涂阳患者的总检出率为90.2%,对初诊涂阴患者的检出率为15.4%,诊断肺结核的特异度为100.0%。该方法检测初诊肺结核患者痰样本的敏感度为48.4%,与实时定量PCR(quantitative real-time,qRT-PCR)一致,高于涂片法,低于罗氏培养法,但差异均无统计学意义($P>0.05$)。Cao 等[6]研究发现,所有的结核标准菌株均能通过 LAMP 检测到,其检测极限为102CFU/ml。LAMP 检测灵敏性为98.0%,特异性为78.3%。刘洋等[7]收集 68 例肺结核患者,45 例肺癌患者和 20 名健康体检者痰标本,采用 hspX、gyrB、IS6110 靶基因进行 LAMP 检测。结果显示,hspX、gyrB、IS6110 LAMP 技术检测的敏感度和特异度均高,尤其是针对 gyrB 靶基因位点进行 LAMP 检测的敏感度与定量 PCR 接近,并且高于涂片法;如果结合不同基因位点 LAMP 技术的检测结果进行评判可以提高该技术的敏感度。

3. 实时定量 PCR 技术　杨柳等[8]比较了涂片法和 qRT-PCR 技术对结核性脑膜炎的诊断价值,阳性率前者(12.28%)显著低于后者(54.39%,$P<0.05$);对疑似结核性脑膜炎患者检测的阳性率也是前者显著(2.91%)低于后者(14.56%,$P<0.05$)。脑脊液涂片法检测结核性脑膜炎的灵敏度为12.28%,漏诊率为87.72%,qRT-PCR 法检测的灵敏度为54.39%,漏诊率为45.61%,差异有统计学意义($P<0.05$)。董永康[9]研究发现,抗酸染色法的敏感度(34.2%)显著低于 qRT-PCR 法(91.3%),两者的特异度都为100.0%(43/43)。qRT-PCR 检测与临床诊断的符合率为91.3%(251/275)[7]。

4. 荧光定量 PCR 技术　Chen 等[10]使用罗氏 Taqman 和雅培实时荧光定量 PCR 的方法检测 214 例痰标本,再用雅培实时荧光定量 PCR 方法进一步检测 520 例痰标本进行前瞻性分析。结果显示,雅培实时荧光定量 PCR 较罗氏 Taqman 更为敏感,且呈现更高的曲线下面积,雅培实时荧光定量 PCR 方法对于涂片阳性的标本敏感度和特异度均为100%,对于涂片阴性的标本敏感度和特异度分别为96.7% 和96.1%,提示,雅培实时荧光定量 PCR 有较好的诊断效能,可成为临床实验室中快速检测结核分枝杆菌的有用工具。Pang 等[11]采用传统的实时荧光定量 PCR 和 REPLI 实时荧光定量 PCR 技术检测 179 份结核标本,传统的实时荧光定量 PCR 和 REPLI 荧光定量 PCR 技术的检测限分别为每个反应 100 个菌落形成单位和每个反应 0.4 个菌落形成单位,结果表明,RELPI 实时荧光定量 PCR 技术对于涂阴肺结核的诊断具有重要价值。吕翠环等[12]对 81 例结核性脑膜炎患者进行实时荧光定量 PCR (real-time fluorescen quantitative PCR,FQ-PCR) 及细胞学结果的回顾性分析,结果显示 FQ-PCR 法检测 TB-DNA 阳性率为50.6%,且白细胞数与 FQ-PCR 拷贝数呈正相关。另外,结核性脑膜炎脑脊液细胞学大多以淋巴细胞反应为主,细胞学及 FQ-PCR 联合检测对早期诊断结核性脑膜炎有一定的意义。

5. 普通 PCR 方法　顾丽萍等[13]比较了普通 PCR 法与沉淀集菌法和罗氏培养法在检测结核分枝杆菌的临床价值,结果发现三者的阳性率分别为75.49%、90.19% 和47.06%。同样采用普通 PCR 法,杨亚利等[14]检测了恶性肿瘤患者胸腔积液中的结核分枝杆菌 DNA。结核分枝杆菌 DNA 阳性率为15.70%,高于胸腔积液的涂片阳性率(4.96%)和培养阳性率(12.40%)。在各种类型恶性肿瘤中,肺癌结核分枝杆菌 DNA 阳性率最高,达20.00%。作者认为,对合并胸腔积液的恶性肿瘤患者应常规行胸腔积液结核分枝杆菌 DNA 检测,以降低结核病的漏诊率,尤其应该注意合并盗汗和胸腔积液 ADA 水平高的肿瘤患者。

6. 耐药性检测　Xpert MTB/RIF 技术不但可以用于结核分枝杆菌 DNA 的检测,而且也可以用于判断结核分枝杆菌的耐药性。以 BACTEC MGIT960 系统的药敏试验结果为参考标准,发现用 Xpert MTB/RIF 法检测利福平耐药率及敏感符合率分别为90.9%(9/10) 和93.9%(31/33)[3]。在骨关节结核患者中约21.73% 的存在利福平耐药突变基因[1]。李妍等[15]探讨利福平耐药实时荧光定量核酸扩增检测技术（Xpert Mtb/RIF）在结核病诊断中的临床应用价值。方法对 200 例初治结核病患者标本，包括痰液、肺泡灌洗液、胸腹腔积液和脑脊液各 50 例，分别进行抗酸染色法、固体培养法、药物敏感性试验及 XpertMtb/RIF 检测，分别以固体培养结果和药敏试验结果为金标准，分析 Xpert Mtb/RIF 检测标本中结核分枝杆菌及其利福平耐药性的敏感度、特异度、阳性预测值、阴性预测值和 Kappa 值。Xpert Mtb/RIF 检测和金标准检测进行一致性检验（Kappa 检验）。结果显示，以固体培养法检测结果为准，XpertMtb/RIF 检测技术，以及抗酸染色法总体敏感度、特异度、阳性预测值、阴性预测值、Kappa 值分别为 94.52%（69/73）、90.55%（115/127）、85.19%（69/81）、96.64%（115/119）和 0.83，以及 65.75%（48/73）、96.06%（122/127）、90.57%（48/53）、82.99%（122/147）和 0.66；以比例法药敏试验结果为准，Xpert Mtb/RIF 检测技术检测利福平耐药性的总体敏感度、特异度、阳性预测值、阴性预测值和 Kappa 值分别为 93.75%（15/16）、100.00%（53/53）、100.00%（15/15）、98.15%（53/54）和 0.96。作者认为，Xpert Mtb/RIF 法可快速检测肺内、外结核分枝杆菌及其耐药性，具有良好的应用前景。

王冰冰等[16]的研究结果表明：与绝对浓度法相比，熔解曲线法检测利福平、异烟肼耐药的敏感度分别为 80% 和 81%，特异度分别为 100% 和 93.8%，准确度分别为 92.2% 和 86.8%，两种方检测法的一致性佳。

Zhang 等[17]采用 MeltPro TB/STR 检测 1056 株结核分枝杆菌临床分离株，其中 709 株链霉素敏感株，347 株链霉素耐药株，结果显示其敏感度和特异度分别为 88.8% 和 95.8%，可用于快速、有效地进行临床分离株链霉素的耐药性检测。

冉兵等[18]采用 Meta-DiSc1.4 软件对 22 篇文献，25 个研究，包括 4879 株结核分枝杆菌菌株进行基因芯片方法在检测耐利福平结核分枝杆菌的准确性方面的系统性评价，结果敏感度、特异度、阳性预测值、阴性预测值、诊断性比值比分别为 42.2%、47.5%、23.3%、24.5%、43.0%，说明基因芯片可作为结核分枝杆菌耐药检性测的辅助手段。李晓非等[19]对 656 例涂阳肺结核患者的痰标本进行培养和基因芯片检测，两种方法检出非结核分枝杆菌符合率 100%，基因芯片对利福平的敏感度为 87.8%，特异度为 96.0%，符合率为 89.5%，对异烟肼的敏感度为 81.9%，特异度为 91.7%，符合率为 94.5%，两种药物药敏结果总符合率为 92.0%，提示基因芯片能够准确筛选出非结核分枝杆菌，且能够快速、准确地检测出分枝杆菌对利福平和异烟肼的耐药性，在结核病的快速诊疗领域具有广阔的应用前景。

石国民等[20]应用菌种分型基因芯片技术和间隔区寡核苷酸分型（spacer oligonucleotide typing,Spoligotyping）对 137 株临床分离株进行菌种鉴定，并对鉴定为结核分枝杆菌复合群的 104 株临床分离株再进行绝对浓度法药物敏感性试验、耐药基因芯片检测。结果显示，基因芯片法检测鉴定为结核分枝杆菌复合群与 Spoligotyping 法检测符合率为 100%，耐药基因芯片检测法与绝对浓度法有高度的一致性，且利福平耐药与 rpoB 基因的 531、516、526、511 位点突变相关，异烟肼耐药与 katG 基因的 315 位点突变相关，提示基因芯片可快速、准确地检测临床分离株的菌种基因型和耐药性。

（二）结核分枝杆菌 RNA 检测

目前市场上以结核分枝杆菌 RNA 为检测目标的技术主要是指 RNA 恒温扩增实时荧光检测技术（simultaneous amplification and testing,SAT）。有研究发现，SAT、罗氏培养法、萋 - 尼染色法的阳性率分别是 47.3%（131/277）、30.3%（84/277）、29.6%（82/277），SAT 检测的阳性率显著高于后两者。以临床诊断为标准,SAT 的灵敏度、特异性、阳性预测值、阴性预测值分别是 59.0%(95/161)、97.4%(37/38)、99.0%(95/96)、35.9%(37/103);治疗后以罗氏培养为标准,SAT 的灵敏度、特异性、阳性预测值、阴性预测值分别是 100%、64.2%、31.4%、100%[21]。 范琳等[22]收集 252 例涂阴疑似肺结核患者的支气管肺泡灌洗液使用结核分枝杆菌 RNA 恒温扩增实时荧光检测技术(simultaneous amplification and testing for Mycobacerium tuberculosis,SAT-TB)、Bactec MGIT 960 进行检测,结果显示,以 Bactec MGIT 960 培养阳性为标准,SAT-TB 的敏感度、特异度、阳性预测值、阴性预测值分别为 81%、96.9%、95.9% 及 84.9%,表明,该技术可用于涂阴肺结核的快速诊断。罗贤等[23]采用 SAT 技术,快速检测痰标本中 MTB 及对治疗前、后痰液中 MTB,从而评估 SAT 在辅助肺结核诊断和疗效评价中的作用,结果显示,SAT 对痰中结核分枝杆菌具有较高的敏感度,可辅助肺结核的早期诊断,辅助疗效判断,为治疗方案的早期调整提供参考。黄芳等[24]研究发现,SAT、PCR 及 Xpert MTB/RIF 法检测的总体阳性率分别为 37.6%(142/378)、37.8%(143/378) 和 53.4%(202/378);涂阳培阳时的阳性率分别为 84.6%(77/91)、91.2%(83/91) 和 96.7%(88/91);涂阴培阳时的阳性率分别为 61.9%(60/97)、44.3%(43/97)和 80.4%(78/97);涂阴培阴时的阳性率分别为 1.6%(3/185)、6.5%(12/185)和 16.8%(31/185);涂阳培阴时的阳性例数分别为 3/5、5/5 及 5/5 例。作者认为,这三种方法对结核病的诊断均具有良好的辅助作用,Xpert MTB/RIF 法无论对涂阳或涂阴肺结核均具有良好的检出率。

(三) 结核分枝杆菌的特异蛋白检测

杜秀然等[25]对结核生物芯片的检测结果进行回顾性分析发现,380 例痰菌阳性肺结核患者 16kDa 抗体阳性率为 26.32%,38kDa 抗体阳性率为 76.32%,LAM 抗体阳性率为 76.58%。16kDa 抗体阳性 +38kDa 抗体阳性 +LAM 抗体阳性和 16kDa 抗体阴性 +38kDa 抗体阳性 +LAM 抗体阳性两种组合的阳性率达 71.84%。复治涂阳患者三种特异性抗体的阳性率高于初治涂阳患者,涂阳患者的三种特异性抗体阳性率高于初治涂阴患者及结核性胸膜炎患者。作者认为,结核蛋白芯片法对于结核病的诊断具有重要参考意义。

二、宿主水平的分子生物学诊断

在宿主水平进行结核病诊断的方法以探索为主,主要集中在 microRNA,包括 miR-125b、miR-29a、miR-155-5p 和 hsa-miR-342-5p 等。

林巧等[26]比较 LTBI 和肺结核患者外周血 CD14+ 单核细胞 miRNA 表达谱,结果存在显著差异,且生物信息学分析显示,miR-378 和 miR-483-5p 的靶基因主要参与细胞增殖、凋亡、抗原提呈、信号转导等过程,可作为有效分子标识用于鉴别诊断两组人群。柴璐璐等[27]探讨结核性脑膜炎患者脑脊液及血浆中 miR-125b、miR-29a 和 miR-155-5p 的表达水平,结果发现,结核性脑膜炎组脑脊液和血浆中 miR-29a、miR-125b 表达水平明显上调($P<0.01$),推测 miR-125b 和 miR-29a 有可能作为潜在的诊断结核性脑膜炎的生物学标志。周梦瑶等[28]采用 qRT-PCR 方法研究发现:对于区分涂片阳性结核和肺炎,hsa-miR-342-5p 的特异度和灵敏度均为 90%;而区分涂片阴性结核和肺炎,其特异度和灵敏度分别为 65% 和 100%。Xu 等[29]在活动性结核病患者与健康对照人群中的研究发现,在结核病患者中,有 10 种 MicroRNAs 是过表达的,其中 miR-1249、miR-1178、miR-668 的变化大于 2 倍;相对应的有 25 种 microRNA 是低表达的,其中有 19 种的变化超过 2 倍,说明,microRNA 在活动性结核病患

者和健康人群的血清中存在较大差异,可能为结核病的诊断提供新的方法和研究方向。

曹志红等[30]通过荧光定量 PCR 方法比较 24 例活动性结核病患者、10 例潜伏结核感染者、27 名健康对照者外周血单个核细胞(peripheral blood mononuclear cells,PBMCs)经结核特异抗原刺激后 PBMCs 中 IRG1 基因 mRNA 的表达情况,结果显示,健康对照组 PBMCs 中 IGR1 基因 mRNA 的相对表达量明显低于结核组和潜伏结核感染组,差异有统计学意义,且敏感性何特异性分别为 76.47% 和 96.30%,提示 IGR1mRNA 可能有助于诊断潜伏结核感染。曹志红等[31]通过基因芯片分析方法和 ELISA 测定外周血单核细胞趋化蛋白 1 的表达水平,结果显示,高表达的单核细胞趋化蛋白 1 有可能作为诊断结核病及评估结核病严重程度的指标之一,但无法区分潜伏结核感染和活动性结核病。

综述所述,2015 年分子生物学诊断技术在结核病中的研究取得不少的进展。一些成熟的诊断方法如 Xpert MTB/RIF 技术等在我国得到了推广应用。新的诊断技术也进行了一定的尝试。宿主水平的分子生物学诊断在结核病领域已显现出了初步的端倪。

(孙照刚　陈晋　刘一典　唐神结)

参考文献

1. 贾文辐,李元. Xpert MTB/RIF 在骨关节结核患者快速诊断中的应用. 中国脊柱脊髓杂志,2015,25(03):208-212.

2. 高漫,邹远妩,白广红,等. XpertMTB/RIFAssay 在结核病诊断中的应用. 国际检验医学杂志,2015,36(03):413-414.

3. 刘旭,黄自坤,杜晶辉. 核酸扩增检测法快速诊断胸膜结核的价值. 中华结核和呼吸杂志,2015,38(10):741-745.

4. 鲁洁,董方,初平,等. Xpert Mtb/RIF 对儿童结核病诊断价值的 Meta 分析. 中国防痨杂志,2015,37(6):590-596.

5. 李金莉,王峰,彭毅,等. 环介导等温扩增技术检测痰样结核分枝杆菌临床价值评价. 中国防痨杂志,2015,37(02):134-139.

6. Cao D,Hu L,Lin M,et al. Real-time fluorescence Loop-Mediated Isothermal Amplification(LAMP)for rapid and reliable diagnosis of pulmonary tuberculosis. J Microbiol Meth,2015,109:74-78.

7. 刘洋,郭艳玲,姜广路,等. 不同靶点环介导等温扩增技术对结核分枝杆菌检测的比较研究. 中国防痨杂志,2015,37(2):843-847.

8. 杨柳,苏明权,马越云,等. 实时荧光定量聚合酶链反应技术对结核性脑膜炎的诊断价值. 中国实验诊断学,2015,19(01):35-37,38.

9. 董永康,王秀娥. 荧光定量聚合酶链反应检测石蜡组织结核杆菌的研究. 中国药物与临床,2015,15(02):183-184.

10. Chen JH,She KK,Kwong TC,et al. Performance of the new automated Abbott RealTime MTB assay for rapid detection of Mycobacterium tuberculosis complex in respiratory specimens. Eur J Clin Microbiol Infect Dis,2015,34(9):1827-1832.

11. Pang Y,Lu J,Yang J,et al. A novel method for diagnosis of smear-negative tuberculosis patients by combining a random unbiased Phi29 amplification with a specific real-time PCR. Tuberculosis,2015,95(4):411-414.

12. 吕翠环,李玉静,郑立恒,等. 脑脊液细胞计数与实时荧光定量 PCR 检测结核菌在结核性脑膜炎诊断中的相关性分析. 河北医科大学学报,2015,36(4):433-436.

13. 顾丽萍,陆炜方,姜伟,等. 3 种结核分枝杆菌检测方法的比较研究. 国际检验医学杂志,2015,36(02):148-149.

14. 杨亚利,彭小东,韩文群.恶性肿瘤患者胸腔积液结核杆菌 DNA 检测的临床意义.成都医学院学报,2015,10(2):203-205.

15. 李妍,张天华,鲜小萍,等.Xpert Mtb/RIF 检测技术诊断肺结核和肺外结核的价值.中国防痨杂志,2015,37(6):586-589.

16. 王冰冰,郭明日,肖红侠,等.荧光 PCR 熔解曲线法在结核分枝杆菌耐药检测中的临床应用.国际检验医学杂志,2015,36(05):608-609,612.

17. Zhang T,Hu S,Li G,et al.Evaluation of the MeltPro TB/STR assay for rapid detection of streptomycin resistance in Mycobacterium tuberculosis.Tuberculosis,2015,95(2):162-169.

18. 冉兵,蔡林.基因芯片检测耐利福平结核分枝杆菌准确性的 Meta 分析.中国防痨杂志,2015,37(1):56-65.

19. 李晓非,梁桂亮,普冬,等.基因芯片技术在分枝杆菌菌种鉴定和结核耐药性检测中的应用及评价.中国实验诊断学,2015,2:204-207.

20. 石国民,喻容,彭雪峰,等.基因芯片技术在结核分枝杆菌耐药检测及菌种鉴定中的应用.中国防痨杂志,2015,37(1):66-73.

21. 罗贤,张腊红,洪理泉,等.恒温扩增实时荧光检测技术在肺结核患者诊断中的应用.中华实验和临床病毒学杂志,2015,29(2):183-185.

22. 范琳,王鹏,杨妍,等.RNA 恒温扩增实时荧光检测技术检测支气管肺泡灌洗液对涂阴肺结核的快速诊断价值.中国防痨杂志,2015,37(2):140-144.

23. 罗贤,张腊红,洪理泉,等.恒温扩增实时荧光检测技术在肺结核患者诊断中的应用.中华实验和临床病毒学杂志,2015,29(2):183-185.

24. 黄芳,党丽云,孙惠平,等.三种分子生物学诊断技术对结核病诊断价值的比较.中华结核和呼吸杂志,2015,38(9):680-685.

25. 杜秀然,李春霞,刘锐,等.结核生物蛋白芯片技术对肺结核的诊断价值.河北医药,2015,37(1):40-42.

26. 林巧,钟红剑,邹容容,等.外周血 CD14[+] 单核细胞微 RNA 在结核分枝杆菌潜伏感染和肺结核中的差异表达.中华临床感染病杂志,2015,8(1):20-25.

27. 柴璐璐,田宋新,袁俐等.miR-125b、miR-29a 和 miR-155-5p 作为诊断结核性脑膜炎生物标志的研究.天津医药,2015,43(6):674-677.

28. 周梦瑶,詹学,张祯祯.外周血 hsa-miR-342-5p 诊断儿童结核的特异度和灵敏度.临床儿科杂志,2015,33(9):784-787.

29. Xu Z,Zhou A,Ni J,et al.Differential expression of miRNAs and their relation to active tuberculosis.Tuberculosis,2015,95(4):395-403.

30. 曹志红,曹彦,程小星.IRG1 mRNA 定量检测对结核感染诊断的价值.中国免疫学杂志,2015,31(5):667-669,673.

31. 曹志红,曹彦,程小星.MCP-1 在结核病诊断中的价值.临床肺科杂志,2015,2:195-198.

第五章 结核病介入学诊断

摘　要:结核病的诊断金标准为细菌学阳性,然而由于结核分枝杆菌的检出率低、培养时间长,尤其是在器官深部的病灶,标本不易获取,导致阳性率更低,此时需要各种侵袭性手段来获取标本,进行细菌学、分子生物学和病理学检测。随着支气管镜技术的全面推广,国内广泛采用支气管镜介入技术来诊断涂阴结核病,超声支气管镜和导航支气管镜技术在近年飞速发展;胸腔镜活检对于胸膜疾病的诊断价值毋庸置疑;此外,各种细针穿刺技术是诊断肺外结核病的重要和安全的介入诊断手段。

关键词:支气管镜;超声;电磁导航;经皮穿刺

使用介入方法对结核病、尤其是菌阴结核病进行诊断是结核病诊治过程中重要的措施,各种内镜的检查和穿刺技术,可以获取器官深部病灶的组织进行结核病相关检查,是结核病诊断过程中不可或缺的手段。

一、常规支气管镜技术

通过支气管镜可以进行刷检、活检、灌洗液等检查,这些标本的抗酸杆菌涂片和培养的阳性率显著高于痰液中的阳性率,支气管镜已常规用于结核病的诊治中。董莘等[1]报道了 127 例痰涂片阴性肺结核患者接受经薄层 CT 为引导的支气管肺泡灌洗液(bronchoalveolar lavage fluid,BALF)检查的结果,发现经薄层 CT 为引导的支气管灌洗液涂片和(或)培养的阳性率为 51.2%。微结节、结节、磨玻璃影及薄壁空洞、支气管扩张以及支气管规则狭窄的 BALF 抗酸杆菌涂片和(或)培养阳性结果低于阴性结果,树芽征、实变、厚壁空洞、虫蚀样空洞、支气管不规则狭窄以及支气管黏液嵌塞的 BALF 抗酸杆菌涂片和(或)培养阳性结果高于阴性结果,提示临床医生在实践操作中应选择性地在阳性率较高的病变部位获取灌洗液,如厚壁空洞部位,可以进一步提高其阳性率的检出。此外,联合支气管镜和分子生物学技术是对涂阴肺结核患者快速、有价值的诊断方法。范琳等[2]采用结核分枝杆菌 RNA 恒温扩增实时荧光检测技术(simultaneous amplification and testing for Mycobacterium Tuberculosis,SAT-TB)对 BALF 进行检测,对 252 例痰涂片连续 3 次阴性的疑似肺结核患者进行支气管镜检查并收集 BALF,SAT-TB 检测 BALF 诊断涂阴肺结核的敏感度、特异度、阳性预测值、阴性预测值分别为 81.0%、96.9%、95.9% 及 84.9%,且检测只需 2 小时,在肺结核患者的 BALF 标本中 SAT-TB 对结核分枝杆菌的检出率略高于培养法,作者认为 SAT-TB 可通过检测 BALF 为涂阴肺结核患者提供快速、可靠的诊断依据,是一项有价值的诊断方法。

林健球等[3]对支气管肺泡灌洗液采用噬菌体裂解法,观察该方法对痰菌阴性肺结核的诊断价值,结果显示 BALF 的噬菌体裂解法的阳性率高达 92%,显著高于刷检阳性率(66%)和活检阳性率(61.9%),该结果提示 BALF 的噬菌体裂解法对菌阴结核病具有较高的诊断阳性率。

二、超声支气管镜技术

超声支气管镜将超声技术和支气管镜技术融合,使得操作者能够通过超声定位后进行活检,既可以对中央型的病灶,例如纵隔、肺门淋巴结进行穿刺细胞学检测,也可以对周围型病变,如肺外周小结节影进行活检后组织细胞学检查。超声支气管镜检技术近年来在国内已广泛开展,包括支气管内超声引导针吸活检术(endobronchial ultrasound-guided transbronchial needle aspiration,EBUS-TBNA)和支气管超声下经引导鞘肺活检术(endobronchial ultrasonography with a guide sheath,EBUS-GS)等。

张婷等[4]对回顾性分析 273 例纵隔淋巴结肿大患者行 EBUS-TBNA 检查的临床资料,结果显示所有患者的纵隔淋巴结均能正确显示并准确引导,取材准确率达 100%,在纵隔淋巴结定性诊断中的灵敏度、特异度和准确度分别为 93.5%、100% 和 94.1%。以淋巴结短径 >15mm、类圆形、境界清晰、内部血流丰富作为恶性预测指征有意义,作者认为,活检前综合分析 EBUS 声像特点,可以帮助医师优先选择恶性风险高的淋巴结进行病理活检。EBUS-TBNA 在超声支气管镜的直视下清晰显示纵隔肿大淋巴结,并在超声实时引导下取材,比传统 TBNA 能够取得更多的组织学标本。肖鑫武等[5]对 52 例经 EBUS-TBNA 检查的患者进行回顾性研究的结果显示,对纵隔及纵隔旁肺部病变取得可检测标本 82 份,敏感性为 85.2%,特异性 100%,准确性 85.4%,阳性预测值 100%,阴性预测值 7.7%,所有患者无严重并发症。说明 EBUS-TBNA 是对纵隔及纵隔旁肺部病变诊断的安全和微创的检查方法。

EBUS-GS 超声探头的外径为 2.0~2.5mm,远小于普通支气管镜的外径,并可借助引导鞘管可进入远端小气道,高频探头可以清晰地显示病灶细微结构,如血管、支气管等,因此可对肺外周病变进行检查。李晓等[6]对 30 例患者进行 EBUS-GS 发现恶性病变 24 例,良性病变 6 例(炎性病变和结核球各 3 例),其中 3 例结核通过 EBUS-GS 明确诊断 2 例,另 1 例经胸腔镜肺叶切除后证实为结核;3 例炎性病变均通过 EBUS-GS 获得明确诊断后未行进一步手术切除。因此 EBUS-GS 在肺周围型病变诊断中的敏感性、特异性和准确性分别为 83.3%、100% 和 86.7%。从结果可见,对于包括结核在内的良性疾病,EBUS-GS 亦有较好的诊断价值。李王平等[7]则对大样本病例进行了回顾性分析,300 例患者经 EBUS-GS 诊断肺周围恶性病变 132 例,诊断率为 44.0%(132/300),最终确诊恶性病变 175 例,恶性病变诊断符合率为 75.4%(132/175);诊断良性病变 125 例,诊断率为 41.7%(125/300)。诊断不符合例数 43 例,误诊率为 14.3%(43/300),总诊断率 85.7%(257/300)。因此作者认为,EBUS-GS 探查后活检对肺周围病变的诊断的具有较高阳性率,值得临床推广。

由于 EBUS-GS 的引导鞘管较为昂贵,张素娟等[8]采用细支气管镜行支气管内超声引导联合测量技术诊断肺周围病变,在操作中使用外径 4mm 细支气管镜和外径 1.4mm 超声小探头;测量技术采用超声发现病灶后测量病灶与目标支气管开口或者病灶与支气管镜活检通道入口的距离,根据所测距离在活检钳相应部位做标记,从而指导活检钳进入深度,结果显示支气管内超声小探头病灶发现率 77.8%,超声引导经支气管活检总诊断率 65.0%,其中恶性肿瘤诊断率 75.0%,良性病变诊断率 34.5%。直径 >2cm 的病灶诊断率(78%)高于直径 ≤2cm 者(50.0%)。该技术虽为非实时操作,确诊率低于 EBUS-GS,但是费用低廉,并发症较低,适合在基层开展。

三、电磁导航支气管镜技术

由于 EBUS-GS 仍有无法到达的肺野,如肺尖段、肺野周边近胸膜下等部位,导航支气管镜技术由此产生。其中电磁导航支气管镜(electromagnetic navigation bronchoscopy,ENB)可进行实时引导定位,准确到达常规支气管镜技术无法到达的肺外周病灶并获取标本行病理检查,顾晔[9]等对 11 例胸部高分辨率 CT 检查发现肺外周实质性结节但气管镜下未见明显病变的患者应用了电磁导航技术,病灶直径(25.27±6.63)mm,确诊率为 81.82%,均为恶性疾病。虽然该研究未纳入结核患者,但作者认为该技术对于鉴别肺外周结节良恶性具有较高的诊断价值。国内电磁导航气管镜技术刚处于起步阶段,作为结核高负担国家,早期筛查会发现一些缺乏特征性症状和影像学改变的疑似结核患者,尤其以两上肺野单发或多发结节为影像学表现,ENB 可以发挥其创伤小、高诊断率的特点进行快速诊断。

四、经皮穿刺技术

该技术在国内已广泛开展,可通过盲穿、超声或者 CT 定位下进行穿刺,穿刺针可采用细针获取细胞学和微生物学依据,切割针则能获取较多的样本进行病理学检测。

肖鑫武[10]等在 CT 引导下使用分离式 BARD 活检枪对气管镜阴性的 105 例孤立性肺结节患者进行组织活检,恶性病变诊断敏感性 95.83%,特异性 100%。良性病变敏感性 96.97%,特异性 95.83%。术后 10.47% 并发气胸,10.47% 咯血。虽然并发症发生率较高,但作者认为,该活检技术对气管镜阴性的孤立性肺结节具有很好的临床应用价值。郑静等[11]对中≥65 岁的 204 例行经皮肺穿刺的患者的安全性进行了观察,发生气胸 31 例(15.2%),发生出血 44 例(21.6%)。经统计研究老年人经皮肺穿刺发生气胸的独立危险因素为穿刺针道长度≥5cm、病灶大小≤2cm 和病灶周围存在肺气肿或肺大疱;发生出血的独立危险因素为病灶增强 CT 扫描增强程度 >40HU、穿刺针针道长度≥5cm 和病灶大小≤2cm,该研究的结果提示,对于病灶小、位置深、CT 增强扫描强化程度大的老年患者需全面进行穿刺的必要性及穿刺风险的评估。陈轸[12]对比了彩超引导下和 CT 引导下肺穿刺的诊断价值,彩超引导组一次性定位成功率 84.31% 低于 CT 引导组的 97.37%,彩超引导组活检组织病理检查诊断明确率为 96.08%,与 CT 引导组的 94.74% 无统计学差异,因此,作者认为彩超引导的肺穿刺为动态、实时、可观察的,操作者可选择最短、最安全的路径进针,适合在基层开展。

淋巴结结核是非常常见的肺外结核病,浅表部位的淋巴结穿刺具有较高的确诊率,深部淋巴结穿刺则需要定位下进行。张文智[13]等探讨了超声造影后细针穿刺活检术在颈部淋巴结结核诊断中的应用价值,超声造影后细针穿刺活检术的阳性率为 94.8%,高于单纯进行超声引导下细针穿刺活检术 76.6%。这是因为超声造影能更敏感地显示坏死区,在行穿刺时可避开坏死无细胞区域,从而增加诊断阳性率,也可以有效地避免穿刺路径上的血管损伤,因此超声造影后细针穿刺活检术应用于颈部淋巴结结核,可明显提高病理诊断阳性率。

五、其他腔镜技术

内科胸腔镜可用于结核性胸膜炎的诊断和鉴别诊断。Wang 等[14]在 9 年期间对 833 例患者实施内科胸腔镜手术,342(41.1%)为恶性疾病,429(51.5%)为良性疾病,62(7.4%)患者未能确诊,总确诊率为 92.6%,并发症轻微。倪孔守等[15]回顾分析 2011 年 4 月至 2013 年 7

月 60 例确诊结核性胸膜炎患者内科胸腔镜下表现特征,发现结核性胸膜炎患者胸腔镜下主要表现为 4 种类型:胸膜弥漫性充血水肿型、粟粒性结节型、纤维苔素粘连型和胸膜肥厚型,通过病理确诊 55 例,因此对结核性胸腔积诊断率高。胡绳等[16]的报道结果类似,并发现粟粒结节和纤维素粘连两种类型的病理抗酸染色阳性率较高。周晓宇[17]等对 52 例疑似结核性胸腔积液患者行内科胸腔镜检查,在 33 例结核性胸腔积液中通过内科胸腔镜确诊 29 例,诊断率 88%,表现为:粟粒样结节 23 例(70%),纤维条索状粘连带 12 例(36%),广泛包裹伴纤维素沉积 7 例(21%),白色瘢痕 5 例(15%),1 例发生了气体栓塞。作者认为,内科胸腔镜对结核性胸腔积液的诊断均具有较高的诊断价值及安全性。

占义军[18]等报道了消化道超声内镜引导下细针穿刺活检(endoscopic ultrasound-guided fine-needle aspiration,EUS-FNA)对纵隔和腹腔淋巴结结核的诊断价值,对 12 例肿大淋巴结位于纵隔或腹膜后的患者行 EUS-FNA。12 例患者经穿刺均得到理想的组织标本并获得组织学和(或)细胞学诊断,其中 7 例诊断为结核,4 例为转移性腺癌,1 例考虑孤立性纤维性肿瘤。无患者发生穿刺相关并发症。淋巴结结核的诊断依赖于病理,但是腹腔淋巴结肿大由于经皮穿刺的风险而限制了其使用,EUS-FNA 是一种实用的鉴别结核病与恶性肿瘤的手段,是一种安全、有效的诊断方法。

(沙巍　丁卫民)

参考文献

1. 董莘,许银伍,陈红兵,等.薄层 CT 引导支气管灌洗提高结核菌涂片和培养的阳性率.中国医学装备,2015,12(3):27-29.

2. 范琳,王鹏,杨妍,等.RNA 恒温扩增实时荧光检测技术检测支气管肺泡灌洗液对涂阴肺结核的快速诊断价值.中国防痨杂志,2015,37(2):140-144.

3. 林健球,谢仁岐.纤维支气管镜检查及支气管肺泡灌洗液噬菌体裂解法对痰菌阴性肺结核的诊断价值研究.中国实用医药,2015,10(22):72-73.

4. 张婷,谭旭艳,李明,等.超声支气管镜引导穿刺纵隔淋巴结的价值.中国超声医学杂志,2015,31(2):113-116.

5. 肖鑫武,孙文逵,刘亚芳,等.超声支气管镜引导下的经支气管镜针吸活检术在纵隔及肺部病变诊疗中的应用价值.东南国防医药,2015,17(3):239-241.

6. 李晓,赵辉,周足力,等.支气管超声导向鞘(EBUS-GS)引导肺活检术的临床应用.中华胸心血管外科杂志,2015,31(2):104-105.

7. 李王平,马李杰,潘蕾,等.导向鞘引导的超声内镜在 300 例肺周围病变诊断中的应用分析.中华肺部疾病杂志:电子版,2015,8(5):16-19.

8. 张素娟,周军,张秋娣,等.细支气管镜下超声引导联合测量技术诊断肺周围性病变.中华结核和呼吸杂志,2015,38(8):566-569.

9. 顾晔,汪浩,费苛,等.电磁导航支气管镜在肺外周结节诊断中的应用.中华胸心血管外科杂志,2015,31(2):84-87.

10. 肖鑫武,孙文逵,宋勇,等.CT 引导下分离式 BARD 活检枪对支气管镜阴性孤立性肺结节的诊断价值.中华肺部疾病杂志:电子版,2015,8(3):10-13.

11. 郑静,张培,周建英,等.CT 引导下老年人经皮肺穿刺的安全性和影响因素分析.中华老年医学杂志,2015,34(3):274-277.

12. 陈轸,彭开兵.彩超与 CT 引导下经皮肺穿刺活检在周围型肺部肿块诊断中的应用.中国 CT 和 MRI 杂志,2015,13(10):43-46.

13. 张文智,杨高怡,孟君,等.超声造影在颈部淋巴结结核粗针穿刺活检中的应用价值.中国超声医学杂志,2015,31(3):211-213.

14. Wang XJ,Yang Y,Wang Z,et al. Efficacy and Safety of Diagnostic Thoracoscopy in Undiagnosed Pleural Effusions. Respiration,2015,90(3):251-255.

15. 倪孔守,张冰,吴正琮,等.结核性胸膜炎内科胸腔镜下表型及其诊断价值.中国内镜杂志,2015,21(3):291-294.

16. 胡绳,田坤,张定涛,等.胸腔镜下结核性胸膜炎的镜下特征及临床特点.西南国防医药,2015,25(3):273-275.

17. 周晓宇,孙耕耘,李伟,等.内科胸腔镜对结核性胸腔积液的诊断价值.重庆医学,2015,44(22):3045-3047.

18. 占义军,童旭东,丁祥武,等.内镜超声引导下细针穿刺活检对纵隔和腹腔淋巴结结核的诊断价值.胃肠病学,2015,20(2):85-87.

第六章　结核病病理学诊断

摘　要:病理学诊断是确诊结核病的重要手段。很多疑难性疾病的鉴别诊断,最后的确诊往往要依靠病理学诊断。目前在国内结核病的病理学诊断主要依靠形态学及抗酸染色,无论敏感性还是特异性都有待提高。作为结核病高负担国家和发展中国家,中国应该探索符合国情的新的病理学诊断模式。免疫组织化学方法及分子病理学方法等新技术的应用为有效提高结核病病理学诊断的准确性开辟了新的途径。

关键词:结核病;病理诊断;免疫组织化学;分子病理

病理学在疑难性疾病的鉴别诊断中起着非常重要的作用。2015 年国内结核病病理学诊断中传统病理学依然为主要诊断手段,免疫组织化学及分子病理等诊断新方法的研究逐渐开展。

一、传统病理学诊断

传统结核病病理学诊断是通过大体和镜下直接观察病灶组织的病理形态学变化,利用特殊染色查找病原菌来获得诊断结果,具有针对性强、准确性高等特点。在国内,结核病病理学诊断目前依然以传统病理学手段为主,在结核病与其他疾病的鉴别诊断中起到重要作用。转移性骨与软组织肿瘤中肺癌是主要来源之一,与其他疾病引起的骨与软组织合并肺部疾病有时很难鉴别。如果误诊为恶性肿瘤对患者实施化疗方案,不仅给患者带来不必要的经济负担,还将严重影响患者健康。北京积水潭医院的 Huang 等[1]报道了 45 例临床怀疑肺癌骨转移的病例。将肺切除组织进行病理学诊断后发现,其中 38 例(84.4%)为肺癌骨转移病例,7 例为其他疾病(15.6%),其中 4 例为肺结核合并骨结核。从这个结果可以看出误诊的疾病中结核病占比为 57.1%,是主要的误诊疾病类型。因此,除了影像学等检查外,尽快进行病理学诊断可以帮助避免误诊的发生。华西医院 Gao 等[2]报道了一例肺结核合并肺朗格汉斯组织细胞增生症的病例。影像学检查发现肺部出现小结节、薄壁囊肿和气胸。通过肺部及左颈淋巴结活检组织进行病理检查,诊断出肺及淋巴结的朗格汉斯组织细胞增生症,同时在肺组织和痰标本中均发现抗酸杆菌。因此,病灶组织标本的病理学诊断可以为疑难性疾病的确诊提供重要依据。此外,随着多种介入性活检技术的进步和推广,传统病理学诊断在疑难性肺结核、结核性胸膜炎、肠结核等多种结核病类型的确诊中越来越被大家所重视[3-7]。吴迪等[3]报道了一例以间质性改变为主要表现的肺结核病例。通过病例总结及文献复习他们提出这类疾病与肺部弥漫性疾病难以鉴别时,通过活检获取组织进行病理学诊断是确诊的关键。北京朝阳医院 Wang 等[4]报道了胸腔镜在结核性胸膜炎的诊断中的价值。通过 9 年的研究,他们发现 833 例胸膜炎患者中 333 例最终确诊为结核性胸膜炎,其中330 例是通过获取组织进行传统病理学诊断确诊的,其敏感性为 99.1%。聂洪梅等[5]报道利用胸腔镜技术检查 213 例胸膜炎儿童患者,97 例获得确诊,敏感性为 45.5%。其中结核性胸膜炎为 55 例(56.7%),为最主要的胸膜炎疾病类型。刘岩等[6]报道了一例误诊为胸膜间皮瘤的结核性胸膜炎病例。起初,该病例的病理学诊断考虑为恶性间皮瘤。但后来再对形态学仔细查看,并补做免疫组织化学的结果显示,该病例为结核伴间皮细胞反应性增生。由此可见,病理学诊断虽然被称为疾病诊断的"金标准",但以形态学为基础的病理学诊断受人为因素影响比较严重。能否作出正确诊断,病理医师的阅片经验和病理分析能力尤为重要。肠结核和克罗恩疾病均为肠道肉芽肿性疾病,临床、内镜及病理形态学表现都极为相似,是临床诊断遇到的难题。姜凤全等[7]报道了一例误诊为克罗恩疾病的肠结核病例。该患者起初误诊为克罗恩疾病行激素治疗 1 个月后仍有发热、乏力,周身不适。再次做病理检查时,增加了抗酸染色及 TB-DNA 检测,结果查到抗酸杆菌,PCR 检测阳性。鉴于这些结果,诊断为肠结核行抗结核治疗,预后良好。因此,结核病的病理学诊断除了形态学检查外,抗酸染色以及分子病理检测时非常必要的。

二、免疫组织化学诊断

免疫组织化学是检测组织标本蛋白表达及分布的有效手段,为结核病诊断及发病、转归的机制研究提供了很好的方法学支持。北京胸科医院 Che 等[8]报道了免疫组织化学检测结核分枝杆菌 Ag85B 蛋白的新方法。与抗酸染色相比,这种蛋白检测方法可以将诊断敏感性从 34.4% 提高到 53.8%,且在低倍镜或高倍镜下可观察到阳性信号,不需要油镜,大大提高了诊断效率。同时,他们还报道了一种能在一张切片中同时检测抗酸杆菌及结核分枝杆菌抗原的双重染色方法(ZC 染色法)。该方法将抗酸染色及免疫组织染色合为一体,将诊断阳性率进一步提高至 65.5%。这些结果提示,结核分枝杆菌抗原检测简便、易于观察,具有良好的应用前景。

结节病是一种病因不明的肉芽肿性疾病,主要病理形态特点是非坏死性肉芽肿。这个特点与增殖性结核病的形态学变化非常相似,给病理学诊断带来了很大的挑战。上海肺科医院 Du 等[9]通过细胞因子芯片探索了结节病与痰菌阴性结核病患者之间是否存在具有诊断潜力的差异蛋白质。通过检测结节病患者、结核病患者、健康人各 20 名的血清样本,发现细胞间黏附因子 -1(intercellular adhesion molecule 1,ICAM-1)、瘦素(leptin)、血小板生长因子 -BB(platelet-derived growth factor BB,PDGF-BB)三种蛋白的表达在三组人群中有显著差异。进一步的 ELISA 实验验证结果显示,Leptin 和 ICAM-1 表达水平在结节病患者中显著高于结核病组和健康人组。因此,这些细胞因子有可能成为鉴别结节病与结核病的潜在蛋白标志物,但需要后续大样本量临床验证。

三、分子病理学诊断

近年来,国内结核病分子病理诊断技术呈现迅速发展的态势。包括 TB-PCR 等分子生物学技术已逐渐在大型医院病理科开展,有效提高了结核病病理学诊断敏感性和准确性。董永康等[10]利用实时荧光定量 TB-PCR 法检测了 424 例淋巴结、胸壁、胸膜、椎体、关节、肺、附睾、肾、皮肤等多种组织标本,其中结核病组织标本 275 例,疑似结核病组织标本 106 例,其他疾病标本 43 例。结核病组织标本中,抗酸染色敏感性为 34.2%,PCR 敏感性为 91.3%;疑似结核病组织标本中抗酸染色敏感性为 1.9%,PCR 敏感性为 67%;抗酸染色及 PCR 方法的特异性均为 100%。这些结果提示,实时荧光定量 TB-PCR 方法的阳性检出率显著高于抗酸染色,可以为病理学诊断结核病提供更有力的病原学依据。

　　结节病是病因不明的肉芽肿性疾病,病理形态学上常常很难与增殖性结核病区分开来。利用 TB-PCR 等基因检测方法鉴定出病灶中是否有结核分枝杆菌感染可以为结核病的诊断提供依据,但检测阴性结果却无法排除结核病。上海肺科医院 Zhou 等[11]尝试了通过检测丙酸杆菌 rRNA 基因辅助诊断结节病。该研究纳入了 65 例结节病患者、45 例结核病患者及 50 例其他疾病患者的淋巴结活检组织标本。丙酸杆菌基因检测分析结果显示,该方法诊断结节病的敏感性为 73.8%,特异性为 92.6%。45 例结核病患者中仅有 4 例为阳性。这些结果提示,丙酸杆菌是一种重要的结节病发病因素,同时丙酸杆菌的基因检测方法有助于鉴别诊断结节病与结核病。

　　随着分子生物学技术的快速发展及这些技术在病理学诊断中的应用,相信未来几年结核病分子病理学诊断将成为结核病病理学诊断重要的组成部分。

(车南颖)

参考文献

1. Huang Z,Chen K,Kang X,et al. Analysis of the coincidence rate between imaging and pathological findings of pulmonary metastasis in 45 cases with invasive bone and soft tissue sarcoma. Thorac Cancer,2015,6(2):180-185.

2. Gao L,Li H,Li G,et al. Pulmonary Langerhans cell histiocytosis with cervical lymph node involvement,and coexistence with pulmonary tuberculosis and right pneumothorax:a case report and review of literature. Int J Clin Exp Pathol,2015,8(2):2146-2152.

3. 吴迪,李学玲,林忠惠,等. 以间质性改变为主要表现的肺结核一例并文献复习. 中华临床医师杂志:电子版,2015,9(9):1588-1592.

4. Wang Z,Xu LL,Wu YB,et al. Diagnostic value and safety of medical thoracoscopy in tuberculous pleural effusion. Respir Med,2015,109(9):1188-1192.

5. 聂洪梅,朱进,安永,等. 胸膜活组织检查在儿童胸膜炎病因诊断中的临床价值. 中华儿科杂志,2015,53(3):178-181.

6. 刘岩,涂明利,罗贻雪. 不典型结核性胸膜炎病理检查误诊为胸膜间皮瘤. 临床误诊误治,2015,28(2):17-18.

7. 姜凤全,杨冬,万丽平,等. 误诊为克罗恩病的肠结核一例. 中国防痨杂志,2015,37(6):665-666.

8. Che N,Qu Y,Zhang C et al. Double staining of bacilli and antigen Ag85B improves the accuracy of the pathological diagnosis of pulmonary tuberculosis. J Clin Pathol. 2015,pii:jclinpath-2015-203244.[Epub ahead of print].

9. Du SS,Zhao MM,Zhang Y,et al. Screening for Differentially Expressed Proteins Relevant to the Differential Diagnosis of Sarcoidosis and Tuberculosis. PLoS One,2015,10(9):e0132466.

10. 董永康,王秀娥. 荧光定量聚合酶链反应检测石蜡组织结核杆菌的研究. 中国药物与临床,2015,15(2):183-184.

11. Zhou Y,Wei YR,Zhang Y,et al. Real-time quantitative reverse transcription-polymerase chain reaction to detect propionibacterial ribosomal RNA in the lymph nodes of Chinese patients with sarcoidosis. Clin Exp Immunol,2015,181(3):511-517.

第七章 抗结核新药与新方案

摘　要:新药给结核病的治疗,特别是耐药结核病的治疗带来了希望。但是目前的抗结核新药还未在国内上市,所以,国内部分中的"新药"介绍的是重新获得新生的环丝氨酸。在初、复治结核病的治疗方面,对不少新方案进行了探索,或者是缩短疗程,或是药物的替换,都是希望在不降低疗效的基础上获得更短的疗程,更小的副作用。

关键词:环丝氨酸;化学疗法;新方案

新药给结核病的治疗,特别是耐药结核病的治疗带来了希望,然而,目前的抗结核新药还未在国内上市。在初复治结核病的治疗方面,对不少新方案进行了探索,或者是缩短疗程,或是药物的替换。现就 2015 年这方面的国内研究总结如下。

一、耐药结核病治疗"新药"——环丝氨酸

环丝氨酸于 20 世纪 50 年代研制成功,距今已有 60 余年。环丝氨酸对结核分枝杆菌具有良好的抑菌活性,曾经是主要的抗结核药物。但随着疗效更好的药物如利福平的研制成功,且环丝氨酸有精神和神经方面副作用,所以在临床上逐渐被淘汰。随着耐药结核病人的增多,环丝氨酸因为其低耐药性而重新得到重视。WHO 在"耐药结核病规划管理指南"2008年紧急修订版中就将环丝氨酸列为第 3 组药物,即口服抑菌二线抗结核药物。WHO 的推荐剂量为 10~15mg/(kg·d),最大剂量为 1000mg。

在近一年国内的研究中,有 3 篇使用环丝氨酸的随机对照试验,均获得较好的治疗效果,但环丝氨酸的不良反应仍应得到重视。何建等[1]采用含环丝氨酸方案治疗耐多药结核病(multi-drug resistant tuberculosis,MDR-TB),治疗组在对照组的方案上加上环丝氨酸,剂量为 0.5~1g,总疗程均为 24 个月。疗程结束后治疗组痰结核菌抗酸染色转阴率和痰结核分枝杆菌培养阴转率均为 88.89%,病灶吸收率 88.89%,空洞闭合率 77.78%;对照组抗酸染色转阴率、痰结核分枝杆菌培养阴转率、病灶吸收率均为 55.56%,空洞闭合率 44.44%。两组比较,有显著性差异($P<0.05$)。治疗组有 1 例患者(1/18)出现自杀倾向,停用环丝氨酸后症状好转。裴洁等[2]研究显示,2 组 MDR-TB 患者均接受标准 MDR-TB 治疗方案,在此基础上试验组加用环丝氨酸,对照组加用对氨基水杨酸。环丝氨酸剂量为 0.5g/d(体重≤60kg),0.75 g/d(体重 >60kg)。结果 2 组治疗第 3、6、9、12、24 个月末痰菌阴转率差异无统计学意义($P>0.05$)。试验组中枢神经系统不良反应和周围神经病变发生率高于对照组,多为头晕、头痛及指端麻木不适,尚可忍受,且随着服药时间的延长症状逐渐减轻或消失。而对照组胃肠道反应及药物性肝损伤的发生率远高于试验组,差异有统计学意义($P<0.01$)。作者认为,环丝氨酸和对氨基水杨酸在治疗 MDR-TB 方面效果相当,但可引起诸多不良反应,值得深入研究。鉴于环丝氨酸的精神神经副作用,张明等[3]采用环丝氨酸联合心理辅导治疗耐多药肺结核。5 年以上服药史耐多药肺结核患者按照治疗方法不同分为环丝氨酸治疗组 1(环丝氨酸联合心理辅导组)32 例、环丝氨酸治疗组 2(环丝氨酸组)32 例,经典方案对照组 32 例,环丝氨酸的

剂量均为 0.4g/d。治疗 6、12、18 个月时环丝氨酸治疗组 1、2 痰培养阴转率明显高于对照组(P<0.05),病灶空洞闭合有效率明显高于对照组(P<0.05)。环丝氨酸治疗组 1 出现 1 例精神异常,治疗组 2 出现 5 例,但肝肾功能损害,骨髓抑制 2 个治疗组均小于对照组。作者认为,环丝氨酸治疗耐多药肺结核效果理想,如对患者进行心理辅导,可减少精神异常出现,而且肝功能损害、胃肠道反应小。

二、新方案

(一)复治肺结核新方案

目前,复治肺结核的化疗方案仅在初治方案的基础上在强化期和巩固期各增加了一种药并延长疗程(2SHRZE/6HRE),这个统一的方案是否能担当起治疗的重任,不少学者对此都存有疑问,并进行了一些研究和探讨。

1. 含左氧氟沙星的方案 患者对链霉素无法耐受或不愿使用的情况在临床上时有发生,而且不少医生也有顾虑,常见的情况是用左氧氟沙星代替链霉素。刘宇红等[4]对复治患者的这两种情况进行了总结分析,发现疗程结束时链霉素(S)组和左氧氟沙星(Lfx)组患者的治疗转归各项指标经精确概率法检验差异均无统计学意义(P 值均 >0.05);化疗后两组间不同时间点胸部影像学表现好转率比较,差异均无统计学意义(χ² 值分别为 2.75、0.464 和 1.578,P 值均 >0.05);疗程结束时两组患者空洞闭合率分别为 34.1%(14/41)和 28.6%(8/28),差异无统计学意义;不良反应发生率 S 组为 20.6%(21/102),Lfx 组为 26.8%(11/41)(χ²=0.656,P>0.05)。作者认为,在某些因特殊原因不能使用 S 的患者,在具备正确检测和评估的前提下,也可以适当考虑使用氟喹诺酮类药物替代 S。还有作者在标准的方案上加用左氧氟沙星,结果显示,治疗组患者临床治疗总有效率为 82.35%、出现并发症发生率为 5.88%,同对照组患者的 58.82% 和 26.47% 相比,差异有统计学意义(P<0.05)。作者认为,临床上治疗复治涂阳肺结核,左氧氟沙星联合抗结核化疗方案效果较为理想[5]。

李继雄[6]研究分析左氧氟沙星结合抗结核化疗方案治疗复治涂阳肺结核所取得的效果,评价其应用价值。选择 2012 年 3 月至 2014 年 3 月本院 68 例初治涂阳肺结核患者,实施分组处理,其中 34 例归入对照组,通过抗结核化疗方案实施治疗,其余 34 例纳入观察组,在对照组基础上加用左氧氟沙星开展治疗,比较两组患者临床疗效。结果显示,观察组总体治疗有效率为 94.1%,显著优于对照组的 73.5%(P<0.05)。作者认为,针对复治涂阳肺结核患者,同时采用左氧氟沙星以及抗结核化疗方案开展治疗能够大大提高临床疗效,改善患者的生活质量。范琳娟[7]观察左氧氟沙星联合治疗复治菌阳肺结核的临床疗效。将 90 例复治菌阳肺结核患者随机分为治疗组及对照组各 45 例。化疗方案:治疗组在采用常规抗结核药(利福平、异烟肼、吡嗪酰胺、乙胺丁醇)治疗时,加用左氧氟沙星治疗;对照组单纯给予常规抗结核药治疗,疗程均为 8 个月。观察病灶吸收、空洞关闭、痰菌阴转情况及该药不良反应。结果发现,临床治疗总有效率为 82.35% 和 94.1%(P<0.05);治疗期满治疗组痰菌阴转率为 90.4%,对照组痰菌阴转率为 56.8%;治疗组病灶吸收总有效率 88.1%,对照组病灶吸收总有效率 59.1%;治疗组空洞闭合或缩小 35 例(83.3%),对照组空洞闭合或缩小 20 例(45.4%),治疗组明显高于对照组,两组间差异有显著性(P<0.01);治疗组和对照组因不良反应的退出率分别为 6.7% 和 2.2%(P>0.05)。作者认为,左氧氟沙星联合治疗复治菌阳肺结核可明显提高痰菌阴转率,促进病灶吸收,疗效满意,不良反应小,有较高的临床推广价值。

2. 利福布汀联合莫西沙星的方案　蔡炼东等[8]对复治涂阳肺结核患者随机分组,治疗组使用利福布汀联合莫西沙星(2HRfbZEMfx/6HBE)治疗方案,对照组使用标准复治方案(2HRZES/6HRE)。治疗组痰菌阴转率 85%(68/80)、病灶吸收率 87.5%(70/80)、复发率 7.5%(6/80),均明显优于对照组痰菌阴转率 35.0%(28/80)、病灶吸收率 43.8%(35/80)、复发率 45.0%(36/80),组间比较痰菌阴转率(χ^2=35.3,P<0.05)、病灶吸收率(χ^2=25.6,P<0.01)、复发率(χ^2=33.8,P<0.01),差异均有统计学意义。作者认为,利福布汀联合莫西沙星化疗方案对复治涂阳结核患者更加科学有效果。

3. 超短程化疗方案　施伎蝉等[9]采用超短疗程方案 5MfxRfb(Rft)PaZE 和标准疗程组方案 2SHREZ/6HRE 或 3HREZ/6 HRE 进行比较治疗复治肺结核。两组患者症状体征疗效指数比较,差异无统计学意义(χ^2=0.836,P>0.05);治疗第 2 个月末和疗程结束时痰涂片及痰培养转阴率,差异无统计学意义(P>0.05)。治疗结束时,超短疗程组痰涂片及痰培养转阴率均为 92.00%(46/50),标准疗程组均为 85.71%(24/28),差异亦无统计学意义(χ^2=0.239,P>0.05);超短疗程组胸部 CT 显示病灶显著吸收 33 例,吸收 12 例,不变 4 例,恶化 1 例;标准疗程组显著吸收 8 例,吸收 13 例,不变 5 例,恶化 2 例。两组病灶变化差异有统计学意义(χ^2=10.582,P<0.05),但空洞变化差异无统计学意义(χ^2=1.825,P>0.05)。总体转归方面,超短疗程组治愈 44 例,完成疗程 5 例,失败 1 例;标准疗程治愈 24 例,完成疗程 2 例,失败 2 例,两组比较差异无统计学意义(χ^2=1.468,P>0.05)。两组不良反应发生率分别为 32.00%(16/50) 和 32.14%(9/28),差异无统计学意义(χ^2=0.001,P>0.05)。作者认为,超短疗程治疗方案对初次复治涂阳肺结核是安全有效的。

（二）初治肺结核新方案

1. 利福喷丁代替利福平的方案　对于初治的患者,利福平是很重要的一个药物。但是利福平有肝损、过敏反应、胃肠道反应、骨髓抑制等副作用,部分病人使用受限制。杨慧君[10]使用利福喷丁和利福平在初治肺结核患者中进行比较,发现利福喷丁组总有效率（93.75%）明显高于对利福平组（78.13%）,组间比较差异显著（P<0.05）;且治疗组白细胞、血小板、谷丙转氨酶、尿酸等指标水平均优于对照组,组间比较差异显著（P<0.05）。吴颖[11]也发现治疗后利福喷丁组患者痰菌阴转率、病灶吸收有效率、空洞闭合有效率均高于利福平组,差异均有统计学意义（P<0.05）;利福喷丁组患者胃肠道反应、皮疹、肝功能异常和白细胞减少不良反应发生率均低于利福平组,差异有统计学意义（P<0.05）。

李威等[12]为评价利福喷丁与利福平治疗肺结核的疗效与安全性,使用 meta 分析的方法,检索了万方数据库、维普数据库、超星数据库、CNKI 数据库、PubMed、中国医院数字图书馆、SionMed、The Cochrane Library 数据库公开发表的关于利福喷丁与利福平治疗肺结核的临床随机对照试验。共检索到 65 篇随机对照试验研究(randomized controlled trial,RCT)文献,根据纳入标准与排除标准,共纳入 17 个研究,通过 meta 分析方法,运用 RevMan 5.3 软件对纳入的文献进行分析。结果共纳入 RCT 文献 17 篇,总样本量为 2704 例。其中利福喷丁治疗组为 1377 例,利福平治疗组为 1327 例,以空洞闭合率、病灶吸收率、痰菌转阴率作为疗效指标,其合并 OR 值分别是 1.57（95%CI 1.23~2.00）、1.91（95%CI 1.15~3.16）、2.24（95%CI 1.42~3.53）,其差异均有统计学意义（P 值均 <0.05）。不良反应方面,利福喷丁组与利福平组仅关节痛的发生率［利福喷丁组:1.0%(14/1377),利福平组 1.1%(15/1327)］差异无统计学意义（χ^2=0.08,P>0.05）,而肝功能异常、皮疹、胆红素异常、白细胞降低、发热、蛋白尿、胃肠道不良反应发生率[利福喷丁组:7.8%(108/1377)、0.1%(1/1377)、0.0%、0.9%(12/1877)、0.0%、0.0%、8.7%(120/1377);利福平组:21.2%(281/1327)、2.5%(33/1327)、3.5%(46/1327)、2.7%(36/1327)、0.4%(5/1327)、0.4%(5/1327)、20.0%(265/1327)]差异有统计学意义(χ^2值分别为96.84、31.68、48.48、13.11、5.19、5.19、69.59,P值均<0.05)。作者认为,与利福平相比,在治疗肺结核方面,利福喷丁在促进空洞闭合、病灶吸收、痰菌转阴方面疗效更显著,且差异具有统计学意义;同时,利福喷丁的安全性优于利福平。

2. 含莫西沙星的超短程方案　张春晓等[13]使用2HREZMfx/2HRMfx的方案与标准初治方案进行随机对照试验。莫西沙星组患者治疗第8、16周痰结核菌转阴40、44例,明显高于对照组的34、35例,两组比较,差异有统计学意义($P<0.05$);治疗结束后,莫西沙星组患者阴转率为95.65%,明显高于对照组86.96%,两组比较差异有统计学意义($P<0.05$)。所以,作者认为莫西沙星的超短程治疗方案治疗初治菌阳肺结核患者可有效改善其临床症状,且安全可靠,值得临床推广应用。

3. 莫西沙星加入标准方案　Chen等[14]通过meta分析评价了莫西沙星联合标准方案(莫西沙星组)治疗初治结核的疗效和副作用。作者搜索了Medline、Cochrane、EMBASE和Google Scholar(截止时间为2015年2月12日)上的相关研究,最后筛选出了6个研究共2056个病例。莫西沙星组与标准方案组比较,痰培养阴转的优势比(OR)为1.60(95% CI:0.93~2.74,$P=0.089$),提示没有显著性差异。两组间严重不良事件的优势比为0.94($P=0.862$),也没有显著性差异。通过meta分析,作者认为,尽管目前在一线方案中加入莫西沙星治疗敏感结核病以提高培养阴转率的报道越来越多,但是,仍然需要更多随机对照试验来证明其疗效。

(三) 结核性脑膜炎治疗方案

许春玲[15]研究高剂量左氧氟沙星联合抗结核药物治疗难治性结核性脑膜炎的有效性与安全性。将难治性结核性脑膜炎患者70例随机分为观察组和对照组各35例,观察组接受高剂量左氧氟沙星联合抗结核药物治疗,对照组接受常规剂量左氧氟沙星联合抗结核药物治疗,比较两组脑脊液压力、感染情况、生化指标以及不良反应。结果显示,观察组脑脊液压力、白细胞数目、蛋白质含量均明显少于对照组;脑脊液中葡萄糖、氯化物含量均明显高于对照组;两组均未发生明显不良反应。作者认为,高剂量左氧氟沙星联合抗结核药物有助于降低脑脊液压力、控制脑脊液感染、改善脑脊液代谢,是治疗结核性脑膜炎的理想方法。祝孔辉[16]分析莫西沙星与抗结核药联用综合治疗难治性结核性脑膜炎的效果。将80例结核性脑膜炎患者随机分为对照组与观察组,各40例。对照组给予常规抗结核药物治疗,观察组在对照组基础上给予莫西沙星联合治疗,对比分析两组患者治疗前与治疗5个月后的脑脊液检查情况以及药物不良反应的发生情况。结果显示,治疗5个月后,观察组患者的葡萄糖、白细胞数、氯化钠、压力、蛋白质等指标均恢复正常,其中葡萄糖、氯化钠含量高于对照组,而白细胞数、压力与蛋白质等指标均低于对照组,差异有统计学意义。观察组药物不良反应发生率低于对照组,差异有统计学意义。作者认为,采用莫西沙星与抗结核药联用综合治疗难治性结核性脑膜炎,可有效改善患者脑脊液情况,减少药物不良反应的发生。

张春晓等[17]探讨莫西沙星与抗结核药物联用综合治疗难治性结核性脑膜炎的临床效果,选择该科收治的118例老年难治性结核性脑膜炎患者随机分为莫西沙星与抗结核药物联用治疗组（观察组）以及单纯抗结核药物治疗组（对照组）每组59例,观察两组患者治疗前、治疗后6个月脑脊液检查情况,采用汉密尔顿焦虑量表(HAMA)对两组患者治疗前后的焦虑情绪进行评定,随访1年,采用健康测量量表(SF-36)评定生活质量。结果显示,治疗前两组患者的氯化物、葡萄糖、蛋白质、白细胞数以及压力比较均无统计学差异($P>0.05$)。治疗后观察组患者的氯化物、葡萄糖含量均高于对照组,蛋白质、白细胞数以及压力均低于对照组($P<0.05$,$P<0.01$)。治疗前,两组患者的HAMA总分以及精神性因子、躯体性因子的得分均无统计学差异($P>0.05$)。治疗后观察组患者的总分及各因子分均低于对照组($P<0.05$)。两组患者均无失访现象,两组比较,随访6、12个月观察组的生活质量指标生理功能、生理职能得分均高于对照组($P<0.05$)。结果表明,莫西沙星与抗结核药物可有效治疗老年难治性结核性脑膜炎,其机制可能与可改善结核性脑膜炎患者的脑脊液指标有关;同时,还可有效改善老年难治性结核性脑膜炎患者的不良情绪、提高生活质量。

　　无论是新药还是新方案,都要经过严格的临床试验,所以严格的实验设计、规范的实施操作和专业的统计分析,才能获得可信服的结论,为新药的上市或新方案的推广打下良好的基础。

（姚岚　韩利军　李欢　朱友生　高文　唐神结）

参考文献

1. 何建,李剑华,罗世珍.含环丝氨酸方案治疗耐多药肺结核18例.中国药业,2015,(7):124-125.
2. 裴洁,银春莲,覃伟,等.联用环丝氨酸在耐多药肺结核治疗中的疗效及安全性研究.传染病信息,2015,(4):237-240.
3. 张明,曹子中,梁兴.环丝氨酸联合心理辅导治疗耐多药肺结核的临床疗效及安全性探讨.右江民族医学院学报,2015,(1):43-44.
4. 刘宇红,杜建,高微微.含链霉素或左氧氟沙星方案治疗复治肺结核患者的近期疗效及安全性.中国防痨杂志,2015,37(5):487-493.
5. 赵丽,肖俊营.左氧氟沙星联合抗结核化疗方案在复治涂阳肺结核治疗中的应用价值分析.中国疗养医学,2015,24(6):641-642.
6. 李继雄.探析左氧氟沙星、抗结核化疗方案治疗复治涂阳肺结核的可行性.延边医学,2015,(4):25-26.
7. 范琳娟.左氧氟沙星联合治疗复治菌阳肺结核的疗效分析.医campaign,2015,(10):76-77.
8. 蔡炼东,郑定容.利福布丁联合莫西沙星治疗复治涂阳肺结核疗效分析.现代诊断与治疗,2015,(4):823-824.
9. 施伎蝉,蒋贤高,余志杰,等.复治涂阳肺结核患者化学治疗新方案研究.中华临床感染病杂志,2015,8(2):118-122.
10. 杨慧君.利福喷丁和利福平用于治疗肺结核的临床疗效对照.中国处方药,2015,13(8):62-63.
11. 吴颖.利福喷丁治疗初治涂阳肺结核患者的疗效观察.中国民康学,2015,27(5):8-9.
12. 李威,闫芳,王晶,等.利福喷丁与利福平治疗肺结核的疗效和安全性的Meta分析.中国防痨杂志,2015,37(8):873-878.
13. 张春晓,吴隼,曹建玺,等.莫西沙星超短程治疗初治菌阳肺结核患者的疗效与安全性.中华医院感染学杂志,2015,(4):823-824,829.
14. Chen Z,Liang JQ,Wang JH,et al. Moxifloxacin plus standard first-line therapy in the treatment of pulmonary tuberculosis:A meta-analysis. Tuberculosis(Edinb),2015,95(4):490-496.
15. 许春玲.高剂量左氧氟沙星联合抗结核药物治疗难治性结核性脑膜炎的有效性与安全性.长江大学学报,2015,12(18):3-4.

16. 祝孔辉.莫西沙星与抗结核药联用综合治疗难治性结核性脑膜炎的效果分析.河南医学研究,2015,24(11):52-54.
17. 张春晓,张崇.莫西沙星与抗结核药物联用综合治疗难治性结核性脑膜炎的疗效.中国老年学杂志,2015,35(8):2085-2086.

第八章　结核病的免疫治疗和治疗性疫苗

摘　要：国内免疫治疗集中在已经上市的微卡、IL-2、胸腺五肽的临床研究，免疫制剂辅助化疗治疗耐多药肺结核、复治肺结核、结核病合并糖尿病，均取得了积极的疗效；治疗性疫苗方面国内也尝试了重组结核分枝杆菌多阶段表达的融合蛋白疫苗，在动物实验中取得有效的免疫效应，同时也尝试使用呼吸道黏膜使用疫苗的新途径，结果均能诱导有效的免疫应答。

关键词：免疫治疗；治疗性疫苗；免疫应答、临床研究

国内的免疫治疗及治疗性疫苗在 2015 年有一定的进步，跟着国际研究的步伐开始使用呼吸道黏膜给药的疫苗等，免疫治疗继续使用现有的免疫制剂进行临床研究，现分别介绍如下：

一、免疫治疗

结核病的免疫治疗旨在提高宿主抵抗结核分枝杆菌（mycobacterium tuberculosis, Mtb）的免疫保护反应、协助提高全身化疗的疗效，后者包括加速病灶的吸收及空洞的闭合、缩短疗程等，对结核潜伏感染者能减少活动性结核病的发生风险。2015 年国内学者进行了一些常用免疫制剂对结核病治疗疗效的评价。

注射用母牛分枝杆菌菌苗（简称微卡）对结核病的免疫辅助治疗的价值已得到国内外多项研究的认可。由于耐多药肺结核治疗疗程长、治愈率低、不良反应大，治疗难度较大。张晓光等[1]对 85 例耐多药肺结核使用统一的耐多药化疗方案加微卡注射，对照组单纯化疗，微卡使用每周一次，共使用 6 个月，耐多药化疗总疗程为 24 个月，结果显示微卡治疗组在呼吸道症状的改善、早期痰菌的阴转、影像学吸收均优于对照组。关于 IL-2 的治疗评价，国际上已有了 IL-2 治疗初治肺结核的研究，结论为 IL-2 治疗 1 个月对初治肺结核的治疗效果无显著作用，因此最近数年来缺乏 IL-2 免疫辅助治疗的大样本研究报道。国内南京学者 Shen 等[2]使用重组 IL-2，评价其对耐多药肺结核病人的有效性及安全性，共 50 例培养阳性的 MDR-TB 病人纳入研究，注射重组 IL-2 的 50 万 IU，每日一次，在疗程的第 1、3、5、7 个月使用同时加标准耐药肺结核治疗，对照组为单纯化疗组，同时使用流式细胞技术分析 T 细胞亚型在治疗中的变化，结果显示 IL-2 治疗组的痰菌阴转率及 X 线病灶吸收率显著高于对照组，疗程结束时上述指标改善更为明显，此外 $CD4^+CD25^+T$ 细胞在治疗期间对照组缓慢升高，治疗组中却未发现 T 细胞的上述改变，结论为在现有耐多药抗结核的化疗方案中补充重组 IL-2 可稳定患者的免疫状态，改善抗结核治疗效果，将可能成为耐多药肺结核有使用前景的免疫治疗方法。

耿书军等[3]评价国内已普遍使用的胸腺五肽联合化疗对复治菌阳肺结核的治疗影响，有 118 例患者入选，治疗组在化疗的基础上使用胸腺五肽 80mg 静脉滴注，每日一次，连续使用 2 个月，结果发现观察组接受联合治疗后的 $CD3^+$、$CD4^+$ 和 $CD4^+/CD8^+$ 水平高于对照组患

者,且肺功能指标 FV_1、FVC、FEV_1/FVC 水平均明显升高,提示胸腺五肽对改善复治肺结核的肺功能及提高免疫功能具有较明显的效果。关于糖尿病合并肺结核的免疫治疗,一项使用乌体林斯(草分枝杆菌 F.U.36 注射液)免疫辅助治疗 2 型糖尿病合并初治肺结核的研究,结果使用乌体林斯治疗糖尿病合并肺结核的总有效率为96.88%,对照组为81.25%,两组差异有统计学意义,免疫治疗组的病灶吸收率及痰菌阴转率均高于对照组[4]。郭文霞等[5]使用胸腺五肽联合化疗及降糖等治疗,研究发现胸腺五肽应用于肺结核合并糖尿病的治疗有利于促进外周血 T 淋巴细胞亚群 CD4+、CD8+ 的增殖,提高机体免疫水平。

对于新型的免疫方法,来自苏州的研究个例报道将自体同源细胞因子介导的杀伤细胞的免疫治疗联合抗结核化疗治疗一例 23 岁播散性肺结核女性患者,干咳、发热、胸闷 1 个月,经过该免疫治疗后该病例症状及病灶得到快速改善,作者认为该免疫治疗可为治疗播散性结核病提供行之有效的方法之一[6]。

二、治疗性疫苗

2015 年国内最新的治疗性疫苗研究较少,武汉的 Liang 等[7]设计重组 BCG 过表达 Mtb 不同生长时期的免疫主导抗原,旨在提供更全面的免疫保护作用,防止宿主原发和潜伏感染结核病。在研究中构建了一个鸡尾酒式的重组 BCG 疫苗命名为 ABX,分别由 rBCG∷85A、rBCG∷85B 和 rBCG∷X 组成,分别过表达 Mtb 不同生长时期的抗原(抗原 85A,抗原 85B 和热休克蛋白)。结果显示,与单纯的重组 BCG 或 BCG 相比,ABX 能诱导 C57BL/6 大鼠对原发 TB 感染更强的免疫保护作用。分析其机制,发现 ABX 能刺激机体产生更强的抗原特异性 CD4+Th1 应答及大量的 IFN-γ+CD4+ 外周性记忆 T 细胞和 IL-2+CD8+ 中央记忆 T 细胞。这些发现为研发改善 BCG 效应及筛选预防性 TB 疫苗提供了新的策略。顺应国际上的新理念,天津一项研究使用呼吸道黏膜途径给药,建立恒河猴结核感染的动物模型,评估重组人血清 5 型腺病毒为基础的结核疫苗(AdHu5Ag85A)通过呼吸道黏膜途径给药评估该疫苗的有效性及安全性,研究发现可提高动物的生存期、减少脏器的细菌负荷及结核特异的病理损伤,该研究证明单纯给予呼吸道黏膜强化免疫宿主可提高对肺结核的保护力[8]。另一项来自武汉的研究使用能被活动性结核、结核潜伏感染病人细胞识别的 Mtb 五阶段表达的抗原 Rv1813、Rv2660c、Ag85B、Rv2623、HspX,将其进行抗原筛选成多阶段表达的多聚蛋白 AID4,再添加佐剂 MTO(单磷酰脂质 AMPL、海藻糖 TDB、MF59 成分)制成新型多阶段亚单位疫苗,动物实验证实 AID4/MTO 具有更佳的免疫保护作用,还疫苗免疫动物后可产生最高水平的 CD4+ 及 CD8+ T 细胞分泌的抗原特异性 IFN-γ[9]。

上海杨恩卓等[10]构建了一个新的慢病毒载体与 Mtb 抗原 Ag85B-Rv3425 组成融合蛋白疫苗。Rv3425 蛋白位于 Mtb 菌株 RD11 区域,BCG 中,是潜在的介导结核病人中免疫反应的重要抗原。研究显示单独注射重组慢病毒载体即能激发小鼠的抗原特异性 Th1 型免疫应答,且小鼠肺、脾内细菌负荷显著降低、肺部损伤减轻。结果显示这种新的疫苗对结核病的免疫治疗具有很好的应用前景。

兰州一项研究设计了多阶段表达 Mtb 抗原的融合蛋白疫苗,这些抗原可分别在结核感染的早期、潜伏期表达,融合表达 ESAT-6、Ag85B、MPT64(190-198)、Mtb8.4、HspX 抗原,简称 LT69,其添加佐剂 DDA(N,N′- 双十八烷基二甲基溴化铵)和多聚次黄嘌呤胞嘧啶核苷酸构建亚单位疫苗,该实验在 C57BL/6 小鼠中进行评估,结果发现低剂量的 LT69 疫苗即可诱导长远、有效的抵抗 Mtb 感染的免疫保护及免疫记忆效应,有望成为有效候选疫苗之选[11]。

　　CD226 是免疫球蛋白超家族成员,可增强 Ag85A 诱导的免疫效果且增强小鼠细胞毒 T 细胞和 NK 细胞的活性,可使用 CD226 作为佐剂 Ag85 融合表达的 DNA 疫苗。Li 等[12]使用口服 pcDNA3.1-Ag85ACD226 DNA 疫苗诱导小鼠的免疫应答,结果发现,该疫苗可诱导 Th1 型细胞因子(如 IL-2、IFN-γ 和 TNF-α)的产生,脾脏中的 CD4$^+$IFN-γ$^+$T 细胞和 CD8$^+$IFN-γ$^+$T 细胞显著增加。表明,CD226 是一个有效的佐剂,可增强 Ag85A 诱导的免疫效果。该研究为开发同时表达 Ag85A 和 CD226 的 DNA 疫苗提供了新的策略。

　　国内在最新的一年内主要对结核病的免疫治疗进行了相关研究,使用 IL-2、胸腺五肽等,针对耐多药肺结核、肺结核合并糖尿病等特殊人群进行了研究,结论均肯定了积极的治疗效果。而在治疗性疫苗开发方面,仅进行了改良 BCG 的尝试,为未来新型结核病疫苗的研制提供依据。

(范琳　张立群　唐神结)

参考文献

1. 张晓光,刘会,付洪义,等. 母牛分枝杆菌联合化疗方案治疗耐多药肺结核疗效观察. 国际呼吸杂志, 2015,35(2):106-108.

2. Shen H,Min R,Tan Q,et al. The beneficial effects of adjunctive recombinant human interleukin-2 for multidrug resistant tuberculosis. Arch Med Sci,2015,11(3):584-590.

3. 耿书军,刘建玲,冯玉英,等. 胸腺五肽联合常规抗结核方案治疗复治菌阳肺结核的疗效及对患者免疫功能的影响. 中国现代医学,2015,25(7):51-53.

4. 刘立虎,吴军. 2 型糖尿病并肺结核患者应用乌体林斯治疗的临床效果. 中国热带医学,2015,15(1):127-128.

5. 郭文霞. 胸腺五肽对肺结核合并糖尿病免疫状态的影响. 临床军医杂志,2015,43(3):314-315.

6. Ping X,Junchi X,Xinnian C,et al. Autologous cytokine-induced killer(CIK)immunotherapy in a case of disseminated tuberculosis. Sarcoidosis Vasc Diffuse Lung Dis,2015,32(1):838-6.

7. Liang J,Teng X,Yuan X,et al. Enhanced and durable protective immune responses induced by a multistage of Mycobacterium tuberculosis. Mol Immunol,2015,66(2):392-401.

8. Jeyanathan M,Shao Z,Yu X,et al. Adhu5Ag85A Respiratory Mucosal Boost Immunization Enhances Protection against Pulmonary Tuberculosis in BCG-Primed Non-Human Primates. PLoS One,2015,10(8):e0135009.

9. Wang X,Zhang J,Liang J,et al. Protection against Mycobacterium tuberculosis infection offered by a new multistage submit vaccine correlates with increased number of INF-γ$^+$ IL-2$^+$ CD4$^+$ and IFN-γ$^+$CD8$^+$T cells. PLos One,2015,10(3):e0122560.

10. Yang E,Wang F,Xu Y,et al. A lentiviral vector-based therapeutic vaccine encoding Ag85B-Rv3425 potently increases resistance to acute tuberuclsis infection in mice. ActaBiochimBiophys Sin(Shanghai),2015,47(8):588-596.

11. Niu H,Peng J,Bai C,et al. Multi-Stage Tuberculosis Subunit Vaccine Candidate LT69 Provides High Protection against Mycobacterium tuberculosis Infection in Mice.PLoS One,2015,10(6):e0130641.

12. Li Y,Yang F,Zhu J,et al. CD226 as a genetic adjuvant to enchance immune efficacy induced by Ag85A DNA vaccination. Int Immunopharmacol,2015,25(1):10-18.

第九章 结核病的介入治疗

摘　要:2015 年度,国内在结核病介入治疗方面取得了不少的进展,主要包括气管支气管结核的介入治疗,如经支气管镜气道局部给药术、经支气管镜球囊扩张术、经支气管镜综合介入治疗术等,经支气管镜介入治疗外科术后并发症,空洞性及耐药肺结核的介入治疗,胸膜胸壁结核的介入治疗,气道 - 胸膜病变的介入治疗,结核性脑膜炎的介入治疗等。这些介入治疗手段为结核病的治疗提供了重要方法。

关键词:结核,气管支气管;结核,肺;结核,胸膜;支气管镜;胸腔镜;介入治疗

结核病的介入治疗学按学科门类大体可分为呼吸内镜介入治疗学及放射介入治疗学等。呼吸内镜用于呼吸系统疾病临床介入已有 100 多年历史。20 世纪 90 年代以前,经呼吸内镜介入治疗仅仅局限于气道异物取出、肺脓肿脓液引流及脓腔内注药等方面。90 年代初开始,随着可弯曲性支气管镜、半硬质胸腔镜等呼吸内镜及其相关技术的不断发展,激光、高频电刀、氩等离子体凝固及微波等热消融术、冷冻术、球囊扩张术及支架植入术等各种经呼吸内镜介入治疗手段应运而生,呼吸内镜诊疗技术临床应用范围、适应证不断扩大,为临床气管支气管结核、耐药肺结核、胸膜结核等结核病的介入治疗开辟了新的途径,并取得可喜的成果[1]。

一、气管支气管结核

(一)经支气管镜气道局部给药术

为考核经支气管镜钳夹、抽吸、清除病灶及局部给予抗结核药物介入治疗效果,方琼等[2]回顾性分析了 2010 年 1 月至 2013 年 6 月收治的 31 例淋巴结瘘型支气管结核患者镜下特征和介入治疗次数、时间,评价治疗效果和并发症。结果显示,淋巴结瘘型支气管结核镜下表现:肉芽肿型为 19.4%、坏死型为 51.6%、混合型为 25.8%、瘘孔型为 3.2%,病灶夹杂灰黑色物或碳素沉着和反复钳夹仍陆续有坏死物自深处向腔内溃出是其特征,31 例共 76 个瘘口,右侧为多,单个瘘口组中位治疗次数 5 次,中位治疗时间 65 天,多个瘘口组中位治疗次数 9 次,中位治疗时间 108 天,组间差异均有统计学意义(均 $P<0.01$);治疗有效率为98.7%,并发症为少量出血,发生率为 2.1%。结论:淋巴结瘘型支气管结核镜下表现有一定特征,经支气管镜钳夹加抗结核药灌注是一种安全、简单、有效的方法。

为观察氧氟沙星联合异烟肼经纤维支气管镜局部治疗支气管结核的临床疗效。胡翠兰等[3]选择 75 例支气管结核患者并随机分为对照组(37 例)采用 2HRZE/4HR 抗结核方案进行治疗,观察组(38 例)在对照组治疗基础上加用左氧氟沙星联合异烟肼经纤支镜局部治疗。比较两组患者治疗第 2、6 个月末在临床表现、影像学变化及纤支镜下改变等方面的有效率。结果显示:观察组患者治疗第 2 个月末,临床表现、影像学变化及纤支镜下改变等有效率(78.9%、81.6%、81.6%)均明显高于对照组(59.5%、62.2%、59.5%)($P<0.05$);观察组患者治疗第 6 个月末,临床表现、影像学变化及纤支镜下改变等有效率(92.1%、92.1%、92.1%)均

明显高于对照组(73.0%、75.7%、75.7%)(P<0.05)。结论　左氧氟沙星联合异烟肼经纤支镜局部治疗支气管结核疗效显著,值得临床推广应用。

为探讨苦参素注射液在治疗结核气管狭窄中的局部作用,崔会芳等[4]收集福建中医药大学附属厦门第三医院呼吸二科2013年10月至2014年11月19例支气管结核并气道狭窄序贯多种介入联合治疗后气道狭窄患者,经支气管镜采用内镜喷洒管喷洒苦参素,对炎症水肿、溃疡坏死严重,局部肉芽组织增生明显、瘢痕狭窄严重者,且狭窄长度≥2cm或截面积≤正常截面积50%即选择高浓度(1200g/ml)苦参素,反之选择低浓度苦参素(600mg/ml),术后7天复查气管镜,以动态观察病变局部经处理后的消长情况,视情形每周喷洒药物一次,累计2~4次,总体随访时间3个月,期间主要观察患者咳嗽、咳痰或痰血、呼吸困难变化情况,和有无新的结核病灶出现。结果:19例患者中,炎症浸润型4例有效,溃疡坏死型2例有效,肉芽增殖型3例有效,瘢痕狭窄型4例有效,管腔软化型0例有效,总有效率为68.4%(13/17),其中活动期支气管结核(炎症浸润型、溃疡坏死型、肉芽增殖型)有效率达75%(9/12),静止期支气管结核(瘢痕狭窄型、管壁软化型)有效率则为57.1%(4/7)。本研究结果初步提示:苦参素注射液在气管内局部应用可能具有较高的防治效果,尤其是在活动期支气管结核方面其疗效可能更为显著。

(二) 经支气管镜球囊扩张术

球囊扩张术是良性尤其是结核性气道瘢痕性狭窄首选介入治疗措施之一。为比较球囊导管不同充盈时间治疗气道狭窄临床疗效及安全性,李王平等[5]选择支气管结核性狭窄患者40例,入选患者气道狭窄仅存在于左主支气管,全身及局部病情稳定,无肉芽组织,狭窄最小直径为3~5mm。根据就诊顺序编号并随机分为2组,间歇加压扩张组:采用传统的球囊扩张方法,即每次5分钟,间隔1分钟后再次扩张,重复5次,共30分钟;持续加压扩张组:采用持续扩张的方法,即一次扩张持续30分钟。分别于术前、术后、术后2周及术后1个月进行气道直径测量,并监测2组术前、术中、术后心率、氧饱和度、血压及出血、局部黏膜撕裂等情况。结果:两组首次扩张后间歇加压组直径(9.55±0.50)mm,持续加压组(9.51±0.40)mm,比较差异无统计学意义,但在术后2周及1个月复查间歇加压扩张组气道缩窄程度仍明显,扩张直径分别为(7.48±1.00)mm、(7.27±1.00)mm,持续加压扩张组直径分别为(8.69±0.50)mm、(8.64±0.50)mm,组间同期比较差异有统计学意义(P<0.05)。持续加压扩张组支气管黏膜撕裂较间歇加压组明显,其余并发症发生率两组之间无统计学意义(P>0.05)。结论:单次持续扩张较传统扩张方法可获得更好的疗效,且具有安全方便、操作性强的优点,值得临床推广应用。

为探讨支气管镜下行支气管扩张术后留置微球囊导管治疗结核性支气管狭窄患者的疗效。龙发等[6]将80例结核性支气管狭窄患者随机分成两组,治疗组及对照组各40例,治疗组在支气管镜下采用行支气管扩张术后留置微球囊导管进行扩张治疗,对照组采用传统支气管球囊扩张术进行扩张治疗,观察治疗后两周及2个月两组患者支气管复张愈合及相应肺叶复张、肺功能一秒钟用力呼气容积(FEV$_1$)情况。结果显示,2周后治疗组有效率94.0%,对照组有效率88.3%,差别无统计学意义(P>0.05);两组患者肺功能FEV$_1$和气促评分均较治疗前有显著性改善(P<0.05),但两组比较差异无统计学意义(P>0.05);2个月后治疗组有效率78.8%,对照组有效率55.9%,差异无统计学意义(P<0.05);治疗组肺功能FEV$_1$和气促评分较治疗前有显著性改善(P<0.05),且显著优于对照组(P<0.05);仅部分患者术后

管壁出现少量出血,治疗组为 27.3%,对照组为 35.3%,差别无统计学意义($P>0.05$),所有出血经注入止血药并采用氩气刀电凝后出血停止。结论:支气管镜下行支气管扩张术后留置微球囊导管治疗结核性支气管狭窄效果良好,提示此法值得推广应用。

(三) 经支气管镜高频电凝术

为探讨经支气管镜高频电凝在治疗气道狭小小儿患者安全性及有效性,Ni 等[7]选择治疗了 70 例小儿患者,其中支气管结核 37 例、会厌囊肿 15 例、气管插管后瘢痕性狭窄 13 例及支气管异物 5 例,观察电凝治疗前后患者临床表现、支气管镜下、胸部 CT 及肺功能改变。结果:70 例儿童患者经支气管镜电凝治疗,66 例患者有明显疗效,4 例患者有效,无 1 例无效治疗,治疗有效率为 100%;无明显严重并发症。结论:经支气管镜高频电凝疗法在治疗小儿气道狭窄和阻塞方面是一种快速、有效、安全的治疗方法,值得被广泛应用于临床。

(四) 经支气管镜综合介入治疗术

在全身抗结核化学治疗基础上,针对各类型气管支气管结核,球囊扩张术、热消融术、冷冻消融术、支架植入术等经支气管镜介入治疗术联合应用是目前临床上较多采用的介入手段。

消融治疗术,包括热消融治疗术及冷冻消融术,历来是气道结核治疗中具有争议的手段,冷冻术相比较于热消融术在气管支气管结核介入治疗中的作用越来越受到重视,因前者一般不引起气道黏膜下层损伤而形成瘢痕性再狭窄。陈立松等[8]为比较冷冻治疗、氩等离子凝固治疗(APC)及热射频对大鼠局部皮肤的损伤情况,探讨消融术对全身炎症反应及局部组织损伤的影响,利用 SD 大鼠作为模型进行介入治疗基础研究。他们将 48 只健康雄性SD 大鼠按随机数字表法分为冷冻组、APC 组、热射频组和假手术组,前 3 组分别对大鼠皮肤进行冷冻、氩等离子凝固及热射频治疗,假手术组仅进行剃毛处理,术后 1、3、5、7 和 28 天检测大鼠血清肿瘤坏死因子(TNF)-α、皮肤转化生长因子(TGF)-β_1、平均吸光度值与阳性细胞的乘积、瘢痕厚度及第 5 天 HE 染色结果。结果发现,①血清 TNF-α:术后 24 小时,冷冻组、APC 组、热射频组间差异无统计学意义(均 $P>0.05$),但均明显高于假手术组(均 $P<0.05$)。第7 天,冷冻组 TNF-α 最高为(146 ± 8)ng/L,高于假手术组($t=3.88, P<0.05$)。②皮肤 TGF-β_1:平均吸光度值与阳性细胞的乘积:热射频组(105.3 ± 16.4)、APC 组(58.8 ± 12.8)和冷冻组(36.4 ± 2.8)之间两两比较,差异均有统计学意义(均 $P<0.05$)。APC 组、热射频组与假手术组(34.1 ± 1.7)相比,差异均有统计学意义(均 $P<0.05$)。③第 5 天 HE 染色:热射频组皮肤炎症损伤最严重,APC 组及冷冻组损伤各有差异($t=0.91, P>0.05$)。④皮肤瘢痕厚度:热射频组最厚为(612 ± 98)μm,APC 组为(362 ± 120)μm,两者比较,差异有统计学意义($t=4.54, P<0.05$),冷冻组及假手术组均未见瘢痕形成。作者认为,冷冻、APC、热射频 3 种方法对局部皮肤可造成不同的损伤及炎症反应,炎症因子反应规律因处理方法不同而异,冷冻治疗组的炎症反应和瘢痕形成均明显轻于热射频及 APC 治疗。

为探讨纤维支气管镜下高频电刀联合球囊扩张治疗结核炎性气管狭窄的疗效和安全性,张宏军[9]等选择 63 例结核炎性气管狭窄患者,分别给予球囊扩张(球囊组 34 例)和高频电刀联合球囊扩张(联合组 29 例)。两组患者每周接受治疗 1 次,观察气道狭窄再通有效率、需要治疗的次数,结核菌转阴时间以及术中和术后并发症。结果发现,球囊扩张组、联合组再通有效率分别为 52.9%(18/34)和 79.3%(23/29),差异有统计学意义($t=4.79, P=0.03$);达到再通的治疗次数分别为(3.5 ± 113)次和(1.5 ± 1.1)次,差异有统计学意义($t=6.53, P<0.01$);

术后结核菌转阴时间分别为(22.3±3.6)天和(12.3±2.1)天,差异有统计学意义(t=11.69, $P<0.01$)。作者认为,纤维支气管镜下高频电刀联合球囊扩张治疗结核炎性气管狭窄安全有效,可减少介入治疗次数、缩短结核菌转阴时间,值得临床推广。

针对淋巴结瘘型气管支气管结核,为探讨经支气管镜下介入治疗淋巴结瘘型支气管结核的安全性、有效性,王晓平等[10]回顾性分析2008年10月至2012年10月在山东省胸科医院呼吸内镜诊疗室43例淋巴结瘘型支气管结核患者的临床资料及介入治疗效果。43例患者均有不同程度气道阻塞情况,予以电子支气管镜下二氧化碳冷冻切除及淋巴结内针吸穿刺注药治疗。比较治疗前后狭窄气道改善情况,评价治疗的次数、时间及效果等。共治疗43例气管镜下介入治疗患者,其中男性22例,女性21例;平均年龄(28.5±12.7)岁,介入治疗中位次数为5次(3~18次),平均治疗天数(86.7±67.2)天。经治疗后总有效率100%,气道狭窄管腔均有不同程度改善,原气管、支气管内病变绝大部分吸收,复查气管镜可见管腔通畅,少数患者黏膜瘢痕形成及色素沉着,未有支气管瘘、大出血等严重并发症发生。结论:支气管镜下二氧化碳冷冻切除联合淋巴结内穿刺注药治疗淋巴结瘘型支气管结核是一种有效、安全的微创方法,可有效缓解气道阻塞情况。

方育霞等[11]于2012年6月至2014年5月入选64例支气管结核患者,根据诊断的先后顺序分为冷冻组(A组),冷冻+注药+雾化(B组),每组各32例。B组在支气管镜冷冻治疗的基础上,联合每日2雾化吸入异烟肼、阿米卡星,定期支气管镜注入异烟肼、阿米卡星、地塞米松治疗疡坏死型气管支气管结核。研究发现,B组在病灶的吸收、恢复支气管的通畅方面明显优于A组,且支气管镜治疗的次数明显减少。

为探讨经支气管镜二氧化碳冷冻联合氩气刀进行支气管结核治疗的临床疗效。王晓洁[12]等选取2010年3月至2013年6月间收治的支气管结核患者155例,按患者住院顺序分为三组,对照1组、对照2组和研究组。三组患者均应用抗结核药物、雾化吸入、局部注药;对照1组:51例,给予氩气刀治疗;对照2组:51例,给予冷冻治疗;研究组:53例,给予支气管镜介入冷冻联合氩气刀治疗。三组总疗程6个月,并对三组临床治疗效果进行对比分析。结果显示,三组患者经6个月治疗后,研究组的治疗缓解率显著优于优于对照1组和对照2组(94.3%vs. 72.6% vs.64.8%),差异具有统计学意义($P<0.05$)。三组患者在治疗过程中,均未出现较为严重的并发症。结论:经支气管镜二氧化碳冷冻联合氩气刀进行支气管结核治疗具有安全性高、可操作性强,治疗效果好的优势,具有较高的临床推广价值。

为探讨除支架外其他介入手段联合介入治疗(NSCIT)不同病因和类型良性瘢痕性气道狭窄有效性、安全性及并发症,Qiu等[13]选择了结核性、气管插管、气管切开及其他病因导致的良性狭窄患者进行研究,所选病例分为管状狭窄、肉芽肿性狭窄及复杂性狭窄3组,所有患者均接受除支架植入术外其他介入手段联合介入治疗,观察患者疗效和并发症并进行统计学分析。结果:10例网状狭窄和6例肉芽肿狭窄表现100%持续缓解;41例复杂性狭窄36例(88%)缓解,29例(71%)持续缓解,5例气道塌陷从分析中排除,整体缓解率为97%。平均治疗持续时间分别为101、21、110天,治疗次数分别为5、2、5次。结论:NSCIT临床疗效良好、并发症少发,但对于气道塌陷或软化无治疗价值。

(五)经支气管镜介入治疗外科术后并发症

胸外科肺切术后可发生气道吻合口狭窄、肉芽增生等并发症。刘福升等[14]介绍药物及介入治疗不愈的支气管结核的外科治疗经验时报道了经支气管镜球囊扩张、冷冻治疗术后并发症。78 例诊断明确的支气管内膜结核,且造成支气管狭窄或肺不张的患者进行外科治疗,术前规则抗结核治疗 6 个月以上,术后继续抗结核治疗 9~12 个月,其中全肺切除 12 例、肺叶切除 58 例、袖状肺叶切除 8 例。结果:78 例患者均治愈,无手术死亡,无支气管胸膜瘘及结核播散;术后有 2 例出现支气管狭窄,经球囊扩张后,管腔通气正常;1 例术后出现吻合口肉芽肿,给予冷冻治疗后治愈。随访 1 年以上无复发。结论:支气管结核造成支气管狭窄或肺不张,外科手术治疗是一种安全有效的方法,术后并发症可通过经支气管镜介入治疗修复。

在全身抗结核化学治疗基础上,针对气管支气管结核不同临床类型,给予经支气管镜气道局部给药术(给予 INH、RFP、Ak、Lfx 等不同抗结核药物及苦参素等药物)、球囊扩张术(传统的球囊扩张方法基础上采用持续加压扩张方法)、热消融术、冷冻消融术、支架植入术及上述几种手段联合介入术(高频电刀联合球囊扩张,二氧化碳冷冻切除联合淋巴结内穿刺注药,冷冻术联合雾化吸入及气道局部给药,抗结核药物雾化吸入、局部注药、氩气刀、冷冻等多种措施综合介入治疗)等介入治疗,大大提高了气管支气管结核临床治愈率、减少了气道狭窄等并发症发生率。目前良性瘢痕性气道狭窄治疗中的最大困惑是气道再狭窄反复发作,不同病因、不同类型狭窄患者介入手段联合介入治疗,可取得较好的临床疗效及并发症少发。

不过,有的报道不仅缺乏足够的循证医学依据,只是报道了在临床某方面具有临床治疗价值,也与临床基本治疗原则似有不符,如气道局部给药时全身抗结核化学治疗疗程不够长、初治结核而局部给予二线抗结核药物。应采取辩证否定态度去看待,相信随着广大学者不断临床探索,临床循证医学依据会越来越完善。

二、肺结核

(一) 经支气管镜介入治疗

为分析针对耐多药肺结核患者的化疗方案联合支气管注药方案对该类患者的临床疗效。刘会等[15]选择 2008—2011 年收治的耐多药肺结核患者 80 例,根据治疗方法不同随机分为观察组和对照组,两组均采用 6LfxCmPaZPto/18LfxPaZPto 化疗方案,观察组同时加用支气管镜三联(异烟肼注射液 0.4g、盐酸左氧氟沙星注射液 0.2g、阿米卡星注射液 0.2g)注药治疗 2 个月,比较两组临床表现、细菌学及影像学表现等。结果:观察组及对照组临床表现有效率差别不明显,但观察组的早期痰菌阴转情况、影像学吸收情况均优于对照组。结论:对于耐多药肺结核患者,在应用核心化疗方案基础上早期给予局部支气管内电子支气管镜注药治疗能增加患者早期痰菌阴转率,促进病灶吸收。

为考核白及抗痨凝胶辅助常规化疗药物治疗肺外结核及空洞型肺结核的临床效果,刚永桂等[16]于 2011 年 1 月至 2013 年 1 月收治 87 例肺外结核及空洞型肺结核患者随机分为研究组(44 例)和对照组(43 例),两组均采用 3DLZVATH/15DLVTH 的化疗方案进行规范化疗,研究组在对照组治疗的基础上采用 20g 白及粉中加入不同比例的泛影葡胺与 0.9% 氯化钠溶液,配制出不同黏度的凝胶体,实施温热灭菌法经 121℃×15 分钟高温高压灭菌后静置,放入抗结核药物,即利福平 0.45g、异烟肼 0.3g、阿米卡星 0.4g 形成白及抗痨凝胶。经过气道行纤维支气管镜空洞介入治疗,肺外结核经窦道或脓肿内注射治疗,1 次/周,比较两组患者治疗 3、12、18 个月后的痰菌转阴率及病灶治愈率差异。结果:治疗后第 3、12、18 个月研究组的痰菌转阴率分别为 47.73%、75.00%、84.09% 均高于对照组的 27.91%、51.16%、60.47%，仅第 12、18 个月两组的转阴率差异显著（$P<0.05$）。研究组在第 12、18 个月的病灶治疗有效率、空洞治疗有效率均显著高于对照组（$P<0.05$）。治疗前两组患者的发热、咳痰、咳嗽、咯血率差异不显著，治疗后研究组的发热、咳痰、咳嗽率均显著的低于对照组（$P<0.05$）。研究组的总有效率为 95.45% 显著高于对照组的 70.07%（$P<0.05$）。结论：白及凝胶辅助常规化疗药物治疗肺外结核及空洞型肺结核对于提高结核转阴率、改善患者的临床症状、提高治疗效果具有显著作用。

（二）经胸腔镜肺叶切除术

为比较电视胸腔镜（video-assisted thoracic surgery，VATS）肺叶切除术和传统的开放式肺叶切除术在肺结核患者治疗中的优劣，Han 等[17]选择 40 例需要进行肺叶切除术患者并随机分为 VATS 组、开胸组各 20 例，两组患者在年龄、性别、肺功能等方面具有可比性。结果：VATS 组中 19 例（95%）完全行 VATS 肺叶切除术，1 例由胸腔镜辅助小切口肺叶切除术完成，平均术中失血量为 345ml（范围 100~800ml），胸膜腔闭式引流时间中位数为 5 天（范围 3~7天）；所有 20 例开放式肺叶切除组手术均顺利完成（100%），平均术中失血量为 445ml（范围150~950ml），胸膜腔闭式引流时间中位数为 5 天（范围 3~9 天）。两组间肺切除术操作完成率、术中失血、胸腔闭式引流时间及术后胸腔引流量均无统计学差异。VATS 组手术时间、术后并发症、术后 24 小时疼痛指数、术后住院时间均显著少于传统开放式肺叶切除术组。术后随访中位时间 14 个月（8~18 个月）两组痰菌均为阴性。结论：VATS 肺叶切除术治疗肺结核是一种有效的、微创的手术方法。

三、胸壁胸膜结核

经胸管或内科胸腔镜胸腔内注药是目前治疗结核性包裹性积液或脓胸的常用方法。为比较胸腔内注射尿激酶或糖皮质激素治疗结核性胸膜炎的疗效性和安全性，王欢等[18]利用计算机检索 Medline、Embase、Cochrane-library、Webofscience、中国生物医学文献数据库、中文科技期刊数据库、中国知网、万方医学网数据库，并辅以手工检索从建库起至 2014 年11 月关于胸腔内注入尿激酶或激素治疗结核性胸膜炎疗效比较的随机对照研究文献，采用RevMan5.2.3 软件行数据分析。结果：纳入 5 项研究，meta 分析显示，尿激酶组和激素组的胸腔积液完全吸收时间（$RR=0.48$，$P=0.22$）、胸膜增厚发生率（$RR=0.67$，$P=0.06$）及不良反应（$RR=1.17$，$P=0.70$）差异无统计学意义；胸膜厚度有明显异质性（$I^2=91\%$），不予 meta 合并。作者认为，胸腔内注入尿激酶或激素治疗结核性胸膜炎疗效和安全性比较无显著性差异。

为探讨内科胸腔镜辅助治疗结核性脓胸的价值，符诒慧等[19]回顾性分析了 2012 年 1月至 2014 年 3 月对 46 例结核性脓胸患者行内科胸腔镜治疗的临床资料，46 例患者均行内科胸腔镜检查并给予抽吸胸腔积液、松解粘连带治疗。结果：本组 46 例结核性脓胸患者于术后 1 个月复查胸部 CT 及胸腔 B 超评估疗效，显效者 34 例，有效者 10 例，无效者 2 例。结论：内科胸腔镜术辅助治疗结核性脓胸安全、损伤小、费用低，是一种安全有效的治疗结核性脓胸的微创技术。

为探讨电视胸腔镜下进行胸膜纤维板剥脱治疗包裹性结核性胸腔积液的临床疗效及其远期转归情况，叶敏华等[20]回顾性分析 2000—2010 年间 274 例进行胸腔镜下纤维板剥脱术的患者的临床资料。患者在电视胸腔镜引导下清除纤维分隔、脓苔、坏死组织，用大量生理盐水冲洗残腔后膨肺,如肺表面有胸膜纤维板形成,肺不能复张,则进行纤维板剥脱。术后观察胸腔引流量及颜色变化、术侧肺呼吸音变化、肺复张情况及手术切口愈合情况。术后随访5个月至2年,随访率95.6%。结果:274例患者无中转开胸,无手术死亡,无手术后出血,全部治愈或好转出院,患者平均手术时间为(104.5±20.4)分钟(40~180分钟),术中平均出血量为(271.5±41.3)ml(50~1500ml),术后平均住院时间(7.2±3.4)天(4~22天);26例患者出现术后并发症,2例患者术后4~6天出现发热,6例患者术后半年发生切口处结核性脓瘘,6例患者术后出现肺持续漏气。结论:电视胸腔镜下纤维剥脱术治疗包裹性结核性胸腔积液疗效确切,创伤小,为首选方法。

为探讨胸腔镜在治疗胸壁结核中的应用价值,刘卫华等[21]对应用胸腔镜治疗的25例胸壁结核患者的临床资料进行回顾性分析。患者术前、术后均给予系统抗结核治疗,术中先行胸腔外操作清除肋骨外病灶,再于胸腔镜下经胸腔内清除肋骨下病灶及胸腔内病灶。结果:全部患者手术顺利完成,均未切除肋骨,所有患者无死亡病例,无严重胸腔内感染病例,术中损伤膈肌3例,均成功修补,4例合并肺内结核球,予以同期行肺楔形切除术,随访2个月至1年,1例切口感染,经换药愈合,1例术后结核复发,再次行病灶清除术治疗后愈合。结论:胸腔镜下胸壁结核病灶清除术更为简单、有效,并且有创伤小、术后不影响胸廓外形、可同期行胸腔内手术等优点。

胸壁胸膜结核,尤其是结核性包裹性胸膜炎、结核性脓胸、胸壁结核并胸壁隆起、窦道等治疗是临床医务工作者所面临的难题。经胸管或内科胸腔镜胸腔内注尿激酶或激素等药物治疗结核性包裹性积液或脓胸,经电视胸腔镜胸膜纤维板剥脱治疗包裹性结核性胸腔积液,利用胸腔镜胸腔外操作清除肋骨外病灶及胸腔内肋骨下病灶及胸腔内病灶等,均可取得较好的临床疗效。

四、结核病合并症

肺结核合并顽固性气胸、支气管残端瘘、支气管胸膜瘘及食管气管瘘是临床上需要解决的难题。不管采用哪种呼吸内镜介入技术治疗,其应用的前提是成功定位存在漏气的支气管。目前可用于漏气支气管定位的方法有经支气管镜球囊探查、Chartis系统测定、经支气管镜呼出气CO_2浓度测定、引流气体Xe133或He测定、支气管造影、支气管内白蛋白泡沫注射定位法等。为探讨经支气管镜呼气末二氧化碳($EtCO_2$)探查对难治性气胸胸膜瘘口引流支气管的定位价值,曾奕明等[22]选择2013年1~6月经球囊导管探查阴性的难治性气胸4例,经支气管镜送入采样导管、运用旁流$EtCO_2$测定法来定位气胸破裂口引流支气管。以患侧主支气管$EtCO_2$作为参考值,分别测定不同叶段支气管$EtCO_2$,然后向$EtCO_2$明显降低的支气管注入不同剂量的自身全血+凝血酶,观察封堵结果、判断$EtCO_2$探测效果。结果发现,以自体血封堵成功作为判断$EtCO_2$探测阳性的标准,与患侧主支气管$EtCO_2$相比较,4例患者共有7支叶、段支气管出现$EtCO_2$下降,幅度为2~8mmHg(1mmHg=0.133kPa),向上述支气管注入自身全血+凝血酶均封堵成功。作者认为,$EtCO_2$是一种新的引流支气管的探查方法,可以作为球囊探查失败时的补救方法。

五、结核性脑膜炎

脑脊液置换是降低颅内压的重要方法,可以迅速缓解患者的临床症状,预防脑疝形成一级脑组织的缺血缺氧,还可将含有高浓度蛋白质的脑脊液进行引流,起到清洗的作用,在降低脑脊液蛋白质浓度的同时,也大量的消除了脑脊液中的毒素和病菌,减轻了对脑膜的刺激以及在脑膜中的聚集。鞘内给药主要是注射异烟肼和地塞米松两种药物。前者是临床常用的抗结核药物,可以有效杀灭处于繁殖期的结核杆菌,通过鞘内给药可以直接进入脑脊液循环而发挥作用;地塞米松则是临床常用的糖皮质激素,具有抗炎、抗毒以及抗纤维作用,可以有效减轻脑膜反应,减少纤维蛋白原向纤维蛋白转换,从而减少颅底粘连。通过鞘内给药,可以在短时间内迅速提高局部药物浓度,缩短了药物的起效时间,增加了药物的作用,而且可以减少全身用药的不良反应,避免给肝脏带来严重负担。刘海梅等[23]探讨鞘内给药加脑脊液置换治疗结核性脑膜炎的临床效果。方法:选取结核性脑膜炎患者 120 例,随机分为两组。其中对照组57例,观察组63例,使其有可比性。对照组患者实施常规抗结核及对症治疗,观察组患者在对照组基础上给予鞘内给药加脑脊液置换治疗。对两组患者治疗效果进行评价,测定两组患者治疗前后脑脊液压力及生化指标改善情况,统计两组患者脑脊液压力及生活指标恢复正常时间。结果显示,观察组患者临床治愈率和有效率均明显高于对照组,经过治疗,两组患者脑脊液压力及生化检查各项指标均有所好转,其中观察组患者改善明显优于对照组,观察组患者脑脊液压力及各项指标恢复时间均明显早于对照组。上述比较两组差异明显,具有统计学意义($P<0.05$)。结论:对结核性脑膜炎患者实施鞘内给药联合脑脊液置换的治疗方法,可以改善患者预后,缩短治疗疗程。刘芳[24]分析和研究脑脊液置换联合鞘内注射治疗结核性脑膜炎临床效果。方法:选取结核性脑膜炎患者 58 例,按数字随机表法分为对照组与观察组($n=29$)。对照组患者给予常规治疗;观察组患者在常规治疗基础上加用脑脊液置换联合鞘内注射方法进行治疗,将 2 组患者治疗效果进行对比。结果显示,观察组患者治疗总有效率明显高于对照组,差异具有统计学意义($P<0.05$)。作者认为,将脑脊液置换联合鞘内注射方法应用于结核性脑膜炎患者治疗中,能够有效缓解患者头痛症状,加快脑脊液恢复速度,减轻炎症对脑神经系统损害程度,对提高治疗效果及患者生活质量均有重要作用。

另外,采用持续腰大池引流加鞘内注药方法治疗结核性脑膜炎可以避免反复多次腰椎穿刺给患者带来的痛苦,患者在心理上更容易接受,对治疗的依从性相对高;对缓解患者的高颅压症状有帮助;方便临床医生鞘内注药及脑脊液检查,可便利地做到通过脑脊液的多次送检以实现对脑脊液的动态观察。姚叶萍[25]探讨腰大池置管持续引流联合鞘内注药治疗结核性脑膜炎(TBM)的临床疗效。方法将 124 例结核性脑膜炎患者随机分为两组,研究组(62例)采用基础治疗结合腰大池置管持续引流联合鞘内注射地塞米松与异烟肼进行治疗;对照组(62例)仅采用基础治疗法,治疗 2 个月后对两组患者临床疗效进行对比分析。结果显示,患者在接受治疗后研究组颅内压下降,结核症状消失等(发热、头痛、呕吐、意识障碍、癫痫、脑膜刺激征等)改善时间短于对照组($P<0.01$);治疗 2 个月后,研究组颅内压,脑脊液细胞数和蛋白含量均低于对照组($P<0.01$);而脑脊液氯化物和糖类含量低于对照组($P<0.01$);研究组治疗有效率(100%)高于对照组(72.58%)($P<0.05$)。作者认为,采用腰大池置管持续引流联合鞘内注药治疗结核性脑膜炎的临床效果显著,患者治愈率显著提高,可用于临床推广。柳兴军等[26]探讨腰大池置管持续引流联合鞘内注射治疗结核性脑膜炎的临床疗效。方法选取该院收治结核性脑膜炎患者 122 例,随机分为观察组和对照组各 61 例。两组患者均按照结核性脑膜炎常规治疗措施进行治疗,对照组在常规治疗措施的基础上,给予鞘内注射地

塞米松、糜蛋白酶，观察组给予行腰大池置管持续引流，并鞘内注射地塞米松、糜蛋白酶。治疗 3 个月后，对比两组患者临床症状、体征以及脑脊液检查结果改善的时间，同时对比两组患者的临床疗效、死亡率以及平均住院天数。结果显示，观察组头痛、发热、呕吐、意识障碍、脑膜刺激征症状和体征的恢复时间显著少于对照组（均 $P<0.05$），高颅内压、脑脊液白细胞计数、脑脊液蛋白定量和脑脊液糖水平的恢复时间也显著少于对照组（均 $P<0.05$）；经过治疗后，观察组的总有效率，显著高于对照组，死亡率显著低于对照组，平均住院天数显著少于对照组（均 $P<0.05$）。作者认为，腰大池置管持续引流联合鞘内注射给药可提高结核性脑膜炎的临床疗效，缩短患者的康复时间和住院天数，降低患者的死亡率。

脑积水是结核性脑膜炎患者并发症中多见的形式，不分发病早晚，如不采取及时的干预措施和有效的治疗手段，会造成严重后果，甚至危及生命。对于脑积水的治疗，内科治疗合理使用脱水剂增加脑脊液排出以达到降低颅内压的目的。介入治疗目前常用方法有侧脑室穿刺持续引流、脑室 - 腹腔分流术、脑室 - 心房分流术、脑室镜的应用以及开颅减压术等。近期有多篇报道 Ommaya 囊脑室植入治疗结核性脑膜炎引起的脑积水，较传统方法有一定的优势，可明显提高治愈率，缩短疗程，方便临床操作应用[27,28]。但对于以上几种方法的具体应用，应根据患者自身具体情况及患者家庭经济承受能力，进行个体化选择与治疗。

（丁卫民　韩利军　李欢　沙巍　唐神结）

参考文献

1. 中国防痨协会结核病临床专业委员会 . 结核病临床诊治进展年度报告（2014 年）. 中国防痨杂志, 2015, 37(7): 682-689.

2. 方琼, 李映文, 谢艺开, 等 . 淋巴结瘘型支气管结核的支气管镜下特征及介入治疗效果分析 . 实用医学杂志, 2015, 31(9): 1482-1486.

3. 胡翠兰, 刘纯钢, 袁艳梅 . 联合治疗支气管结核的疗效观察 . 临床肺科杂志, 2015, 20(2): 363-365.

4. 崔会芳, 吴粹华, 陈旭君, 等 . 苦参素注射液对防治支气管结核再狭窄影响的初探 . 中华肺部疾病杂志：电子版, 2015, 8(4): 448-450.

5. 李王平, 金发光, 傅恩清, 等 . 改良高压球囊扩张法对支气管结核性瘢痕样狭窄治疗的作用 . 中华肺部疾病杂志：电子版, 2015, 8(3): 288-292.

6. 龙发, 周爱莲, 李俊华, 等 . 支气管镜下留置微球囊导管治疗结核性支气管狭窄的临床研究 . 临床肺科杂志, 2015, 20(11): 1949-1951.

7. Ni CY, Yu HF, Han XR, et al. Clinical analysis of bronchoscopic electrocoagulation in pediatric patients. Int J Clin Exp Med, 2014, 7(12): 5657-5662.

8. 陈立松, 陈晓阳, 曾奕明 . 冷热消融对大鼠皮肤炎症反应及瘢痕增生的不同影响 . 中华结核和呼吸杂志, 2015, 38(6): 451-455.

9. 张宏军 . 纤维支气管镜下高频电刀联合球囊扩张治疗结核炎性气管狭窄疗效及安全性 . 中国医师进修杂志, 2015, 38(1): 29-31.

10. 王晓平, 郭新美, 徐栗, 等 . 经支气管镜治疗淋巴结瘘型支气管结核 . 中国内镜杂志, 2015, 21(6): 561-567.

11. 方育霞, 李光明, 杨蓉美, 等 . 支气管镜冷冻及注药联合雾化治疗溃疡坏死型支气管结核 . 第三军医大学学报, 2015, 37(20): 2106-2109.

12. 王晓洁, 牛建明, 李润浦 . 经支气管镜冷冻联合氩气刀治疗支气管结核的临床分析 . 临床和实验医学杂志, 2015, 14(2): 127-130.

13. Qiu XJ, Zhang J1, Wang T, et al. Nonstent combination interventional therapy for treatment of benign cicatricial

airway stenosis. Chin Med J (Engl),2015,128(16):2154-2161.

14. 刘福升,徐建华,宫理达,等.支气管结核78例外科治疗分析.心肺血管病杂志,2015,34(4):285-288.

15. 刘会,张晓光,安贺娟,等.电子支气管镜三联注药联合化疗治疗耐多药肺结核疗效分析.国际呼吸杂志,2015,35(4):261-265.

16. 刚永桂.白及抗痨凝胶辅助化疗药物治疗空洞型肺结核及肺外结核.中国实验方剂学杂志,2015,21(17):196-200.

17. Han Y,Zhen D,Liu Z,et al. Surgical treatment for pulmonary tuberculosis:is video-assisted thoracic surgery "better" than thoracotomy? J Thorac Dis,2015,7(8):1452-1458.

18. 王欢,胡厚祥,张江波,等.结核性胸膜炎胸腔注入尿激酶或激素疗效比较的Meta分析.东南大学学报:医学版,2015,34(3):369-372.

19. 符诒慧,程宏宁,董文,等.内科胸腔镜辅助治疗结核性脓胸46例临床分析.海南医学,2015,26(12):1827-1828.

20. 叶敏华,张健,朱成楚,等.电视胸腔镜下胸膜纤维板剥脱治疗包裹性结核性胸腔积液274例.中华全科医学,2015,13(4):592-595.

21. 刘卫华,左涛,倪正义.胸腔镜在治疗胸壁结核中的应用价值.临床肺科杂志,2015,20(10):2916-2919.

22. 曾奕明,林辉煌.经支气管镜呼气末二氧化碳探查对难治性气胸胸膜瘘口引流支气管的定位价值.中华结核和呼吸杂志,2015,38(4):286-289.

23. 刘海梅,韩丽.鞘内给药加脑脊液置换治疗结核性脑膜炎的临床分析.中国医药导刊,2015,17(2):125-129.

24. 刘芳.脑脊液置换联合鞘内注射治疗结核性脑膜炎疗效观察.当代医学,2015,21(10):46-47.

25. 姚叶萍.腰大池置管持续引流联合鞘内注药治疗结核性脑膜炎的疗效观察.宁夏医科大学学报,2015,37(1):81-83.

26. 柳兴军,黄玉宝.腰大池置管持续引流联合鞘内注射给药治疗结核性脑膜炎患者疗效.中国老年学杂志,2015,32(9):2488-2490.

27. 许文勇 陈海挺.Ommaya囊脑室植入治疗重症结核性脑膜炎13例临床分析.中国实用神经疾病杂志,2015,18(9):90-91.

28. 常春超 格桑顿珠.Ommaya囊植入结合脑室腹腔分流术治疗高原地区结核性脑膜炎性脑积水.西藏医药,2015,36(4):19-20.

第十章 结核病的外科治疗

摘　要:外科手术治疗在我国仍然是结核病的重要治疗手段之一。耐多药肺结核是手术适应证之一,通过电视胸腔镜下肺结核肺切除术是值得推广的方法。结核性脓胸的经典术式是胸膜纤维板剥脱术,电视胸腔镜无论内科胸腔镜还是外科胸腔镜对结核性脓胸都有一定的治疗作用。对于支气管结核造成的支气管狭窄或肺不张,外科手术治疗是一种安全有效的方法。关节结核的外科治疗主要是脊柱结核的外科治疗,手术入路问题仍然是脊柱结核手术热点问题,儿童脊柱结核的外科治疗以及老年脊柱结核合并截瘫治疗也受到关注。

关键词:结核,肺;耐药结核病;结核,脊柱;脓胸,结核性;胸腔镜;手术治疗

外科手术治疗在我国仍然是结核病的重要治疗手段之一。需要外科手术治疗的结核病主要包括耐多药肺结核、结核性脓胸、支气管结核、脊柱关节结核等;近 1 年来,国内这些方面均取得了不少的研究进展。

一、胸部结核病的外科治疗

(一) 肺结核

耐药结核病特别是耐多药肺结核的外科治疗已经成为可以接受的治疗方法,很多文献都显示化疗加手术的治疗方法能使患者受益。陈其亮等[1]选取 2003 年 1 月至 2013 年 10 月收治的耐多药肺结核患者 110 例,通过比较两组患者治疗后痰菌转阴情况及病灶变化情况,并观察不同程度耐药肺结核患者手术并发症发生和痰菌转阴情况,探讨手术联合化疗治疗耐多药肺结核的临床疗效。其中 72 例采取手术 + 化疗为观察组,38 例单纯采取化疗为对照组。结果显示疗程到 24 个月时,观察组痰菌培养转阴率为 87.5%,较对照组痰菌转阴率 78.9% 显著提高,差异有统计学意义($P<0.05$);观察组肺部病灶吸收率为 80.6%,较对照组病灶吸收率 71.1% 显著提高,差异有统计学意义($P<0.05$)。观察组术后并发症总发生率为 22.2%,病死率 1.4%。耐 3 种药以上组术后痰菌转阴率明显低于耐 2 种药和耐 2 种药组,术后并发症的发生率明显高于其他两组,差异均具有统计学意义($P<0.05$)。因此,作者认为,手术联合化疗治疗耐多药肺结核能够提高痰菌转阴率及病灶吸收率,治愈率较高。耐多药肺结核耐药程度越高,术后痰菌转阴率越低,手术的并发症越多。但是,文中没有提及手术患者病灶的具体影像学表现,如是否合并对侧结核病变,是否合并支气管内膜结核等,这些病变的存在可能对手术结果有一定的影响。

随着电视胸腔镜在胸外科应用越来越广发,有很多作者将电视胸腔镜下肺切除技术用于肺结核及其合并症的外科治疗,如合并支气管扩张等。杜秀然等[2]探讨了全胸腔镜肺叶切除治疗结核性支气管扩张症的可行性。他选择 2009 年 6 月至 2014 年 6 月完成的全胸腔镜下以肺叶切除为主的 65 例结核性支气管扩张症进行分析。手术切口采取 3 个,观察孔取腋中线第 7 或 8 肋间,主操作孔位于腋前线第 4 或 5 肋间,应用切口保护器,不使用肋骨牵开器,辅助操作孔位于与观察孔同一肋间的肩胛下角线(即第 7 或 8 肋间)。在全胸腔镜

下完成解剖性肺叶切除,用内镜切割缝合器处理血管和支气管,术中遇到特殊情况则中转开胸。65 例中 6 例中转开胸,其中 3 例因胸膜致密粘连,2 例因肺动脉分支出血,1 例因淋巴结粘连致密;其余 59 例在全胸腔镜下完成解剖性肺叶切除术,包括右肺上叶 14 例,右肺上叶 + 下叶背段 2 例,右肺中叶 5 例,右肺下叶 11 例,左肺上叶 15 例,左肺下叶 9 例,左肺下叶 + 上叶舌段 3 例。手术时间(174.6 ± 54.3)分钟;术中出血量(372.7 ± 114.4)ml;术后引流液总量(843.5 ± 568.7)ml;术后带管时间(7.4 ± 3.7)天;围术期无死亡患者。术后并发症 7 例:漏气 3 例,引流液较多 3 例,切口延迟愈合 1 例。失访 7 例,其余 58 例随访 1~36 个月,平均 22.3 月,94.8%(55/58),患者症状消失或好转,无复发、死亡。术中遇到难以分离的致密性粘连,采用胸膜外分离方法。对血管的处理我们使用结扎、钛夹、切割吻合器等;静脉少量渗血我们采取花生米或小纱布压迫 2~3 分钟;粘连致密的淋巴结,采用血管鞘内游离血管,甚至采用锐性分离,使血管骨骼化,淋巴结相对容易去除;叶间裂分离不全均采取直线型切割吻合器处理。如果遇到严重的粘连、淋巴结不易处理、出血等危险情况,我们果断采取中转开胸手术,将主操作孔与辅助操作孔相连,长约 15cm。将胸腔闭式引流管放置于胸腔镜观察孔。慢性感染性病变尤其是结核性支气管扩张的患者,经过长期结核炎症刺激,支气管动脉变得更加迂曲、粗大,2mm 以下的可以直接用电凝;2mm 以上的支气管动脉,我们建议用超声刀、钛夹等闭合血管。作者认为,全胸腔镜肺叶切除治疗结核性支气管扩张症安全、有效、可行,但是如遇到复杂情况,应果断中转开胸手术。Han 等[3]对于需要行实施外科手术的肺结核患者,比较了电视辅助胸腔镜手术(video-assisted thoracic surgery,VATS)肺叶切除与传统剖胸肺叶切除术两种手术方式。他从四十例需行肺叶切除的肺结核患者随机分配接受 VATS 或剖胸肺叶切除。比较两组患者的人口统计资料、肺功能,术中和术后相关资料。结果显示,其中 20 例接受 VATS 肺叶切除术(年龄范围 19~67 岁,中位年龄 31.5 岁),20 例接受剖胸肺叶切除术(年龄范围 16~60 岁,中位年龄 33.5 岁)。两组患者的性别、年龄、肺功能均无统计学差异($P>0.05$)。行胸腔镜肺叶切除组 20 例中 19 例完成(95%),其中 1 例通过胸腔镜辅助小切口完成。其中位术中出血量 345ml(范围 100~800ml),中位胸腔闭式引流 5 天(范围 3~7 天)。行剖胸肺叶切除组 20 例手术均成功。其中位术中出血量 445ml(范围 150~950ml),中位胸腔闭式引流 5 天(范围 3~9 天)。两组之间手术完成率,肺叶切除的类型,术中失血量,胸腔闭式引流时间和术后胸腔引流量无统计学差异。手术时间,术后并发症发生率,术后 24 小时疼痛指数和术后住院时间 VATS 组均低于剖胸组。在中位随访时间 14 个月(范围 8~18 个月)两组均无发现痰菌阳性患者。作者认为,胸腔镜肺叶切除术是治疗肺结核患者是一种有效、微创的方法。但是,封闭的胸腔及血管钙化的淋巴结及粘连的条索等依然是处理肺结核肺切除的难点,无论是在传统开胸还是 VATS 下处理。

(二) 支气管结核

随着支气管镜下介入技术的发展,支气管结核大多无须手术治疗科获得治愈。但是药物及介入治疗不愈的支气管结核仍需要外科手术。刘福升等[4]对 78 例诊断明确的支气管内膜结核,且造成支气管狭窄或肺不张的患者进行外科治疗,其中全肺切除 12 例,肺叶切除 58 例,袖状肺叶切除 8 例。其手术适应证:①管腔狭窄到原有直径 2/3 以上或呈裂隙状闭锁状时,远端肺组织可产生阻塞性炎症,反复发作致肺纤维化、支气管扩张、肺不张实变及肺毁损等不可逆病理性改变是手术的绝对适应证;②支气管内膜结核有耐多药结核菌,病变较局限。在正规抗结核 3~6 个月痰菌仍阳性的合并有咯血等严重并发症,也可考虑行手术治疗;

③气管狭窄合并严重呼吸困难,并有窒息先兆者。结果显示,78 例患者均治愈,无手术死亡,无支气管胸膜瘘及结核播散。术后有 2 例出现支气管狭窄,经球囊扩张后,管腔通气正常。1 例术后出现吻合口肉芽肿,给予冷冻治疗后治愈。随访 1 年以上无复发。作者认为,气管结核造成的支气管狭窄或肺不张,外科手术治疗是一种安全有效的方法。

(三) 结核性脓胸

结核性脓胸是外科手术适应证之一,外科手术是目前慢性结核性脓胸首选治疗手段,其中纤维板剥脱术具有可彻底清除胸部病灶,有效缓解局部粘连,且可保持胸廓完整性等优势,已被广泛应用于慢性脓胸临床治疗。多项临床报道证实,行纤维板剥脱术治疗慢性脓胸患者肺功能均可得到改善,且超过 50% 可完全恢复生活自理能力[5]。纤维板剥脱术治疗慢性结核性脓胸关键在于促进肺部复张,保证胸腔完全填塞,故尽可能改善术后肺复张效果对于保证手术顺利完成及疗效均有重要意义。所以有作者建议常规进行叶间裂游离,通过叶间裂自然复张力促进肺组织自身膨胀增加,有助于降低脓胸术后残腔存留体积[6]。

但是,传统的胸膜纤维板剥脱术切口大,创伤严重,术后渗液多等,因此,不少作者在探讨电视胸腔镜下治疗脓胸的可行性。符诒慧等[7]探讨了内科胸腔镜辅助治疗结核性脓胸的价值。对 46 例结核性脓胸患者行内科胸腔镜治疗,结果显示 46 例结核性脓胸患者于术后 1 个月复查胸部 CT 及胸腔 B 超评估疗效,显效者 34 例,有效者 10 例,无效者 2 例。因此,作者认为内科胸腔镜术辅助治疗结核性脓胸安全、损伤小、费用低,是一种安全有效的治疗结核性脓胸的微创技术。作者选择的手术适应证是:①确诊的结核性脓胸者;②胸部 CT 及胸腔 B 超显示中 - 大量胸腔积液。具体操作方法是:患者健侧卧位,根据病灶位置选择最佳的胸腔造瘘口。取 2% 利多卡因局麻后,切开该处皮肤,逐层钝性分离至胸膜壁层。插入套管针,取出套管针芯,接上电视胸腔镜,抽吸胸腔积液并松解粘连带,充分暴露胸膜,于病变壁层胸膜钳取 3~6 块组织送病理检查。甲硝唑注射液 100ml 胸腔内冲洗,术中注意监测患者的呼吸、心率、血氧饱和度、血压,术毕观察肺复张情况,并拔出内科胸腔镜及套管,留置胸腔引流管,接水封瓶引流。但是,由于内科胸腔镜是在局麻下施术,只能对于早期脓胸实施治疗,而晚期的胸膜纤维板已增厚的脓胸仍然需要剥脱术,而剥脱术是在局麻下不能完成的。因此,为探讨电视胸腔镜下胸膜纤维板剥脱治疗包裹性结核性胸腔积液的可行性和远期转归情况,叶敏华等[8]回顾性分析 2000—2010 年间 274 例进行胸腔镜下纤维板剥脱术的患者的临床资料。患者在电视胸腔镜引导下清除纤维分隔、脓苔、坏死组织,用大量生理盐水冲洗残腔后膨肺,如肺表面有胸膜纤维板形成,肺不能复张,则进行纤维板剥脱。术后观察胸腔引流量及颜色变化、术侧肺呼吸音变化、肺复张情况及手术切口愈合情况。术后随访 5 个月至 2 年,随访率 95.6%。结果 274 例患者无中转开胸,无手术死亡,无手术后出血,全部治愈或好转出院,患者平均手术时间为(104.5 ± 20.4)分钟(40~180 分钟),术中平均出血量为(271.5 ± 41.3)ml(50~1500ml),术后平均住院时间(7.2 ± 3.4)天(4~22 天)。26 例患者出现术后并发症。2 例患者术后 4~6 天出现发热,6 例患者术后半年发生切口处结核性脓瘘,6 例患者术后出现肺持续漏气。作者得出结论:电视胸腔镜下纤维剥脱术治疗包裹性结核性胸腔积液疗效确切,创伤小,为首选方法。符诒慧等[9]探讨了胸腔镜小切口胸膜纤维板剥脱术治疗结核性脓胸的疗效及对心肺功能的影响,作者选择在接受住院治疗的结核性脓胸患者作为研究对象,采用随机数字表法分为接受开放性纤维板剥脱术治疗的对照组、接受胸腔镜小切口胸膜纤维板剥脱术治疗的观察组,比较两组患者手术相关指标、纤维板剥脱及术后肺复张情况、术后心肺功能等。结果 观察组手术时间、术后拔管时间短于对照组(74.28 ± 11.19)分钟 vs.(98.27 ± 18.63)分钟,(5.83 ± 1.16)天 vs.(8.83 ± 2.83)天,术中出血量少于对照组(78.61 ± 13.27)ml vs.(137.08 ± 28.66)ml;纤维板完全剥脱率及术后患侧肺复张良好率均明显高于对照组(83.87% vs. 61.29%,87.09% vs. 67.74%);左室射血分数(LVEF)、左心室舒张末期直径(LVEDD)、第 1 秒用力呼气量(FEV$_1$)、用力肺活量(FVC)、FEV$_1$/FVC(%)等心肺功能指标均明显优于对照组 50.17% ± 4.25% vs. 37.27% ± 3.29%,(53.28 ± 5.93)mm vs.(59.27 ± 6.36)mm,(2.98 ± 0.23)L vs.(2.31 ± 0.19)L,(3.01 ± 0.17)L vs.(2.37 ± 0.13)L,80.32% ± 5.38% vs. 71.41% ± 4.25%。作者认为,胸腔镜小切口胸膜纤维板剥脱术可以优化结核性脓胸患者的手术治疗过程,增加治疗成功率并保护患者的心肺功能。

以上文献作者强调了各自的临床经验与手术方法,但是每一种方法都有其对应的适应证。耐多药肺结核是手术适应证之一,但须严格掌握手术对象、时机和手术方法,以减少术后并发症的发生,使患者从手术中获益。电视胸腔镜下肺结核肺切除术是值得推广的方法,但是不同的患者须有不同的术式,技术上可行,不代表可使用于每个患者,要掌握好中转开胸的时机。结核性脓胸的经典术式是胸膜纤维板剥脱术,电视胸腔镜无论内科胸腔镜还是外科胸腔镜对结核性脓胸都有一定的治疗作用,选择合适的患者可以在腔镜下完成操作。支气管结核的手术宜慎重。

二、脊柱结核的外科治疗

(一)手术入路

脊柱结核较之发病率低的关节结核病,仍是外科治疗的重要对象。自从脊柱内固定技术成熟以来,脊柱结核的手术入路发生了很大变化。

1. 后路 脊柱结核后路手术是近几年的热点入路,它得益于脊柱内固定技术的发展。

朱劲松等[10]对 36 例胸腰椎结核患者采用一期后路病灶清除、植骨、短节段内固定术,T$_{11}$~T$_{12}$者 8 例,T$_{12}$~L$_1$者 12 例,L$_1$~L$_2$者 16 例。术前后凸 Cobb 角 12°~20°,均伴有神经功能障碍,ASIA 分级:C 级 12 例,D 级 24 例。术前、术后常规行抗结核药物治疗和营养支持治疗。结果患者均顺利完成手术,术中无脊髓、大血管及重要脏器损伤。手术时间 140~190 分钟,术中出血量 400~800 ml,住院时间 13~16 天。患者均获得随访,时间 12~36 个月。术后 5~8 个月植骨均愈合,随访期间内固定无松动、断裂及脱落,均无结核复发。术后 Cobb 角 0°~11°。末次随访时 ASIA 分级:6 例术前 C 级患者恢复至 D 级,其余患者均恢复至 E 级。作者认为,后路病灶清除一期内固定治疗胸腰椎结核可以很好地完成脊髓及神经根减压、植骨融合稳定,矫正畸形。刘家明等[11]也报告了 43 例一期后路病灶清除椎体间非结构性植骨内固定治疗单节段胸椎结核的临床疗效及可行性。术前给予规范抗结核药物(异烟肼、利福平、乙胺丁醇、链霉素)治疗 2~3 周。术中于后路清除病灶,椎体间植入局部减压获取的骨颗粒和自体髂后上棘松质骨颗粒,以椎弓根钉棒内固定。术后每 3 个月复查一次胸椎 X 线片及 CT,评价植骨融合情况及胸椎生理曲度变化。结果显示,所有患者均获得随访,随访时间 12~24 个月,平均(21.7 ± 2.3)个月。手术时间 110~190 分钟,平均(167 ± 35)分钟;术中出血量 350~700ml,平均(490 ± 160)ml。椎体间植骨均获得骨性融合,平均融合时间(6.5 ± 2.4)个月。神经功能均改善,改善 1 级 19 例、2 级 3 例.术前、术后胸椎后凸 Cobb 角分别为47° ± 11°、41° ± 9°,末次随访时 43° ± 10°。作者认为,在规范抗结核药物治疗和坚强固定的基础上,一期后路病灶清除椎体间非结构性植骨内固定治疗单节段胸椎结核有效、可行。表明,脊柱结核后路手术,在脊柱矫形、内固定、及椎管暴露等方面具有不可比拟的优势,因此,往往适应于脊柱前柱破坏不明显者,如患者合并双侧腰大肌脓肿、椎旁脓肿或者脊柱前缘破坏明显者,因担心术中损伤大血管、周边脏器等,导致病灶往往不易清除干净。而术中植骨可增加椎体融合率,特别是对于单节段病变,局部化疗药物的应用可减少复发率[12]。

Zhang 等[13]采用后路胸腰椎结核病灶清除、内固定、钛网填充术治疗 28 例患者并进行了 4 年随访,发现所有患者均达到骨性融合,无内固定失败病例。所有患者的 ESR 恢复到正常,表明其感染得到有效的控制。平均手术时间为 2 小时 15 分钟,平均术中失血量为 435ml。视觉模拟评分(visual analogue scale,VAS)从术前的 6.31 ± 1.25 下降到末次随访时的 0.57 ± 0.14。ODI 指数从术前的 39.14 ± 12.38 下降到术后 1 年的 7.29 ± 3.09。末次随访时的 6.77 ± 2.53。后凸 Cobb 角由术前的 22.31° ± 4.26° 矫正至末次随访时的 5.86° ± 0.57°。术后无钛网填充及后路内固定失败病例。在神经功能缺损的患者的神经功能评分增加了 1~2 个等级。作者认为,后路结核病灶清除、内固定、钛网填充术在治疗病椎累及少于 2 个节段的成人脊柱结核中是安全有效的。但是也有作者认为,前路手术更适合清晰地清除病灶。

2. 前路 脊柱结核前路手术是经典的手术入路,目前仍有大多数骨科专家坚持前路病灶清除,而不建议后路清除病灶。只不过是在前路病灶清除的同时,给予固定,以增加脊柱的稳定性。

王兵站等[14]总结 46 例胸、腰椎椎体结核前路一期病灶清除、椎体间植骨融合、病椎置钉短节段内固定的疗效,并探讨了其安全性和有效性。2009 年 6 月至 2013 年 11 月,行前路一期病灶清除、椎体间植骨融合、病椎置钉短节段内固定治疗胸、腰椎椎体结核患者 46 例,男 25 例,女 21 例;年 龄 13~69 岁,平均 39.6 岁。病变节段为 T_6~L_4(均≤3 个节段)。术前 Frankel 分级:B 级 3 例、C 级 6 例、D 级 4 例、E 级 33 例。术前后凸 Cobb 角平均为 16.34° ± 3.19°。术前红细胞沉降率为 19~81mm/h。术前均行胸、腰椎 CT 平扫及二维重建,测量残余椎体冠状位及矢状位前、中柱最低有效残留高度,当最低残留有效高度 >10 mm 时,结合术中测量选择合适的内固定器械行前路病灶清除、植骨融合、病椎置钉内固定。对手术前后 Cobb 角、视觉模拟评分(visual analogue scale,VAS)、红细胞沉降率、Frankel 分级行统计分析,并观察内植物稳定性和植骨融合情况。结果显示,46 例患者随访 12~48 个月,平均 26 个月,所有患者结核中毒症状均消失,红细胞沉降率为 0~15mm/h。末次随访 Frankel 分级:D 级 2 例、E 级 44 例。术后 1 周后凸 Cobb 角平均为 4.16° ± 2.71°,末次随访平均为 4.52° ± 1.29°;VAS 评分由术前(6.85 ± 1.22)分,恢复至术后 1 周(4.79 ± 0.95)分,末次随访时(2.26 ± 0.93)分;红细胞沉降率由术前(41.25 ± 1.61)mm/h,恢复至术后 1 周(17.36 ± 6.82)mm/h,末次随访时(10.67 ± 0.72)mm/h。术后 6 个月植骨融合优 44 例,良 2 例。作者认为,胸、腰椎椎体结核前路病灶清除后,残余椎体有效高度 >10mm 时行病椎置钉短节段内固定安全且可靠。严小虎等[15]采用前路肩胛下高位经胸入路一期手术治疗上胸椎结核,病灶清除 + 髂骨植骨融合疗效确切。王世勇等[16]采用前外侧腹膜外入路一期病灶清除植骨内固定治疗腰骶段结核 21 例,安全有效。术后随访观察 9~48 个月,所有手术切口均一期愈合,所有病例无结核复发。术后 6 ~12 个月影像学检查提示椎间植骨均获骨性融合。末次随访时,脊髓功能 ASIA 分级术前 C 级 1 例恢复至 D 级,D 级 3 例均恢复至 E 级,ESR 由术前(38.1 ± 12.5)mm/h 降到(11.3 ± 7.1)mm/h,CRP 由术前(6.2 ± 4.2)mg/L 降到(1.6 ± 1.3)mg/L,VAS 评分由术前(4.6 ± 1.1)

分降到 (1.4 ± 1.0) 分,ODI 评分由术前 50.2% ± 11.9% 降到 13.0% ± 6.6%,腰骶角由术前 (20.0° ± 4.8°) 矫正到 (29.0° ± 3.9°)。各项数据与术前比较差异有统计学意义 (P<0.05)。

3. 前后路 有些脊柱结核患者前柱和中柱都有结核病变,单纯的前、后入路不能达到彻底清除病变和稳定脊柱的目的,需要前后路同时入路,一期或者分期进行。

江维等[17]采用一期前路病灶清除植骨融合结合后路内固定术治疗 30 例胸腰椎结核疗效满意。观察手术时间 (229.8 ± 32.1) 分钟,术中出血量 (707.3 ± 75.6)ml,住院时间 (24.2 ± 5.5) 天。30 例获得随访 4~36 个月,平均 18 个月,无严重的并发症发生。作者认为,一期前路病灶清除植骨融合加后路内定固定术治疗脊柱结核疗效满意,尤其在矫正后凸畸形、防止术后 Cobb 角的丢失、恢复脊柱的生物力学稳定性方面更有优势。而对于老年颈胸段长节段脊柱结核,张宏其等[18]采用分期后前路手术具有彻底清除病灶、矫正畸形、360° 植骨、重建稳定等优点,是一种安全有效的治疗方法。李志荣等[19]采用经肋横突入路病灶清除植骨加后路椎弓根内固定治疗进展性胸椎结核取得满意疗效,可有效改善进展性胸椎结核患者的神经功能、纠正脊柱畸形,且手术时间短、术中出血量少、住院时间。

对于脊柱结核手术,究竟哪种入路更好?董吴平等[20]探讨了 3 种手术方式在腰椎结核中的应用价值。他选择 2010 年 4 月至 2013 年 1 月收治的 182 例腰椎结核患者作为研究对象,按手术方案分为 A 组、B 组和 C 组。A 组患者采用后路术式治疗,B 组患者采用前后路联合式治疗,C 组患者采用前路术式治疗,比较 3 组患者术中出血量、手术时间、住院时间、Cobb 角、血沉(ESR)以及并发症发生情况。发现治疗后 3 组患者 Cobb 角和 ESR 较术前均有较大程度改善,与术前比较差异有统计学意义 (P<0.05)。但 3 组间 Cobb 角和 ESR 比较差异均无统计学意义 (P>0.05)。3 组患者 Cobb 角变化量和 ESR 变化量比较差异无统计学意义 (P>0.05),但手术时间、术中出血量和住院时间比较差异有统计学意义 (P<0.05)。组间比较发现 A 组患者手术时间、术中出血量和住院时间均低于 B 组和 C 组,差异有统计学意义 (P<0.05)。B 组与 C 组比较差异无统计学意义 (P>0.05)。3 组患者并发症发生率比较差异无统计学意义 (P>0.05)。作者认为,3 种手术方式治疗腰椎结核均能取得良好治疗效果,但后路术式具有术中出血量少、手术时间和住院时间短等特点,可作为腰椎结核治疗的首选术式。Peng 等[21]分析了三种不同的手术入路治疗胸腰椎结核,并进行了 3 年随访。他认为,前入路更适合病椎塌陷严重需要恢复椎体高度的脊柱结核。前后联合入路更适合基础条件差需要长时间手术的患者,但后入路、前入路相比,前后联合入路的长时间手术并不一定导致更大的出血量。

Liu 等[22]研究了一项关于后路与前后联合治疗脊柱结核的疗效及安全性的 meta 分析以评价后路与前后路联合治疗脊柱结核的疗效和安全性。在该 meta 分析中,运用电子数据库如 PubMed、MEDLINE、EMBASE、谷歌学术和 Cochrane 图书馆,用来检索对比单纯后路(A 组)与前后路(B 组)联合治疗脊柱结核结果的相关文章。同时也手动检索了相关的期刊和参考文献。数据提炼和质量评价是根据 Cochrane Collaboration 原则。通过手术时间、术中失血量、角度矫正、缺损的矫正、住院时间、植入骨融合时间、神经功能的改善情况,以及手术后并发症发生率评估治疗效果。其评价结果二分变量以优势比表示、连续变量以平均差来表示,95% 可信区间。结果显示,2012 年至 2014 年间发表的五项临床研究,包括 253 例(A 组,129 例;B 组,124 例),脊柱结核纳入该分析。荟萃分析表明,A、B 两组在手术时间,术中失血量,住院时间和术后并发症的存在明显的差异 (P<0.01)。然而,在矫正角度、末次随访时缺

损矫正、植入骨融合时间及神经功能恢复情况之间两组无显着性差异($P>0.05$)。作者认为,单纯后路手术治疗脊柱结核与前后路联合入路相比具有相当的临床有效性,同时手术时间更短、术中失血量更少、更短住院时间、更少的术后并发症。然而,需要设计良好随机对照试验来进一步对比这些手术方法以及指导临床决策。

(二) 儿童脊柱结核

儿童脊柱处于生长发育的过程,所以儿童脊柱结核有着独特的特点,儿童脊柱纤维环存在着血管以及淋巴管,与成人相比较这种解剖学特点使结核更容易在不同节段间播散。另外,儿童的椎前筋膜以及骨膜与椎体相连更加疏松,寒性脓肿更容易在椎前筋膜及骨膜下的潜在腔隙内散,所以儿童脊柱结核常累及较多节段并常伴有脊柱后凸畸形。

手术治疗是儿童脊柱结核重要的治疗手段,但近年来由于术后各种原因导致再次手术者并不少见,再次手术的原因包括病灶清除不彻底、术后化疗不规范、结核菌株耐药等。然而,关于儿童脊柱结核再次手术的相关报道较少。张晓东等[23]报告了2002年6月至2013年6月行手术治疗的儿童脊柱结核患者123例(76例患者行前路手术,26例行后路手术,21例行前后路联合手术),其中27例再次手术治疗,包括脊柱结核迁延不愈或复发5例,脊柱后凸畸形14例,术后内固定断裂或脱出4例,脊柱结核复发同时伴内固定螺钉断裂、内固定棒断裂1例,脊柱结核迁延不愈伴脊柱后凸畸形2例,术后内固定棒断裂伴脊柱后凸畸形1例。作者分析认为儿童脊柱结核再次手术的原因复杂,主要有术后脊柱后凸畸形、术后脊柱结核的迁延不愈或复发、术后内固定断裂或脱出。儿童脊柱结核行前路手术后因脊柱后凸畸形而再次手术的百分率比后路或前后路联合手术高。因此,对于儿童脊柱结核的手术治疗中,应当充分考虑患者脊柱的生长因素再选择合适手术方式,避免术后继发出现脊柱后凸畸形,同时需要加强围术期及术前抗结核治疗。

儿童脊柱结核合并后凸畸形是手术治疗的适应证之一,因此,在手术治疗脊柱结核合并后凸畸形方面,很多作者均有自己的经验体会。邓益等[24]采用一期前后路联合手术治疗生长期儿童下颈椎结核并后凸畸形,其手术方法是:①后路内固定植骨融合术:全身麻醉后,俯卧位,术中维持Halo牵引,常规应用SEP和MEP全程监测脊髓功能。显露伤椎及上下各1个正常椎体,并置入侧块螺钉或椎弓根钉,双侧钛棒预弯成适度前凸后,旋棒以矫正后凸,选取适当自体骨或同种异体骨,对病变节段行关节突、椎板植骨融合。②前路病灶清除植骨融合(或内固定)术:仰卧位,根据椎体破坏情况及脓肿部位,取颈前左或右侧切口,逐层显露,用手触摸椎前软组织,确定脓肿的部位和范围,必要时可用空针试探性穿刺及透视定位,尽量靠近椎体中线切开脓肿,吸尽脓液,清除坏死椎间盘、死骨、干酪样组织及结核肉芽样组织,直至出现椎体骨面渗血,充分减压至硬膜膨起,安装椎体撑开器适当撑开上下椎体,以恢复颈椎生理曲度,选取合适填充自体骨钛网或修整好的自体骨块或同种异体骨块嵌入椎体缺损区,如钛板能与患儿颈椎椎体大小匹配,可再安置适宜的颈前路钛板内固定,病灶区放置异烟肼0.2g、链霉素1.0g。作者回顾性研究生长期儿童下颈椎结核并后凸畸形12例,均采用一期前后路联合手术治疗。结果显示,术后切口均一期愈合,无感染及窦道形成。随访平均22个月。术后颈椎后凸Cobb角平均−5°,较术前明显改善($P<0.05$);末次随访时平均−4.8°,与术后比较差异无统计学意义($P>0.05$)。末次随访时2例神经功能恢复至D级,其余均恢复至E级。作者认为,一期前后路联合手术治疗生长期儿童下颈椎结核并后凸畸形可获得较满意的临床疗效。但对于静止期脊柱结核合并后凸畸形,前路清除已无必要,重要的在于纠正畸形。

周忠杰等[25]采用后路闭合-张开式截骨矫形、椎管减压、椎弓根螺钉内固定植骨融合术治疗静止期胸腰椎结核所致后凸畸形的儿童患者21例未发生脑脊液漏、伤口感染等并发症。随访(28.8±8.1)个月(14~38个月),1例发生术中脊髓损伤患者末次随访时神经功能恢复至Frankel D级,另5例伴神经功能损害者恢复至正常。术后局部后凸Cobb角为24.6°±15.1°(4°~59°);末次随访时局部后凸Cobb角为25.9°±15.0°(4°~61°),矫正丢失1.3°±0.3°(0°~4°)。术前与术后、末次随访时比较差异有统计学意义(P<0.05);术后与末次随访时比较差异无统计学意义(P>0.05)。患者腰背痛VAS评分由术前4.3±1.1分(2~7分)降至随访时的(0.8±0.6)分(0~2分),差异有统计学意义。所有患者植骨均融合良好,无假关节形成及内固定失败。作者认为,后路闭合-张开式截骨矫形治疗儿童静止期胸腰椎结核后凸畸形可取得较满意的临床疗效。马文鑫等[26]采用后前路手术治疗儿童胸腰椎结核,手术方法为后路病椎间或超病椎间椎弓根螺钉内固定、病椎间后外侧植骨融合,前路彻底病灶清除、减压、病椎间髂骨支撑植骨融合。病椎间固定(病变未累及椎弓根者)17例,超病椎间固定6例,术后均行超短程化疗。结果发现,所有患者术后平均随访(68.43±23.40)个月(36~120个月)。所有患者的血沉及C-反应蛋白在术后6个月均恢复正常。病椎间固定者,后凸畸形矫正率为72%±5%,8例神经功能障碍者末次随访时Fmnkel分级均达到E级。

He等[27]报告了54例未满18岁的胸腰椎结核患者。平均年龄为9.2岁,其中男38例,女16例。疾病类型包括28例胸椎结核,17例胸腰椎结核,9例腰椎结核。神经功能评价采用Frankel分级标准。36例患者行后路结核病灶清除、矫形、同种或异体移植及椎弓根螺钉固定手术。8例患者行前后联合入路手术。9例患者行截骨矫形术。1例患者行结核病灶清除术。治疗效果、并发症、骨融合情况平均随访时间52个月。按Frankel分级,瘫痪从术前B级3例、C级8例、D级18例、E级25例均好转。在术后最后一次随访改善到C级3例、D级6例、E级45例。无神经功能障碍加重的病例。VAS评分由术前的7.8±1.7改善为末次随访时间的3.2±2.1。Oswestry功能障碍指数(Oswestry disability index,ODI)由术前的77.5±17.3改善为末次随访时的28.4±15.9。脊柱后凸Cobb角由术前的62.2°±3.7°改善到末次随访时的37°±2.4°。这些改善都是显著的,所有的移植骨均融合。术后并发症发生率为31.5%(17/54)。6例术后出现更严重的后凸畸形、8例出现近侧的后凸畸形、1例出现椎弓根穿透、1例出现内固定失败、1例出现结核复发。作者认为,只要治疗方案准备充分,外科手术在治疗青少年脊柱结核就可以获得满意的治疗效果,尽管有一些术后并发症的发生。

(三)脊柱结核合并截瘫

脊柱结核合并截瘫是脊柱结核常见的并发症,但不同的人群手术方法和时机不同。郭春生等[28]认为,一期前路病灶清除植骨融合内固定术治疗胸椎结核合并截瘫是常用术式,前路内固定手术治疗脊柱结核是安全有效的,但是前路经胸手术治疗,术中要求单肺通气,对于肺功能差、胸膜粘连的患者,前路开胸视为手术治疗禁忌。同时前路手术术后易并发肺不张、肺部感染、胸腔积液、气胸、血胸等,由于内置物存在,渗血渗液难以吸收,影响愈合。前后联合入路手术能够彻底清除病灶,使脊髓减压,又能获得坚强内固定[16],但存在手术创伤大、麻醉时间长、出血较多,术中需要变换体位再行手术切口,同样存在需要前路进入胸腔对呼吸循环生理造成干扰,不适用体质虚弱及老年患者。后路手术治疗胸椎结核具有手术创伤小、围术期并发症少、神经减压和矫正后凸畸形效果好等优点。临床研究也表明脊柱结核采用经椎弓根钉固定和矫形效果要优于前路固定。郭春生等[28]探讨了经同一切口采用肋横突切除入路术式,一期行病灶清除前方减压、椎板植骨、椎弓根钉内固定术治疗老年胸椎结核合并截瘫26例的临床疗效。其中男18例,女8例;年龄(64.4±5.1)岁;病程5~17个月,平均(12.4±4.2)个月。Frankel脊髓损伤分级:B级17例,C级7例,D级2例。胸背部、肋间放射性疼痛7例,Cobb角24.4°±3.1°,观察患者治疗后临床症状改善情况、椎板植骨融合时间、随访Frankel脊髓损伤分级及Cobb角矫正情况。结果发现,26例患者术后随访时间6~12个月,平均(11.3±2.7)个月,术前合并胸背部、肋间放射性疼痛7例患者术后疼痛全部消失。椎板植骨融合时间约为6~8个月。26例截瘫患者术后1年随访Frankel脊髓损伤分级:D级1例,其余25例全部恢复至E级。术后1周测量Cobb角,平均为24.4°±3.1°,矫正19.3°±4.3°,无内固定松动及断裂。作者认为,一期后路经肋横突入路行病灶清除前方减压椎板植骨椎弓根钉内固定术治疗老年胸椎结核合并截瘫,疗效满意,也可以成为老年胸椎结核合并截瘫手术治疗的一种术式选择。李元等[29]对老年脊柱结核伴截瘫患者的手术时机进行了探讨,对于老年脊柱结核伴截瘫患者,术前抗结核治疗时间≥2周、尽量缩短术前截瘫时间、合并症得到有效控制的情况下,行手术治疗是安全的;64例老年脊柱结核伴截瘫患者术后疼痛、ASIA分级、Cobb角较术前均有明显改善。

(四)脊柱结核的保守治疗

虽然对有手术指正的脊柱结核大多数专家主张手术治疗,但是对于某些阶段,保守治疗的价值也不小。Qu等[30]报告了115例颈椎结核患者临床特点及神经功能恢复情况。提出颈椎结核患者治疗过程中的临床特点、神经功能恢复的预后因素。一般描述和多变量分析被用于探查可以作为神经功能缺损患者的预后因素。连同后续随访数据,产生神经功能恢复的Kaplan-Meier曲线。结果发现,椎体受累越少、手术和治疗前高JOA评分是神经功能恢复的保护因素,而不是短的症状持续时间。30%的患者在治疗后半年有正常的神经功能,56%在1年,93%在28个月左右。手术治疗组累计神经功能恢复率在6、12、28个月分别为44%、68%和91.7%,保守治疗组16.7%、38.8%和94.4%。作者认为,"手术"和"治疗前高JOA评分"是重要的预测因子。"神经恢复曲线"可以预测颈椎结核患者的神经功能恢复并且告诉患者恢复正常的时间。手术治疗起效快和保守治疗恢复缓慢,就长期来说两者无差别。每一例没有明确手术指征的颈椎结核患者可以采取保守治疗。不像非颈椎脊柱结核并发症多,保守治疗应作为神经功能受损颈椎结核患者首选治疗手段,可以避免不必要的手术和过度医疗,并节省大量的医疗资源。颈椎结核患者的手术指征应慎重选择。

Xin等[31]报告27例经皮引流及低剂量局部抗结核治疗儿童脊柱结核脓肿,研究的目的是评价CT引导下经皮穿刺置管引流、局部低剂量冲洗和抗结核治疗儿童脊柱结核。其中包括引导经皮穿刺和局部化疗[连续低剂量(20ml)冲洗]。评估患者Frankel评分,后凸Cobb角、和红细胞沉降率(ESR)。结果显示,所有患者平均随访(31.00±13.94)个月,无窦道形成。所有患者治疗反应良好。ESR在末次随访时将至正常。置管术后神经功能有明显改善。术前Cobb角为22.89°±7.06°,末次随访时21.19°±8.73°。作者认为,经皮穿刺置管引流和低剂量局部抗冲洗联合抗结核治疗是简单、安全、有效以及更微创治疗儿童脊柱结核。这也提示脊柱结核的保守治疗仍是一种重要的可选择方法。

脊柱结核的手术入路因人而异,必须综合分析,既要考虑到患者对结核药的敏感性、耐药性,又要考虑到患者的局部病灶的清除,还要考虑到脊柱稳定性及康复和复发问题,但最基本的外科治疗仍是病灶清除术。儿童脊柱结核的外科治疗是有选择性的,儿童脊柱结核大多可保守治愈,但是如合并严重后凸畸形及神经症状及严重的骨质破坏等,仍需要考虑手术治疗。手术治疗应考虑儿童生长期问题。老年人脊柱结核是个特殊的群体,需考虑患者的心肺功能、骨质疏松、耐药性问题等,以减少术后并发症,使患者从术中获益。部分患者保守治疗的远期效果也很满意。

三、关节结核的外科治疗

晚期关节结核是指已经丧失了关节功能,但是仍有活动的结核病变。传统的方法是病灶清除术后加关节融合术,但是这种手术创伤大,出血多,术后易合并感染、融合不牢等。Tang 等[32]用单侧外固定架联合交叉空心螺钉行膝关节融合治疗终末期膝关节结核 26 例,取得了满意的效果。26 例终末期膝关节结核患者的行一期膝关节融合术治疗。所有患者均行开放清创和单边外固定架结合交叉螺钉插入,并接受系统全身抗结核治疗。平均随访时间为 5.5 年,进行临床评估和影像学资料分析。结果显示,放射学骨融合的平均时间为 5.6 个月。25 例(96.2%)在术后 8 个月内获得一期融合,其余患者术后 14 个月达到骨性融合。术后平均矫正 5.4° 外翻和 12.5° 屈曲。平均腿长差异为 2.8cm。平均 VAS 评分由术前 67.3 分改善到 16.2 分至末次随访(P<0.01)和平均 WOMAC 评分从 58.8 分提高到 13.7 分(P<0.01)。25 例患者 ESR 和 C- 反应蛋白水平术后 3 个月恢复正常。在目标膝关节没有复发。作者认为,用单侧外固定架联合交叉空心螺钉行膝关节融合可以作为治疗终末期膝关节结核有效方法。但是还需要进一步的研究来确认其研究结果。

而对于晚期髋关节结核,传统的治疗方法是关节融合术,融合术的特点是治愈了结核病,但是患者的关节功能却丧失。即使做成形术,需要关节结核病变静止 5~10 年以上。Zeng 等[33]大胆使用全髋关节置换术治疗晚期结核性关节炎,其研究的目的是评估非骨水泥 THA 疗效晚期髋关节结核临床疗效。这项研究回顾性的分析了 2007 年和 2012 年之间 32 例接受非骨水泥 THA 患者(手术时平均年龄 49.4 岁,24~79 年的范围内)。所有患者均通过其临床表现、影像学检查及组织学检查确诊为晚期髋关节结核。所有手术均由同一的外科医生完成。平均随访时间为 4.1 年(范围 2~7 年)。术中彻底的清除结核病灶和抗结核治疗。临床数据,包括 VAS 评分、关节功能 HHS 评分、ESR、CRP 和并发症,以及影像学资料,包括假体下沉和松动,骨生长,异位骨化在随访过程中进行评估。结果显示平均 VAS 由术前的 7.6(范围 5~10)下降到末次随访时的 1.4(范围 0~4)(P<0.01)。平均 HHS 由术前的 42.2(范围 30~75)提高到末次随访时的 85.4(范围 60~95)(P<0.01)。无复发的情况。在所有患者中,ESR 和 CRP 水平恢复到正常范围内平均时间分别为 3、4 个月,而且随访期间影像学结果表明假体位置和条件良好。作者得出结论:无论结核是否为活动期,非骨水泥型全髋关节置换术是治疗晚期髋关节结核的有效方法。

四、骨关节结核合并艾滋病的外科治疗

这类患者的具体发病率不清楚,但是临床并不少见。朱辉等[34]报道了骨关节结核合并艾滋病患者 CD4+T 淋巴细胞计数对术后生存时间的影响,研究目的是观察术前 CD4+ 淋巴细胞计数对骨关节结核合并艾滋病患者术后生存时间的影响。作者收集了 2005 年 2 月至 2013 年 7 月 18 例骨关节结核合并艾滋病患者的临床资料,脊柱结核 8 例,关节结核 10 例;

男性 10 例,女性 8 例,年龄 16~65 岁,平均年龄(36±10.0)岁;行病灶清除加植骨手术 6 例,单纯病灶清除术 12 例;手术时间 40~240 分钟,平均 123.1 分钟;出血量 80~700ml,平均出血量 287.8ml。按术前 1 周内 CD4$^+$T 淋巴细胞计数是否 >200 个 /μl 分为 2 组,第一组:≤200 个 /μl 者 5 例;第二组:>200 个 /μl 者 13 例。18 例患者随访 1~72 个月,平均 38 个月。2 组患者术后生存时间及累计生存率绘制 Kaplan-Meier 生存曲线,应用 log-rank 检验进行 2 组累计生存率分析。结果显示,截至末次随访,18 例患者中死亡 12 例,失访 2 例,存活 4 例。第一组 5 例患者中:术后 3 个月内死亡 3 例,术后 12 个月死亡 1 例,1 例存活;第二组 13 例患者中:术后 22 个月死亡 1 例,术后 24~36 个月内死亡 3 例,术后 36~48 个月内死亡 4 例,失访 2 例,存活 3 例。两组患者的 Kaplan-Meier 生存曲线提示第一组和第二组累计生存率有较大区别,两组的累计生存率经 log-rank 检验,P=0.0004,术前 1 周内 CD4$^+$T 淋巴细胞计数 >200 个 /μl 组的累计生存率(生存 3 例,死亡 8 例,失访 2 例)大于 CD4$^+$T 淋巴细胞≤200 个 /μl 组(生存 1 例,死亡 4 例)。作者认为,骨关节结核合并艾滋病患者术前 CD4$^+$T 淋巴细胞计数 >200 个 /μl 者行手术治疗,可能有助于延长术后生存时间。

五、其他部位结核的外科治疗

乳腺结核是一种较为少见的特异性感染性乳腺疾病,临床无相关的特异性检查,易被临床医生误诊为乳腺癌或者脓肿。刘家恩等[35]探讨了 20 例乳腺结核的临床特点、诊断和外科治疗方法。结果发现 20 例乳腺结核患者术后均恢复良好,随访 3 个月至 3 年,均无复发。作者认为乳腺结核发病率较低,通常无全身中毒症状,临床以乳房肿胀多见,术后病理结果可以确诊乳腺结核。对于临床怀疑乳腺结核的患者,联合多种检测方法,提高诊断率,早期治疗。手术切除病灶是乳腺结核的主要治疗方法,术后辅以必要的抗结核治疗,预后较好。作者认为,对于乳腺结核目前的治疗,目前仍是以手术为主,抗结核治疗等为辅的综合治疗。根据病灶部位及类型选择不同的手术切口和术式。为减少对乳管的损伤应选取放射状切口,充分暴露结核病灶组织,完全切除病变坏死组织。病灶局限者,采用乳腺区段切除,病灶弥漫者,抗结核治疗后采取单纯切除或者区段切除。术后充分引流脓腔,减少死腔,促进愈合。术后给予四联抗结核药物 2 个月强化治疗加 4 个月二联巩固治疗。

（宋言峥　王培　刘一典　许绍发　唐神结）

参考文献

1. 陈其亮,李军校,许军利,等.手术联合化疗治疗耐多药肺结核的临床疗效观察.临床和实验医学杂志,2015,(7):553-556.
2. 杜秀然,郑立恒,徐伟乐,等.全胸腔镜肺叶切除治疗结核性支气管扩张症.中国微创外科杂志,2015,(5):417-420.
3. Han Y,Zhen D,Liu Z,et al. Surgical treatment for pulmonary tuberculosis:Is video-assisted thoracic surgery "better" than thoracotomy?. J Thorac Dis,2015,7(8):1452-1458.
4. 刘福升,徐建华,宫理达,等.支气管结核 78 例外科治疗分析.心肺血管病杂志,2015,34(4):285-286.
5. 齐海亮,杜秀然,李亚斋,等.胸膜剥脱术对结核性脓胸患者肺功能的影响.蚌埠医学院学报,2015,40(2):194-196.
6. 陈其亮,李军校,许军利,等.改良纤维板剥脱术对慢性结核性脓胸患者围手术期临床指标、肺功能及术后并发症的影响.临床和实验医学杂志,2015,(11):901-903.

7. 符诒慧，程宏宁，董文，等．内科胸腔镜辅助治疗结核性脓胸 46 例临床分析．海南医学，2015，(12):1827-1828.

8. 叶敏华，张健，朱成楚，等．电视胸腔镜下胸膜纤维板剥脱治疗包裹性结核性胸腔积液 274 例．中华全科医学，2015，13(4):592-593,615.

9. 符诒慧，程宏宁．胸腔镜小切口胸膜纤维板剥脱术治疗结核性脓胸的疗效及对心肺功能的影响．中国老年学杂志，2015，35(9):5210-5211.

10. 朱劲松，沈宏达，艾买尔江，等．一期后路病灶清除植骨内固定治疗胸腰椎结核．临床骨科杂志，2015(3):284-287.

11. 刘家明，陈宣银，杨东，等．一期后路病灶清除椎体间非结构性植骨内固定治疗单节段胸椎结核．中华骨科杂志，2015，35(6):624-629.

12. 严盈奇，夏满莉，戴加平，等．单一后路病灶清除植骨内固定加局部化疗治疗胸腰椎结核．中国骨伤，2015，28(4):323-326.

13. Zhang H，Zeng K，Yin X，et al. Debridement，internal fixation，and reconstruction using titanium mesh for the surgical treatment of thoracic and lumbar spinal tuberculosis via a posterior-only approach：A 4-year follow-up of 28 patients. J Orthop Surg Res，2015，10(1):1-9.

14. 王兵站，谭洪宇，廖文波，等．胸、腰椎椎体结核病椎置钉短节段内固定的疗效分析．中华骨科杂志，2015，35(1):18-24.

15. 严小虎，向登，刘金望，等．前路肩胛下高位经胸入路一期手术治疗上胸椎结核临床分析．中华实用诊断与治疗杂志，2015，29(04):382-384.

16. 王世勇，张涛，蓝旭，等．前外侧腹膜外入路一期病灶清除植骨内固定治疗腰骶段结核临床观察．疑难病杂志，2015(2):164-167.

17. 江维，申才良，董福龙，等．一期前路病灶清除植骨融合结合后路内固定术治疗胸腰椎结核疗效分析．中国骨与关节损伤杂志，2015，30(1):45-47.

18. 张宏其，胡雄科，尹新华，等．分期后前路联合手术治疗老年颈胸段长节段脊柱结核．中国骨与关节损伤杂志，2015，30(1):14-16.

19. 李志荣，李越，刘志明，等．经肋横突入路病灶清除植骨加后路椎弓根内固定治疗进展性胸椎结核的临床疗效．生物骨科材料与临床研究，2015，12(1):59-61

20. 董昊平，程旋，曾献波．3 种手术方式在腰椎结核治疗中的疗效对比．安徽医学，2015(2):200-203.

21. Peng L，Sun M，Li S，et al. A retrospective controlled study of three different operative approaches for the treatment of thoracic and lumbar spinal tuberculosis：Three years of follow-up. Clin Neurol Neurosur，2015，128:25-34.

22. Liu J，Wan L，Long X，et al. Efficacy and Safety of Posterior Versus Combined Posterior and Anterior Approach for the Treatment of Spinal Tuberculosis：A Meta-Analysis. World Neurosurg，2015，83(6):1157–1165.

23. 张晓东，买尔旦·买买提，牙克甫·阿不力孜，等．儿童脊柱结核再次手术原因分析．中国脊柱脊髓杂志，2015，25(3):202-207.

24. 邓盎，王锡阳，张宏其，等．一期前后路联合手术治疗生长期儿童下颈椎结核并后凸畸形．中国骨与关节损伤杂志，2015，30(1):1-3.

25. 周忠杰，宋跃明，刘立岷，等．后路闭合 - 张开式截骨治疗儿童静止期胸腰椎结核后凸畸形．中国脊柱脊髓杂志，2015，25(1):27-33.

26. 马文鑫，朱禧，王骞，等．后前路手术中应用病椎间与超病椎间固定治疗儿童胸腰椎结核的疗效观察．中国脊柱脊髓杂志，2015，25(2):128-136.

27. He QY，Xu JZ，Zhou Q，et al. Treatment effect，postoperative complications，and their reasons in juvenile thoracic and lumbar spinal tuberculosis surgery. J Orthop Surg Res，2015，10(1):1-8.

28. 郭春生，柳盛春，陈凯，等．采用经肋横突入路术式一期治疗老年胸椎结核合并截瘫患者的疗效分析．中国防痨杂志，2015，37(3):266-270.

29. 李元,秦世炳,董伟杰,等.老年脊柱结核伴截瘫患者的手术时机与疗效分析.中国防痨杂志,2015,37 (3):271-275.

30. Qu JT,Jiang YQ,Xu GH,et al. Clinical characteristics and the neurological recovery of patients with cervical spinal tuberculosis:Conservative treatment should be preferred? A retrospective follow-up study of 115 cases. World Neurosurg,2015,83(5):700-707.

31. Xin HY,Hong QZ,Xiong KH,et al. Treatment of pediatric spinal tuberculosis abscess with percutaneous drainage and low-dose local antituberculous therapy:a preliminary report. Child S Nervous System,2015,31(7): 1-7.

32. Tang X,Zhu J,Li Q,et al. Knee arthrodesis using a unilateral external fixator combined with crossed cannulated screws for the treatment of end-stage tuberculosis of the knee. Bmc Musculoskeletal Disorders,2015,16(1):1-9.

33. Zeng M,Hu Y,Leng Y,et al. Cementless total hip arthroplasty in advanced tuberculosis of the hip. Inter Orthop, 2015,39(11):2103-2107.

34. 朱辉,刘宗兴,齐青禄,等.骨关节结核合并艾滋病患者 CD4⁺T 淋巴细胞计数对术后生存时间的影响. 中国防痨杂志,2015,37(8):848-852.

35. 刘家恩,杨波,吴有军,等.20 例乳腺结核外科诊疗分析.海南医学,2015,(11):1671-1672.

第十一章　耐药结核病的治疗

摘　要：正确选择抗结核药物，制定合理的化疗方案是耐多药结核病(multi-drug resistant tuberculosis，MDR-TB)治疗成功最重要的环节。2015年我国学者对氟喹诺酮类药物的研究较多。有研究显示，左氧氟沙星600mg/d和左氧氟沙星800mg/d具有相似的抗结核疗效，均较左氧氟沙星400mg/d的疗效有明显提高。有作者比较了含莫西沙星与左氧氟沙星的不同治疗方案治疗老年耐多药肺结核患者的疗效，结果发现，莫西沙星起效时间更短，作用更强。左氧氟沙星联合卷曲霉素治疗方案有助于杀灭结核分枝杆菌，提高免疫功能，且不会加重肝脏负担。含氯法齐明方案治疗耐多药结核病可促进空洞关闭、加速痰菌阴转、提高治疗成功率。含利奈唑胺方案治疗广泛耐药结核病也可促进空洞关闭、加速痰菌阴转、提高治愈率。中药辅助化学治疗可提高治疗有效率，提高患者的免疫水平。

关键词：结核病，耐药；药物疗法；手术治疗

耐药结核病目前仍是威胁人类健康的重大疾病。因其有效药物少、所需疗程长、药物副作用大、治疗费用高，故治愈率较低。

一、治疗方案

正确选择抗结核药物制定合理的化疗方案是MDR-TB治疗成功最重要的环节。目前我国应用左氧氟沙星(Lfx)治疗MDR-TB时多采用400mg/d的剂量，而国外则常规采用750mg/d的剂量治疗MDR-TB。为找出适合我国人群的左氧氟沙星治疗剂量，王庆枫等[1]对MDR-TB患者给予不同剂量的左氧氟沙星治疗，对比不同剂量左氧氟沙星治疗的疗效、安全性及耐受性。研究分为3组，Lfx 400mg/d组42例设为对照组、Lfx 600mg/d组41例为治疗1组、Lfx 800mg/d组42例为对照2组，观察12个月。治疗后3、6、9、12个月痰菌阴转率分别为：对照组30.0%、32.5%、35.0%、35.0%，治疗1组53.8%、56.4%、59.0%、59.0%，治疗2组60.0%、65.0%、65.0%、65.0%。在本研究人群中Lfx 600mg/d和Lfx 800mg/d显示了相似的抗结核疗效，均较Lfx 400mg/d的疗效有明显提高，且3组患者在不良反应方面无明显差异。综合费用方面因素考虑，推荐Lfx的治疗剂量为600mg/d，部分患者可应用到800mg/d。老年人因体质弱、病程长等因素，是出现耐多药肺结核的主要群体，治疗尤为棘手。周望溪等[2]使用含莫西沙星(0.4g/d)与左氧氟沙星(0.5g/d)的不同治疗方案治疗136例老年耐多药肺结核患者。治疗18个月后，莫西沙星组总有效率为92.6%，左氧氟沙星组总有效率为72.1%，两组总有效率差异有显著的统计学意义。治疗3个月末时莫西沙星组痰菌转阴率(60.9%)显著高于左氧氟沙星组(38.2%)，但第6、12及18个月末时两组痰培养阴转率无明显差异。治疗18个月后，莫西沙星组肺部病灶明显吸收率＋吸收率为86.6%，左氧氟沙星组为70.6%，两组的差异具有统计学意义。两组的肺部空洞变化差异亦具有统计学意义。两组不良反应发生率无明显差异。研究结果说明莫西沙星起效时间更短，作用更强。

氯法齐明作为抗结核药物的一种，其基础研究证明具有较好的抗结核作用。Tang等[3]

报告了在中国进行含氯法齐明方案治疗耐多药结核病的前瞻性、多中心、随机对照研究结果,选取 105 例耐多药结核病患者,随机分入氯法齐名组 53 例,对照组 52 例,均给予个体化方案治疗 21 个月,含氯法齐名的个体化方案能促进空洞关闭、加速痰菌阴转、提高治疗成功率。石海萍等[4]探讨了氯法齐明治疗耐多药肺结核近期疗效。对照组 30 例,研究组 30 例,在对照组治疗方案上加用氯法齐明,剂量为每次 0.5g,2 次 / 日,总疗程 24 个月。疗效细菌学判定标准:涂片以连续 2 个月阴性且不再复阳为阴转;影像学判定标准:病灶显著吸收:病灶面积吸收≥原病灶面积的 1/2;吸收:病灶面积吸收 < 原病灶面积的 1/2;不变:病灶面积无明显变化;恶化:病灶面积扩大或出现新的病灶。其中显著吸收和吸收为有效。治疗第 6 月末时,治疗组痰菌阴转率(56.7%)显著高于对照组(30.0%),治疗组肺部影像学改变有效率(80.0%)亦明显高于对照组(50.0%)。该研究提示氯法齐明具有较好的抗结核作用,但目前尚缺乏大样本研究。

利奈唑胺为细菌蛋白质合成抑制剂,主要用于治疗革兰阳性(G^+)球菌引起的感染治疗,近几年也用于治疗耐多药结核病。Tang 等[5]进行了一项随机、对照的临床研究,入选 65 例广泛耐药结核病患者,给予个体化方案加利奈唑胺 600mg 每日 2 次,共 1 个月,随后 600mg 或 300mg 每日 1 次,65 例患者中有 33 例使用了利奈唑胺,治疗 2 年后,痰培养阴转率利奈唑胺组较对照组明显升高(78.8%,37.6%),治愈率也明显升高(69.7%,51.5%),治疗成功率高于其他观察性研究报道 30% 以上。不幸的是,安全性和耐受性仍然是不可忽略的主要问题,有 82% 的患者出现不良反应,大多是短暂性的。

临床上,大多耐药性结核患者病程长且伴有纤维空洞现象,给结核分枝杆菌保留一定繁殖和生长环境,所以患者痰菌转阴较为困难,且空洞难以闭合。罗惠倩等[6]以利福喷丁为对照来评价和分析利福布汀临床治疗耐多药肺结核效果与安全性。观察组和对照组各 43 例,总疗程 18 个月,结果发现观察组痰液涂片和痰结核分枝杆菌培养阴转率分别为 41.86% 和 32.56%,无明显差异。观察组 X 线胸片病灶吸收率为 69.77%,与对照组的 65.12% 无明显差异。观察组空洞闭合率为 62.79%,与对照组的 67.44% 无明显差异。两组的药物不良反应也无明显差异。

化学治疗方案是耐多药肺结核治疗的核心,如何选择合理化疗方案是治疗耐多药肺结核多年来反复讨论的话题。刘会等[7]为探索耐多药肺结核更加合理、有效、安全的治疗方法,研究不同治疗方案对耐多药肺结核患者的疗效及不良反应。A 组 40 例,以莫西沙星及注射用药阿米卡星为核心,配以异烟肼、吡嗪酰胺、乙胺丁醇,B 组 41 例,以左氧氟沙星及注射用药卷曲霉素为核心,配以异烟肼、吡嗪酰胺、丙硫异烟胺。疗程均为 24 个月。A 组的 2 个月末临床有效率明显高于 B 组,但 2 组 6、12、18、24 个月末临床有效率差异无统计学意义。A 组 2 个月末时痰涂片转阴率显著高于 B 组,但 2 组 6、12、18、24 个月末痰涂片转阴率差异无统计学意义。治疗 2 个月末时复查胸部 CT,A 组临床疗效和临床有效率均明显优于 B 组,但治疗 24 个月末时 2 组临床疗效和临床有效率差异均无统计学意义。2 组间不良反应发生率差异亦无统计学意义。左氧氟沙星和卷曲霉素是不同作用机制的抗生素,分别作用于结核杆菌内的脱氧核糖核酸拓扑异构酶和肽基 -tRNA。为评价卷曲霉素和左氧氟沙星联合用药方案的治疗价值,刘君等[8]进行了左氧氟沙星联合卷曲霉素治疗方案对耐多药肺结核患者免疫功能及肝功能的影响的研究。研究设观察组和对照组各 45 例,治疗组采用 3CLfxRfpPa/18LfxRfpPa 化疗方案,对照组采用 3SERftPaZ/18ERftPaZ 化疗方案。治疗 6 月时,观察组痰菌转阴率为 64.44%,明显高于对照组(37.78%)。治疗 4 周时,两组免疫功能均有所改善,观察组 CD4$^+$T、IgA、IgG、IgM 含量明显高于对照组,CD8$^+$T 细胞含量明显低于对照组。治疗后两组肝功能均明显改善,两组间差异无统计学意义。由此可以看出,左氧氟沙星联合卷曲霉素治疗方案有助于杀灭结核分枝杆菌,提高免疫功能,且不会加重肝脏负担。但本文研究的样本选择数量较少,免疫功能及肝功能观察指标较为单一,且缺乏对其可能作用机制进行深入分析,有待于今后扩大样本展开更深入的研究。

关于多耐药肺结核患者的治疗方案目前也在探索中。戈启萍等[9]采用国内多中心回顾性研究,选取 2010 年 10 月至 2011 年 12 月期间我国不同省、自治区、直辖市的 21 家结核病诊疗机构诊治的复治涂阳、培阳肺结核患者为研究对象,其中多耐药组 57 例,对一线抗结核药物均敏感(敏感组)262 例。用 2SHREZ/6HRE 为核心的复治方案进行治疗,结果发现标准复治化疗方案治疗敏感复治肺结核患者的疗效优于多耐药患者。故治疗多耐药肺结核患者应根据药敏试验结果选择敏感药物组成有效化疗方案,以提高治愈率。

二、手术治疗

耐多药肺结核多合并有肺毁损,经长期多种药物联合治疗,治疗效果依旧不理想,通过内科治疗失败后,手术治疗即成为重要的治疗手段之一。陈其亮等[10]为探讨手术联合化疗治疗耐多药肺结核的临床治疗效果,选取 2003 年 1 月至 2013 年 10 月在陕西省结核病防治院收治的耐多药肺结核患者,进行手术联合化疗治疗。观察组在治疗 3 个月后进行手术,术后继续进行化疗 18~21 个月。与对照组患者比较,观察组患者在治疗 6、12、24 个月的痰菌转阴率均显著提高,观察组患者在治疗 24 个月的肺部 X 线表现好转率显著提高。由此可以看出,手术联合化疗治疗耐多药肺结核能够提高痰菌转阴率及病灶吸收率。

三、疗效影响因素

最近世界卫生组织报告耐药结核病患者的最高死亡率为 21%。我国被认为是耐药结核病高负担国家,深入了解耐多药结核病患者的死亡率以及死亡危险因素,及时采用科学合理的防治对策,为降低耐多药结核病患者的死亡率提供依据,对我国结核病的控制工作具有重要的意义。曾熙玲等[11]对 216 例耐多药结核病进行了的死亡危险因素探讨,单因素分析发现,年龄≥40 岁、BMI≤18.5、Hb≤115g/L、抽烟史、合并糖尿病、肺部有空洞等因素与耐多药结核病患者死亡有关。多因素 logistic 回归分析发现 BMI≤18.5、Hb≤115g/L、肺部有空洞是耐多药结核病患者死亡的主要危险因素,尤其是肺部有空洞性病灶被认为是死亡的最强危险因子。陈其亮等[10]的研究发现耐 3 种以上药物的耐多药肺结核患者术后痰菌转阴率明显低于耐 2 种药的耐多药肺结核患者,且术后并发症的发生率明显高。耐多药肺结核耐药程度越高,术后痰菌转阴率越低,手术的并发症越多。范玉美等[12]对浙江省 183 例耐多药肺结核患者进行了二线药物的耐药情况及近期疗效分析,发现 157 例 MDR-TB 患者治疗 12 个月末痰培养转阴率为 87.3%,其中 HRES 耐药患者的转阴率低于其他患者,但差异无统计学意义。

四、治疗新途径

在 WHO 认定的 27 个耐多药/广泛耐药结核病高负担国家中,我国已高居榜首。因此探索有效的治疗耐多药肺结核的综合治疗方案成为当务之急。刘会等[13]通过病例对照研究探索耐多药肺结核患者化疗联合支气管镜下注药方案的疗效。共研究 80 例耐多药患者,40 例单纯化学治疗,40 例化学治疗联合支气管镜注药治疗。支气管镜进入病灶相应支气管亚段,给予异烟肼注射液 0.4g+ 盐酸左氧氟沙星注射液 0.2g+ 阿米卡星注射液 0.2g 一并注入。每周注药治疗 1 次,共注药 8 次。结果发现,虽早期在核心化疗方案基础上应用电子支气管镜注药治疗,可以加强局部杀菌、抑菌效果,但在足疗程末时两组患者临床有效率、痰涂片的阴转率、影像学吸收程度差异均无统计学意义。耿书军等[14]也做了此类研究,观察组及对照组各 42 例,观察组治疗后各个时期的痰菌转阴率均明显高于对照组,治疗后的 $CD4^+$ 和 $CD4^+/CD8^+$ 水平高于对照组,$CD8^+$ 水平低于对照组,治疗后的血清 IFN-γ 水平高于对照组,IL-4 水平低于对照组。

陆城华等[15]选取 72 例既往使用标准化方案治疗耐多药结核不少于 18 个月的气阴亏虚型患者进行随机对照研究,治疗组 36 例给予复方苓部丹方汤剂,对照组 36 例给予肺泰胶囊,3 个月疗程结束时,治疗组总有效率为 82.86%,对照组总有效率为 25.81%,差异有统计学意义。孙敬涛等[16]也进行了抗结核方对耐多药肺结核的辅助治疗作用的研究,选取治疗组及对照组各 50 例,发现观察组综合疗效明显优于对照组。治疗 6 月后观察组痰菌阴转率为 88%,明显优于对照组的 62%,观察组治疗 6 月后的 CT 好转率为 90%,明显优于对照组的 64%。治疗后 2,4,6 个月观察组中医症状积分均低于对照组。治疗后两组 $CD3^+$、$CD4^+$ 比治疗前升高,观察组升高更显著;两组 $CD8^+$ 水平比治疗前降低,观察组下降更明显。董书梅等[17]则采用抗痨汤每日两次雾化吸入方式辅助治疗耐多药肺结核。观察组及对照组各 60 例。治疗第 3 周,组间症状有明显差异,从第 5 周始,2 组差异显著水平明显提高。第 4 周末,胸部 CT 显效率与有效率两组间的差异无统计学意义,但好转率差异显著;8 周治疗结束时,组间显效率与好转率差异具有统计学意义($P<0.05$)。第 8 周治疗结束时,观察组痰菌转阴率为 78.3%,显著高于对照组 61.7%。

张晓光等[18]应用母牛分枝杆菌联合治疗耐多药肺结核,每周肌注一次,共 6 个月。研究 6 个月末时,观察组临床症状治疗有效率为 83.3%,明显优于对照组(62.8%),而疗程完成后观察组临床有效率为 95.2%,与对照组(88.4%)比较差异无统计学意义。两组在治疗 2 个月末、6 个月末时痰涂片的阴转率差异有统计学意义,但之后其他阶段痰涂片的阴转率比较差异无统计学意义。6 月末胸部 CT 的有效率观察组明显高于对照组,但 24 末的两组差异无统计学意义。

综上所述,现有的研究表明,提高氟喹诺酮类药物的应用剂量及应用高一代氟喹诺酮类药物可增加治疗的有效率。利奈唑胺和氯法齐明具有较好的抗结核作用,但目前尚缺乏大样本研究。联合手术治疗能够提高痰菌转阴率及病灶吸收率。联合支气管镜下注药、免疫治疗及中医中药在提高治疗有效率方面作用有限。

(张青　闫丽萍　谭守勇)

参考文献

1. 王庆枫,王隽,王敬,等.含不同剂量左氧氟沙星方案的抗耐多药结核病疗效研究.中国防痨杂志,2015,37(2):161-166.
2. 周望溪,黄艺群.含莫西沙星方案与左氧氟沙星方案治疗.老年人耐多药肺结核的效果比较.中国基层医药,2015,22(1):69-71.

3. Tang S,Yao L,Hao X,et al. Clofazimine for the treatment of multidrug-resistant tuberculosis:prospective, multicenter,randomized controlled study in China. Clin Infect Dis,2015,60(9):1361-1367.

4. 石海萍,韩莉. 含氯法齐明方案治疗耐多药肺结核近期疗效观察. 陕西医学杂志,2015,44(5):605-607.

5. Tang S,Yao L,Hao X,et al.Efficacy,safety and tolerability of linezolid for the treatment of XDR-TB:a study in China. Eur Respir J,2015,45(1):161–170.

6. 罗惠倩,赵承杰,曹杨荣,等. 利福布汀联合多种药物长效治疗耐多药肺结核疗效观察. 药物与临床, 2015,18(3):464-466.

7. 刘会,董雅坤,张娜,等. 耐多药肺结核患者不同化疗方案疗效及不良反应的临床观察. 河北医科大学学报,2015,36(3):265-268.

8. 刘君,周容仲. 左氧氟沙星联合卷曲霉素治疗方案对耐多药肺结核患者免疫功能及肝功能的影响. 海南医学院学报,2015,21(1):38-43.

9. 戈启萍,杜建,姜广路,等. 标准复治化疗方案治疗多耐药与敏感复治肺结核患者的对比研究. 中国防痨杂志,2015,37(8):879-884.

10. 陈其亮,李军校,许军利,等. 手术联合化疗治疗耐多药肺结核的临床疗效观察. 临床和实验医学杂志, 2015,14(7):553-556.

11. 曾熙玲,王庆枫,初乃惠. 耐多药结核病的死亡危险因素探讨. 中国医刊,2015,50(5):101-104.

12. 范玉美,李凫坚,夏强,等. 浙江省耐多药肺结核患者对二线药物的耐药情况及近期疗效分析. 中华临床感染病杂志,2015,8(1):26-30.

13. 刘会,张晓光,安贺娟. 电子支气管镜三联注药联合化疗治疗耐多药肺结核疗效分析. 国际呼吸杂志, 2015,35(4):261-264.

14. 耿书军,刘建玲,高官聚,等. 经支气管镜局部注射辅助治疗耐多药肺结核的疗效及对患者免疫功能的影响. 中国内镜杂志,2015,21(3):243-245.

15. 陆城华,张惠勇. 复方芩部丹方治疗气阴亏虚型耐多药肺结核的随机对照研究. 广州中医药大学学报, 2015,32(1):10-14.

16. 孙敬涛,华刚,马丙乾,等. 抗痨方辅助化疗药物治疗耐多药肺结核50例临床观察. 中国实验方剂学杂志,2015,21(8):190-193.

17. 董书梅,赵良义,闫宝环,等. 抗痨汤Ⅰ号雾化吸入辅助治疗耐药肺结核的疗效. 西北药学杂志,2015,30(3):287-289.

18. 张晓光,刘会,付洪义,等. 母牛分枝杆菌联合化疗方案治疗耐多药肺结核疗效观察. 国际呼吸杂志, 2015,35(2):106-108.

第十二章　特殊人群结核病的治疗

第一节　结核病合并 HIV 感染的治疗

摘　要:人类免疫缺陷病毒(human immunodeficiency virus,HIV)感染是结核分枝杆菌感染并最终导致结核病最重要的危险因素之一,而结核病(tuberculosis,TB)是 HIV 感染者常见的机会性感染之一。HIV/TB 患者病情复杂、治疗棘手、病死率高,及时、有效、合理地进行抗结核治疗和抗逆转录病毒治疗是降低病死率的关键。建议对 HIV/TB 患者应当首先启动抗结核治疗,随后尽早地进行抗逆转录病毒治疗,在抗逆转录病毒治疗过程中应注意药物之间相互作用以及出现的结核病相关性免疫重建炎症综合征。

关键词:艾滋病;结核病;抗结核治疗;抗病毒治疗

艾滋病(acquired immunodeficiency syndrome,AIDS)是由人类免疫缺陷病毒(human immunodeficiency virus,HIV)引起的一系列免疫缺陷、免疫损害及免疫功能不全综合征。机体感染 HIV 后经过急性感染期、无症状期后,最后进入 AIDS 期,临床上患者主要表现为各种机会感染和肿瘤。尽管 ART 在临床的广泛应用使 HIV/AIDS 患者机会性感染明显减少,但结核分枝杆菌(mycobacterium tuberculosis,MTB)仍是我国 HIV/AIDS 患者常见的机会感染之一,也是我国 HIV/AIDS 患者死亡的重要原因。相对于非 HIV 患者,HIV/TB 双重感染患者的治疗更为复杂:HIV 与 MTB 之间存在相互影响;抗逆转录病毒治疗(antiretroviral therapy,ART)和抗结核治疗(anti-tuberculosis therapy,ATT)之间存在相互影响,药物之间存在相互作用;HIV/TB 患者在 ART 过程中还可出现结核病相关性免疫重建炎症综合征(tuberculosis-associated immune reconstitutioninflammatory syndrome,TB-IRIS)[1]。这些都对 HIV/TB 患者的治疗提出挑战。

一、HIV 感染与结核病的相互影响

HIV 感染是 MTB 感染并最终发展为活动性结核病的独立危险因素。有资料显示,我国 HIV 阳性患者中结核病总患病率为 7.2%,但在处于 AIDS 期的患者中结核病患病率为 22.8%[1]。HIV 合并 MTB 感染并非两个病原体独立感染过程和效应的简单之和,两者发生协同效应使病情加速恶化。HIV 与 MTB 合并感染者结核发病率是 HIV 阴性 MTB 感染者的 30 倍[2]。HIV 阴性合并潜伏结核感染(latent tuberculosis infection,LTBI)者一生中患活动性结核病的风险约为 10%,而 HIV 阳性合并 LTBI 者每年患活动性结核病的风险约为 5%~8%,一生患病率高达 30% 左右[3]。一项尚未发表的调查表明我国新确诊的 AIDS 患者中 TB 的患病率高达 30%,鉴于我国高 HIV 与 TB 合并感染率,临床上应注意在 HIV 患者和 TB 患者中筛查 HIV 与 TB 合并感染者[1]。

HIV/AIDS 患者机会性感染多发生于 CD_4^+ 细胞计数水平极低者中,然而不论 CD_4^+ 细胞计数多少均可发生 MTB 感染。周继如等[4]对 HIV/AIDS 人群并发结核病相关因素进行分析,

结果显示文化程度高、有卡介苗接种史、CD_4^+细胞计数高、ART 及营养状况佳是 HIV/AIDS 人群患结核病的保护因素;无业和吸烟是 HIV/AIDS 人群患结核病的危险因素。HIV/AIDS 患者结核病的发病率与患者 CD_4^+ 细胞计数水平密切相关,CD_4^+ 细胞计数下降,患者的结核病发病率增加[5,6]。结核病多发生在 CD_4^+ 细胞计数 <200 个 /μl 水平上[7],CD_4^+ 细胞计数 <200 个 /μl 的 HIV/AIDS 患者感染结核病的风险是 CD_4^+ 细胞计数 ≥200 个 /μl 患者的 20.4 倍[8]。

二、HIV/TB 患者的抗结核治疗

HIV 感染者的结核病治疗与非 HIV 感染者的结核病治疗原则相同,但强调抗结核治疗优先,早期 ATT 对改善患者预后至关重要。由于结核病进展迅速,一旦 HIV 感染者确诊为合并活动性 TB,均应当立即开始 ATT。许琳等[9]报道了 445 例 HIV/TB 患者的抗结核治疗转归情况,对患者提供标准化的一线 ATT 每日方案和 ATT 期间的随访管理,同时给患者提供 ART 或复方磺胺甲噁唑(复方新诺明)预防治疗,结果显示效果良好,ATT 成功率达到 89.21%,病死率仅为 4.94%,提示 ATT 可以提高 HIV/TB 患者的治疗成功率和降低病死率;ATT 期间的中断服药和重症是 HIV/TB 患者在 ATT 期间死亡的主要危险因素;抗结核治疗后 CD_4^+ 细胞计数较治疗前显著提升,患者免疫状况明显改善。

ATT 的疗程尚存在争议。对 HIV 阳性的非耐药性结核病患者的 ATT 疗程,有研究建议:①6 个月疗程适合多数病例;②治疗 2 个月时痰 MTB 培养仍为阳性者应延长疗程至 9 个月;③中枢神经系统受累者应延长疗程至 9~12 个月;④骨和关节受累者应延长疗程至 9 个月;⑤依从性不佳者应酌情延长[10]。

WHO 推荐在已知 HIV 阳性和生活在艾滋病流行地区的结核病患者应接受至少 6 个月的利福平治疗;最佳标准方案为强化期 2 个月异烟肼、利福平、吡嗪酰胺和乙胺丁醇,继续期 4 个月的异烟肼和利福平(2HRZE/4HR),最佳给药频率是每日服药。

三、HIV/TB 患者的抗逆转录病毒治疗

ART 可明显降低 HIV 感染进展的风险,防止其发展为 AIDS 和死亡,以及减少病毒传播。对 HIV/TB 患者的生存 ART 具有保护作用,有研究显示,ART 可以保护半数以上 HIV/TB 患者在 ATT 开始 1 年内免于死亡;而仅接受 ATT 的 HIV/TB 患者治疗成功率低、病死率高[11]。有研究显示,仅进行 ATT 的 HIV/TB 患者,在治疗过程中监测 CD_4^+ 细胞计数发现无明显变化,表明 ATT 对未接受 ART 治疗的 HIV/TB 患者 HIV 病程的进展无明显影响;而接受 ATT 和 ART 联合治疗后,CD_4^+ 细胞计数明显增长,改善了患者的机体状况[12]。

HIV/TB 患者 ART 的最佳启动时间一直在讨论中,绝大多数研究支持继抗结核治疗后尽早(于抗结核治疗启动 8 周之内)开始 ART。早期 ART 有利于 CD_4^+ 细胞计数的恢复,明显减缓 HIV 病程进展,改善患者的机体状况,降低了死亡率、结核病的复发率[13]。对 HIV/TB 患者何时启动 ART,有研究认为:①对 CD_4^+ 细胞计数较低的患者,ATT 后尽早启动 ART 可显著降低病死率;②对 CD_4^+ 细胞计数 <50 个 /μl 的患者,ART 应在 ATT 后 2 周内启动;③对 CD_4^+ 细胞计数 >50 个 /μl 的患者,若 TB 病情较重(如存在肺外结核等),ART 亦应尽早启动,以 ATT 后 2~4 周为宜[10]。

与抗结核治疗同时开展的 ART 方案选择十分重要。伍秋云等[13]报道了 126 例 HIV/TB

患者,接受 ATT(含 HR 方案)2~8 周后开始 ART(含依法韦仑方案)的效果,结果显示临床效果良好和机体免疫重建良好,ART 后随访 1 年,无死亡病例和结核病复发病例。TB/HIV 患者的一线 ART 方案包含两种非胸苷的核苷类反转录酶抑制剂以及一种非核苷类反转录酶抑制剂。在抗结核治疗中开始进行 ART 时,依法韦仑可作为优先选择的一种非核苷类反转录酶抑制剂。

四、结核相关免疫重建炎症综合征

免疫重建炎症综合征(immune reconstitutioninflammatory syndrome,IRIS)的发生与 ART 后患者免疫功能恢复,机体产生了针对体内潜伏病原体或已治疗过的病原体抗原成分的过度免疫炎症反应有关,但具体发生机制尚未阐明。在 HIV/TB 合并感染时结核病相关免疫重建炎症综合征(tuberculosis-associated immune reconstitution inflammatory syndrome,TB-IRIS)表现有两种:一种是 ATT 后原有结核病好转,但在 ART 启动后不久出现病情加重,称为矛盾型;另一种是在 ART 启动前存在潜伏或轻症 MTB 感染而未被发现,ART 开始后随免疫力恢复而出现症状,称为暴露型。

TB-IRIS 是 HIV/TB 患者联合治疗过程中一种较为常见的现象,通常发生在开始 ART 的前 3 个月内,发生率可达 38%[13]。临床表现为病情稳定时或趋于稳定过程中再次出现发热,淋巴结肿大,肺和肺外结核病变加重等病情恶化征象,常常伴随先前亚临床或未发现的机会性感染[13,14]。TB-IRIS 预测因素包括:①治疗前 CD_4^+ 细胞计数 <50 个 /μl 者;②ART 过程中 CD_4^+ 细胞计数增加较快者;③治疗前 HIV RNA 载量高,而 ART 开始后下降迅速者;④结核病情严重者,如血行播散型结核和肺外结核;⑤ATT 与 ART 间隔时间较短者[10,13]。

HIV/TB 患者出现 TB-IRIS 可使病情加重甚至死亡。对于症状较轻的 IRIS 可使用非甾体类解热镇痛药物进行治疗,无须调整抗病毒和抗结核治疗方案;对于临床表现较严重的 IRIS 患者可使用糖皮质激素类药物;绝大多数情况下,ATT 和 ART 可继续进行。

(张爱梅　卢水华　王婷萍　王卫华)

参考文献

1. 沈银忠,卢洪洲.艾滋病合并结核病诊治现状.中国实用内科杂志,2015(08):671-674.
2. 沈佳胤,卢洪洲.艾滋病合并结核病的防治研究进展.中国艾滋病性病,2015(06):543-546.
3. 沈玉祯,段华梅.人类免疫缺陷病毒及结核分枝杆菌双重感染的预防策略探究.中国处方药,2015,13(5):22-23.
4. 周继如,鲁学明,李榜龙.HIV/AIDS 人群并发结核病相关因素分析.浙江临床医学,2015,17(9):1485-1486,1487.
5. 樊萍.探讨艾滋病合并结核病患者与 T 淋巴细胞之间的关系.昆明医科大学学报,2015(7):166-169.
6. 夏宗平.艾滋病合并结核病的临床诊治分析.医学信息,2015(15):313.
7. 董文逸,谢志满,吴念宁,等.艾滋病机会性感染在不同 CD4+T 淋巴细胞水平的感染率分析.中国热带医学,2015,15(5):585-587.
8. Li WG,Zhao L,Zhao H. Epidemiology of HIV-Associated Tuberculosis in Urumqi,China. Transplantation Proceedings,2015,47(8):2456-2459.
9. 许琳,杨蕊,高小娇,等.结核病 / 艾滋病双重感染患者抗结核治疗生存分析.现代预防医学,2015(19):3587-3589.
10. 陈耀凯,严晓峰.人类免疫缺陷病毒和结核分枝杆菌合并感染治疗的进展.中华传染病杂志,2015,33

(1):56-59.

11. 郑志刚,崔哲哲,黄敏莹,等.广西壮族自治区结核分枝杆菌/HIV联合感染患者抗病毒治疗对死亡影响的分析.中华流行病学杂志,2015,36(2):124-127.

12. 孔瑜.艾滋病合并结核病的诊断和治疗.临床医药文献电子杂志,2015(4):633-634.

13. 伍秋云,卢祥婵,黄爱春,等.126例HIV/结核分枝杆菌合并感染临床观察.传染病信息,2015(02):108-111.

14. 刘存旭,蓝珂.艾滋病免疫重建炎性综合征合并结核病患者的临床特点及处理.中国防痨杂志,2015,37(1):104-107.

第二节　老年结核病的治疗

摘　要:我国年龄大于60岁组肺结核患病率高于总体水平,在75~80岁年龄组达到高峰,形势严峻。一线抗结核药物在老年结核病的治疗上仍占有重要地位,但老年患者治疗中不良反应的发生率较高,需要密切监测及时调整。在治疗上综合多种因素的个体化方案更加适用。对于耐多药结核病的治疗上进展不多,但含有莫西沙星的治疗方案显示出了一定的优势。

关键词:老年结核病;治疗

我国正在进入人口老龄化社会,老年结核病的发病率近年呈现上升趋势。2010年我国第五次全国结核病患病率调查结果显示老年结核病患者占一半以上,其中年龄大于60岁组肺结核患病率最高,其活动性、涂阴和菌阳肺结核的患病率分别1097/10万(637/57 456)、177/10万(91/57 456)和323/10万(179/57 456),均高于总体水平459/10万(1310/252 940)、66/10万(188/252 940)和119/10万(347/252 940)。老年患者较非老年患者比较常合并基础疾病,治疗困难,失败率高,易导致复治及耐药。郭庆霞[1]对比分析了老年肺结核病与中青年肺结核病患者的临床特点,结果显示老年肺结核病存在基础疾病占65.9%,并存肺部相关疾病、高血压病、真菌感染高于中青肺结核患者(P<0.05)。

一、老年结核病治疗方案的制定

国内老年结核病的治疗尚无统一固定的治疗方案,老年结核病的治疗方案主要是以WHO的抗结核治疗方案为基础,依据结核病的轻重、病变范围、是否合并肺外结核、初复治状况、用药史、药物敏感试验,再结合患者的基础病及生理功能选择合适的个体化治疗方案,同时要遵循早期、联合、规律、全程、适量五项原则。张海清[2]的研究表明应用HRZE/HR 6~9个月的方案治疗,老年组185例病人的好转率达97.85%,提示一线药物方案在初治肺结核治疗中的疗效是肯定的。杜建等[3]为了评价我国优化方案和规范化方案对复治肺结核合并糖尿病的疗效,随机将复治肺结核合并糖尿病患者,根据纳入顺序分为优化1组和复治1组;无糖尿病的复治菌阳肺结核患者,同样根据纳入顺序分为优化2组和复治2组。优化1、2组待药敏试验结果回报后进行替换调整,使方案中至少含有3~4种敏感药物,并根据病情适当延长疗程到1年;复治组给予2HREZS/6HRE治疗方案,结果显示优化治疗方案的疗效高于规范化复治方案,糖尿病是影响疗效的重要因素之一,糖尿病合并复治肺结核规范化复治方案的疗效低且失败率高。因此对于老年复治肺结核患者应在遵循指南基础上根据具体情况给予优化的个体化治疗方案。

老年人往往体质弱、病程长,且反复用药,容易出现耐药性,而一旦出现耐多药肺结核,则治疗尤为棘手。周望溪等[4]研究表明含莫西沙星的治疗组临床总有效率高达92.6%,高于左氧氟沙星治疗组有效率72.1%(P=0.002)。且与左氧氟沙星组比较不良反应发生率无统计学差异(P>0.05)。

二、抗结核药物的不良反应及药物间的相互作用

随着老年人各个脏器储备功能的下降,抗结核药物不良反应的发生率在老年患者中相对较高,且容易发生药物间的相互作用。陈羽等[5]观察了1205例老年结核病患者,共356例(29.54%)观察到不良反应,其中肝功能损害301例、胃肠道反应298例、神经系统损害215例、血液系统异常84例、过敏反应118例、骨关节损害肿痛68例、其他60例。林海[6]总结了120例老年结核病患者利福平450mg,吡嗪酰胺1500g,异烟肼300mg,乙胺丁醇750mg,每日1次给药。不良反应发生率为30%(36/120),不良反应情况以胃肠道反应最高,占55.5%,其次是血清胆红素上升,占11.1%,然后是肝损害8.3%,其中3例患者因药物性重型肝炎死亡。抗结核药物性肝损伤(antituberculosis drug-induced liver injury,TB-DILI)是老年结核病治疗过程中发生率高且对治疗影响大的不良反应之一,老年患者发生TB-DILI的概率高于非老年患者,且易发展为重型肝炎。对于存在TB-DILI高危因素的老年患者在抗结核治疗前可同时进行必要干预,减少TB-DILI发生率,降低TB-DILI严重程度。老年患者发生TB-DILI后,停药或更改方案的应用范围更为放宽,若TB-DILI发生在治疗巩固阶段后期,肺结核患者痰菌已经转阴或者肺外结核控制较好,可以提前就此停用抗结核药[7]。严重胃肠反应也可能会导致治疗中断,故推荐有胃肠道反应的老年患者口服抗结核药物时随餐服用而不必空腹。

对于存在基础疾病及并发症的老年患者,更应注意药物间能发生的相互作用,如利福平为肝酶诱导剂,可加速磺脲类降糖药、苯妥英钠、强心苷、普萘洛尔(心得安)、糖皮质激素、茶碱、华法林、唑类抗真菌药、硝苯地平等药物的代谢从而影响基础疾病及合并症的治疗效果。对于肾功能衰竭需肾脏替代治疗的患者,范立萍[8]建议利福平应在肾脏替代治疗前给药,异烟肼和吡嗪酰胺应在肾脏替代治疗后给药,可使药物达到了最佳有效浓度,有效维持肾脏替代治疗合并肺结核患者的抗结核治疗效果。

总之,老年结核病患者除了要根据病情制定个体化的抗结核治疗方案外,还要考虑到药物的不良反应及基础疾病,给予综合治疗措施,确保顺利完成抗结核治疗,提高治疗效率。

(梅早仙 韩骏锋 吴琦)

参考文献

1. 郭庆霞.老年肺结核病与中青年肺结核病患者的临床特点分析.中国民康学,2015,27(16):36-37.
2. 张海清.老年肺结核患者的临床特点分析.当代医学,2015,21(24):84-85.
3. 杜建,高微微,马艳,等.优化方案和规范化方案对复治肺结核合并糖尿病的疗效.中华结核和呼吸杂志,2015,38(12):886-891.
4. 周望溪,黄艺群.含莫西沙星方案与左氧氟沙星方案治疗在老年人耐多药肺结核的效果比较.中国基层医药,2015,22(1):69-71.
5. 陈羽,刘映,王静,等.抗结核病药物治疗老年肺结核的不良反应及影响因素.中国老年学杂志,2015,35(8):2079-2081.

6. 林海.老年结核病不良反应和治疗过程的效果分析.中国继续医学教育,2015,7(4):61-62.

7. 王琳,周计雪.老年结核病抗结核药物性肝损伤的研究进展.实用老年医学,2015,29(7):540-542.

8. 范立萍,张悦凤,杨雪,等.肾脏替代治疗对抗结核药物浓度的影响.中华结核和呼吸杂志,2015,38(5):375-378.

第三节　儿童结核病的治疗

摘　要:儿童结核病治疗应根据体重给药,一线抗结核药对于儿童非耐药结核病疗效较好,但乙胺丁醇和链霉素应用于能表述不良反应的儿童。儿童结核性脑膜炎治疗疗效差。儿童结核病中耐药结核病占比例较高,氟喹诺酮类药物、乙胺丁醇、丙硫异烟胺、环丝氨酸和对氨基水杨酸可用于儿童耐药结核病的治疗。儿童脊柱结核病化疗仍是整个治疗的基础保障,手术是重要的辅助措施。

关键词:儿童结核病;治疗

儿童结核病是反映一个国家或地区结核病疫情控制的重要指标。儿童初染结核分枝杆菌不仅威胁身体健康和生命安全,而且也是成年期继发结核病的主要来源。对儿童潜伏结核感染治疗可大大降低发生活动性结核病的可能性,是结核病防治的有效措施。由于儿童时期的生理特点,发生结核病时诊断有着诸多困难,但如及时、合理的治疗则可治愈,相反则容易发生播散[1]。

一、儿童抗结核病药物及剂量的选择

儿童发育时期肝酶活性变化较大,WHO在2014年出版的《儿童耐多药结核病国家管理指南(第2版)》推荐儿童抗结核药物使用剂量有一个变化范围,如异烟肼剂量范围为7~15mg/kg,并表明链霉素不应作为治疗儿童肺结核或外周结核性淋巴结炎一线方案的一部分。与成人结核病治疗类似,DOTS策略同样也适合于儿童结核病的治疗,DOTS策略在儿童结核病中执行及治疗效果良好[1]。牛波等[2]对326例结核病患儿进行分析提示选用一线抗结核药物利福平、异烟肼、吡嗪酰胺、乙胺丁醇和链霉素,对于儿童结核病疗效较好。王维等[3]报道了5例全身播散性结核病儿童临床分析,显示虽5例患儿病情危重,结核病累及多个脏器,但首选异烟肼、利福平、吡嗪酰胺,辅以丙硫异烟胺、乙胺丁醇、链霉素等,遵循早期、适量、联用、规律、全程的治疗原则,取得良好的效果。由此可见一线抗结核药物占有不可取代的地位。

二、儿童耐药结核病的治疗

儿童耐药结核病一般为原发性,系耐药结核分枝杆菌传播所致。据专家估计,2011年耐药结核病患者中儿童约占10%~20%,即每年大约有8万例患儿为耐药结核病。其中大约4万例为耐多药结核病[4]。由于儿童结核病中耐药结核病占较高比例,故而儿童结核病的耐药问题需要得到全社会的高度关注。治疗时尽量以药敏试验结果指导治疗,避免对儿童不必要地使用毒性大的药物。耐药结核病是威胁生命的疾病,对于儿童没有绝对禁忌的抗结核药物。由于对儿童应用二线抗结核药物长期治疗的经验不多,设计治疗方案时应仔细考虑每一种药物的利弊。特别是在治疗开始时，与家庭成员进行坦诚沟通至关重要。①接触史：有结核病密切接触史的儿童原发或初始耐药结核病，制定化学治疗方案时应注意参考密切接触者的抗结核药物使用史和DST结果。②药物剂量：除乙胺丁醇外，一般按照药物剂量范围的高限使用。治疗过程中需根据患儿体质量变化及时调整药物剂量，一般每个月评估1次。③乙胺丁醇：需要使用乙胺丁醇的儿童，推荐剂量为15mg/kg。④氟喹诺酮类药物：动物试验显示，氟喹诺酮类药物妨碍幼犬软骨发育，但并没有关于人类使用氟喹喏酮类药物的类似报道。对于儿童耐药结核病，通常认为氟喹喏酮类药物用于治疗利大于弊。原则上不推荐氟喹喏酮类药物用于体重<10kg的儿童，病情危重且无其他有效药可选择时可谨慎使用。⑤二线口服抗结核药物：丙硫异烟胺、环丝氨酸和对氨基水杨酸用于儿童耐药结核病的疗效良好，且易耐受。耐受性差可调整为一日量分次服用[5]。贝达喹啉在儿童的安全性和有效性尚未确定，列为相对禁忌[6]。

三、儿童结核性脑膜炎的治疗

儿童自身免疫力较弱，缺乏抗结核病特异性抗体，一旦感染结核分枝杆菌，容易发生血行播散和结核性脑膜炎。儿童结脑不仅影响儿童的健康成长，死亡率高，而且成人继发性结核病的根源多为儿童时期原发感染。王俊等[7]对120例儿童结核性脑膜炎患儿，给予在强化期以异烟肼、利福平、吡嗪酰胺为基础酌情加用丁卡那霉素、乙胺丁醇的方案治疗，结果发现治愈及好转率仅有72.5%，卡介苗可以防止结核菌血行播散，对预防儿童结脑的发生有极其重要的作用。

四、儿童脊柱结核病的治疗

在外科领域，由于儿童脊柱结核有不同于成人脊柱结核的特点，应遵循综合治疗的原则。化疗是整个治疗的基础保障，手术是重要的辅助措施，任何手术方式都需要考虑到儿童骨骼发育尚未成熟不宜融合过多节段，尤其是胸椎。脊柱结核的手术入路选择应遵循对健康组织最少损伤这一治疗原则。周忠杰等[8]分析了2010年1月至2012年12月，采用后路闭合-张开式截骨矫形治疗静止期胸腰椎结核所致后凸畸形的儿童患者21例，结果提示后路闭合-张开式截骨矫形治疗儿童静止期胸腰椎结核后凸畸形可取得较满意的临床疗效。

（梅早仙　冀萍　吴琦）

参考文献

1. 中国防痨协会结核病临床专业委员会.结核病临床诊治进展年度报告.中国防痨杂志,2015,37(7):673-721.
2. 牛波,刘建华,曹丽洁,等.儿童结核病236例临床特点分析.皖南医学院学报,2015,34(6):575-578.
3. 王维,赵顺英,李惠民.儿童全身播散性结核病5例临床分析.中国实用儿科杂志,2015,30(8):610-613.
4. 裴宁,夏露,刘旭辉,等.儿童耐多药结核病的诊治(附三例报告).中国防痨杂志2015,37(11):1174-1176.
5. 中国防痨协会.耐药结核病化学治疗指南(2015).中国防痨杂志2015,37(5):421-469.
6. 姚岚,唐神结.WHO 2014年版《耐药结核病规划管理指南伙伴手册》解读之四.中国防痨杂志.2015,37(5):534-536.
7. 王俊,李曦,邓长国.120例儿童结核性脑膜炎诊治探讨.四川医学,2015,36(2):208-210.

8. 周忠杰,宋跃明,刘立岷,等.后路闭合 - 张开式截骨治疗儿童静止期胸腰椎结核后凸畸形.中国脊柱脊髓杂志,2015,2(1):27-33.

第四节　肝功能异常与结核病的治疗

摘　要:抗结核药物引起的肝功能损伤是我国药物性肝损伤的最常见原因之一,一旦出现重度肝损伤,死亡率极高。抗结核药物引起药物性肝损伤的高危因素为:既往肝病史、酗酒、高龄和营养不良,其中慢性肝炎病毒感染在我国尤为突出,对合并乙型肝炎病毒(hepatitis B virus,HBV)感染的结核病患者,积极抗乙肝病毒治疗能有效降低药物性肝损伤的发病率,改善患者细胞免疫功能,并有利于患者的临床预后。近期的研究表明,对于不存在高危因素的患者,预防性保肝治疗可能是不必要的。遗传因素与抗结核药物所致肝损伤的关联是近年来研究的热点,期望在未来能对肝损伤易感人群进行预判。

关键词:结核病;肝功能异常;肝损伤,药物性;治疗

抗结核药物所致肝功能损伤为我国药物性肝损伤的最常见原因之一,部分抗结核药物的肾毒性亦不容忽视。肝肾功能不全患者的抗结核治疗亦存在困难,国内在相关流行病学、临床治疗、基因多态性等方面的研究也较多,并取得一定进展。

一、抗结核药物所致肝功能异常的发生率、预后

抗结核药物所致肝功能异常的发生率为 9.52%~25% 不等,此差别可能和种族、社会经济情况、地理位置、研究者对肝功能异常的诊断标准、病毒性肝炎的流行情况有关。抗结核药物为引起药物性肝损伤(drug-induced liver injury,DILI)的主要原因之一。姚杰等[1]回顾性分析了某医院 2003—2013 年期间的 279 例药物性肝损伤病例,其中男性 140 人,女性 139 人;联合用药 93 例,单一用药 186 例;引起药物性肝损伤的可疑药物中,中药占 17.81%,抗肿瘤药占 16.44%,心血管药占 10.68%,抗结核药占第 4 位,为 10.41%。严重肝功能损害的 50 例,其中 1 名死亡,为 50 岁女性肺结核患者,异烟肼(isoniazid,INH)、利福平(rifampicin,RFP)、乙胺丁醇(ethambutol,EMB)、吡嗪酰胺(pyrazinamide,PZA)联合治疗 45 天后出现肝功能衰竭、肝性脑病死亡。抗结核药物引起的重度药物性肝损伤的疗效差,死亡率极高,邵爱东等[2]回顾性研究了 6 例重度药物性肝损伤患者的临床资料,6 例患者均为诊断明确的肺结核患者,采用 HREZ 方案,平均治疗 11 天后总胆红素(total bilirubin,TBIL,均值:301μmol/L)、丙氨酸氨基转移酶(ALT,均值:486U/L)、天冬氨酸氨基转移酶(aspartate aminotransferase,AST,均值:536U/L)急剧升高,伴白蛋白(albumin,ALB)下降(均值:27.50g/L)、凝血酶原时间(prothrombin time,PT)延长(均值:26.6 秒)。停用抗结核药并积极治疗,但仅有 1 例好转,其余 5 例死亡。

在有肝病基础的患者中应用抗结核药物可能会增加肝癌的发生率。台湾中国医药大学药学院的 Lim 等[3]在我国台湾进行了一项以人口为基础的病例对照研究,将 1996—2011 年间诊断为肝硬化合并肝癌的 50 351 例患者(其中 4738 例患者接受了抗结核治疗)作为观察组,将同期内诊断为肝硬化但没有肝癌的 47 488 例患者作为对照组与之匹配进行研究,结果发现,长期(>12 个月)使用 INH、RIF、INH+RIF 会显著增加肝癌的风险,经过年龄、性别和

合并症调整后的 *OR* 值分别为 3.51（95%CI 2.11~5.84），4.17（95%CI 2.76~4.31）及 7.17（95%CI 4.08~12.6）。接受 INH+RIF 的平均剂量 >16 050mg/ 年的肝硬化患者，肝癌的风险增加，调整后的 *OR* 值为 1.48（95%CI 1.27~1.73）。因此，肝硬化患者长期或高剂量 INH 和 RIF 治疗，特别是二者的联合治疗，发展为肝癌的风险增加。

抗结核药物的联合应用可导致肝肾功能不全的发生率显著增高，我国为耐药结核病负担最重的国家之一，耐多药率较前上升，对这部分病人而言，联合多种抗结核药物的应用不可避免。刘群群等[4]研究了太原市第四人民医院 2012 年 3 月至 2014 年 6 月就诊的 88 例耐多药结核（multiple drug-resistant tuberculosis，MDR-TB）或广泛耐药结核（extensively drug-resistant tuberculosis，XDR-TB）患者。结果发现，除最常见的胃肠道反应外（51%），33 例（38%）患者出现了肾脏毒性反应（包括尿蛋白阳性、尿潜血阳性、尿素氮或肌酐增高）；其中 18 例维持治疗；14 例停用了阿米卡星（amikacin，Am）和卷曲霉素（capreomycin，Cm），停药后肾功能指标均好转；1 例应用 Cm 后发生重度肾功能不全后停用抗结核药物，1 年后肺结核病情恶化死亡。共计 80 例患者接受了 Am 或 Cm 治疗，其中 58 例患者应用 Am，21 例（36%）患者出现肾毒性；22 例患者应用 Cm，12 例发生肾毒性（54%），但两组的差异无统计学意义（*P*>0.05）。11 例（12.5%）患者出现了 DILI，占不良反应第三位。

二、抗结核药物所致 DILI 的高危因素

DILI 的发生和多种因素相关，其中公认的危险因素是高龄、酗酒、肝炎病毒感染或合并其他急慢性肝病，营养不良和艾滋病病毒（human immunodeficiency virus，HIV）感染。朱薇珊等[5]分析了上海市中山医院青浦分院感染科 2009 年 1 月 1 日至 2012 年 12 月 30 日就诊的 721 例初治肺结核患者情况，对其肝病既往史、年龄、性别、痰结核分枝杆菌、酗酒及营养不良等相关危险因素进行研究，分析既往肝病史对临床症状、肝损伤程度、肝损伤时间及抗结核疗效的影响。结果发现：2S（E）HRZ/4HR 抗结核治疗后出现 99 例 DILI 患者，发生率为 13.7%（99/721）。单因素分析显示，既往肝病史［27.5%（39/142）vs. 10.4%（60/579）；χ^2=28.16，*P*<0.01］、年龄［25~ 岁组：8.0%（25/311）；40~ 岁组：9.7（24/248）；60~70 岁组：30.9%（50/162）；χ^2=28.44，*P*<0.01］、酗酒［（29.7%（11/37）vs. 12.9%（88/684），χ^2=8.43，*P*<0.01］、营养不良［19.1%（60/314）vs. 9.6%（39/407），χ^2=13.58，*P*<0.01］与 DILI 发生相关。多因素分析显示，既往肝病史（waldχ^2=22.994，*P*<0.01，*OR*=3.272，95%CI 2.016~5.312）、酗酒（waldχ^2=5.390，*P*<0.05，OR=2.667，95%CI：1.165~6.103）、年龄（waldχ^2=21.187，*P*<0.01，*OR*=2.010，95%CI 1.493~2.706）和营养不良（waldχ^2=4.563，*P*<0.05，*OR*=1.692，95%CI 1.044~2.742）是发生药物性肝损伤的相关危险因素。另外，64.9% 的既往肝病史的患者发生 DILI 后肝功能指标恢复时间 >2 周，较无肝病史患者长［64.9%（24/37）vs. 24.2%（15/62），χ^2=16.054，*P*<0.01］，化疗方案更改率更高［53.5%（23/43）vs. 28.6%（16/56），χ^2=6.325，*P*<0.05］。因此，肝病既往史、老年、酗酒及营养不良是抗结核药物 DILI 的危险因素，有肝病既往史的患者采用标准化抗结核治疗方案后常不能耐受，需要调整方案。

我国乙型肝炎病毒（hepatitis B virus，HBV）的感染率较高，为了探讨乙型肝炎表面抗原（hepatitis B surface antigen，HBsAg）阳性对抗结核药物性肝损伤的影响，赖晓宇等[6]对 2010 年 2 月至 2014 年 1 月就诊于广东省惠州市惠城区慢性病防治站的 190 例肺结核患者进行了研究，将其分为观察组，HBsAg 阳性患者 108 例；对照组，HBsAg 阴性患者 82 例，统计了两

组发生 DILI 的情况。结果发现:观察组经抗结核治疗后肝损伤率为 30.56%(33/108),显著高于对照组的 12.20%(10/82),差异有统计学意义($\chi^2=8.974$,$P<0.05$);随着 HBV 感染程度的加重(单阳、小三阳、大三阳)DILI 发生率呈上升趋势,分别为 15.52%(9/58)、35.48%(11/31)、68.42%(13/19),组间差异有统计学意义,$P<0.05$。15 天内对照组发生肝损伤率为 1.22%,单阳肝损伤率为 3.45%,小三阳肝损伤率为 16.13%,大三阳肝损伤率为 47.37%。观察组肝损伤恢复时间为(28.09 ± 15.32)天,显著长于对照组的(11.26 ± 7.34)天,差异有统计学意义($t=10.004$,$P<0.01$)。

三、抗结核药物所致 DILI 的分子机制

近年来,对于遗传因素与抗结核药物所致 DILI 的关联是研究的热点,许多抗结核药物代谢酶基因多态性与 DILI 之间的关系被阐明,发现了一些有价值的 DILI 生物标志物,包括:N- 乙酰转移酶(N- acetyltransferase,NAT2),细胞色素 P4502E1(cytochrome P4502E1,CYP2E1),谷胱甘肽 S- 转移酶(glutathione S- transferase,GST),锰超氧化物歧化酶(manganese superoxide dismutase,MnSOD),醌氧化还原酶 1(quinone oxidoreductase,NQO1),羧酸酯酶基因 1(carboxylesterase gene 1,CESl),尿苷葡萄糖醛酸转移酶(uridine glucuronosyltransferase,UGT),肿瘤坏死因子(tumor necrosis factor,TNF),诱导型 NOS 合酶(inducible NOS synthase,iNOS)、人类白细胞抗原(human leukocyte antigen,HLA)等。但由于地区、人种、实验设计、抗结核治疗方案、基因多态性分析方法等因素的不同,难以获得一致的结论。在汉族人中,DILI 与 NAT2、GSTP1 基因变异具有较高的相关性。NAT2 慢乙酰化基因型和 GSTP1 基因变异的人群发生 DILI 的风险增高。

为了阐明中国汉族结核病患者 NAT2 基因型与异烟肼引起的 DILI 关系,沈婷婷等[7]研究了 108 例初治结核病患者。采用 PCR 直接测序法 DILI 对 NAT2 基因 7 个单核苷酸多态性位点分析比对,判定 NAT2 基因型并分析其与 DILI、抗结核疗效的关系。结果发现,108 例结核病患者中,中间代谢型 59 例(54.63%),快代谢型 36 例(33.33%),慢代谢型 11 例(10.19%),超快代谢型 2 例(1.85%)。20 例 DILI 患者中快代谢型 2 例,慢代谢型 5 例,中间代谢型 13 例。快代谢型患者发生药物性肝损伤可能性较低($OR=0.176$,95%CI 0.038~0.809,$P=0.014$),慢代谢型患者易发生药物性肝损伤($OR=4.556$,95%CI 1.231~16.854,$P=0.044$)。NAT2*4/*6A 基因型($OR=7.741$,95%CI 2.653~22.586,$P<0.01$) 和 NAT2*6A/*6A 基因型($OR=15.353$,95%CI 1.506~156.552,$P=0.02$) 患者易发生药物性肝损伤。因此,在中国汉族结核病患者中 NAT2 慢代谢型发生 DILI 的风险较高,NAT2*6A 为 DILI 高风险等位基因。

贺蕾等[8]分析了 CYP1A1 和 GSTP1 基因多态性与抗结核药物性肝损伤的关系,将抗结核后出现 DILI 的结核病患者 127 例为病例组,127 例未发生 DILI 的患者为对照组。研究发现,GSTP1 基因 Ile105Val 位点 AA、AG、GG 基因型在病例组和对照组频率分别为 55.91%、32.28%、11.81% 和 70.08%、26.77%、3.15%,两组差异有统计学意义($P<0.05$)。GG 基因型的危险度比值比(OR)值为 4.701。因此,GSTP1 基因 Ile105 Val 位点多态性与 DILI 的发生有关,GG 基因型携带者发生 DILI 的可能性较高。

四、结核病合并慢性肝炎病毒感染

我国为乙肝高发的国家,HBsAg 携带率为 7.18%,HBV 感染相关严重肝病的发病率也较

高,这一部分人群也是结核病易感人群,临床上两者合并感染率为13%。如何降低HBV感染结核病患者的DILI发生率是近年来的研究热点。相关的研究表明,对合并HBV感染的结核病患者,积极抗乙肝病毒治疗能有效降低DILI的发病率,并有利于患者细胞免疫功能的改善。

王三清等[9]将78例肺结核合并HBV携带者随机分为两组,其中39例在2HRZE/4HR抗结核治疗的同时给予替比夫定抗病毒治疗,另外39例仅给予抗结核治疗,观察两组治疗前后的肝功能与HBV-DNA水平变化。结果发现,治疗后,联合治疗组的ALT、AST和乙肝病毒脱氧核糖核酸(deoxyribonucleic acid of hepatitis B virus,HBV-DNA)水平分别为(42.49±6.31)U/L、(41.37±6.83)U/L和(3.25±1.36)copies/ml,明显低于对照组的(55.16±10.43)U/L、(54.62±9.51)U/L和(6.48±2.17)copies/ml,$P<0.05$。联合治疗组不良事件发生率为17.95%,明显低于对照组的46.15%,$P<0.05$。因此认为,对携带HBV的结核病患者在抗结核治疗同时给予替比夫定抗病毒治疗,有助于降低肝功能损伤。厉景南等[10]将80例初治涂阳肺结核合并HBV携带患者随机分为观察组40例和对照组40例,对照组给予2HRZE/4HR抗结核及保肝治疗,观察组在此基础上再给予拉米夫定治疗。治疗后发现,观察组治疗后ALT、AST、TBIL、HBV-DNA拷贝数[(71.25±8.76)U/L、(69.72±7.6)U/L、(16.32±3.17)μmol/L、(3.48±0.65)copies/ml]明显小于对照组[(114.51±4.15)U/L、(104.62±16.57)U/L、(23.86±6.21)μmol/L、(6.25±0.68)copies/ml],$P<0.05$;观察组肝损伤率为10.0%,对照组为42.5%,$P<0.05$;观察组痰菌阴转率及病灶显吸率为95%和87.5%,高于对照组的65.0%和57.5%,$P<0.05$;观察组CD_3^+、CD_4^+、CD_4^+/CD_8^+分别为61.3%±6.3%、45%.5±4.9%、1.83%±0.28%,较治疗前明显升高,$P<0.01$,CD_8^+为24.8%±2.4%,较治疗前明显降低,$P<0.01$,对照组治疗前后CD_3^+、CD_4^+、CD_8^+、CD_4^+/CD_8^+差异无明显变化(均$P>0.05$)。因此认为拉米夫定能够降低改善初治涂阳肺结核合并HBV携带者的肝损伤发生率,利于患者细胞免疫功能改善,并能改善临床预后。张利等[11]的研究亦有相似结论。为了分析了拉米夫定对肺结核合并慢性乙型肝炎患者抗结核治疗DILI的干预作用,惠石生等[12]对国内外的15项相关临床随机对照试验进行meta分析,共纳入967例(其中试验组564例,对照组403例)慢性乙型肝炎合并肺结核的患者,结果显示:观察组的ALT,AST,TBIL值及HBV-DNA载量均低于对照组,其合并的标准化均数差(95%CI)值分别为-2.58(-3.55,-1.60)、-2.43(-3.33,-1.54)、-1.56(-2.18,-0.94)及-6.91(-8.90,-4.92),而反映肝功能损伤情况的OR值的合并效应量为0.11(95% CI 0.06~0.19),各合并效应量均有统计学意义($P<0.05$)。因此,拉米夫定对肺结核合并慢性乙型肝炎患者抗结核治疗引起的DILI的干预作用效果良好,且可降低乙肝患者体内的病毒载量的水平。

丙型肝炎病毒(hepatitis C virus,HCV)感染和活动性结核之间的研究较少,为了阐明二者的关系,我国台湾高雄医学院的Wu等[13]在台湾进行了一项以人群为基础的队列研究,通过台湾全民健康保险数据库进行相关资料分析。选取1998年1月至2007年12月间的5454例HCV感染者及54 274例性别、年龄相匹配的非HCV感染者为研究对象。结果发现,HCV感染者活动性结核的发病率较高(134.1 vs. 89.1/10万人年;发病率之比为1.51;$P=0.014$);多因素回归分析显示:HCV感染与活动性结核($HR=3.20$,95%CI 1.85~5.53,$P<0.001$)及死亡风险事件($HR=2.11$,95%CI 1.39~3.20,$P<0.001$)显著相关。由此提示,HCV感染者发生活动性结核的风险较大,应对这部分人群加以关注。

五、预防性保肝治疗

对预防性保肝治疗的争议不断,比较一致的看法为,对存在 DILI 高危因素的患者,可以给予预防性保肝治疗。对于不存在高危因素的患者,近期的研究结果表明,预防性保肝治疗可能是不必要的。

为了评价预防性保肝治疗对无 DILI 易感因素肺结核病患者的疗效,Gu 等[14] 在 2012 年 11 月至 2013 年 5 月在全国进行了一项前瞻性、多中心、随机开放、对照研究,随机纳入 12 个研究中心的 568 例初治、无 DILI 易感因素肺结核病患者,其中试验组 277 例,对照组 291 例。两组均采用 2HREZ(S)/4HR 方案抗结核治疗,试验组加用水飞蓟宾胶囊(每次 70mg,3 次 / 天)口服,疗程 8 周,观察 8 周内 DILI 发生情况、抗结核治疗方案的中断情况。结果发现,在治疗 2、4、8 周时,试验组的肝损伤发生率分别为 3.97%(11/277)、1.44%(3/277)、2.17%(6/277);对照组的肝损伤发生率分别为 4.12%(12/291)、4.12%(12/291)、2.41%(7/291),两组患者在各治疗时段的肝损伤发生率均无统计学差异($P>0.05$)。8 周内总体药物性肝损伤发生数试验组为 20 例(7.22%),对照组为 27 例(9.28%);34.30%(95/277)的试验组患者,27.49%(80/291)的对照组患者出现一过性肝功能异常或症状;3.25%(9/277)的试验组患者及 6.19%(18/291)的对照组患者出现肝功能损伤及症状,并中断抗结核治疗,两组差异无统计学意义($P>0.05$)。因此,在无肝损伤易感因素人群中进行预防性保肝治疗的意义不大,但可能会提高患者的依从性,降低抗结核药物的停药率。

杨雪迎等[15] 回顾性研究了不同护肝药物预防抗结核药物所致 DILI 的作用。观察对象为 2012 年 1 月至 2013 年 10 月就诊于广州市胸科医院的 355 例肺结核患者,在抗结核治疗时分别接受水飞蓟宾胶囊(水飞蓟宾组)及双环醇片(双环醇组)预防性保肝治疗,选取同期仅接受抗结核药物治疗的 82 例肺结核患者作为对照组。结果发现:水飞蓟宾组和双环醇组的 DILI 发生率分别为 16 例(14.7%)和 55 例(22.4%);对照组 DILI 发生率为 9 例(11.0%)($\chi^2=3.627,P>0.05$);肝损伤出现时间均以 4 周内为主,各组无明显差异($\chi^2=0.414,P>0.05$);三组肝损伤程度比较无明显差异($U=0.288,P>0.05$)。因此,在无高危因素情况下,采用抗炎保肝药和降酶药预防抗结核药物所致 DILI 可能是无意义的。

(顾 瑾)

参考文献

1. 姚杰,刘伯荣,谢建翔,等 . 药物性肝损害 279 例分析 . 中国医院药学杂志,2015,35(5):457-462.
2. 邵爱东,邓国兴,周宝生 . 抗结核药物引发重度药物性肝损伤六例分析 . 临床误诊误治,2015,28(6):73-75.
3. Lim YP,Lin CL,Hung DZ,et al. Anti-tuberculosis treatments and risk of hepatocellular carcinoma in tuberculosis patients with liver cirrhosis:a population-based case - control study. Eur J Clin Microbiol Infect Dis,2015,34:479-485.
4. 刘群群,苗艳芳 . 耐多药肺结核 88 例抗结核药物不良反应发生情况分析 . 中国药物与临床,2015,15(5):730-732.
5. 朱薇珊,张斌 . 抗结核药物治疗所致肝损伤的危险因素及其治疗转归分析 . 中国防痨杂志,2015,37(2):167-172.
6. 赖晓宇,黄培生,刘桂芬 . 乙型肝炎表面抗原阳性对抗结核药物性肝损伤的影响 . 中国防痨杂志,2015,37

(2):173-177.

7. 沈婷婷,张琴,张文宏.中国汉族结核病患者 N-乙酰基转移酶 2 基因型与药物性肝损伤以及抗结核疗效的关系.中华传染病杂志,2015,33(6):327-330.

8. 贺蕾,高丽,史哲,等.CYP1A1 和 GSTP1 基因多态性与抗结核药物性肝损伤的关系.中国临床药理学杂志,2015,31(4):243-246.

9. 王三清,魏魏.水飞蓟宾与替比夫定联合在预防乙型肝炎病毒携带者抗结核治疗肝损害中的效果.中国慢性病预防与控制,2015,23(2):133-135.

10. 厉景南,李朝霞,任琅,等.拉米夫定治疗初治涂阳肺结核合并乙肝病毒携带者的临床疗效及对 T 淋巴细胞的影响.中国基层医药,2015,22(2):295-297.

11. 张利,秦玉玲,周越,等.抗病毒护肝治疗乙肝合并肺结核患者的疗效研究.现代生物医学进展,2015,15(10):1881-1884.

12. 惠石生,陈立章,李战战.拉米夫定对肺结核合并慢性乙型肝炎患者抗结核治疗 肝损害干预作用的Meta 分析.中南大学学报,2015,40(8):912-920.

13. Wu PH,Lin YT,Hsieh KP,et al. Hepatitis C Virus Infection Is Associated With an Increased Risk of Active Tuberculosis Disease:A Nationwide Population-Based Study. Medicine(Baltimore). 2015,94(33):e1328.

14. Gu J,Tang SJ,Xiao HP,et al. An open-label,randomized and multi-center clinical trial to evaluate the efficacy of Silibinin in preventing drug-induced liver injury. Int J Clin Exp Med. 2015,8(3):4320-4327.

15. 杨雪迎,李艳,李哲明,谭守勇,等.护肝药物预防抗结核药物所致肝损伤的作用.实用医学杂志,2015,31(13):2194-2196.

第五节　结核病合并糖尿病的治疗

摘　要:合并糖尿病的肺结核患者肺部空洞多,痰菌阳性率高,治疗痰菌阴转率低、失败率高。结核病的治疗常需制定个体化方案,其治疗效果虽然可通过加用辅助治疗如维生素 D_3 等得以提高,但仍与血糖控制水平密切相关。结核病合并糖尿病的降糖治疗推荐使用胰岛素,因为胰岛素是不被代谢的,不会与利福平和其他抗结核药物之间产生药代动力学影响。而对于血糖的控制除需要选用合理的药物以外,适当的医学营养干预措施也是必要的。对糖尿病患者进行相应筛查有利于结核早期诊断,并改善其预后。

关键词:肺结核 ;糖尿病;筛查;治疗

随着糖尿病合并结核病发病率的逐年升高,有关结核病合并糖尿病的筛查、治疗及预后等问题已成为临床医师关注的焦点。下面就 2015 年国内的研究报道做进一步的阐述。

一、结核病合并糖尿病的双向筛查

如何更好地在糖尿病人中筛查结核病,同时在结核病人中早期筛查糖尿病,筛查的最佳方式及最佳时机,一直是国内外研究的热点。在糖尿病人群中进行症状性筛查、胸部影像学筛查及对具有结核高风险特征人群的筛查等筛查方式仍然需要进一步评估和研究。

林岩[1] 等在中国昆明 10 家社区卫生服务中心的门诊共纳入 2942 例糖尿病患者,2 例患者被确认曾患过肺结核,所有患者都接受了至少一次结核病筛查;使用症状筛查的方法,对有结核症状的 278(9.5%)例患者进行了结核检查,209 例前往结核治疗中心进行了胸部影像学检查,一例患者(0.5%)新诊断为活动性结核并且开始抗结核治疗;这种筛查的结核病例发生率为 102/10 万。此研究证明在社区服务中心就诊的糖尿病患者筛查结核病是可行的;

未来需要进一步总结有结核高风险的症状特征,尤其需要更多的策略针对那些没有接受治疗或血糖控制不佳的糖尿病高危人群进行筛查。

我国台湾林永祥等[2]共纳入3087位老年糖尿病患者接受结核病筛查,其中7例筛查为活动性肺结核,另有5例在筛查时正接受抗结核治疗;结果显示,肺结核在老年糖尿病患者的发病率为3.89/1000;男性、吸烟、肝硬化、自觉体重下降与患结核病的风险呈显著相关。该研究表明,在老年糖尿病患者中进行结核病筛查为发现结核病的有效方法;自觉体重下降(OR 6.635)、肝硬化(OR 10.307)以及吸烟史(OR 3.981)是糖尿病患者发生肺结核独立的危险因素。

二、结核病合并糖尿病的抗结核治疗

肺结核合并糖尿病时具有空洞多、痰菌阳性率高的临床特点,为了保证抗结核治疗的效果,常延长疗程,但是目前有关疗程的研究太少,缺乏临床循证医学的证据。吴哲渊等[3]研究了2007—2008年间上海市长宁区的201个新确诊的肺结核病人,结果显示,肺结核病人中有19.9%患有糖尿病(40/201)。肺结核合并糖尿病患者更倾向老龄化(≥50,OR=5.23);肺有空洞(OR=3.02);痰涂片阳性(OR=2.90);更长的抗结核治疗时间(OR=2.68)。作者认为,肺结核患者中糖尿病的患病率高,临床症状重,需延长治疗疗程。

与其他普通肺结核患者不同的是,糖尿病患者常常同时伴有糖尿病视网膜病变、糖尿病肾病、糖尿病周围神经病变等合并症,以及抗结核药物与降糖药物之间的相互作用,因此在结核病的治疗过程中还需依据具体的情况制定适宜的个体化治疗方案。唐山市第四医院王育华等[4]回顾性分析了糖尿病合并肺结核患者118例。结果显示,118例患者中,空洞形成55例(46.6%),涂阳率57.6%。118例患者中66例完成3HRZE/9HRE标准化治疗方案,40例患者直接或中途采用个体化治疗方案,两组比较治疗有效率、空洞缩小率、痰菌阴转率差异均无统计学意义(P>0.05)。作者认为,糖尿病合并肺结核患者空洞多,涂阳率高,采取个体化治疗方案,适当延长疗程可以提高治疗效果。

三、结核病合并糖尿病的降糖治疗

糖尿病合并结核病的降糖治疗应遵循国内外糖尿病治疗指南,针对结核病不同群体制定个体化的血糖目标值。结核病合并糖尿病的降糖治疗推荐使用胰岛素,因为胰岛素是不被代谢的,不会与利福平和其他抗结核药物之间产生药代动力学影响。对于血糖的控制除了药物以外,其他的干预措施,包括教育、生活方式干预、医学营养干预等强化管理措施也是必要的。

医学营养治疗通过调整营养素结构,有利于血糖控制。对2型糖尿病并发肺结核患者实施个体化医学营养干预措施,可以改善患者营养状况,提高治疗效果。范瑾等[5]收集82例2型糖尿病合并肺结核住院患者为研究对象,将其分为对照组42例和观察组40例,对观察组实施个体化营养干预治疗,比较两组患者痰液结核分枝杆菌阴转率及免疫功能变化。结果显示,观察组生化指标(叶酸、维生素 B_{12}、血清铁、血红蛋白、血清白蛋白)水平明显较治疗前改善,血糖、糖化血红蛋白明显降低,改善与降低幅度高于同期对照组,差异均有统计学意义(P<0.05);观察组CD4,CD4/CD8,淋巴细胞数值明显较治疗前提升,CD8数值明显较治疗前降低,提升与降低幅度高于同期对照组,差异均有统计学意义(P<0.05);观察组治疗后

1、3、6 个月痰液结核分枝杆菌阴转率优于同期对照组,差异有统计学意义(P<0.05)。研究表明,规范的个体化营养治疗可改善肺结核患者营养状况、细胞免疫功能,增强其抵抗力,促进痰液结核分枝杆菌转阴、改善肺结核病情。

在实际降糖治疗的过程中,临床医生需关注抗结核药对血糖的影响。如氟喹诺酮类药物可引起血糖代谢障碍。不同品种的氟喹诺酮类药物影响程度不一,莫西沙星诱发高血糖的比例为 0.6%,诱发低血糖者占 1.0%;左氧氟沙星出现高血糖的比例 0.39%,发生低血糖的比例 0.93%;糖尿病患者不推荐使用加替沙星[6]。桂徐蔚等[7]还综述了抗结核药物对降糖药物的影响,作者认为,利福平降低磺脲类和噻唑烷二酮的血药浓度,影响血糖控制,胰岛素注射不方便限制了使用,二甲双胍可能是比较理想的肺结核合并糖尿病的降糖药物,但尚须进一步证实。

四、糖尿病合并结核病的辅助治疗

维生素 D 可能在抗结核的免疫调节以及抗结核药物的协同杀菌作用方面有重要的生物活性,同时在糖尿病患者中可能与抑制炎症反应、增强机体免疫、促进胰岛素合成及分泌、增加胰岛素敏感性等有关,适当适量地补充一些维生素 D_3 有助于提高糖尿病合并肺结核的治疗效果。李月翠等[8]收集了 106 例初治糖尿病合并肺结核患者为研究对象,将其分为实验组 59 例和对照组 47 例;实验组给予标准抗结核和血糖控制治疗联合 800 IU/d 的维生素 D_3 滴剂,分析两组患者治疗第 8 周痰涂片阴转率、血糖控制情况、T 细胞亚群及免疫因子的组间差异等。结果显示,实验组 25-OHD$_3$ 水平为 (54.4 ± 15.2)ng/ml 高于对照组 (39.7 ± 8.4)ng/ml,差异有统计学意义(P<0.05);实验组治疗后空腹血糖及餐后 2 小时血糖水平分别为(5.3 ± 1.3)mmol/L 和(9.7 ± 2.0)mmol/L,均明显低于对照组(P 均 <0.05);在 T 细胞亚群方面,实验组 CD4$^+$ 百分率为 46.2% ± 7.4%,CD4$^+$/CD8$^+$ 比值为 1.8 ± 0.5,均高于对照组(均 P<0.05);在细胞因子方面,实验组治疗后 IL-2 水平和 IFN-γ 水平分别为(2.3 ± 1.7)pg/ml 和(10.8 ± 4.2)pg/ml,低于对照组(均 P<0.05),而 IL-10 水平为(23.4 ± 6.5)pg/ml,高于对照组(P<0.05)。治疗第 8 周时,实验组痰涂片阴转率高于对照组(79.7% vs. 59.6%),差异具有统计学意义(P<0.05)。研究表明,糖尿病合并肺结核患者补充维生素 D_3 有助于提高治疗效果。

五、糖尿病对结核病治疗转归的影响

糖尿病血糖控制的水平影响痰菌阴转率也影响结核病治疗效果。汪敏等[9]回顾性分析了 2 型糖尿病合并初治涂阳肺结核患者 107 例。结果显示,治疗 2 个月末 67.3% 的患者痰菌阴转,6 个月末 89.7% 的患者痰菌阴转。logistic 多因素分析显示,2 个月末痰菌未阴转的危险因素为病灶范围广(OR 1.136,P=0.000)、空洞多(OR 2.869,P=0.010)、糖尿病病程长(OR 2.524,P=0.013)、治疗前糖化血红蛋白水平高(OR 1.375,P=0.003)、治疗 2 月末高水平糖化血红蛋白(OR 2.795,P=0.007)、治疗 2 个月末高水平的空腹血糖(OR 2.493,P=0.023);6 个月末痰菌未阴转的危险因素是病灶范围广(OR 1.186,P=0.034)、空洞多(OR 2.488,P=0.039)、2 个月末痰菌阳性(OR 4.250,P=0.030)。作者认为,2 型糖尿病合并初治涂阳肺结核的 2 个月末痰菌阴转率偏低,疾病的各宿主因素及血糖控制情况对 2 个月及 6 个月痰菌阴转存在不同影响。我国台湾江振元等[10]收集了 2005—2010 年台湾卫生局的三家医院痰培养阳性的肺结核病人共 1473 例(糖尿病患者 =705 例,非糖尿病患者 =768 例)。结果显示,705 例糖尿

病患者中,经前期治疗后,82 例(11.6%)糖化血红蛋白(glycosylated hemoglobin,HbA1c)<7%,152 例(21.6%)HbA1c 7%~9%,276 例(39.2%)>9%,195 例(27.7%)无 HbA1c 检测结果。糖化血红蛋白>9% 的糖尿病患者中咳嗽、咯血、疲劳和体重减轻的发生率最高。在多因素分析中,考虑到因年龄、性别、吸烟和耐药的影响,HbA1c>9% 糖尿病组(aOR 3.55)和 HbA1c 7%~9% 糖尿病组(aOR 1.62)比非糖尿病患者的痰阳性率有显著增多,但是糖化血红蛋白 <7% 的糖尿病组(aOR 1.16),与非糖尿病组痰阳率无统计学差异。糖尿病对结核病治疗效果的影响与糖化血红蛋白值不成比例,主要与糖尿病的并发症相关。糖尿病引起的并发症增加了患者治疗的不良结果(aOR 3.38,$P<0.001$)和年死亡率(aOR 2.80)的风险。作者认为,血糖控制不佳明显影响结核病治疗效果,改善血糖的控制水平可降低糖尿病对结核的影响。

糖尿病还与抗结核治疗的复发、治疗失败密切相关。吴哲渊等[3]研究结果显示:肺结核合并糖尿病患者 2 月末痰涂片阳性比例高(OR=2.97)五年复发率高(OR=5.87)。齐威等[11]回顾性分析了天津市市内五区 2005—2012 年登记的全部肺结核患者共 4980 例,糖尿病合并肺结核患者共 379 例(7.6%),有 4046 例纳入本研究。结果显示,与单纯性肺结核患者相比,糖尿病合并肺结核病患者更容易造成抗结核治疗失败,两者比较差异有统计学意义(OR 0.46,$P<0.05$)。研究表明,糖尿病合并肺结核患者男性多见,以中老年为主,涂阳率较高,抗结核治疗失败率高。

总之,糖尿病不仅增加了结核病的发病风险,而且使肺结核患者痰菌阴转的时间延长,有可能导致抗结核治疗的时间延长、治疗复发或治疗失败。良好的血糖管理及适当的辅助治疗有利于结核病的治愈[12,13]。

(袁保东　李亮　杜鹃　王卫华)

参考文献

1. Lin Y,Innes A,Xu L,et al. Screening of patients with Diabetes Mellitus for Tuberculosis in Community Health Settings in China. Trop Med Int Health,2015,20(8):1073-1080.

2. Lin YH,Chen CP,Chen PY,et al. Screening for pulmonary tuberculosis in type 2 diabetes elderly:a cross-sectional study in a community hospital. BMC Public Health,2015,15:3.

3. Wu Z,Guo J,Huang Y,et al. Diabetes mellitus in patients with pulmonary tuberculosis in an aging population in Shanghai,China:Prevalence,clinical characteristics and outcomes. J Diabetes Complications,2016,30(2):237-241.

4. 王育华,纪春梅,李艳香,等.糖尿病合并肺结核 118 例的临床特点及治疗效果分析.中国防痨杂志,2015,27(2):206-208.

5. 范瑾,王玉萍,臧敏,等. 2 型糖尿病患者并发肺结核营养治疗后对痰液结核分枝杆菌阴转及免疫功能的影响.中华医院感染学杂志,25(4):865-867.

6. 中国防痨协会.耐药结核病化学治疗指南(2015).中国防痨杂志,2015,37(5):421-469.

7. 桂徐蔚,沙巍.肺结核合并糖尿病研究进展.中国实用内科杂志,2015,35(8):657-659.

8. 李月翠,周晶,李成行,等.糖尿病合并肺结核患者补充维生素 D$_3$ 的临床价值.国际流行病学传染病学杂志,2015,42(5):306-309.

9. 汪敏,谭守勇,李艳,等.2 型糖尿病合并初治涂阳肺结核患者痰菌阴转情况及其危险因素分析.广东医学,2015,36(4):538-540.

10. Chiang CY,Bai KJ,Lin H,et al. The Influence of Diabetes Glycemic Control,and Diabetes-Related Comorbidities on Pulmonary Tuberculosis. PloS One,2015,10(3):e0121698.

11. 齐威,李敬新,傅衍勇,等.糖尿病对肺结核患者治疗效果的影响.中国慢性病预防与控制,2015,23(1): 54-56.
12. 王科文,来力伟,南鹏飞.强化血糖控制治疗肺结核合并糖尿病患者疗效分析.临床肺科杂志,2015,20 (2):210-212.
13. 魏巍,黄垚,刘守江,等.初治涂阳肺结核并发 2 型糖尿病患者的临床疗效分析.临床肺科杂志,2015,20 (8):1505-1507.

第十三章　非结核分枝杆菌病的治疗

摘　要:非结核分枝杆菌病的治疗越来越受到重视。我国非结核分枝杆菌病的治疗研究起步较晚,但近年来随着菌种鉴定及药物敏感性试验的开展,使得其临床治疗得到了进一步规范。研究发现,除堪萨斯分枝杆菌为代表的部分 I 组非结核分枝杆菌外,大多数非结核分枝杆菌对常用的抗结核药物均耐药,临床治疗效果较差。第一次治疗、规则用药、依据药敏结果或结合既往治疗情况及时进行治疗方案调整、细菌对利福平敏感是非结核分枝杆菌肺病治愈的有利因素。

关键词:非结核分枝杆菌病,微生物敏感性试验;抗结核药物;最小抑菌浓度;影响因素;治疗

国内对非结核分枝杆菌(nontuberculous mycobacterium,NTM)病的研究起步较晚,但越来越受到重视。近期有 NTM 病分布特征、影像诊断、菌种鉴定、药敏试验以及非结核分枝杆菌病治疗方面的报道[1-6]。我国幅员辽阔,NTM 病的分布也具有不同于国外的特点,表现为北方胞内分枝杆菌常见,而南方戈登分枝杆菌、土分枝杆菌等很少致病的 NTM 常见,而且,被称为"抗生素治疗噩梦"的脓肿分枝杆菌在很多地区都占较高比例,给 NTM 病的治疗带来巨大挑战[1-6]。

一、非结核分枝杆菌对抗结核药物的耐药情况

除堪萨斯分枝杆菌为代表的部分 I 组非结核分枝杆菌外,大多数非结核分枝杆菌对常用的抗结核药物均耐药,因此,给临床治疗带来了困难。邓西子等[7]研究广州地区未经治疗的 HIV/AIDS 患者合并感染 NTM 原发表型耐药特征。结果发现,147 株 HIV/AIDS 患者感染分枝杆菌中,鉴定为 NTM 的 57 株(38.8%),其中鸟分枝杆菌 15 株(26.3%),鸟分枝杆菌复合群 10 株(17.5%),堪萨斯分枝杆菌 7 株(12.3%)。选取其中未混合感染的 38 株 NTM 进行药敏试验,NTM 对对氨基水杨酸异烟肼(力克肺疾,Pa)耐药率最高为 94.7%,其他依次为阿米卡星(86.8%)、链霉素(84.2%)、异烟肼(81.6%)、左氧氟沙星(68.4%)、克拉霉素(68.4%)、利福平(65.8%)、莫西沙星(39.5%),而对丙硫异烟胺、乙胺丁醇、利福布汀较为敏感,敏感率依次为94.7%、84.2%、76.3%。作者认为,NTM 对常用抗结核药原发耐药率较高,而丙硫异烟胺、乙胺丁醇、利福布汀对 NTM 有较好的抑菌效果。高爱霞等[8]分析发现,NTM 的耐药情况低浓度组耐药率由高到低依次为 INH(100.00%)、PAS(98.04%)、SM(92.16%)、PZA(90.20%)、OFX(88.24%)、Am(86.27%)、RFP(84.31%)、Pa(82.35%)、Pto(80.39%)、Cm(72.55%)、EMB(70.59%),高浓度组耐药率由高到低者依次为 PAS(94.12%)、PZA(88.24%)、INH(80.39%)、Pa(78.43%)、Ofx(76.47%)、SM(74.51%)、RFP(72.55%)、Am(62.75%)、Cm(56.86%)、Pto(54.90%)、EMB(43.14%),多数 NTM 耐 8 种药物以上,低浓度组中有 45.10% 全耐药,高浓度组中有 35.29% 全耐药,无全敏感者。

庞慧等[9]对慢速生长分枝杆菌一线和二线抗结核药物的药敏试验结果进行分析。结果

显示,异烟肼(4/34)是敏感性最低的药物,只对 *Mycobacterium szulgai*、*Mycobacterium celatum*、*Mycobacterium duvalii* 和 *Mycobacterium elephantis* 敏感。利福平(13/34)和乙胺丁醇(14/34)有相似的敏感性。链霉素(27/34)是一线抗结核药物中效果最好的,对绝大多数的试验菌株都有较好的活性。氧氟沙星(23/34)、卡那霉素(26/34)和妥布霉素(26/34)具有强有力的抗菌活性。环丙沙星(31/34)、左氧氟沙星(31/34)、阿米卡星(33/34)和卷曲霉素(33/34)具有极好的抗慢速生长分枝杆菌活性。莫西沙星(34/34)的抗菌活性最强。结果表明,二线抗结核药物是治疗慢速生长分枝杆菌的良好药物,可考虑用于慢速生长分枝杆菌病的治疗。李燕明等[10]分析鸟分枝杆菌和胞内分枝杆菌感染的风险因素及耐药谱差别,为治疗鸟分枝杆菌复合群提供科学依据。选取 2011—2013 年来自 4 家结核病专科医院 6121 例疑似肺结核患者中,分离的非结核分枝杆菌菌株 452 株为研究对象。通过多靶位基因测序法对上述菌株进行鉴定,选取其中鸟分枝杆菌和胞内分枝杆菌,使用最低抑菌浓度法(MIC)评估鸟分枝杆菌和胞内分枝杆菌对 12 种抗生素的药物敏感性试验结果的差别。结果显示,在 452 株非结核分枝杆菌中,胞内分枝杆菌为最主要的非结核分枝杆菌,总计 188 株占 41.6%。胞内分枝杆菌对莫西沙星和利奈唑胺的耐药率分别为 1.6%0(3/188)和 8.5%(16/188);鸟分枝杆菌对莫西沙星和利奈唑胺的耐药率分别为 10.8%(7/65)和 40.0%(26/65),差异均有统计学意义(均 $P<0.05$)。鸟分枝杆菌对利福平的耐药率为 38.5%(25/65),低于胞内分枝杆菌对利福平的耐药率 66.0%(124/188)($P<0.05$)。作者认为,胞内分枝杆菌是目前最常见的非结核分枝杆菌,且胞内分枝杆菌与鸟分枝杆菌的耐药谱有明显差别。

二、非结核分枝杆菌病治疗及预后情况

非结核分枝杆菌病治疗应根据菌种鉴定和药敏试验结果制定合理的治疗方案。何司琪等[11]回顾性分析广州市胸科医院 2008 年 1 月至 2014 年 6 月 94 例确诊为快速生长分枝杆菌肺病的临床资料。结果显示,共分离出 276 株 NTM 菌株,其中 63.4%(175/276)为龟-脓肿分枝杆菌复合群,药敏试验显示阿米卡星、克拉霉素的敏感度最高,分别为 87.7%(242/276)、80.1%(221/276)。参照药敏试验结果选用 3~4 种敏感药物进行治疗,98.9%(93/94)患者治疗后症状缓解,52.1%(49/94)患者,经规律治疗 6 个月后痰菌转阴,但仍有 47.9%(45/94)患者的痰菌持续阳性。作者认为,阿米卡星、克拉霉素的药物敏感度最高,早期完善菌种鉴定及药敏试验有助于制订该病的诊疗计划。陈晓丽等[12]对 25 例 NTM 肺病进行总结分析发现,25 例均不同程度耐药,耐四种药 1 例、耐五种药 3 例、耐七种药 11 例,其中 10 例对每种药物均耐药。确诊后根据抗结核药物敏感试验结果选择 1~2 种一线或二线抗结核药物阿米卡星、利福布汀、莫西沙星、乙胺丁醇等加上克拉霉素、复方磺胺甲噁唑(复方新诺明)、阿莫西林克拉维酸钾等治疗,同时根据个体情况使用免疫调节剂。25 例患者中,2 例为少量咯血,但患者胸部影像学三年均无明显进展,而仅予止血对症处理。1 例高年患者耐受性差且广泛耐药者,未予抗结核治疗。其余患者均予住院治疗。治疗的 22 例患者中,有 2 例病情多次反复,症状及痰菌影像学表现无好转,还有 5 例患者痰分枝杆菌涂片或培养未转阴,但临床症状和影像学表现较治疗前明显好转。其余患者临床症状好转、痰菌转阴,胸部 CT 病灶吸收良好。

唐惠红等[13]分析了广州市越秀区非结核分枝杆菌肺病特点,并探讨影响其治愈的因素。结果发现,57 例非结核分枝杆菌肺病的发病中位年龄 40 岁,男女比例(29/28)接近 1:1,

菌种以Ⅳ组为主,57.9%(33/57)为龟、脓肿分枝杆菌及龟脓肿复合群分枝杆菌。链霉素、异烟肼、利福平、乙胺丁醇、阿米卡星、克拉霉素、左氧氟沙星、莫西沙星、对氨基水杨酸异烟肼、利福布汀、丙硫异烟胺的耐药率分别为86.8%(46/53)、94.3%(50/53)、81.1%(43/53)、67.9%(36/53)、39.6%(21/53)、3.8%(2/53)、75.5%(40/53)、75.5%(40/53)、96.2%(51/53)、71.7%(38/53)、75.5%(40/53)。初治、规则治疗、调整治疗方案、利福平敏感是非结核分枝杆菌肺病治愈的有利因素(P=0.010)。作者认为,广州市越秀区非结核分枝杆菌肺病菌种以Ⅳ组为主,耐药比较严重,第一次治疗、规则用药、依据药敏结果或结合既往治疗情况及时进行治疗方案调整、细菌对利福平敏感是非结核分枝杆菌肺病治愈的有利因素。

我国NTM病的研究才刚刚开始,在NTM病的治疗方面还需要进一步努力,包括:①NTM病的治疗严格遵循"建立在菌种鉴定基础上的治疗"这一基本原则,减少经验性的治疗,避免不必要和不规范的抗NTM治疗;②组织多中心的研究,探索NTM在我国的流行特征和药物敏感性,为指导NTM的治疗提供参考;③进行系统的多中心治疗研究,总结中国的临床试验数据,制定适合中国国情的NTM病治疗方案。

(段鸿飞　刘一典　唐神结)

参考文献

1. 官宛华,刘晋新,张烈光,等.艾滋病合并鸟-胞内分枝杆菌感染的胸部影像表现.中华放射学杂志,2015,49(1):33-36.

2. 邓西子,唐小平,雷杰,等.广州地区艾滋病患者合并感染分枝杆菌菌种的分布特征.中华传染病杂志,2015,33(6):331-334.

3. Nie W,Duan H,Huang H,et al. Species identification and clarithromycin's susceptibility testing of 278 clinical non-tuberculosis mycobacteria isolates. Biomed Res Int,2015,2015:506598.

4. Duan H,Liu G,Wang X,et al. Evaluation of the Ribosomal Protein S1 Gene(rpsA)As a Novel Biomarker for Mycobacterium Species Identification. Biomed Res Int,2015,2015:271728.

5. Shao Y,Chen C,Song H,et al. The epidemiology and geographic distribution of nontuberculous mycobacteria clinical isolates from sputum samples in the eastern region of China. PLoS Negl Trop Dis,2015,9(3):e0003623.

6. 金江,贾军,丁晓岚,等.散发性皮肤非结核分枝杆菌感染37例回顾研究.北京大学学报(医学版),2015,47(6):939-944.

7. 邓西子,陈万山,兰芸,等.广州地区HIV/AIDS患者合并感染非结核分枝杆菌的耐药分析.热带医学杂志,2015(2):170-173.

8. 高爱霞,黄秋生,华少鹏,等.无锡地区非结核分枝杆菌肺病临床特征及耐药特点分析.中国卫生检验杂志,2015(12):2033-2035.

9. 庞慧,李桂莲,万康林,等.34株慢速生长非结核分枝杆菌针对一线和二线抗结核药物的敏感性试验研究.中国人兽共患病学报,2015(10):914-918.

10. 李燕明,佟训靓,逢宇,等.鸟分枝杆菌复合群药物敏感性试验结果及临床特征分析.中国防痨杂志,2015,37(6):622-627.

11. 何司琪,陈品儒.快速生长分枝杆菌肺病94例临床分析.中国防痨杂志,2015,37(9):948-952.

12. 陈晓丽.25例非结核分枝杆菌肺病诊治体会.临床肺科杂志,2015(11):2122-2123.

13. 唐惠红,何志青,罗春明,等.广州市越秀区2008-2011年非结核分枝杆菌肺病临床特征及影响治愈因素分析.实用预防医学,2015,22(11):1316-1322.

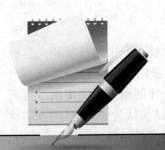

结核病

国际部分

第一章 结核病的流行

摘　要:全球结核病发病率整体呈下降趋势,联合国千年发展目标中结核病相关指标基本完成。美国对新入境者结核病流行状况的分析表明,在入境时实施更严格的结核病筛查程序能够有效减少新入境外国出生者结核病发病率。西班牙的研究表明血清维生素D水平与结核发病存在负关联。博兹瓦纳的一项随机双盲对照试验认为36个月的预防性治疗可降低HIV感染者服药后结核发病的风险。不同国家对耐多药结核、监狱内结核病、青少年结核病、结核病核心知识知晓率等相关的调查也揭示了本地区一些重要的结核疫情特点。

关键词:流行病学;感染;空间流行病学;耐多药;TB/HIV;知晓率

近年来,国际上结核病流行病学研究领域的主要关注点包括几类,如欧美国家较关注移民等新入境者的结核病发病和传播,以及耐多药肺结核的防治,非洲的研究集中于TB/HIV以及卫生服务可及性等领域。下面将介绍2015年国外结核病流行病学研究领域的一些新进展。

一、结核病流行状况

WHO于2015年发布的结核病全球报告[1]表明,估算2014年全球共有960万结核病新发病例,平均发病率为133/10万。报告发病数居前三位的国家分别是印度(220万人)、印度尼西亚(100万人)和中国(93万人)。2010—2014年,全球结核病的发病呈缓慢下降的趋势,发病率的年递降率为1.5%,2015年由于对印度尼西亚、加纳、马拉维等国家的疫情数据根据患病率调查结果重新估算,尤其是印度尼西亚估算发病数由2014年的46万人上升为2015年的100万人,导致全球发病数、发病率均略有上升。2015年千年发展目标(遏制和逆转结核病发病率上升势头)已在WHO的六大区域和22个高负担国家的绝大部分国家实现。估计2014年全球新发患者中,TB/HIV双重感染患者和MDR患者分别为120万和48万例。全年共有150万人因结核病死亡,全球结核病死亡率为15/10万,死亡患者中40万人为HIV阳性患者,19万患者死于MDR,儿童结核病的死亡数为13.6万人,妇女结核病的死亡数为48万人。此外,2015年世界卫生组织重新修订了高负担国家清单,分别设置结核病、MDR、TB/HIV三类高负担国家清单,每类清单按照发病绝对数前20名和发病率前10名分列(不重复)分别列出 30 个国家。

Liu 等[2]分析了美国在 2007 年将海外移民和难民结核病筛查程序逐步由涂片为基础改为培养为基础前后,外国出生者入境 1 年内报告结核发病数的变化情况。结果表明,2007—2012 年,共计 3 212 421 例移民和难民入境,其中 51.4% 采用了涂片为基础的筛查,48.6% 采用了培养为基础的筛查。以培养为基础筛查诊断患者中,54.4% 是涂阴培阳患者。在筛查程序改变前,即 2002—2006 年,外国出生者入境 1 年内报告结核发病数较稳定,年度平均值为 1504 例。2007 年报告数为 1511 例,之后逐年下降,2012 年降至 940 例。同期每年海外以培养为基础的筛查诊断的涂阴培阳患者数由 4 例上升至 629 例。研究结果提示,实施培养为基础的筛查程序能够有效地减少美国新入境外国出生者结核病发病率。

McLaren 等[3]利用国家卫生实验室服务系统数据,对南非 2009—2011 年全国公共卫生机构内检测发现结核病患者的性别分布模式进行了分析。结果表明,3 年共有 5 623 157 位可疑者接受检测。接受检测者中女性与男性比值由 2009 年 7 月的 1.20 逐渐上升至 2011 年 7 月的 1.31,而发现结核患者中女性男性比则相对稳定在 0.84 左右。结核患者的年龄分布模式与 HIV 相似,女性报告发病率的峰值较男性早 7 年。结核患者和涂片 +++ 阳性患者中女性与男性之比均在 25~35 岁之间迅速下降。研究表明,南非结核患者的性别年龄分布受 HIV 严重影响,发病风险与怀孕和生育有关。

Nduba 等[4]对肯尼亚西部 5004 例 12~18 岁之间的青少年进行了结核筛查,包括症状、接触史和结核菌素试验筛查,疑似结核者通过涂片和液体培养及 X 线胸片确诊。结果表明共有 1960 例(39.2%)疑似结核,最终发现 16 例培养确诊患者和 18 例临床确诊患者,菌阳和活动性肺结核患病率分别为 320/10 万和 680/10 万,仅有 1 例涂阳患者。研究地区 2010 年报告的 12~18 岁青少年新发活动性肺结核报告发病率为 101/10 万。新发患者被报告发现率为 0.13/ 人年(95% 置信区间:0.03~3.7)。研究结果提示青少年结核患病率高,且大多数病例并未被常规结核病控制项目发现,应引入创新的主动病例发现手段。

López-Varela 等[5]对莫桑比克 3 岁以下有结核可疑症状或涂阳患者密切接触史的儿童进行了约 1 年的随访,789 名儿童中,13 名出现培养阳性肺结核,32 名临床诊断肺结核,总计肺结核发病率达 470/10 万人年。44% 的结核患者合并感染 HIV。研究结果提示,莫桑比克的儿童结核疫情负担极重。

Arnedo-Pena 等[6]在西班牙开展了一项前瞻性队列研究以了解血清 25 羟维生素 D 与结核病发病率的关系,这项研究在 89 名肺结核患者的 572 名密切接触者中开展,基线时西班牙和外地出生者中维生素 D 偏低(低于 20ng/ml)的比例分别为 33.2% 和 38.1%。平均随访 1.6 年后,共观察到 3 例结核患者发病,发病率为 360/10 万人年,发病患者的维生素 D 平均水平为 13.7ng/ml,而非患者为 25.7ng/ml。进行多因素 Cox 回归后发现,维 D 水平与结核发病有显著的负关联,调整后风险比为 0.88(95%CI 0.80~0.97)。此外,指示病例涂片阳性也与发病相关,调整后风险比为 13.89(95%CI 1.41~136.64)。此研究的结果与维生素 D 缺乏与结核发病相关的假说相符。

二、潜伏性感染调查

Carbone 等[7]选取了巴西中西部的 12 座监狱,采用问卷调查,TST 皮肤试验,对报告有咳嗽症状者采集 2 份痰标本开展涂片和培养检查;并利用回归模型分析了影响潜伏性感染的影响因素。研究总共招募了 3380 人,其中来自于 8 所监狱的男性服狱者 2861 人(84.6%),4 所监狱的女性服狱者 519 人(15.4%)。有 1020(30%)报告有咳嗽症状,其中有 691(68%)采集了痰标本检查,共发现 31 例肺结核患者,肺结核的患病率为 917/10 万(95%CI 623~1302)。男性和女性服狱者结核分枝杆菌潜伏性感染率分别为 22.5% 和 11.7%,入狱时间长短与潜伏性感染密切相关。新入狱者的潜伏性感染率为 8.6%,新入狱者随着入狱时间的延长,每年增加的比例约 5% 左右。结论:尽管巴西中西部监狱的服狱者中潜伏性感染率不高,但是结核病的发病率相当高(>1800/10 万),要控制监狱中结核病的流行,必须采取大规模人群的主动筛查方法,尤其在患者发现过程中要收集痰标本进行痰培养。

三、耐药结核病调查

Kamal 等[8]对孟加拉国 2011 年 1480 例涂阳患者开展了固体培养和药物敏感试验。结果显示 1049 例新病例中,12.3% 的病例对任意一种一线药物耐药,1.4% 的病例为 MDR-TB。291 例复治患者中,相应的比例分别为 43.2% 和 28.5%。曾接受过抗结核治疗是一线药物耐药的唯一前驱因素(OR 34.9)。在曾接受过治疗的 MDR-TB 患者中,19.2% 同时表现出对氧氟沙星(Ofx)耐药。未检出卡那霉素(Km)耐药。作者认为,孟加拉国耐多药结核病患病率相对较低,但面临着增长的危险。耐氟喹诺酮类药物的 MDR-TB 正在快速上升。

日本结核病研究委员会[9]在自愿加入的医院联合体中开展了一项全国性的耐药性调查。调查收集了 2007 年 8 月至 2008 年 7 月间共 2292 例结核分枝杆菌菌株。结果显示,来自新患者的耐药菌株耐药比例分别为 INH 3.1%、RFP 0.7%、SM 5.6%、EMB 1.3% 和任意药物 8.5%。来自复治患者的耐药菌株耐药比例分别为 INH 12.3%、RFP 6.7%、SM 12.3%、EMB 2.6%。Lfx 在新患者和复治患者菌株中的耐药比例相应的分别为 3.2% 和 6.1%。新患者和复治患者耐多药比例分别为 0.4% 和 4.1%,只有 1 例为广泛耐药。作者认为目前日本耐药结核病患病率总体较低。但是新患者中的 Lfx 耐药率相对较高。

四、TB/HIV 双重感染监测

García-Basteiro 等[10]对南莫桑比克 Manhiça 地区的 HIV 感染人群结核病患病情况进行了回顾性的人群流行病学分析。18~47 岁年龄组结核病患者中 HIV 感染率为 77.2%。只有 15.0% 的患者在结核病诊断时或治疗过程中开展了抗病毒治疗。年龄 18~47 岁的成人中,估算结核病发病率为 456/10 万。HIV 阳性的 18~47 岁成人估算结核病发病率为 847/10 万,与之对应的阴性人群发病率仅为 168/10 万。HIV 阳性人群与 HIV 阴性人群确诊结核的发病率之比为 5.04。

Middelkoop 等[11]对南非一个结核病和艾滋病高流行乡镇的结核分枝杆菌菌株进行了分析。结果显示,710 例患者的 718 株菌株中共鉴定出了 311 种基因分型。244 株为唯一型,478 株表现为 87 簇。成簇病例相对于其他结核病例更容易表现为 HIV 阴性。HIV 阳性病例更可能是继发病例。作者认为,近期感染占结核病例的大多数,特别是在 HIV 阳性的人群中,包括接受了抗病毒治疗的患者。HIV 阴性的患者可能在持续传播中作用不大。

Samandari 等[12]通过 36 个月和 6 个月的随机双盲对照试验,观察了 2004 年 11 月到 2006 年 7 月间博兹瓦纳 1995 例 HIV 感染者异烟肼预防性服药的情况。结果显示服用异烟肼预防性治疗(isoniazid preventive therapy,IPT)36 个月组和 6 个月组结核病发病率分别为

0.93% 和 1.13%。多变量分析显示 ART 的使用与降低死亡有关联但与 TB 无关。因此作者认为,36 个月的 IPT 在此队列中降低了服药后结核发病的风险。对于结核流行环境下长期服药抗病毒药物的 HIV 感染者应采取辅助措施以预防结核。

Liu 等[13]观察了坦桑尼亚达累斯萨拉姆的 67 686 例成人 HIV 感染者中抗逆转录病毒治疗(antiretroviral therapy,ART)对结核发病的影响。刚开始 ART3 个月内的 HIV 感染者结核发病的风险比没有接受 ART 的感染者高 57%。导致结核发病的危险因素包括:男性、低体质指数或上臂中围、低 $CD4^+$ 细胞计数和 WHO 疾病晚期。雨季发病危险性较高(5、6、11 月)。作者认为在结核病流行地区,对于开始 ART 的 HIV 感染者,特别是男性或者营养状况较差的感染者,应在初期密切关注结核发病的可能。在扩展 ART 的同时,应同时考虑针对 HIV 感染者的营养状况进行干预。

五、结核病知识、态度和行为调查

Paul 等[14]在孟加拉三个肺结核病人发现率低的区采用多阶段随机抽样方法对 432 名关键社区成员进行了定量问卷调查,并对 48 名调查对象进行深入性访谈。结果显示,99% 的调查对象听说过结核病,几乎所有人都知道结核病是一种可治愈的传染性疾病。超过半数(53%)的关键社区成员对结核病有很好的了解,但孟加拉农村发展委员会的社区卫生工作人员比其他关键社区成员有更多的结核病知识。孟加拉农村发展委员会的社区卫生工作人员有明显的知识差别。大多数关键社区成员对症状、体征和传播途径很清楚,并且认为吸烟成瘾是结核病传播的主要原因。甚至孟加拉农村发展委员会的社区卫生工作人员也缺乏儿童结核病的知识。与结核病相关的歧视并不少见。本研究显示,关键社区成员存在不同水平的知识、态度和对儿童结核病知识的缺乏;尽管结核病项目取得了很大的成功,但在社区中还普遍存在歧视。

Balogun 等[15]在尼日利亚以社区为基础进行干预,在一个城郊社区对 10 名社区志愿者进行培训,提供社区结核病教育和到附近的诊所检测结核可疑症状。为确定有关结核病知识、态度和预防措施的干预效果,比较干预前的调查结果和干预后的调查结果。干预前,受访者知识的平均得分为 10.6±7.0(满分 34),态度的平均得分为 5.8±3.3(满分 10),预防措施的平均得分 5.3±1.4(满分 7)。干预显著增加了知识的平均得分(16±5.4,$P<0.001$)和态度的平均得分(7.0±1.8,$P<0.001$),但预防措施的平均得分没有显著差异。去诊所就诊的 8 名可疑症状者,其中 1 名被诊断为结核。作者认为利用培训过的志愿者分享有关结核病的信息提高了受访者整体的知识和态度。应继续鼓励社区促进结核病的预防和护理。

2015 年国际结核病流行病学研究的主要关注点,对于低疫情的发达国家来说主要是输入性病例和耐多药结核病的防治研究,高疫情欠发达地区则更着重分析疫情特点、重点人群尤其是 TB/HIV 的防治手段等。美国的研究证明了在入境时实施更严格的结核病筛查程序能够有效减少新入境外国出生者结核病发病率。南非的研究表明女性筛查比例高而发病者少,且患者性别年龄分布受 HIV 的影响。肯尼亚的研究发现西部青少年结核患病率高,且大多数病例未被常规结核病控制项目发现,有助于引起本地对青少年结核病检测的关注。这些均将为他们本国和世界上其他国家的疫情防控提供参考依据。

(张慧　陈伟　夏愔愔　李涛　陈卉)

参考文献

1. World Health Organization. Global tuberculosis report 2015. WHO/HTM/TB/2015. 22. Geneva:World Health Organization,2015.

2. Liu Y,Posey DL,Cetron MS,et al.Effect of a Culture-Based Screening Algorithm on Tuberculosis Incidence in Immigrants and Refugees Bound for the United States A Population-Based Cross-sectional Study.Ann Intern Med, 2015,162(6):420-428.

3. McLaren ZM,Brouwer E,Ederer D,et al.Gender patterns of tuberculosis testing and disease in South Africa.Int J Tuberc Lung Dis,2015,19(1):104-110.

4. Nduba V,Hoog AH,Mitchel E,et al. Prevalence of tuberculosis in adolescents,western Kenya:implications for control programs.Int J Infect Dis,2015,35:11-17.

5. López-Varela E,Augusto OJ,Gondo K,et al. Incidence of Tuberculosis Among Young Children in Rural Mozambique. Pediatr Infect Dis J,2015,34(7):686-692.

6. Arnedo-Pena A,Juan-Cerdán JV,Romeu-García A,et al.Vitamin D status and incidence of tuberculosis among contacts of pulmonary tuberculosis patients.Int J Tuberc Lung Dis,2015,19(1):65-69.

7. Carbone Ada S,Paiao DS,Sgarbi RV,et al. Active and latent tuberculosis in Brazilian correctional facilities:a cross-sectional study. BMC Infect Dis,2015,15:24.

8. Kamal SM,Hossain A,Sultana S,et al. Anti-tuberculosis drug resistance in Bangladesh:reflections from the first nationwide survey. Int J Tuberc Lung Dis,2015,19(2):151-156.

9. Tuberculosis Research Committee. Nationwide survey of anti-tuberculosis drug resistance in Japan. Int J Tuberc Lung Dis,2015,19(2):157-162.

10. García-Basteiro AL,López-Varela E,Respeito D,et al.High tuberculosis burden among people living with HIV in southern Mozambique.Eur Respir J,2015,45(2):547-549.

11. Middelkoop K,Mathema B,Myer L,et al.Transmission of Tuberculosis in a South African Community With a High Prevalence of HIV Infection. J Infect Dis,2015,211(1):53-61.

12. Samandaria T,Agizew TB,Nyirenda S,et al.Tuberculosis incidence after 36 months'isoniazid prophylaxis in HIV-infected adults in Botswana:a posttrial observational analysis.AIDS,2015,29(3):351-359.

13. Liu E,Makubi A,Drain P,et al.Tuberculosis incidence rate and risk factors among HIV-infected adults with access to antiretroviral therapy. AIDS,2015,29(11):1391-1399.

14. Paul S,Akter R,Aftab A,et al.Knowledge and attitude of key community members towards tuberculosis:mixed method study from BRAC TB control areas in Bangladesh.BMC Public Health,2015,15:52.

15. Balogun M,Sekoni A,Meloni S,et al.Trained Community Volunteers Improve Tuberculosis Knowledge and Attitudes Among Adults in a Periurban Community in Southwest Nigeria.Am J Trop Med Hyg,2015,92(3):625-632.

第二章 结核病预防控制策略、措施和成效

摘　要：2015 年，随着千年发展目标在全球范围的如期实现，WHO 出台了 2015 年后结核病预防、治疗和控制全球战略和目标，以及相应的四个原则和三个支柱，结核病防治策略将由"遏制结核病策略"转向"终止结核病策略"（The End TB Strategy）。为了实现终止结核病策略的愿景和目标，世界卫生组织陆续出台了一系列的政策建议、技术指南，包括结核潜伏感染规划管理指南、关于在结核病和 HIV 高负担国家对成人和青少年 HIV 感染者进行预防性治疗的建议、数字医疗助力终止结核病策略的行动日程、终止结核病策略中结核病研究的全球行动框架等。各个国家在结核病患者发现、治疗管理、健康促进、患者支持等方面做了积极的努力和创新性探索，取得了一定的经验，2015 年遏制结核病伙伴组织和无国界医生组织还对 WHO 政策、指南和建议在 24 个国家的推行情况进行了调查。

关键词：结核病；全球；预防控制；策略

2015 年，世界卫生组织（world health organization，WHO）相继出台了一系列相关的技术策略、指南和标准。各国学者在结核病预防控制方面也积极开展了很多探索性的研究工作，并取得了一定的经验。

一、世界卫生组织 2015 年后结核病预防、治疗和控制全球战略和目标：终止结核病策略[1]

2015 年是全球结核病控制具有转折意义的一年，全球结核病 MDG 如期实现，WHO 宣布开始启动 2015 年后结核病预防、治疗和控制全球战略和目标，结核病防治策略将由"遏制结核病策略"转向"终止结核病策略（The End TB Strategy）"，全球结核病控制迈入 2030 年可持续发展目标时代。

（一）愿景和目标

"终止结核病策略"的愿景是实现"一个没有结核的世界"，即"结核病不再导致死亡、疾病和痛苦"。总目标是到 2035 年全球终止结核病流行，其具体指标指在 2015 年基础上，到 2035 年结核病死亡率降低 95%，发病率下降 90% 即发病数从 2015 年预计每 10 万人 110 例减至 2035 年每 10 万人 10 例以下。此外，对 2035 年以前要达到的若干里程碑也作了指标设定，到 2020 年、2025 年，结核病死亡率较 2015 年分别减少 35% 和 75%，结核病发病率较 2015 年分别下降 20% 和 50%。另外，为确保全民健康覆盖和社会保护方面进展，也提出了一项目标，即到 2020 年不再有结核病患者或家庭因结核病治疗而面临灾难性支出。到 2030 年，也就是联合国提出的可持续发展目标总结评估时，结核病死亡率较 2015 年减少 90%，发病率下降 80%。

（二）目标实现需遵循的四大原则

2035 年实现结核病死亡率减少 95% 和结核病发病率下降 90% 的宏伟目标及实现该总目标过程中完成既定的里程碑，需要政府将消除结核病策略付诸实际行动，并遵循四大重要

原则,即:①政府负责管理和问责,同时进行监测和评价;②与民间社团组织和社区建立强大联盟;③保护和促进人权、伦理和公平;④全球协力,在国家层面调整应用战略。

（三）目标实现所需的三大策略支柱

1. 支柱一:以患者为中心的综合治疗和预防　主要技术策略包括开展结核病的早期诊断;对所有患者开展药敏检测;对密切接触者和高危人群进行系统筛查;对包括耐药结核病在内的所有结核病患者进行治疗,同时提供患者支持;加强结核病与艾滋病规划的合作;加强对结核病合并症的管理;对高危人群进行预防性治疗;以及接种抗结核疫苗等。

2. 支柱二:强有力的政策和支持系统　主要行动包括筹集充分资源,动员结核病治疗和预防的政府承诺;动员社区、民间社会组织以及公立和私立卫生保健提供者的参与;实现全民健康覆盖;加强和完善病例报告、人口动态登记、药品质量及其合理使用、感染控制等方面的管理框架;开展社会保护、减少贫穷及针对结核病其他影响因素的行动等。

3. 支柱三:加大研究和创新　包括开发、研制和迅速利用新工具、干预措施和策略;鼓励开展研究和创新等。

二、WHO 潜伏结核感染规划管理指南[2]

潜伏结核感染(latent tuberculosis infection,LTBI)是由结核分枝杆菌抗原刺激机体产生持续性免疫反应的一种状态,临床上无显著活动性结核病征象,目前尚无直接检测人体结核分枝杆菌感染的方法。结核感染者虽无结核病症状和体征但具有发展为活动性结核病的风险。2015 年,WHO 发布了结核潜伏感染规划管理指南,旨在以目前已有证据为 LTBI 的检测、治疗和管理提供公共卫生干预策略和方法指导。

（一）开展 LTBI 检测和治疗的高危人群

1. 强烈建议在 HIV 感染人群、与肺结核患者密切接触的成人和儿童、开始接受抗肿瘤坏死因子治疗的患者、接受透析治疗的患者、准备接受器官或造血干细胞移植的患者、以及硅肺患者中开展 LTBI 系统检测和治疗。建议使用 γ- 干扰素释放试验或结核菌素皮肤试验检测 LTBI。

2. 对于羁押人员、医务人员、来自结核病高负担国家的移民、无家可归者以及吸毒人员,可以有条件地开展 LTBI 系统检测和治疗。

3. 对于糖尿病人、酒精依赖者、吸烟成瘾者、低体重者,如果他们不属于以上两种情况,并不建议常规开展 LTBI 的系统检测。

（二）LTBI 检测流程

根据系统综述证据,WHO 提出了 LTBI 筛查和诊断流程,强烈建议首先了解高危人群结核病相关症状,无症状者,可通过 TST 或 IGRA 进行系统性筛查,阳性者进一步行胸部 X 线检查,排除活动性结核后可开始 LTBI 治疗。需要注意的是,指南建议对结核病发病率低于10/100 万的中、高收入国家使用 IGRA 或 TST 进行 LTBI 的检测。

（三）LTBI 的治疗方案

基于 53 项随机对照临床试验的研究证据,"指南"强烈推荐如下可选方案用于 LTBI预防性治疗:①6 个月异烟肼治疗;②9 个月异烟肼治疗;③每周一次利福喷丁 + 异烟肼,治疗 3 个月;④3~4 个月利福平 + 异烟肼;⑤3~4 个月利福平单药治疗。

三、WHO 关于在结核病和 HIV 高负担国家对成人和青少年 HIV 感染者进行 36 个月异烟肼预防性治疗的建议[3]

基于近年一些研究的证据,WHO 在 2015 版本的指南中提出如下建议:在资源有限的结核病高流行地区,HIV 感染的成年人和青少年,如果结核菌素试验阳性或未知,在排除活动性结核的情况下应该基于至少 36 个月的异烟肼预防性治疗,无论患者是否正在接受抗病毒治疗、免疫抑制程度如何、既往是否有结核病史以及是否正在怀孕。

四、WHO 政策、指南和建议在 24 国推行情况调查[4]

2015 年,遏制结核病伙伴关系和无国界医生组织在全球开展了一项问卷调查,评估 WHO 推荐的结核病控制最新政策、指南和诊断工具在各国施行情况。调查内容包括结核病诊断,药物敏感结核病治疗,耐药结核病治疗,结核病服务模式和抗结核药品管控机制五大关键领域。依据国家结核病流行情况、结核病负担及结核病 /HIV 双重感染流行情况和完成调查的能力,中国等 24 个国家纳入调查。调查结果显示:按照全球结核病控制规划工作进度,各国对 WHO 在上述结核病控制五大关键领域推荐的策略和措施响应度不一,国家层面推进步调参差不齐,个别国家在某些领域出现严重滞后。

1. 结核病诊断　9 个国家已修订了其国家结核病防治规划,将快速分子生物学检测(如 XpertMTB/RIF 方法)作为结核病诊断初检方法以替代传统痰涂片镜检;13 个国家推荐将快速分子生物学检测作为怀疑 HIV 相关结核病和耐多药结核病者患者的初检方法;仅 5 个国家推荐将 Xpert MTB/RIF 方法用于儿童结核病诊断;仅 4 个国家推荐将 Xpert MTB/RIF 方法用于肺外结核病诊断。

2. 药物敏感结核病治疗　6 个国家依然推荐使用隔日疗法;随每日用固定剂量复合剂的可及性日益广泛,遵照国际结核病关怀标准的建议,应使用每日疗法替代隔日疗法;10 个国家遵照 WHO 2014 年指南的建议,不再对复治患者推荐使用经验性Ⅱ类治疗方案;多数国家遵照 WHO 2002 年指南,使用固定剂量复合剂,仅有 3 个国家尚无此制剂。

3. 耐药结核病治疗　仅 3 个国家的《国家基本药物目录》与《WHO 基本药物示范目录》一致,包含全部五组抗结核药物在内;5 个国家的《国家基本药物目录》中没有包含任意完整一组耐多药结核病治疗药物;11 个国家有贝达喹啉治疗耐多药结核病指南;仅有 4 个国家有德拉马尼用于耐多药结核病治疗的指南;15 个国家可以通过"同情使用"或其他机制获得新药和扩大适应证的药物用于耐多药结核病治疗。

4. 结核病服务模式　17 个国家采取非中心化管理模式,在基层医疗卫生机构启动敏感结核治疗;一半国家的护士或卫生工作者能够启动敏感结核的治疗;19 个可以在艾滋病防治机构启动敏感结核的治疗;15 个国家未将耐药结核病患者常规住院治疗纳入国家规划。

5. 药品管控环境　15 个国家对于耐药结核病药物及抗结核新药有加速审批机制;国家应该建立与 WHO 建议一致的药物质量评估的机制和评估标准。

五、WHO 数字医疗助力终止结核病策略的行动日程[5]

结核病给全球公共卫生带来严重威胁,信息和通信技术的发展和进步对全球应对结核病提供了新的思路和方法。截至 2015 年中旬,全球拥有移动用户超过 75 亿人,互联网覆盖全球人口40%。WHO号召全球各国结核病规划和技术伙伴开展不同种类的电子医疗和移动医疗项目以改善和提高结核病防治水平。依据ICT在结核领域展现的功能,WHO未来将在五大板块开发和构建数字医疗体系,为全球结核病控制带来变革,这些变革贯穿在WHO提出的三大策略支柱内容中,对消除结核病策略目标的实现发挥着积极的推动作用。

1. 模块1:患者关怀和电子DOT("eDOT") 采用视频督导治疗、药品服用管理监测App、患者治疗随访短信和电话、移动激励机制等手段保证患者治疗依从性。

2. 模块2:疫情和药品监测 探索可以记录患者治疗次数的电子监测体系、患者药品安全数据报告体系、患者定位系统、治疗机构及患者支持机构定位系统等,改善患者服务的智能化和人性化水平。

3. 模块3:规划管理系统 设备、药品和耗材的库存动态管理系统;物流管理和调配系统;药品采购和管理系统;患者移动病历系统。

4. 模块4:在线学习 为患者和医务人员提供自学工具,提供诊疗服务App,构建社区网络论坛和合作伙伴交流平台。

5. 模块5:结核诊断设备互联 通过构建标准的数据接口,实现不同医疗机构间HIS系统和LIS系统的互联和共享,并在未来构建数据存储库和网管,保护数据安全,实现患者数据及时获悉。

六、终止结核病策略中结核病研究的全球行动框架[6]

研究是WHO推出的2015年全球终止结核病策略的重要支柱之一。由于目前结核病预防、治疗和控制相关的可用手段效果有限,且有些地方还无法使用,如果没有创新性的有效手段出现,按照目前的速度是无法在预期的时间实现消除结核病流行的目标。

(一) 研究范畴

为了实现终止结核病的目标,结核病的诊断、治疗和预防需要彻底的转型。

1. 加强对基础科学问题的认识,为新诊断、新药物和新疫苗的研发注入新燃料。

2. 对新诊断、治疗和疫苗的检测、评估研发工作进行加强和整合。

3. 集中所有来源的研究以寻找适合不同国家的结核病预防和治疗的新策略方法。

4. 建立更好的社会行为因素认识,以影响结核病患者、同事、看护人和医疗服务人员的卫生实践。

5. 通过研究全民医疗保险、社会保护和疾病社会因素中政府的行为,转变大政策和健康系统环境。

(二) 全球行动框架的里程碑和成果

1. 国家层面 到2020年,所有结核病高负担国家实现建立国家结核病研究网络、在国家结核病战略计划中整合结核病研究、形成国家结核病优先研究目录、启动国内研究培训;到2025年,所有结核病高负担国家实现制定和实施全国性结核病研究计划建立国家结核病研究基金的持续性机制、形成强大的结核病研究能力、授权一个强大的、可自我维持的结核病研究团体。

2. 全球层面 到2020年,建立至少三个新的跨国结核病研究网络、启动至少三个大规模的多中心、跨领域的合作性研究、实施至少两种创新性财政机制、至少在金砖国家确保结核病研究获得充足的资金;到2025年,高收入国家加强在结核病研发中的承诺和投资、形成结核病研发的全球网络机制、实施新的资金机制以加强结核病研发、至少开展五项大规模、多中心、跨领域的合作性研究项目。

七、其他国家结核病防治策略和措施的研究经验

(一) 患者发现

Nduba 等[7]对肯尼亚西部 5004 例 12~18 岁之间的青少年进行了结核筛查,所有参加者接受了症状、接触史和结核菌素试验筛查,疑似结核者通过涂片和液体培养及胸片确诊。研究表明共有疑似结核 1960 例(39.2%),16 例培养阳性患者和 18 例临床确诊患者,菌阳和活动性肺结核患病率分别为 320/10 万(95%CI 190/10 万 ~450/10 万)和 680/10 万(95% CI 410/10 万 ~950/10 万)。研究地区 2010 年报告的 12~18 岁青少年新发活动性肺结核报告发病率为 101/10 万。新发患者被报告发现率为 0.13/ 人年(95% CI 0.03/ 人年~3.7/ 人年)。青少年结核患病率高,在结核病防治规划实施过程中大多数病例并未发现,因此应引入创新的主动病例发现手段,例如更广泛使用 Xpert MTB/RIF 方法等来检测青少年涂阴肺结核患者。Gupta 等[8]指出,在美国无家可归者的结核病流浪者,可通过社区行动如密切接触者筛查及提供医疗保障等措施预防其暴发流行。

McLaren 等[9]利用国家卫生实验室服务系统数据对南非 2009—2011 年全国公共卫生机构内检测发现结核病患者的性别分布模式进行了分析。研究发现 3 年共有 5 623 157 位可疑者接受检测。接受检测者中女性与男性比值由 2009 年 7 月的 1.20 逐渐上升至 2011 年 7 月的 1.31,结核患者中女性男性比则相对稳定在 0.84 左右,涂片 +++ 阳性患者即严重病例中女性男性比稳定在 0.68 左右,女性报告发病率的峰值较男性早 7 年。结核患者和涂片 +++ 阳性患者中女性男性比均在 25~35 岁之间迅速下降。结果表明南非结核患者的性别年龄分布受 HIV 严重影响,发病风险与怀孕和生育有关。提高现有卫生服务点发现活动性结核患者的数量和质量,是一项促进结核病防治的可持续和具有成本效果的措施。

Carbone 等[10]选取了巴西中西部的 12 座监狱中的 3380 例患者进行问卷调查及 TST 试验,对 1020(30%)报告有咳嗽症状者采集 2 份痰标本开展涂片和培养检查,其中有 691 (68%)采集了痰标本检查,共发现 31 例肺结核患者,肺结核的患病率为 917/10 万(95%CI 623~1302)。入狱时间长短与潜伏性感染密切相关。新入狱者的潜伏性感染率为 8.6%,新入狱者随着入狱时间的延长,每年增加的比例约 5% 左右。尽管巴西中西部监狱的服狱者中潜伏性感染率不高,但是结核病的发病率相当高(>1800/10 万),要控制监狱中结核病的流行,必须采取大规模人群的主动筛查方法,尤其在患者发现过程中要收集痰标本进行痰培养。

Mandalakas 等[11]在南非的开普敦进行了一项前瞻性研究,在 TB/HIV 共同感染高发的地区,评估结核菌素皮肤实验和 γ- 干扰素释放实验在儿童中鉴别结核感染的作用。结果表明幼小的儿童、营养不良、HIV 共同感染等因素会显著的增加结核菌感染后发病率和死亡率。因此如果条件允许,在 TB/HIV 感染高发的地区采用 γ- 干扰素释放实验来鉴别儿童结核感染要好于结核菌素皮肤实验。Yamana 等[12]在 2010 年 7 月至 2013 年 3 月对结核病患者治疗方案的选择及患者的转归在日本进行了一个全国性的调查,分别对 279 名结核病患者应用包含异烟肼、利福平、乙胺丁醇及吡嗪酰胺等 4 种药物的治疗方案,而 335 例患者应用包含包含异烟肼、利福平、乙胺丁醇等 3 种药物的治疗方案,结果表明应用 3 种药物的治疗方案的患者住院期间死亡率高于应用 4 种药物的方案(OR 1.87,95%CI 1.07~3.27,

P=0.028),提示应用 3 种药物的方案是患者住院期间死亡的高危因素之一,治疗方案的选择影响患者的治疗转归。Loveday 等[13]在南非夸祖鲁 - 纳塔尔省对耐多药结核病患者分别开展以社区关怀为主的及住院治疗为主的治疗管理模式,比较两种模式的效果,结果表明以社区关怀为主的模式治愈率高于住院治疗为主的模式(50.7% vs. 34.3%,P<0.001),更低的丢失率(14.5% vs. 28.3%,P=0.004),提示对于耐多药结核病患者说,相对于传统的住院治疗的模式来说社区关怀为主的模式更有效。

（二）患者管理

1. 吸烟对结核病的影响和干预措施　我国香港 Leung 等[14]对 2001 年至 2003 年的16 345 例活动性肺结核患者的治疗结果和复发情况进行追踪,观察吸烟对肺结核治疗的影响。追踪一直到 2012 年底为止。研究发现:无论是目前吸烟者或已戒烟者,经过两个月治疗后,痰涂片和培养很有可能仍然是阳性,并且在 2 年内几乎不可能获得治愈或者完成治疗。总体来说,16.7% 治疗失败归因于吸烟,在成功治疗者当中,对于不吸烟者,戒烟者和目前吸烟者来说,复发风险明显不同(风险比分别是 1.00、1.33、1.63)。吸烟严重加剧疾病的恶化,影响治疗效果和结核病的复发情况。终止吸烟有可能减少复发和二次传播。

巴基斯坦的 Safdar 等[15]开展了一个行为干预研究来鼓励结核患者在家实施控烟的措施。通过结核病患者自身控烟或者自身控烟加上家庭成员帮助从而保护不吸烟的结核病患者免于二手烟的危害。经过两个月的随访研究发现,无论是结核病患者自身控制或者自身控制加上家庭成员帮助的两种干预措施,都可以使结核病患者减少二手烟的危害,使超过90% 的患者治愈或完成治疗。表明结核病患者自身的努力加上家庭成员的帮助有利于控烟或减少二手烟的危害,有利于结核病患者的康复。

2. 涂阳肺结核患者的管理　涂阳肺结核患者是结核病的主要传染源。法国 Mechai 等[16]为评价涂阳肺结核患者的隔离和管理情况,在 2011 年至 2012 年期间,对来自法国传染病协会,法国呼吸协会以及法国国家内科协会的医生开展了一项电子调查问卷。结果显示,在311 名回答者当中,1/4 医生表示他们每年治疗结核患者超过 25 例。87.8% 医生在强化治疗阶段常规地使用四种药物联合用药方案。31.9% 的医生在痰抗酸杆菌涂片结果有 3 次阴性后取消对患者隔离,19.0% 医生认为治疗 15 天后,34.1% 医生认为只需要临床症状改善即可取消对患者隔离。仅有 21% 医生回答者认为,在患者治疗 2 个月后应当进行常规的痰涂片。以上结果表明,对痰涂片阳性肺结核隔离管理措施的执行差别较大,仍需要做出进一步的努力来贯彻执行结核病指导方针。

3. TB/HIV 共感染患者的治疗和管理　夸祖鲁 - 纳塔尔省是南非一个以农村为主的省,并且结核病,耐多药结核病以及 HIV 感染高发。Loveday 等[13]在夸祖鲁 - 纳塔尔省对在社区进行耐多药结核病治疗与集中在专科医院的治疗进行了比较分析。4 个社区医疗点治疗了 736 名病人,专科医院治疗 813 名病人。总共有 75% 的病人合并 HIV 感染,86% 接受抗病毒治疗。社区治疗的治愈率高于集中医院治疗,并且在社区治疗的丢失率和尽早开始治疗等指标都好于集中在医院治疗。多变量分析显示,在社区治疗的耐多药结核病人更容易获得成功。家庭为基础的关怀使治疗更有效。

4. 移民肺结核患者的发现和管理　在 2007 年以前,移民和难民到美国需要进行涂片检查来筛查结核病,涂片法不能诊断涂片阴性或者仅培养阳性的结核病,2007 年美国 CDC出台了利用培养法筛查结核病。为评价培养法筛查结核病的效果,美国 Liu 等[17]对 2007 年到 2012 年进入美国的约 320 万移民和难民进行了分析。其中有 51.4% 进行痰涂片检查，48.6% 进行了培养法检查。有 4032 个患者为培养阳性，其中 2195 个患者为涂片阴性培养阳性。从 2002 年到 2006 年，外国人在进入美国的 1 年内的结核病发病数量基本保持不变（平均 1504/ 每年），但是在新的筛查方法实施之后，2007 年到 2012 年发病数量明显减少了（从 1511 人减少到 940 人）。研究结果表明基于培养法的筛查措施可能会大大降低新抵达美国的外国人结核病的发病率。

5. 儿童结核病的发现和管理　幼小的儿童、营养不良、HIV 共同感染等因素会显著的增加结核分枝杆菌感染后发病率和死亡率。Mandalakas 等[11]在南非的开普敦进行了一项前瞻性研究，在 TB/HIV 共同感染高发的地区，评估结核菌素皮肤实验和 γ- 干扰素释放试验在儿童中鉴别结核感染的作用。结果显示，如果条件允许，在 TB/HIV 共同感染高发的地区采用 γ- 干扰素释放试验来鉴别儿童结核感染要好于结核菌素皮肤试验。

（三）健康促进

在 HIV 疫情严峻而助长结核病肆虐的非洲国家尼日利亚开展的研究表明，以社区为基础通过社区志愿者开展传播和健康教育能够显著提升社区人群对结核病的知晓率，消除社区人群对结核病的歧视并有效提高对结核病患者的早发现、早诊断和早治疗。该研究指出社区志愿者采取多种形式在集市，教堂针对不同人群采取针对性的健康宣传，每月开展 2 次大型健康教育活动，并制作海报及宣传册宣传结核病防治信息，或以集会形式或入户进行资料发放，开展健康教育干预后，社区人群对结核病传染源知晓率提高 34.5%，对结核病具有传染性及其传播途径的知晓率分别提高 22.2% 和 37.7%，对"咳嗽或打喷嚏时应遮掩口鼻"的知晓率从 23.4% 提高至 71.4%，对"得了结核病应到正规的防治机构就诊并可免费治疗并能获得治愈"的知晓率增加了 21.4%。然而，干预后知晓率的改善对于结核病防治态度的改变与未干预相比未见显著差异[18]。另外一项同样在尼日利亚开展的分别针对医务人员和结核病患者对于耐多药结核病定义及其治疗疗程知晓情况的调查表明，60.5% 的患者完全不知什么是耐多药结核病，8.3% 的医务人员亦对此完全不知晓，医务人员对耐多药结核病的知晓情况与其教育背景密切相关。倘若医务人员对于结核病防治知识掌握不到位，将会把错误的信息传递给患者进而影响患者诊治行为[19]。患者对于耐药结核病知晓情况不佳不足为奇，在非洲及其他一些国家的不少研究均有同样报道，这些地区的结核病患者对于该病的病原学，传播方式和治疗疗程缺乏基本的认知。这一现状给这些地区结核病的控制带来了极大困难，患者往往不知前往何处就医，进而延误了结核病的诊断和治疗，这也成为导致耐多药结核病发生的影响因素。该研究还报道了医务人员（71.9%）及患者 67.5%）均对耐多药结核病防治持有正确信念，即相信耐多药结核病是有办法治疗的，而非"对有罪人的惩罚"或"很脏的疾病"[20]。

在印度开展的 Axshya 项目意即"创造没有结核的世界"是在全球基金支持下开展的倡导，传播和社会动员项目，该项目覆盖了印度 21 个州 374 个地区，评估了项目干预后结核病知识传播和覆盖情况，结果显示，与基线相比，项目执行中期（项目执行 2 年）时结核病总传播覆盖率从 84% 提高至 88%，尤其对于农村人群，女性人群和 55 岁以上人群及未受过教育的人群的覆盖率显著提高，结核病知识覆盖平等性差距也从基线值 6%~23% 降至 3%~11%，尤其地域平等性差距变化显著，农村与城市的差距从 10% 降至 3%[21]。

一项在孟加拉国开展的研究评估了在该国农村促进委员会实施倡导，传播和社会动员策略的地区,社区人群对结核病知晓情况和对结核病患者所持态度现状,结果显示社区人员对于结核病的知晓水平参差不齐且对结核病患者持有不同态度。卫生保健提供者如药店店员、村医、DOTS访视人员对结核病知晓率较高在52%~71%,其他社区成员如个体商人、工人、社工较低。卫生服务提供者对于结核病知识的掌握能够促进患者的早期发现和及时转诊,他们的结核病防治知识水平直接影响所能提供医疗服务的效果[22]。

(四) 其他

充足的经费保障和有效的筹资机制在结核病控制中具有重要的作用。欧洲呼吸杂志的一篇读者来信中提到患者由于结核病产生的"灾难性支出"是患者不能成功完成治疗的主要原因之一,也是WHO提出的2015年后终止结核病策略所面临的重要挑战[23]。文中作者提到近期发表的诸多研究显示结核病,特别是MDR-TB和XDR-TB患者所产生的直接费用和间接费用是巨大的,呼吁降低患者"灾难性支出",呼吁WHO及其合作伙伴、科学家、社会学家、政府共同努力寻求结核病控制的最佳筹资途径,全面实施符合成本效益的策略,以确保患者获得高质量的关怀。

Brouwer等[24]评估了莫桑比克三个省中心城区的29个医疗卫生机构实施结核病预防控制措施的效果。采取横断面调查的方式,评估了诊所、实验室、门诊、结核病房等情况。结果显示在所有的医疗卫生机构都没有结核病诊断和治疗的指南,91%的医务人员会指导患者如何留痰,但只有4%的医务人员观察患者留痰;52%的房间通风良好;四分之三的医务人员佩戴N95口罩,但是仅有30%知晓N95口罩的正确使用方法。调查显示结核病预防控制的一些简单易行的措施在不同机构间的情况差异显著,需要特别加强评估和强调具体的实施细节。

（高静韬　刘洋　马艳　张立杰　刘宇红）

参考文献

1. World Health Organization. The End TB Strategy. WHO/HTM/GTB/2015.09. Geneva：World Health Organization，2015.

2. World Health Organization. Guidelines on the management of latent tuberculosis infection. WHO/HTM/TB/2015.01. Geneva：World Health Organization，2015.

3. World Health Organization. Recommendation on 36 months isoniazid preventive therapy to adults and adolescents living with HIV in resource-constrained and high TB- and HIV-prevalence settings-2015 update. WHO/HTM/TB/2015.15，WHO/HIV/2015.13 Geneva：World Health Organization，2015.

4. Médecins Sans Frontières（MSF），The Stop TB Partnership. Stop TB Partnership and MSF launch Out of Step Report showing urgent need for updated National TB Policies. 2015.

5. World Health Organization. Digital health for the End TB Strategy-an agenda for action. WHO/HTM/TB/2015.21 Geneva：World Health Organization，2015.

6. World Health Organization. A global action framework for TB research in support of the third pillar of WHO's end TB strategy. WHO/HTM/TB/2015.26 Geneva：World Health Organization，2015.

7. Nduba V，Hoog AH，Mitchel E，et al. Prevalence of tuberculosis in adolescents，western Kenya：implications for control programs. Int J Infect Dis，2015，35：11-17.

8. Gupta V，Sugg N，Butners M，et al. Tuberculosis among the Homeless-Preventing Another Outbreak through Community Action. N Engl J Med，2015，372（16）：1483-1485.

9. McLaren ZM，Brouwer E，Ederer D，et al.Gender patterns of tuberculosis testing and disease in South Africa. Int J

Tuberc Lung Dis,2015,19(1):104-110.

10. Carbone Ada S,Paiao DS,Sgarbi RV,et al. Active and latent tuberculosis in Brazilian correctional facilities:a cross-sectional study. BMC Infect Dis,2015,15:24.

11. Mandalakas AM,Kirchner HL,Walzl G,et,al. Optimizing the detection of recent tuberculosis infection in children in a high tuberculosis-HIV burden setting. Am J Respir Crit Care Med,2015,191(7):820-830.

12. Yamana H,Matsui H,Fushimi K,et al.Treatment options and outcomes of hospitalised tuberculosis patients:a nationwide study. Int J Tuberc Lung Dis,2015,19(1):120-126.

13. Loveday M,Wallengren K,Brust J,et al.Community-based care vs. centralised hospitalisation for MDRTB patients,KwaZulu-Natal,South Africa. Int J Tuberc Lung Dis,2015,19(2):163-171.

14. Leung CC,Yew WW,Chan CK,et al. Smoking adversely affects treatment response,outcome and relapse in tuberculosis. Eur Respir J,2015,45(3):738-745.

15. Safdar N,Zahid R,Shah S,et al. Tuberculosis patients learning about second-hand smoke(TBLASS):results of a pilot randomised controlled trial. Int J Tuberc Lung Dis,2015,19(2):237-243.

16. Méchaï F,Figoni J,Wyplosz B,et al. Survey of French physician practices in treatment and control of transmission of smear-positive tuberculosis. Int J Tuberc Lung Dis,2015,19(2):205-209.

17. Liu Y,Posey DL,Cetron MS,et al. Effect of a Culture-Based Screening Algorithm on Tuberculosis Incidence in Immigrants and Refugees Bound for the United States. A Population-Based Cross-sectional Study. Ann Intern Med,2015,162(6):420-428.

18. Balogun M,Sekoni A,Meloni ST,et al. Trained community volunteers improve tuberculosis knowledge and attitudes among adults in a periurbancommunity in southwest Nigeria.Am J Trop Med Hyg,2015,92(3):625-632.

19. Isara AR,Akpodiete A. Concerns about the knowledge and attitude of multidrug-resistant tuberculosis among health care workers and patients in Delta State,Nigeria. Niger J Clin Pract,2015,18(5):664-669.

20. Ibrahim LM,Hadejia IS,Nguku P,et al. Factors associated with interruption of treatment among Pulmonary Tuberculosis patients in Plateau State,Nigeria 2011. Pan Afr Med J,2014,17:78.

21. Thapa B,Chadha SS,Das A,et al. High and equitable tuberculosis awareness coverage in the community-driven Axshya TB control project in India. Public Health Action,2015,5(1):70-73.

22. Paul S,Akter R,Aftab A,et al. Knowledge and attitude of key community members towards tuberculosis:mixed method study from BRAC TB control areas in Bangladesh. BMC Public Health,2015,15:52.

23. Davtyan K,Hayrapetyan A,Dara M,et al.Key role of tuberculosis services funding mechanisms in tuberculosis control and elimination. Eur Respir J,2015,45(1):289-291.

24. Brouwer M,Coelho E,das Dores Mosse C,et al.Implementation of tuberculosis infection prevention and control in Mozambican health care facilities. Int J Tuberc Lung Dis,2015,19(1):44-49.

中 篇　结核病基础

第一章　结核病分子流行病学

摘　要:结核病作为全球流行的疾病,引起了包括高负担的发展中国家以及低负担的发达国家的共同重视。近年来,许多结核病的高负担国家都利用自身的菌株资源,结合新的分子生物学技术,在结核病的分子流行病学、耐药的产生及检测以及不同国家和地区人群易感性的研究中取得了卓有成效的成果,主要包括结核分枝杆菌混合感染及微进化的研究、不同地区流行菌株的研究、结核病传播模式的研究、不同基因型与耐药相关基因突变的研究、不同基因型与抗结核治疗预后的研究、结核病患病风险因素的研究、结核分枝杆菌临床耐药菌株的流行病学研究以及结核病患病人群基因多态性的研究等。

关键词:基因分型;耐药菌株;人群易感性;全基因组测序

第一节　结核分枝杆菌分子流行病学

随着分子生物学的不断发展,分子流行病学利用一些新的技术手段或研究方法如WGS,改变了人们对结核病发病和传播规律的认识。近年来,研究人员通过将分子流行病学研究与基础研究、系统进化研究相结合,为深入研究不同基因型菌株的致病性及其分子机制提供了重要线索。

一、结核分枝杆菌混合感染及微进化的研究

结核分枝杆菌以克隆复合群的形式存在于宿主体内。研究结核分枝杆菌混合感染或微进化,有助于人们了解不同克隆群与宿主的相互作用。然而,过去一直沿用的研究方法通常分析一份痰中分离的结核分枝杆菌,这种取样方法有可能导致分析的结核分枝杆菌(mycobacterium tuberculosis,Mtb)仅来自某一个病变部位,不能真实反映体内 Mtb 微进化的现象。2015 年,Pérez-Lago 等[1]对 48 例肺结核患者的支气管抽吸物或支气管肺泡灌洗液及痰标本分离的结核分枝杆菌进行分枝杆菌散在重复单元 - 可变数目串联重复序列(mycobacterial interspersed repetitive unit-variable-number tandem-repeat,MIRU-VNTR)分型研究,结果显示支气管抽吸物或支气管肺泡灌洗液分离到的 48 株结核分枝杆菌菌株中,5 株检测到不同的克隆复合群;在检测到多个克隆复合群的 5 例患者痰标本分离的结核分枝杆菌中 4 例为一个克隆群。提示过去采用的取样方法有可能低估了结核病患者体内的克隆复

合群程度。因此,作者建议尽可能采用支气管抽吸物或支气管灌洗液的标本,如果无法获得此类标本时,可从不同时间收集的痰标本中尽可能获得不同病变部位的结核分枝杆菌。

二、不同地区流行菌株的研究

Streit 等[2]利用间隔寡核苷酸分型法(Spoligotyping)和 MIRU-VNTR 技术对拉丁美洲的圭亚那和苏里南两个国家的部分 Mtb 进行基因型分型研究。结果显示 Spoligtyping 和 MIRU-VNTR 的总成簇率分别为 83.3% 和 68.8%,二者联合应用后成簇率为 67.5%,采用"n-1"法计算出的近期传播率为 55.8%。圭亚那 Mtb 的成簇率(79.7%)明显高于苏里南 Mtb 的成簇率(56.3%)。SIT53/15-MIT861 这一簇共计有 41 株菌,其中 37 株来自圭亚那结核病患者。作者指出由于这一基因型菌株在圭亚那的数量多且一半以上的耐药株都属于这一基因型,因此在圭亚那地区应对这一基因型的传播进行追踪和阻断。

Flores-Treviño 等[3]利用 IS6110-RFLP 和 Spoligotyping 技术对墨西哥哈利斯科州的 Mtb 进行基因型分型研究。结果显示在被检测的 68 株 Mtb 中,47 株(69.1%)被 Spoligotyping 技术划分为成簇菌株。流行菌株的基因型依次为:T 型(38.2%),Haarlem 型(17.7%),LAM 型(17.7%),X 型(7.4%),S 型(5.9%),EAI 型(1.5%),北京型(1.5%)。当 IS6110-RFLP 和 Spoligotyping 联合应用时,菌株的成簇率由 69.1% 降低为 20%。已建立了 Spoligotyping 的全球数据库,利于不同研究结果之间进行比较,故此技术常用于监测各地区的流行菌株。但是,Spoligotying 的分辨力较低,如 Samantha 的研究中,联合 IS6110-RFLP 后,成簇率可降低为 20%,故通常需联合其他分型技术。

三、结核病传播模式的研究

Guerra-Assunção 等[4]利用全基因组测序技术对马拉维的一个区在 1995 年 9 月至 2010 年 9 月期间分离到的所有 Mtb 菌株进行了分析。该研究将成簇菌株定义为≤10 单核苷酸多态性(single nucleotide polymorphism,SNP)差别的菌株,并将 5 年内成簇的病例定义为近期传播。该研究结果显示,在测序的 1687 个菌株中,66% 的菌株至少跟另外一个菌株成簇;Mtb 基因组在不同病人间的突变速率为 0.26 SNPs/ 年;不同型别的菌株在近期传播中的比例不同,北京基因型的近期传播率最高;近期传播率随着时间在逐年降低。

Grandjean 等[5]利用 Spoligotyping 方法分析了耐多药结核病和全敏感结核病在家庭成员间的传播。该研究纳入了 213 例耐多药结核病和 1055 例密切接触者,487 例全敏感结核病及 2362 例密切接触者,耐多药结核病密切接触者的随访时间为 1425 人年,全敏感结核病密切接触者的随访时间为 2620 人年。该研究分析了密切接触者的 HIV 携带情况、年龄、收入以及源病例的痰涂片结果等风险因素。结果提示耐多药结核病的传播能力较全敏感结核病低,但文章也指出由于耐多药结核病的治疗时间长,尽管传播能力低,但长期情况下传播的风险并未降低。

Ribeiro 等[6]利用 IS6110-RFLP 和 Spoligotyping 技术对 2003—2007 年收集的 503 株结核分枝杆菌进行基因分型,同时结合空间流行病学,研究了当地结核分枝杆菌近期传播的风险因素。结果显示近期传播率为 34.2%,空间流行病学提示这些传播是由小部分菌株在城市中某些热点区域传播造成,因此可根据这些信息制定针对性的结核病控制策略,集中对这些热点区域内居住人群的结核病进行筛查和治疗,而不能局限于对结核病患者的密切接触者的筛查。

四、不同基因型与耐药相关基因突变的研究

Matiss 等[7]对 41 株耐氨基糖苷类的菌株和 17 株敏感菌株进行了基因型及耐药相关基因(rrs/eis promotor/rpsL/gidB)的检测,结果显示在 9 株耐链霉素的 LAM9 家族菌株中均检测到 rrs 基因 A513C 突变,该结果与 2007 年 Lipin 等的研究结果一致。在所有 LAM9 和 LAM1 基因型的菌株中均检测到了 rrs 基因的 L16R 突变,而该突变在之前的研究中被认为是 LAM 家族所特有的突变。gidB 基因的 E92D 和 A205A(GCA/GCG)则只出现在北京基因型的菌株中。文中作者提到由于研究纳入的是随机选取的菌株,相互间不太可能具有传播关系,这些突变的存在很可能是普遍现象,这些突变的产生可能与不同的基因型有关。因此,氨基糖苷类的耐药机制要比之前认识的更为复杂,应该对二者之间的关系进行深入研究,进一步阐明耐药发生机制。

五、不同基因型与抗结核治疗预后的研究

前期研究显示,结核病复发的风险因素包括耐药、诊断结核病时的菌载量、HIV 共感染等。由于结核病复发是细菌与宿主相互抗衡的结果,结核分枝杆菌的基因型有可能是造成结核病复发的风险因素之一。Nguyen 等[8]研究了不同型别(lineages/sublineages)对结核病治疗不良预后的影响,该研究收集了新发结核病患者治疗前的结核分枝杆菌,然后对 Mtb 进行药物敏感性检测和基因型分型,接着对患者进行 16 个月的跟踪随访,随访结束后计算复发的人数,最后分析各 lineages/sublineages 及其他因素对不良预后的影响。结果显示,在纳入的 430 个病例中,17 例出现了治疗失败,30 例出现了复发。在分析的风险因素中,利福平耐药与治疗失败有关,“现代型”北京基因型菌株与结核病复发有关。HIV 感染和胸片的严重程度与不良预后无明显关系。

六、结核病患病风险因素的研究

了解结核病患病的风险因素,有助于结核防控策略的制定。前期研究显示,结核病患病的相关危险因素包括:HIV 感染,男性,合并糖尿病,家庭成员结核病病史,未接种卡介苗,吸烟,酗酒,拥挤的空间,低收入等。2015 年,Kirenga 等[9]评估了这些已知的风险因素在乌干达首都坎帕拉市 365 例成年结核病患者中的流行情况,以及分析了这些风险因素对结核病临床表现的影响,如临床症状、影像学特征等。结果显示,在纳入研究的 365 例结核病患者中,HIV 感染占到 41.4%,酗酒 50.7%,贫穷 39.5%,吸烟 26.3%,家庭成员结核病病史 17.5%,结核病密切接触者 11.5%,合并糖尿病 5.4%。在 HIV 感染者中的结核病患病人数是普通人群的 6 倍。研究并未发现明显影响结核病临床表现的风险因素。同时,作者指出由于该研究仅纳入报告病例的 1/4,其结果只能作为定性评价,若想获得更为准确的风险因素流行情况,应开展以人群为基础的研究。

(刘梅　高谦)

参考文献

1. Perez-Lago L,Palacios,JJ,Herranz M,et al. Revealing hidden clonal complexity in Mycobacterium tuberculosis

infection by qualitative and quantitative improvement of sampling. Clin Microbiol Infect,2015,21(2):147 e1-7.

2. Streit E,Baboolal S,Akpaka PE,et al. Finer characterization of Mycobacterium tuberculosis using spoligotyping and 15-loci MIRU-VNTRs reveals phylogeographical specificities of isolates circulating in Guyana and Suriname. Infect Gene Evol,2015,30:114-119.

3. Flores-Treviño S,Morfín-Otero R,Rodríguez-Noriega E,et al. Genetic Diversity of Mycobacterium tuberculosis from Guadalajara,Mexico and Identification of a Rare Multidrug Resistant Beijing Genotype. Plos One,2015,10(2):e0118095.

4. Guerra-Assunção JA,Crampin AC,Houben RM,et al. Large-scale whole genome sequencing of M-tuberculosis provides insights into transmission in a high prevalence area. Elife,2015,4.

5. Grandjean L,Gilman RH,Martin L,et al. Transmission of Multidrug-Resistant and Drug-Susceptible Tuberculosis within Households:A Prospective Cohort Study. Plos Med,2015,12(6):e1001843.

6. Ribeiro FK,Pan W,Bertolde A,et al. Genotypic and spatial analysis of Mycobacterium tuberculosis transmission in a high-incidence urban setting. Clin Infect Dis,2015,61(5):758-766.

7. Bauskenieks M,Pole I,Skenders G,et al. Genotypic and phenotypic characteristics of aminoglycoside-resistant Mycobacterium tuberculosis isolates in Latvia. Diagn Microbiol Infect Dis,2015,81(3):177-182.

8. Hang NT,Maeda S,Keicho N,et al. Sublineages of Mycobacterium tuberculosis Beijing genotype strains and unfavorable outcomes of anti-tuberculosis treatment. Tuberculosis,2015,95(3):336-342.

9. Kirenga BJ,Ssengooba W,Muwonge C,et al. Tuberculosis risk factors among tuberculosis patients in Kampala,Uganda:implications for tuberculosis control. Bmc Public Health,2015,15:13.

第二节　结核分枝杆菌临床耐药菌株的流行病学

一、相关基础研究

印度新德里大学的 Garima 等[1]研究不同浓度的药物选择对外排泵表达的影响,结果发现在高浓度异烟肼和低浓度利福平与乙胺丁醇的选择下,外排泵表达增加,而随着链霉素浓度的增加,其表达逐渐减少。Winglee 等[2]发现 1,2-a- 咪唑并 -4- 吡啶 - 甲腈基剂(MP-Ⅲ-71)有强烈的抗结核分枝杆菌活性,体外培养并筛选出 3 株 MP-Ⅲ-71 耐药菌进行全基因组测序以研究与其耐药相关基因,结果发现基因 Rv2887 编码的蛋白可能是多耐药抑制子家族 MarR 中的转录调节因子,Rv2887 突变可能导致外排泵表达上调和药物的甲基化,从而产生耐药。Meftahi 等[3]从一株引起耐多药结核病暴发的菌株中发现除了常见突变 rpoB S531L 外,V615M 同时突变时可提高菌株的生长速率与适应性,并且更易产生对利福平的高耐药性,促进耐药菌株的传播。PA-824 是一种双环硝基咪唑类化合物,正在三期临床试验阶段,Haver 等[4]为研究与该药耐药相关的基因,选择 183 株 PA-824 耐药株进行测序发现,83% 菌株在与 PA-824 前体物激活(ddn 29%,fgd1 7%)或 F420 生物合成途径(fbiA 19%,fbiB 2%,fbiC 26%)相关的五个非必需基因中发生了一种突变,晶体结构分析提示这些基因突变均位于蛋白质催化结构域,能抑制前体物活化过程中酶的活性,从而产生耐药。

Bergval 等[5]以一株全敏感的菌株 Mtb72 为母株进行药物选择培养传代,同时纳入其第一代子株中的 9 株单耐药株和第二代子株中的 4 株耐药株,对其进行全基因组测序并构建进化树,母株中与耐药无关的 8 个少数突变传递给了多个子株,被认为是基因漂变的结果,在药物选择过程中与耐药基因共同被筛选并固定于基因组中得到遗传。Cohen 等[6]对南非

夸祖鲁 - 纳塔尔省 2008—2013 年共 337 例患者临床分离株进行全基因组测序分析,从进化学的角度描述了耐药突变在近 40 年中的演化过程。结果分析,一起 50 株成簇的广泛耐药菌株被认为与 Tugela Ferry 地区结核病暴发有关,进化树显示,XDR-TB 与 MDR-TB 的发生分别可以追溯到 20 世纪 50 年代和 80 年代,katG 与 gibB 的突变是最早导致异烟肼与异烟肼耐药并产生 XDR-TB 的原因,异烟肼耐药的 katG315 突变在利福平耐药基因突变发生前的 46 次进化事件中被观察到,其他补偿性突变也伴随着耐药结核病的传播不断发生。

Nair 等[7]发现一种多功能分子 2 可能有抗耐多药结核病的作用,该物质在胞外有显著的抑菌效果,最低抑菌浓度(minimal inhibitory concentration,MIC)为 1.56μg/ml,在肝细胞微环境中半衰期为 14.4 小时。同时它有利于人细胞色素 P450 与尿苷 5'- 二磷酸葡萄糖醛酸转移酶的代谢,与 PA-824 协同抵抗耐多药结核病。Baldwin 等[8]合成姜黄素单碳衍生物并采用纸片扩散法和液体培养观测其抑制 Mtb 以及 M. marinum 生长的效果,结果发现,UBS-109 胞外抑菌效果最佳,同时结构分析发现与碳连接的不饱和键形成的 Michael 受体在抑菌过程中起重要作用,但该衍生物抑菌作用与利福平没有很大差异。Gupta 等[9]应用小鼠感染模型评价莫西沙星与益康唑治疗耐多药结核病的效果,四种一线药物联合治疗八周无效,而莫西沙星和益康唑单独添加或同时添加至化疗方案,均能显著改善治疗效果,而人体中应用效果还需要更多研究。

二、耐药检测技术

Chakravorty 等[10]基于分子信标(sloppy molecular beacon,SMB)技术检测 rrs1401、rrs1402 和 eis 启动子区基因突变以鉴别 Am 和 Km 耐药株,与表型药物敏感测试(L-J、MGIT、MIC)结果比较,敏感度 99.1%(115/116),特异度 100%(487/487)。美国罗格斯大学的 Manganelli 等[11]比较 SMB 与双标记线性探针(dual-labeled probe,DLP)法应用于熔解曲线检测结核分枝杆菌耐药性的效果,研究选取耐药突变相关位点 rpoB、gyrA、rrs 和 eis 启动子区为目标基因分别检测结核分枝杆菌对利福平、氟诺奎酮及低水平卡那霉素抗性,结果表明:两种方法均能准确检测 rpoB RRDR(29/29,100%)与 eis 启动子(3/3,100%)突变;而对 17 株 gyrA 突变株与 22 株 rrs 突变株的检测中,SMB 法阳性率 100%,DLP 法仅检测出 16/17(94%)gyrA 突变与 12/22(55%)rrs 突变;SMB 法在 gyrA 与 rrs 突变的检测限至少较 DLP 法低 2 个数量级。

Pholwat 等[12]基于特异性探针与高通量熔解曲线法评价微流体 Taqman 序列法(TaqMan array card,TAC)应用于耐药基因检测的效果,设计了 27 对引物与 40 个探针以检测耐药相关基因 inhA、katG、rpoB、embB、rpsL、rrs、eis、gyrA、gyrB 和 pncA 突变,与 Sanger 测序对比,230 株 Mtb 临床分离株的检测结果其准确度达 96.1%(2431/2530),而与基于培养法的敏感度测试结果相比较,准确度则为 87%。

Sali 等[13]以意大利两个中心 2013 年 9 月至 2014 年 1 月的 534 例肺结核病患者和 221 例肺外结核病患者为研究样本评价 Seegene Anyplx™ MTB/NTM MDR-TB 技术的检测效率,结果显示其检测肺结核病的敏感度、特异度分别为 86.4% 和 99%,检测肺外结核病的敏感度、特异度分别为 83.3% 和 100%,检测肺结核异烟肼耐药的敏感度、特异度分别为 83.3% 和 100%,提示该方法能有效且快速地诊断结核病及其异烟肼耐药性。

三、耐药与耐药位点突变情况分析

1. MDR-TB 与 rpoB、inhA、katG 和 ahpC 基因突变　墨西哥的 Flores-Trevino 等[14]以瓜

达拉哈拉地区医院 351 例疑似结核病患者为样本分析耐药表型与耐药相关基因突变的关系。该研究采用比例法与 MGIT 对同一痰样标本进行药物敏感性检测，结果显示利福平与异烟肼耐药检测一致性均较好，Kappa 值分别为 0.969、0.666。同时采用焦磷酸测序技术检测 *rpoB*、*inhA* 和 *ahpC* 基因突变，RFLP 检测 *katG* 基因突变。21 株利福平耐药菌株中 10 株（48%）被检测出 *rpoB* 基因区的 Ser531Leu 突变，且全部是 MDR 菌株；42 株异烟肼耐药菌株中 6 株（14%）有 *katG* 突变，11 株（26%）有 *inhA* 突变，近一半（48%）的菌株未检测到任何突变；*ahpC* 突变同时在异烟肼敏感与耐药株中被检测到，被认为是一种多态性现象。同时，该研究组还分析了 68 株 Mtb 的基因型，spoligotyping 和 IS6110-RFLP 的基因分型结果显示，21 株 Mtb 为单一型，47 株（69.1%）分成 10 个簇，其中 6 株（12.8%）为 MDR 菌株。T 型、Haarlem 型和 LAM 型是瓜达拉哈拉的主要流行株，另外检测出一株北京型 SIT406 菌株，该株呈高耐药性，而且是拉丁美洲被报道的第一例北京型 Mtb[15]。Brossier 等[16]从法国国家结核病患者库中选取 2003—2014 年间同时发生 *katG*、*ethA* 和 *inhA* 基因突变的 MDR-Mtb 临床分离株共 29 株进行分析，经 MIRU-VNTR 分型发现其中 22 株由近期传播引起，被分为 2 个簇，提示临床上需要重视耐药结核病的早期诊断并及时控制其传播。

2. 吡嗪酰胺耐药与 *pncA* 基因突变　Whitfield 等[17]对 *pncA* 突变株进行 MIC 测定，最终建议检测丙嗪酰胺耐药的浓度为 100μg/ml。Maslov 等[18]分析 64 株 Mtb 临床分离株丙嗪酰胺耐药性，基于 *pncA* 测序结果评价 MGIT960 的敏感度和特异度分别为 0.81 和 0.97，同时也发现 1 株 PZA 耐药株没有发生任何已知相关基因的突变。Akhmetova 等[19]对哈萨克斯坦 77 株 Mtb 临床分离株的 *pncA* 和 *rpsA* 基因进行测序，结果显示，48 株（62.3%）Mtb 为耐多药菌株，41 株（53.2%）对 PZA 表型耐药，38 株（49.3%）存在 *pncA* 及其侧翼基因突变且其中大多数（36，94.7%）为耐多药菌株，而 *rpsA* 同义替换突变与 PZA 耐药无关。

3. 乙胺丁醇耐药与 *embB* 基因突变　乙胺丁醇抑制分枝杆菌多聚糖的合成，常作为一线药物应用于结核病联合药物治疗中，为研究 *embB306* 基因突变与耐药的关系，Cuevas-Córdoba 等[20]对 175 株结核分枝杆菌临床分离株的 *embB306* 基因测序，乙胺丁醇耐药株、乙胺丁醇敏感的耐药株与全敏感株中发生 *embB306* 基因突变分别有 32.8%（20/61）、2.0%（1/49）和 1.5%（1/65），*embB306* 基因突变与乙胺丁醇、异烟肼和利福平耐药显著相关（*OR* 17.7，95%CI 5.6~56.1），提示可以作为检测多种药物敏感性和耐多药结核病的指标。其他位点如 *embCAB* 位点和 *embR* 基因也曾被报道与乙胺丁醇耐药相关。Brossier 等[21]检测了 71 株乙胺丁醇耐药株与 60 株敏感株的相关基因突变，发现除了 embB306 外，*embC-embA* 基因间隔区的突变也与乙胺丁醇显著相关（*P*<0.001），而未检测出 *embR* 基因突变，提示增加 *embC-embA* 基因间隔区突变检测可以提高分子手段检测乙胺丁醇耐药性的敏感度。

4. 二线抗结核药物耐药与相关基因突变　Kambli 等[22]测定了 93 株具有 *gyrA* 突变的 Mtb 临床分离株的 Ofx 和 Mfx 最低抑菌浓度，以了解其对于二线抗结核药物表型耐药与基因型耐药的关系。*gyrA* 突变发生于 Ala90Val、Ser91Pro、Asp94Ala、Asp94Asn/Tyr、Asp94Gly 和 Asp94His，其中 *gyrA90* 与 *gyrA91* 突变的菌株对 Ofx 和 Mfx 的 MIC_{90} 分别为 4.0μg/ml 和 1.0μg/ml，*gyrA94* 突变的菌株对 Ofx 和 Mfx 的 MIC_{90} 分别为 8.0μg/ml 和 2.5μg/ml，有 3 株 *gyrA94* 突变菌株对两种氟诺奎酮类药物均达高度耐药水平（MfxMICs 为 5.0~8.0μg/ml，Ofx MICs≥10.0μg/ml）。Willby 等[23]的研究结果类似，大部分耐药株 Ofx 和 Mfx 的 MICs 分别大于 1μg/ml 和 0.5μg/ml，替代突变 Ala90Val、Asp94Ala 和 Asp94Tyr 容易产生低耐药，基于

这些结果建议比例法测定氟喹诺酮类药物 Lfx 和 Mfx 的浓度分别定为 $1\mu g/ml$ 和 $0.5\mu g/ml$。Bauskenieks 等[24]分析了氨基糖苷类药物耐药相关基因 rrs、eis、rpsL、gidB 的多态性,在 41 株耐药株与 17 株敏感株中,92% 的菌株 rrs 发生 A1400G 突变且与 Km 高耐药、Am 低 MIC 水平有关;80% 分离株 eis 启动子发生突变,与 Km 低水平抑菌浓度有关。

(江琦 高谦)

参考文献

1. Garima K, Pathak R, Tandon R, et al. Differential expression of efflux pump genes of Mycobacterium tuberculosis in response to varied subinhibitory concentrations of antituberculosis agents. Tuberculosis (Edinb), 2015, 95 (2): 155-161.

2. Winglee K, Lun S, Pieroni M, et al. Mutation of Rv2887, a marR-like gene, confers Mycobacterium tuberculosis resistance to an imidazopyridine-based agent. Antimicrob Agents Chemother, 2015, 59 (11): 6873-6881.

3. Meftahi N, Namouchi A, Mhenni B, et al. Evidence for the critical role of a secondary site rpoB mutation in the compensatory evolution and successful transmission of an MDR tuberculosis outbreak strain. J Antimicrob Chemother, 2016, 71 (2): 324-332.

4. Haver HL, Chua A, Ghode P, et al. Mutations in genes for the F420 biosynthetic pathway and a nitroreductase enzyme are the primary resistance determinants in spontaneous in vitro-selected PA-824-resistant mutants of Mycobacterium tuberculosis. Antimicrob Agents Chemother, 2015, 59 (9): 5316-5323.

5. Bergval I, Coll F, Schuitema A, et al. A proportion of mutations fixed in the genomes of in vitro selected isogenic drug-resistant Mycobacterium tuberculosis mutants can be detected as minority variants in the parent culture. FEMS microbiol lett, 2015, 362 (2): 1-7.

6. Cohen K A, Abeel T, Manson Mcguire A, et al. Evolution of extensively drug-resistant tuberculosis over four decades: whole genome sequencing and dating analysis of Mycobacterium tuberculosis isolates from KwaZulu-Natal. PLoS med, 2015, 12 (9): e1001880.

7. Nair V, Okello MO, Mangu NK, et al. A novel molecule with notable activity against multi-drug resistant tuberculosis. Bioorg Med Chem Lett, 2015, 25 (6): 1269-1273.

8. Baldwin PR, Reeves AZ, Powell KR, et al. Monocarbonyl analogs of curcumin inhibit growth of antibiotic sensitive and resistant strains of Mycobacterium tuberculosis. Eur J Med Chem, 2015, 92: 693-699.

9. Gupta UD, Vemuri N, Gupta P, et al. Efficacy of moxifloxacin & econazole against multidrug resistant (MDR) Mycobacterium tuberculosis in murine model. The Indian J Med Res, 2015, 142 (3): 323-329.

10. Chakravorty S, Lee JS, Cho EJ, et al. Genotypic susceptibility testing of Mycobacterium tuberculosis isolates for amikacin and kanamycin resistance by use of a rapid sloppy molecular beacon-based assay identifies more cases of low-level drug resistance than phenotypic Lowenstein-Jensen testing. J Clinic Microbiol, 2015, 53 (1): 43-51.

11. Manganelli R, Roh SS, Smith LE, et al. Comparative evaluation of sloppy molecular beacon and dual-labeled probe melting temperature assays to identify mutations in Mycobacterium tuberculosis resulting in rifampin, fluoroquinolone and aminoglycoside resistance. PloS one, 2015, 10 (5): e0126257.

12. Pholwat S, Liu J, Stroup S, et al. Integrated microfluidic card with TaqMan probes and high-resolution melt analysis to detect tuberculosis drug resistance mutations across 10 genes. MBio, 2015, 6 (2): e02273.

13. Sali M, De Maio F, Caccuri F, et al. Multicenter evaluation of Anyplex Plus MTB/NTM MDR-TB assay for rapid detection of Mycobacterium tuberculosis complex and multidrug-resistant isolates in pulmonary and extrapulmonary specimens. J Clinic Microbiol, 2016, 54 (1): 59-63.

14. Flores-Trevino S, Morfin-Otero R, Rodriguez-Noriega E, et al. Characterization of phenotypic and genotypic drug resistance patterns of Mycobacterium tuberculosis isolates from a city in Mexico. Enferm Infecc Microbiol Clin,

2015,33(3):181-185.

15. Flores-Trevino S,Morfin-Otero R,Rodriguez-Noriega E,et al. Genetic diversity of Mycobacterium tuberculosis from Guadalajara,Mexico and identification of a rare multidrug resistant Beijing genotyp. PloS one,2015,10(2):e0118095.

16. Brossier F,Sola C,Bernard C,et al. Characterization of a clone of Mycobacterium tuberculosis clinical isolates with mutations in katG(A110V),ethA(Q269STOP),and the inhA Promoter(-15C → T). J Clinic Microbiol,2015,53(9):3104.

17. Whitfield M G,Warren R M,Streicher E M,et al. Mycobacterium tuberculosis pncA polymorphisms that do not confer pyrazinamide resistance at a breakpoint concentration of 100 micrograms per milliliter in MGIT. J Clinic Microbiol,2015,53(11):3633-3635.

18. Maslov DA,Zaichikova MV,Chernousova LN,et al. Resistance to pyrazinamide in Russian Mycobacterium tuberculosis isolates:pncA sequencing versus Bactec MGIT 960 . Tuberculosis(Edinb),2015,95(5):608-612.

19. Akhmetova A,Kozhamkulov U,Bismilda V,et al. Mutations in the pncA and rpsA genes among 77 Mycobacterium tuberculosis isolates in Kazakhstan. Int J Tuberc Lung Dis,2015,19(2):179-184.

20. Cuevas-Cordoba B,Juarez-Eusebio DM,Almaraz-Velasco R,et al. Mutation at embB codon 306,a potential marker for the identification of multidrug resistance associated with ethambutol in Mycobacterium tuberculosis. Antimicrob Agents Chemother,2015,59(9):5455-5462.

21. Brossier F,Sougakoff W,Bernard C,et al. Molecular analysis of the embCAB locus and embR gene involved in ethambutol resistance in clinical isolates of Mycobacterium tuberculosis in France. Antimicrob Agents Chemother,2015,59(8):4800-4808.

22. Kambli P,Ajbani K,Sadani M,et al. Correlating minimum inhibitory concentrations of ofloxacin and moxifloxacin with gyrA mutations using the genotype MTBDRsl assay. Tuberculosis,2015,95(2015):137-141.

23. Willby M,Sikes R D,Malik S,et al. Correlation between gyrA substitutions and ofloxacin,levofloxacin,and moxifloxacin cross-resistance in Mycobacterium tuberculosis. Antimicrob Agents Chemother,2015,59(9):5427-5434.

24. Bauskenieks M,Pole I,Skenders G,et al. Genotypic and phenotypic characteristics of aminoglycoside-resistant Mycobacterium tuberculosis isolates in Latvia. Diagn Microbiol Infect Dis,2015,81(3):177-182.

第三节　结核病患病人群基因多态性的研究

较之于国内的研究,国外有条件开展结核病人群基因多态性研究的国家和地区均为结核病低发病国家和地区,患病人群基数的限制使得此类研究无法在本国开展,而是采取与发病率较高的发展中国家(南非、印度、越南等)合作开展。由于不同地区人群构成之间的差异,这些研究结果是否能在广泛范围内解释结核病患病相关的基因多态性位点还不能下绝对的定义。

一、活动性结核病人群易感基因的研究

Rudko 等[1]使用在俄罗斯西伯利亚地区对 331 例俄罗斯族非结核分枝杆菌病患者以及 238 例图瓦族结核病患者的 IL12/IFNG 通路上的基因型进行研究。该通路在之前已经发现有诸多位点的多态性与非结核分枝杆菌病的患病相关。该研究发现这些与非典型性分枝杆菌病患病相关的均与结核病的发病没有相关性;尽管在参与该通路编码基因的区域发现了 15 个新的单核苷酸多态性,但是均与结核病的发病没有显著相关性。

Grausteina 等[2]用 MassARRAY 技术在越南对 352 例结核病患者(包括肺结核及结核病脑膜炎患者)及 382 名健康人群的测试组 Toll 样受体 9(Toll-like receptor 9,TLR9)基因分析发现了 3 个与患病人群有显著性相关(P<0.05)的位点:rs11712164 A/T、rs352143 A/G 和 rs353547 G/A。此外,他们还发现了 3 个相关性不显著(P>0.05)的位点:rs352166 G/A、rs5743836 T/C 和 rs352142 T/G。进一步在 339 例结核病患者(包括肺结核及结核病脑膜炎患者)及 367 名健康人群的验证组中进行相关性不显著的 3 个 SNPs 的验证发现,rs352142 T/G 也与结核病的患病显著相关。将测试组和验证组样本合并分析发现,rs352142 T/G 与结核病脑膜炎的患病相关性最明显;而 rs352143 A/G 与肺结核发病的相关性最明显。提示 TLR9 的基因多态性与结核病的发病有很强的相关性。

Dittricha 等[3]使用传统的基因 PCR 和 Sanger 测序方法在印度对 206 例结核病患者和 239 例健康人群 TLR1 和 TLR2 基因的多态性进行分析发现,TLR1-248N 位点的基因多态性与结核病的患病显著相关;同时,使用结核分枝杆菌 H37Rv 的裂解物刺激含有相关多态性位点的人外周血单核淋巴细胞、转染表达携带相关多态性位点基因的上皮细胞系发现,TLR1-248N 的位点能够显著增加由分枝杆菌裂解无诱导的 NF-κB 通路的激活;揭示在印度人群中 SNP TLR1-248N 多态性与结核病患病的相关性。

Rodríguez-Castillo 等[4]对 99 例活动性结核病人(包括部分感染利福平加乙胺丁醇耐药菌株的病人)的膜转运蛋白 P-glycoprotein 的编码基因 ABCB1 进行分析发现,该基因上 2677G>A 的 SNP 可能与利福平及乙胺丁醇的耐药相关,但是 C1236T 和 C3435T 这两个 SNPs 则与耐药没有显著的相关性。

二、结核菌素皮肤试验结果与人群基因多态性的研究

Cobat 等[5]使用高通量测序技术,在结核病的低发病地区法国对 540 例结核病密切接触者进行了全基因组关联分析,结合对这些受试人群的结核菌素皮肤试验结果(tuberculin skin test,TST)进行综合分析发现,TST 的阴性结果与染色体 11p15 14.3Mb 区域的多态性呈现显著相关性。该区域与之前报道过的、在南非地区发现的与 TST 结果相关的 TST1 染色体区域相同。此外,在南非地区的研究还发现,该染色体区域与参与编码结核免疫中重要的细胞因子 TNF-α 的区域重叠。

(王川　高谦)

参考文献

1. Rudko AA,Garaeva AF,Bragina EY,et al. Mutations in genes underlying atypical familial mycobacteriosis are not found in tuberculosis patients from Siberian populations. Tuberculosis,2015,95(2):204-207.

2. Grausteina A.,Hornea DJ,Arentz M,et al.TLR9 gene region polymorphisms and susceptibility to tuberculosis in Vietnam. Tuberculosis,2015,95(2):190-196.

3. Dittricha N,Berrocal-Almanza LC,Thada S,et al. Toll-like receptor 1 variations influence susceptibility and immune response to Mycobacterium tuberculosis. Tuberculosis,2015,95(3):328-335.

4. Rodríguez-Castillo JA,Arce-Mendoza AY,Quintanilla-Siller A,et al. Possible association of rare polymorphism in the ABCB1 gene with rifampin and ethambutol drug-resistant tuberculosis. Tuberculosis,2015,95(5):532-537.

5. Cobat A,Poirier C,Hoal E,et al. Tuberculin skin test negativity is under tight genetic control of chromosomal region 11p14-15 in settings withdifferent tuberculosis endemicities. J Infect Dis,2015,211(2):317-321.

第二章 抗结核药物及药物靶点

摘　要:近 1 年来,国外抗结核药物及药物靶点的研究较为深入,并取得不少的成果。抗结核药物靶点主要包括:以细胞壁为基础的药物靶点(烯酰基载体蛋白还原酶、FabG4、分枝菌酸、hspX),以 DNA 合成为基础的药物靶点(DNA 螺旋酶 B、次黄嘌呤转磷酸核糖基酶、胸苷酸激酶),以 Mtb 持留相关基因为基础的药物靶点等。抗结核候选药物有:TBA-354、PDAAs、依索唑胺和 HP 类似物等。一些天然产物及其衍生物,如菲啶衍生物、密螺霉素、Vermelhotin 和姜黄素等可能也有一定的抗结核活性。

关键词:化合物筛选;新药物靶点;DNA 解旋酶;持留菌;天然化合物

近年来,由于抗结核药物的大量使用,不合时宜的治疗方案,病人依从性差而未完成足够的疗程以及抗结核作用位点突变等综合因素,导致耐多药和广泛耐药结核病不断增多,加之艾滋病的流行以及流动人口的增加,防治资金不足等原因,抗结核治疗面临严峻挑战。目前治疗结核病的药物主要是传统的一线抗结核药物和二线抗结核药物,一线药物对耐多药以及潜伏感染结核病治疗效果差,必须使用二线药物,而二线药物治疗周期相对较长,大概在 2~4 年,且治疗效果不如一线药物好,常伴有严重的不良反应,导致患者的依从性差,复发率高,因此,抗结核新药的研发愈加迫切。

一、抗结核药物靶点

(一)以细胞壁为基础的药物靶点

1. **烯酰基载体蛋白还原酶**　Mtb 特有的脂肪酸生物合成途径(fatty acid biosynthesis, FAS Ⅱ)参与细胞壁分枝菌酸的生物合成。烯酰基载体蛋白还原酶(enoyl acyl carrier protein reductase,InhA)是该途径的关键酶,一线抗结核药物异烟肼就是通过抑制 Mtb 中烟酰胺腺嘌呤二核苷酸依赖的 InhA 酶,进而破坏细胞壁结构的完整性而发挥药效。Šink 等[1]以 thiadiazole 为母核在四环的基础上,设计合成一系列新的有效的三环 InhA 抑制剂,其中化合物 8b、8d、8f、8l 和 8n 相比于四环类似物具有较好的抗菌活性和物理化学特性。8d、8f 和 8n 有较好的膜通透性,不与 hERG 相互作用,(S)-8d 是这些化合物中最有效的,在 THP-1 细胞内表现出较好的抗菌活性,在人微粒体中有较好的清除率,尽管在 Mtb 感染的小鼠模型中效果不如异烟肼,但证实了这些 InhA 小分子抑制剂具有较好的发展前景。Rotta 等[2]合成一系列哌嗪衍生物来筛选 InhA 抑制剂,初步证实 9H-fluoren-9-yl- 哌嗪能够与 InhA 相互作用。Campen 等[3]利用转座子插入突变体库,发现 InhA 的过表达,可以增加耻垢分枝杆菌对异烟肼的抗性,然而对异烟肼的类似物 NSC27607,NSC33759 和 NSC40350 的抗性并没有增加,说明类似物并不是直接作用于该靶点,为后续以 InhA 依赖的抗性机制研究提供基础。

2. **FabG4**　FabG4(Rv0242c)是参与旁路脂肪酸合成途径的酶,与 Mtb 的生长存活密切相关,其过表达可能与 Mtb 耐药性有关。Banerjee 等[4]合成六个 FabG4 抑制剂三唑并多酚苯胺(triazole linked polyphenol aminobenzene),发现这些化合物在低摩尔浓度下有较好的酶抑制性,同之前的抑制剂 gallate 一样,取代基连接到三唑环的 N-1 位是结构活性的基础。

3. 分枝菌酸　Nair 等[5]合成的多功能化合物 2 可作为治疗 MDR-TB 的潜在药物,该化合物是分枝菌酸合成的抑制剂,在体外有较好的抗 MDR-TB 的活性(MIC=1.56μg/ml),且对体外正常培养的巨噬细胞毒性较低,在人肝微粒体中半衰期是 14.4 小时,其代谢与细胞色素 P450 和尿苷二磷酸葡萄糖醛酸基转移酶有关。在抗 MDR-TB 治疗中,发现与 PA-824 合用有协同作用,体外还具有抗 HIV 活性。

4. hspX　hspX 基因编码的蛋白质高度表达在细胞壁,与 Mtb 的生长抑制及潜伏感染有关。Hu 等[6]将 hspX 缺陷株(DhspX)作为潜在的 hspX 抑制模型,将正常 BALB/c 小鼠分别感染 DhspX 和野生菌株,感染 3 周后,先用利福平、异烟肼和吡嗪酰胺治疗 14 周,随后用氢化可的松治疗 8 周,发现感染 DhspX 的受损组织在 8 周后被治愈而感染野生株则需要 14 周,感染 DhspX 的复发率(60.7%)明显低于感染野生菌株复发率(92.6%)。在联合传统药物治疗中,hspX 可作为一个有效治疗靶点来缩短治疗时间和减少疾病复发率。

(二) 以 DNA 合成为基础的药物靶点

1. DNA 螺旋酶 B　DNA 螺旋酶是唯一的一种可以引入 DNA 负超螺旋的 type II 拓扑异构酶,它是原核细胞所必须的基本酶类,参与了细胞内 DNA 的生理活动,如 DNA 复制、转录、基因重组、染色体重组等生理活动。DNA 螺旋酶由 gyrA 和 gyrB 基因编码,全酶由两个亚蛋白单元 A(GyrA)和 B(GyrB)以异源四聚体(A2B2)的形式存在。因人体不存在 DNA 螺旋酶,螺旋酶被认为是一个有吸引力的药物靶点。喹诺酮类药物就是以 GyrA 为靶点的药物,由于耐药性的出现,相继出现了一些以 GyrB 靶点的药物如苯并咪唑尿素酶、吡嗪酰胺和 triazolopyridine 尿素酶。Medapi 等[7]在已报道的 GyrB 抑制剂结构上进行优化,合成了 46 个新的喹啉衍生物,其中化合物 23、28 和 53 对耻垢分枝杆菌 GyrB 的抑制活性较好,IC_{50} 小于 1μmol/L,化合物浓度在 50μmol/L 时对巨噬细胞 RAW264.7 无毒性。化合物 53 对 H37Rv 的抗结核活性最好(MIC 为 3.3μmol/L),被确定为最有潜力 GyrB 抑制剂。

2. 次黄嘌呤转磷酸核糖基酶　次黄嘌呤转磷酸核糖基酶(hypoxanthine-guanine phosphoribosyltransferase,MtHGPRT),对 DNA/RNA 的合成起重要作用。有研究发现,开环膦酸核苷类药物(acyclic nucleoside phosphonates,ANPs)是 MtHGPRT 竞争性抑制剂,能够抑制 Mtb 生长,MIC_{50} 可低至 4.5μmol/L,同时对哺乳动物细胞毒性较低,CC_{50} 高达 300μmol/L 以上[8]。ANPs 的最大优点是具有较好的选择性,不会对宿主体内的酶产生作用。

3. 胸苷酸激酶　Mtb 的胸苷酸激酶(thymidylate kinase,TMK)是体外 DNA 合成的关键酶,Naik 等[9]应用高通量筛选和磁共振谱,筛选出两类新的 TMK 抑制剂 3-cyanopyridone 和 1,6-naphthyridin-2-one,以往的抑制剂都是胸苷单磷酸类似物或者是含有结构,而这两类物质是非胸苷酸样 TMK 的抑制剂,对 TMK 具有较好的选择性。

(三) 以 Mtb 持留相关基因为基础的药物靶点

Mtb 在吞噬体的酸性环境中能够维持自身 pH 保持在中性状态,当 Mtb 的分枝杆菌耐酸性蛋白酶(mycobacterial acid resistance protease,MarP)基因缺陷时,Mtb 不能维持自身的中性环境,进而影响 Mtb 的生存。研究证实 MarP 是一个跨膜丝氨酸蛋白水解酶,蛋白酶结构域存在于细胞质中,应用高通量筛选 MarP 蛋白酶结构域的抑制剂,发现 HtrA1(high temperature requirement A1)具有较好的酶抑制活性[10]。

生物素的生物合成对 Mtb 在体内的生存和持留至关重要,氨基转移酶 BioA,是生物素合成途径中起催化作用的关键酶,由于易受化学抑制而成为药物靶点。Park 等[11]发现以 N-aryl 哌嗪为基本结构的化合物具有较好的酶抑制活性。此外,硫解酶 FadA5,是催化 Mtb 胆固醇侧链降解的关键酶,与 Mtb 潜伏感染密切相关,Schaefer 等[12]对 FadA5 的结构和机制 进一步的研究发现类固醇样的化合物可能会成为 FadA5 特异性的抑制剂。

二、抗结核候选药物

(一) TBA-354

硝基咪唑化合物是一类非常有前景的抗结核药物,delamanid 和 PA-824 是第一代硝基 咪唑化合物,能够抑制 Mtb 细胞壁分枝菌酸的生物合成。TBA-354 是一类新的硝基咪唑化 合物,其体外抗复制和非复制 Mtb 的活性和 delamanid 相当,优于 PA-824。急性和慢性 Mtb 感染小鼠模型显示 TBA-354 在体内呈时间和剂量依赖的杀菌活性,其活性和 delamanid 相 当,显著优于 PA-824[13]。该化合物较其他两个化合物最大的优点是生物利用度高,半衰期 长,未来可能用于一天一次给药,以增加病人的依从性。

(二) PDAAs

Timofeeva 等[14]研究发现 PDAAs(nonquaternary protonated polydiallylamines)对 Mtb 和耻 垢分枝杆菌都具有抗菌活性,其抗菌活性取决于氨基的结构,烷基 N- 取代基的长度,聚合物 的分子量,治疗时间和细胞浓度,发现这些聚合物是通过损伤内膜的通透性,进而干扰细胞 壁的完整性而发挥抗菌活性。

(三) 依索唑胺

抗细菌毒力靶向药物治疗能选择性地遏制目标菌的不同毒力因子如黏附素、细菌毒素、 细菌生物膜、群体感应及双组分系统等,这类药物并不直接影响菌体的死亡,能有效降低细 菌耐药的流行,弥补了现行抗感染药物的不足。PhoPR 双组分系统是 Mtb 最基本、最重要 的感应外界环境变化并做出相应反应的调控系统,该系统与 Mtb 毒力和致病性密切相关。 Johnson 等[15]应用碳酸酐酶抑制剂依索唑胺治疗 Mtb 后,导致 PhoPR 发生突变,主要表现为 核心 PhoPR 调节子表达下调,毒力相关脂类聚集发生改变,Esx-1 蛋白质的分泌受到抑制, 最终降低了病原菌的毒力,研究还证实依索唑胺能够抑制巨噬细胞和感染小鼠内 Mtb 的生 长,有望成为抗毒力治疗的新药物。

(四) HP 类似物

生物膜是细菌黏附于表面时,分泌的多糖基质、纤维蛋白、脂质蛋白等将其自身包绕其 中而形成的含有大量细菌膜样复合体。近来研究发现 Mtb 能够以生物膜形式存在,与 Mtb 的持留和耐药性有密切关系。Garrison 等[16]在 marine phenazine antibiotic 1 的基础上合成了 一系列 HP(halogenated phenazines)类似物,大多数 HP 类似物对 H37Ra 均有抗菌活性,其中 13 抗菌活性最强(MIC=3.13μmol/L),初步证实 HP 类似物可能通过产生超氧阴离子自由基 而发挥抗菌活性,HP 类似物将有可能成为治疗持留和复发结核病的新药物。

三、天然产物及其衍生物的抗结核作用

植物或微生物的天然产物是新的抗菌药物重要来源,天然产物结构的多样性能够促进 新药物的发现。菲啶(phenanthridine)衍生物是许多天然产物的重要核心成分,具有抗菌,抗 癌,抗疟疾,抗 HIV,抗 Mtb 等众多生物学活性。Naidu 等[17]合成的 33 个 6-(piperazin-1-yl)

菲啶衍生物在体外均具有不同程度的抗 H37Rv 活性。其中化合物 6l、6r、7b、7f、7g 和 7k 具有一般的抗菌活性（MIC=6.25μg/ml），化合物 6b、6e、6k、6n、7h、7i 和 7n 具有较好的抗菌活性（MIC=3.13μg/ml），而化合物 6m、6s 和 7d 具有非常强的抗菌活性（MIC=1.56μg/ml），分子对接发现 6b 和 7d 与 Mtb 的 GyrB 蛋白 ATPase 区相互作用。

链霉菌菌株（Streptomyces strain）MS-6-6 是从沙特阿拉伯的土壤中分离的，Yassien 等[18]发现其代谢产物密螺霉素（treponemycin，TP）是一个多聚酮的大环内酯类物质，具有较好的抗结核活性（MIC=13.3μg/ml），作者对培养基进行改良后，TP 产量得到较大提高（150%），为后续研究提供有利条件。

此外，Ganihigama 等[19]发现天然产物 Vermelhotin 对临床 MDR-TB 分离株具有较好的抗菌活性，且其衍生物细胞毒性较弱。Baldwin 等[20]证实姜黄素（curcumin）的单羰基衍生物能够在体外抑制 Mtb 的生长，还可能抑制体内的炎症反应。Suhitha 等[21]发现药用植物 Strophanthus Wallichii 的甲醇提取物 2-hydroxy-4-methox 苯甲醛也具有抗结核活性。由此可见，天然产物及其衍生物在抗结核方面将会发挥重要作用。

尽管目前结核病的治疗面临巨大的挑战，但是我们完全有理由相信，随着现在和以往的抗结核药物研发经验，Mtb 生物学研究的深入以及不断出现的新技术手段，将会有更多的抗结核新药及新靶点被研制和开发。

（李传友　陈艳清）

参考文献

1. Šink R, Sosič I, Živec M, et al. Design, synthesis, and evaluation of new thiadiazole-based direct inhibitors of enoyl acyl carrier protein reductase (InhA) for the treatment of tuberculosis. J Med Chem, 2015, 58(2): 613-624.
2. Rotta M, Pissinate K, Villela AD, et al. Piperazine derivatives: synthesis, inhibition of the Mycobacterium tuberculosis enoyl-acyl carrier protein reductase and SAR studies. Eur J Med Chem, 2015, 90: 436-447.
3. Campen RL, Ackerley DF, Cook GM, et al. Development of a Mycobacterium smegmatis transposon mutant array for characterising the mechanism of action of tuberculosis drugs: Findings with isoniazid and its structural analogues. Tuberculosis (Edinb), 2015, 95(4): 432-439.
4. Banerjee DR, Senapati K, Biswas R, et al. Inhibition of M. tuberculosis β-ketoacyl CoA reductase FabG4 (Rv0242c) by triazole linked polyphenol-aminobenzene hybrids: comparison with the corresponding gallate counterparts. Bioorg Med Chem Lett, 2015, 25(6): 1343-1347.
5. Nair V, Okello MO, Mangu NK, et al. A novel molecule with notable activity against multi-drug resistant tuberculosis. Bioorg Med Chem Lett, 2015, 25(6): 1269-1273.
6. Hu Y, Liu A, Menendez MC, et al. HspX knock-out in Mycobacterium tuberculosis leads to shorter antibiotic treatment and lower relapse rate in a mouse model—a potential novel therapeutic target. Tuberculosis, 2015, 95(1): 31-36.
7. Medapi B, Suryadevara P, Renuka J, et al. 4-Aminoquinoline derivatives as novel Mycobacterium tuberculosis GyrB inhibitors: Structural optimization, synthesis and biological evaluation. Eur J Med Chem, 2015, 103: 1-16.
8. Eng WS, Hocková D, Špaček P, et al. First Crystal Structures of Mycobacterium tuberculosis 6-Oxopurine Phosphoribosyltransferase: Complexes with GMP and Pyrophosphate and with Acyclic Nucleoside Phosphonates Whose Prodrugs Have Antituberculosis Activity. J Med Chem, 2015, 58(11): 4822-4838.
9. Naik M, Raichurkar A, Bandodkar BS, et al. Structure guided lead generation for M. tuberculosis thymidylate kinase (Mtb TMK): discovery of 3-cyanopyridone and 1,6-naphthyridin-2-one as potent inhibitors. J Med Chem,

2015,58(2):753-766.

10. Zhao N,Darby CM,Small J,et al. Target-based screen against a periplasmic serine protease that regulates intrabacterial pH homeostasis in Mycobacterium tuberculosis. ACS Chem Biol,2015,10(2):364-371.

11. Park SW,Casalena DE,Wilson DJ,et al. Target-based identification of whole-cell active inhibitors of biotin biosynthesis in Mycobacterium tuberculosis. Chem Biol,2015,22(1):76-86.

12. Schaefer CM,Lu R,Nesbitt NM,et al. FadA5 a thiolase from Mycobacterium tuberculosis:a steroid-binding pocket reveals the potential for drug development against tuberculosis. Structure,2015,23(1):21-33.

13. Upton AM,Cho S,Yang TJ,et al. In vitro and in vivo activities of the nitroimidazole TBA-354 against Mycobacterium tuberculosis. Antimicrob Agents Chemother,2015,59(1):136-144.

14. Timofeeva LM,Kleshcheva NA,Shleeva MO,et al. Nonquaternary poly(diallylammonium)polymers with different amine structure and their biocidal effect on Mycobacterium tuberculosis and Mycobacterium smegmatis. Appl Microbiol Biotechnol,2015,99(6):2557-2571.

15. Johnson BK,Colvin CJ,Needle DB,et al.The Carbonic Anhydrase Inhibitor Ethoxzolamide Inhibits the Mycobacterium tuberculosis PhoPR Regulon and Esx-1 Secretion and Attenuates Virulence. Antimicrob Agents Chemother,2015,59(8):4436-4445.

16. Garrison AT,Abouelhassan Y,Kallifidas D,et al.Halogenated Phenazines that Potently Eradicate Biofilms, MRSA Persister Cells in Non-Biofilm Cultures,and Mycobacterium tuberculosis. Angew Chem Int Ed Engl. 2015, [Epub ahead of print].

17. Naidu KM,Nagesh HN,Singh M,et al. Novel amide and sulphonamide derivatives of 6-(piperazin-1-yl) phenanthridine as potent Mycobacterium tuberculosis H37Rv inhibitors. Eur J Med Chem,2015,92:415-426.

18. Yassien MA,Abdallah HM,El-Halawany AM,et al. Anti-tuberculous activity of treponemycin produced by a streptomyces strain MS-6-6 isolated from Saudi Arabia. Molecules,2015,20(2):2576-2590.

19. Ganihigama DU,Sureram S,Sangher S,et al. Antimycobacterial activity of natural products and synthetic agents:pyrrolodiquinolines and vermelhotin as anti-tubercular leads against clinical multidrug resistant isolates of Mycobacterium tuberculosis. Eur J Med Chem,2015,89:1-12.

20. Baldwin PR,Reeves AZ,Powell KR,et al. Monocarbonyl analogs of curcumin inhibit growth of antibiotic sensitive and resistant strains of Mycobacterium tuberculosis. Eur J Med Chem,2015,92:693-699.

21. Suhitha S,Devi SK,Gunasekaran K,et al. Phytochemical analyses and activity of herbal medicinal plants of North- East India for anti-diabetic,anti-cancer and anti-tuberculosis and their docking studies. Curr Top Med Chem,2015,15(1):21-36.

第三章 结核病疫苗

摘　要：2015 年，在结核病疫苗领域中关于新的疫苗免疫原筛选、疫苗效力评估方法以及新的疫苗临床前研究进行了一系列研究，包括研究结核病疫苗效力评估用小鼠品系选择、M.bovisΔmce2-phoP 基因缺失株、BCG DenmarkΔzmp1 基因缺失株的免疫效力评估以及结核病疫苗新抗原的筛选及鉴定等。但在结核病疫苗的效力评估中仍然没有发现有效的免疫学指标，实验动物的感染保护试验依然是主要的评估方法；在结核病疫苗临床前评估中，候选疫苗能够展现出高于或与 BCG 相等的免疫保护力，但仍不能清除机体内的细菌，使得很多进入临床试验的疫苗保护效果不理想。这可能由于我们还没有发现能够真正激发机体有效免疫保护反应的免疫原。相信，随着新生物技术的迅速发展，科研人员能够最终探明结核分枝杆菌与机体相互斗争的免疫过程，并发现其中真正起免疫保护作用的抗原，进而推动结核病疫苗向前发展。

关键词：卡介苗；HIV/TB 双重感染；动物模型评估；新抗原靶标

2015 年，国外学者在结核病疫苗的研究方面取得了一定的成果。重点对结核病疫苗效力评估用小鼠品系选择、M.bovisΔmce2-phoP 基因缺失株、BCG DenmarkΔzmp1 基因缺失株的免疫效力评估以及结核病疫苗新抗原的筛选及鉴定等进行了广泛而又深入的探讨。

一、小鼠品系的选择关系到疫苗的评价效果

通常认为 BALB/C 小鼠主要激活 Th1 型免疫应答，C57BL/6 主要激活 Th2 型免疫应答。然而，有作者近期研究显示，当 BCG 皮内免疫两种品系小鼠，其肺和脾脏淋巴细胞在体外经 7 种结核分枝杆菌抗原混合物再刺激后，BALB/c 小鼠细胞分泌的 IFN-γ、IL-2 和 IL-17 显著高于 C57BL/6 小鼠，而其 IL-10 显著低于后者。这表明分枝杆菌抗原能够激活 BCG 免疫 BALB/C 小鼠的 Th1 型细胞反应，却通过表达 IL-10 抑制 C57BL/6 小鼠的 Th1 型细胞反应；低剂量的牛分枝杆菌攻毒保护试验显示 BCG 免疫后的 BALB/C 和 C57BL/6 小鼠对于牛分枝杆菌强毒株有大体相当的免疫保护力，这与两种品系小鼠免疫后 IFN-γ 的表达水平并不成正相关，因此能够激活高水平的 Th1 型细胞免疫的疫苗，并不一定会产生更高水平的免疫保护力[1]。

C3Heb/FeJ 小鼠在感染结核分枝杆菌后能够产生坏死性结节状肉芽肿，而 C3H/HeOuJ 小鼠则在感染后不会产生坏死性结节状肉芽肿。BCG 分别免疫 C3Heb/FeJ 和 C3H/HeOuJ 小鼠，4w 后以低剂量结核分枝杆菌 W-Beijing SA161 菌株通过气溶胶感染小鼠，在感染后第 25 天，两种品系小鼠体内的细菌载量均下降；然而在感染后第 50 天，BCG 免疫 C3Heb/FeJ 小鼠的抗结核能力要强于 C3H/HeOuJ 小鼠。BCG 免疫 C3Heb/FeJ 小鼠体内 CD11b+Gr1+ 细胞数量减少、效应 T 细胞和记忆性 T 细胞增加以及不产生坏死性肉芽肿；而 BCG 免疫 C3H/HeOuJ 小鼠体内 IFN-γ 表达量减少、IL-17、IL-10 和 Foxp3 表达水平相对增加[2]。

二、BCG 免疫时间影响疫苗的评价效果

BCG 免疫小鼠后,分别于免疫后 21 天和 120 天鼻内感染结核分枝杆菌,只有在疫苗免疫 120 天后,小鼠才能有效地早期抑制并长期控制结核分枝杆菌。这与表达 IL-17$^+$TNF$^+$IL-2$^+$ 的 CD4$^+$T 细胞的积累有关。而 21 天攻毒时,BCG 免疫小鼠只能产生轻度、瞬时的免疫保护力,此时小鼠体内主要是表达 IFN-γ$^+$TNF$^+$ 的 CD4$^+$T 细胞和少量的表达 IFN-γ$^+$TNF$^+$ IL-2$^+$ 的 CD4$^+$T 细胞。这表明 BCG 免疫产生的记忆细胞的功能特点决定于距离 BCG 免疫时间的远近[3]。

三、结核病候选疫苗靶标的发现

BCG 的脂蛋白提取物(PLBCG)能够激活机体抵抗结核分枝杆菌的体液免疫应答,将其与氢氧化铝佐剂联用免疫小鼠,能够产生与 BCG 免疫相当的免疫保护效果,当其与氢氧化铝联用作为 BCG 免疫后的冲击免疫时,其保护效果优于 BCG,能够减少肺部的病菌载量,并且 PLBCG 单独作为疫苗或是 BCG 的冲击免疫时,并不会造成组织损伤,可以作为结核病的候选疫苗[4]。

Kastner 等[5]研究脂质体佐剂中 DDA、TDB 和 DSPC 组分及其配比对结核病候选疫苗 H56(Ag85B-ESAT-6-Rv2660c)免疫效果影响,发现降低 DSPC 浓度能够显著影响疫苗的免疫效果,高浓度的 DDA 和 TDB 能够诱导 H56 免疫小鼠产生高水平 IFN-γ、IL-2 和 IL-6,从而激活强烈的细胞免疫应答。因此佐剂的选择及优化对于疫苗免疫效果有非常重要的影响。

Garcia 等[6]构建了牛分枝杆菌(Mycobacterium bovis,M.bovis)的 mce2 和 phoP 的单缺失(M.bovisΔmce2 和 M.bovisΔphoP)和双缺失(M.bovisΔmce2-phoP)突变菌株,M.bovisΔmce2-phoP 双缺失突变菌株对 Balb/c 小鼠的毒力显著低于 M.bovis 野毒株,对裸鼠的致死力介于野毒株和 BCG 疫苗株之间;单缺失和双缺失菌株免疫小鼠后,能有效激活 Th1 型细胞免疫应答,并与 BCG 免疫小鼠无显著差异,免疫后以 M.bovis 感染,免疫小鼠脾脏和肺脏的带菌量与 BCG 免疫组相当,并显著低于对照组小鼠,双缺失菌株 M.bovisΔmce2-phoP 有潜力作为牛结核病的候选疫苗株。

Sander 等[7]发现 M.bovis BCG Pasteur 和 BCG Denmark 菌株缺失 zmp1 基因后对 CB-17SCID 小鼠的毒力弱于 BCG,并且对豚鼠具有较 BCG 更好的免疫保护力,因此 zmp1 有可能作为结核病疫苗研究新靶标。

Nayak 等[8]利用 12 名潜伏性结核病患者的 PBMC 体外检测了 164 个结核分枝杆菌抗原的 T 细胞刺激活性,发现 Rv3635、Rv3804 等 44 种具有良好 CD4 T 细胞活性的结核分枝杆菌抗原。

四、BCG 在 HIV 感染者和儿童中的免疫效果评估

Jones 等[9]研究暴露于 HIV 病毒与结核分枝杆菌感染母亲对婴儿 BCG 免疫效果的影响,发现母亲暴露于 HIV 病毒或感染结核分枝杆菌对婴儿的出生时免疫系统影响是暂时的。未暴露于 HIV 的婴儿与暴露但未感染 HIV 的婴儿 BCG 免疫后都能获得良好的免疫保护力。Lule 等[10]比较了不同 BCG 疫苗株、HIV 感染、接触潜伏性结核病患者等因素对出生时接种 BCG 疫苗的 1~5 岁儿童机体免疫水平的影响。结果发现,9% 的儿童在 5 岁时成为结核病

的潜伏感染者,BCG 菌株、接触潜伏性结核病患者、HIV 感染、无症状疟疾、生长不良、驱虫剂使用等因素都会对 5 岁儿童的细胞因子免疫水平产生影响,其中与潜伏性结核病患者的接触史是导致儿童 5 岁时感染结核病的主要原因,而儿童 1 岁时的细胞因子反应与其 5 岁时是否发生潜伏感染之间没有相关性。

Herzmann 等[11]通过支气管灌洗获得暴露于结核分枝杆菌的健康人群及结核病康复人群的支气管肺泡单核细胞(bronchoalveolar mononuclear cells,BALMC),将其分别与不同毒力的 *M. tuberculosis* H37Rv、Haarlem 7761/01 和 Haarlem 9956/03 菌株共培养 2 小时或 5 天,进行结核分枝杆菌生长抑制试验(*M. tuberculosis* in growth inhibition assays,MGIAs),结果显示结核分枝杆菌在支气管单核细胞中的生长速度与 BCG 免疫、暴露于结核分枝杆菌以及康复患者之间无关,仅发现 H37Rv 在 BCG 免疫的 IGRA 阴性人群的 BALMC 中生长速度显著低于 BCG 免疫的 IGRA 阳性人群,但是另外的两株结核分枝杆菌并没有该现象;因此 BCG 免疫并不影响体外生长抑制试验 BALMC 的抗结核分枝杆菌能力。

以人的 5 型腺病毒(AdHu5)作为载体结核病疫苗进行了大量的临床前研究和少量的早期临床研究,但是人的腺病毒感染引起的免疫耐受广泛存在,这将会大大限制以 AdHu5 为载体的结核病疫苗的使用。Jeyanathan 等[12]构建一种以黑猩猩腺病毒(AdCh68)为载体的新型结核病疫苗 AdCh68Ag85A,并对疫苗进行了安全性、T 细胞免疫原性和效力评价。实验结果表明 AdCh68Ag85A 疫苗不仅安全,而且与传统的 AdHu5Ag85A 疫苗相比,具有更好的 T 细胞免疫原性和免疫保护力。

在人类和未免疫的实验动物控制结核菌感染的过程中,多功能的 Th1 细胞、IFN-γ、TNF 发挥着重要的作用。但是在结核病疫苗 ID93+GLA-SE 的效力评估中 Orr 等[13]研究发现,CD4+ T 细胞在机体抵抗结核菌感染是充分并且必要的,而 CD4+ T 细胞介导的 TNF 或 IFN-γ 对于疫苗产生保护力却是非必需的,诱导型一氧化氮合成酶(iNOS)诱导产生活性氮对于疫苗效力也非必需的。因此作者认为进行结核病疫苗效力评估时,以 IFN-γ、TNF、iNOS 作为疫苗效力评估的指标可能是不恰当的。

Ndiaye 等[14]在南非和塞内加尔完成了 MVA85A 疫苗在感染 HIV-1 成年人中的临床Ⅱ期试验。临床试验结果表明在 HIV-1 感染者中 MVA85A 疫苗仍然具有非常好的安全性,疫苗组和安慰剂组均有 17 例(5%)严重不良反应报告;MVA85A 疫苗具有较强的 Ag85A 引起的特异性 T 细胞免疫原性;遗憾的是 MVA85A 疫苗免疫的保护效果依然不够理想,安慰组有 40 例(23%)样本由 IFN-γ 释放试验检测阴性转为阳性,而 MVA85A 疫苗免疫组也有 38 例(20%)阴转阳的样本。

2015 年,对新的疫苗免疫原筛选、疫苗效力评估以及新的疫苗临床前评估等方面进行了一系列研究。但在结核病疫苗的效力评估中仍然没有发现有效的免疫学指标,实验动物的感染保护试验依然是主要的评估方法;在结核病疫苗临床前评估中,候选疫苗能够展现出高于或与 BCG 相对的免疫保护力,但仍不能清除机体内的细菌,使得很多进入临床试验的疫苗保护效果不理想。这可能由于我们还没有发现能够真正激发机体有效免疫保护反应的免疫原。相信,随着新生物技术的迅速发展,科研人员能够最终探明结核分枝杆菌与机体相互斗争的免疫过程,并发现其中真正起免疫保护作用的抗原,进而推动结核病疫苗向前发展。

(毕利军　朱国峰)

参考文献

1. Garcia-Pelayo MC,Bachy VS,Kaveh DA,et al.,BALB/c mice display more enhanced BCG vaccine induced Th1 and Th17 response than C57BL/6 mice but have equivalent protection. Tuberculosis(Edinb),2015,95(1):48-53.

2. Henao-Tamayo M,Obregon-Henao A,Creissen E,et al.,Differential Mycobacterium bovis BCG vaccine-derived efficacy in C3Heb/FeJ and C3H/HeOuJ mice exposed to a clinical strain of Mycobacterium tuberculosis. Clin Vaccine Immunol,2015,22(1):91-98.

3. Cruz A,Torrado E,Carmona J,Fraga AG,et al.,BCG vaccination-induced long-lasting control of Mycobacterium tuberculosis correlates with the accumulation of a novel population of CD4(+)IL-17(+)TNF(+)IL-2(+)T cells. Vaccine,2015,33(1):85-91.

4. Tirado Y,Puig A,Alvarez N,Borrero R,et al.,otective capacity of proteoliposomes from Mycobacterium bovis BCG in a mouse model of tuberculosis. Hum Vaccin Immunother,2015,11(3):657-661.

5. Kastner E,Hussain MJ,Bramwell VW,et al.,Correlating liposomal adjuvant characteristics to in-vivo cell-mediated immunity using a novel Mycobacterium tuberculosis fusion protein:a multivariate analysis study. J Pharm Pharmacol,2015,67(3):450-463.

6. Garcia E,Bianco MV,Gravisaco MJ et al.,Evaluation of Mycobacterium bovis double knockout mce2-phoP as candidate vaccine against bovine tuberculosis. Tuberculosis(Edinb),2015,95(2):186-189.

7. Sander P,Clark S,Petrera A et al.,Deletion of zmp1 improves Mycobacterium bovis BCG-mediated protection in a guinea pig model of tuberculosis. Vaccine,2015,33(11):1353-1359.

8. Nayak K,Jing L,Russell RM,et al.,Identification of novel Mycobacterium tuberculosis CD4 T-cell antigens via high throughput proteome screening. Tuberculosis(Edinb),2015,95(3):275-287.

9. Jones CE,Hesseling AC,Tena-Coki NG et al.,The impact of HIV exposure and maternal Mycobacterium tuberculosis infection on infant immune responses to bacille Calmette-Guerin vaccination. Aids,2015,29(2):155-165.

10. Lule SA,Mawa PA,Nkurunungi G,et al.,Factors associated with tuberculosis infection,and with anti-mycobacterial immune responses,among five year olds BCG-immunised at birth in Entebbe,Uganda. Vaccine 2015,33(6):796-804.

11. Herzmann C,Sotgiu G,Schaberg T,et al.,Childhood BCG vaccination does not influence control of Mycobacterium tuberculosis growth by human bronchoalveolar lavage cells. Tuberculosis(Edinb),2015,95(3):321-327.

12. Jeyanathan M,Thanthrige-Don N,Afkhami S,et al.,Novel chimpanzee adenovirus-vectored respiratory mucosal tuberculosis vaccine:overcoming local anti-human adenovirus immunity for potent TB protection. Mucosal Immunol,2015,8(6):1373-1387.

13. Orr,MT,Windish HP,Beebe EA,et al.,Interferon gamma and Tumor Necrosis Factor Are Not Essential Parameters of CD4+ T-Cell Responses for Vaccine Control of Tuberculosis. J Infect Dis,2015. 212(3):495-504.

14. Ndiaye BP,Thienemann F,Ota M,et al.,Safety,immunogenicity,and efficacy of the candidate tuberculosis vaccine MVA85A in healthy adults infected with HIV-1:a randomised,placebo-controlled,phase 2 trial. Lancet Respir Med,2015. 3(3):190-200.

第四章　结核病细菌生理生化

摘　要:结核分枝杆菌(mycobacterium tuberculosis,Mtb)为结核病的病原菌,是兼性细胞内寄生菌。Mtb 感染机体后大部分能被机体清除,仅有少数 Mtb 能够在机体内以一种非增殖的状态持久存在,并且这部分 Mtb 对各种化疗药物不敏感,使用抗结核药物并不能完全杀死这部分持留菌。持留菌引起的潜伏感染是导致活动性结核病的主要原因。近 1 年来,国外学者在对结核分枝杆菌的细胞壁结构、乙醛酸循环代谢、硫代谢、硝酸盐代谢、结核分枝杆菌的持留及耐药机制等方面进行了深入的研究,取得不少的进展和成果。

关键词:分枝菌酸;细胞壁;生理代谢;持留菌;耐药菌株

结核分枝杆菌(mycobacterium tuberculosis,Mtb)为结核病的病原菌,是兼性细胞内寄生菌,其引发的结核病被列为全球重大传染病之一。Mtb 感染机体后大部分能被机体清除,仅有少数 Mtb 能够在机体内以一种非增殖的状态持久存在,并且这部分 Mtb 对各种化疗药物不敏感,使用抗结核药物并不能完全杀死这部分持留菌。持留菌引起的潜伏感染是导致活动性结核病的主要原因。因此,更加深入地了解 Mtb 的生理生化基础,以及与机体之间的相互作用关系具有重要意义,可为结核病的治疗和预防提供新的思路。

一、结核分枝杆菌的细胞壁

由肽聚糖、阿拉伯半乳聚糖和分枝菌酸三种成分相互交联构成的 Mtb 细胞壁十分复杂和巧妙,可以在有效抵抗外来有毒化学物质侵害的同时,避开宿主的免疫系统,使其很容易在巨噬细胞中生存。

(一)肽聚糖

dacB2 和 pknI 对肽聚糖的合成和细胞分裂具有重要作用。Kandasamy 等[1]在分析 pknI 和 dacB2 双基因敲除(double knockout,DKO)株的菌落形态时,发现 DKO 菌株在固体琼脂上的菌落形态比正常株要平滑,在透射电子显微镜下形态不规则,DKO 菌株的生物膜有缺陷,并出现索状排列,证实 dacB2 和 pknI 在维持 Mtb 菌落形态、细胞壁通透性和完整性中发挥重要作用。此外,DKO 菌株对溶菌酶,溴化乙锭和异烟肼等以破坏细胞壁为靶点的药物高度敏感。谷氨酸消旋酶 MurI 能够将 L- 谷氨酸转换成 D- 谷氨酸,而 D- 谷氨酸是细菌肽聚糖的一个重要组成部分,因此,一些研究人员认为 MurI 是 Mtb 生长所必需的,但此观点一直存在争议,近来 Morayya 等[2]利用 murI 基因敲除方法证实了 MurI 是 Mtb 生长所必需的物质,而且有可能成为一个潜在的药物靶点。

(二)分枝菌酸

分枝菌酸仅存在于分枝杆菌中,具有十分重要的分类学意义,同时在构成 Mtb 外膜及发挥 Mtb 毒性方面也具有重要作用。Zimhony 等[3]证实 pptT(Rv2794)基因编码的 4′- 磷酸泛酰巯基乙胺转移酶,是脂肪酸生物合成 FAS II 的关键酶和 AcpM 唯一的激活剂,在分枝菌酸生物合成中起重要作用。Slama 等[4]证实 hadC 基因的突变或敲除,分枝菌酸的生物合成明显下降,同时小鼠实验证实 Mtb 的毒力显著降低。

此外,PhoPR 是 Mtb 的一个双组分调节系统,对 Mtb 细胞壁的成分和毒性起重要的调控作用。Schreuder 等[5]在常用的两个菌株 H37Rv(PhoRP152)和 CDC1551(PhoRL152)中,发现 PhoR 存在一个单核苷酸多态性位点,此位点与细胞壁的疏水性有密切关系。

二、结核分枝杆菌的代谢

(一)乙醛酸循环代谢

异柠檬酸裂解酶(isocitrate lyase,ICL)是乙醛酸循环的一个关键酶,在碳源缺乏的条件下,可以允许 Mtb 利用脂肪酸作为碳源,为菌体生长提供能量,在 Mtb 从活跃状态进入持留状态时发挥关键作用。Shukla 等[6]研究发现在接近 ICL 特征序列(K193KCGH197)的 His180 发生突变时,ICL 的构象和功能完全丧失。酶的活性受盖子区(P411NSSTTALTGSTEEGQFH428)和环区(T391KHQREV397)残基相互作用的影响。Rücker 等[7]发现当以脂肪酸为碳源时,Pta 和 AckA 基因敲除株乙酸盐的产生明显减少,与之前报道的乙酸盐的产生依赖于 Pta 和 AckA 基因的酶活性相一致,作者还发现 Pta-AckA 和乙酰辅酶 A 合成酶在乙酸盐代谢的双重功能中具有重要作用,为更好地了解乙醛酸循环代谢途径奠定了基础。

(二)硫代谢

Mtb 的硫代谢相关基因也暗示着毒力,这些基因的表达上调有助于 Mtb 的持留感染。在 CysQ 基因敲除株中,硫酸化糖脂 Sulfolipid-1 表达水平下降,菌体生长受抑制。Erickson 等[8]揭示了 CysQ 的晶体结构,为进一步研究 CysQ 和 FIG 家族的区别和合理开发其抑制剂提供了依据。Chp1 是 Sulfolipid-1 生物合成过程末端的酰基转移酶,Touchette 等[9]发现同源物 Chp2(Rv1184c)是 polyacyltrehalose 生物合成最后步骤所必需的酶。

(三)硝酸盐代谢

硝酸盐代谢可通过 Rv0844c/Rv0845 基因编码的 NarL(反应调控因子)和 NarS(组氨酸激酶)构成的双组分系统来调控,Malhotra 等[10]证实 His241 和 Asp61 是 NarL 和 NarS 保守的磷酸化位点,DevR 相关基因可以调控 NarL 的水平,且 NarL 也能加强 DevRS/DosT 调节系统的作用,为后续进一步阐明硝酸盐代谢奠定了基础。

三、结核分枝杆菌的持留

Mtb 活性蛋白酶体在降解过程中发生突变,导致 Mtb 对 NO 高度敏感,进而抑制 Mtb 在体内的生长,从而导致 Mtb 的持留。Samanovic 等[11]通过 Mtb 蛋白酶体 ATPase 的突变体,筛选对 NO 高度敏感的抑制基因,证实突变发生在 Rv1205 基因上。Rv1205 基因编码 pup 化蛋白酶体的一个亚基,作者推测 Rv1205 依赖的细胞分裂素降解产物的积累导致 Mtb 对 NO 的敏感。

rv2216 基因编码的 MadR1(morphology altering division regulator protein1),能够参与 Mtb 表型的异质性,延长菌体的生长周期。Crew 等[12]通过全基因转录分析证实 MadR1 的功能与脂质的编辑相关,对 Mtb 的生长和持留至关重要。

Korch 等[13]发现 Mtb 在某些应激条件下(抗生素暴露、氮缺乏、氧化应激),RelBE 毒素抗毒素系统中的 RelE 毒素能够抑制 Mtb 的生长,形成持留菌而长期存活在细胞内。Mehra 等[14]发现 DosR 的突变株在乏氧条件下不能引起持留感染,而对照组 Mtb 和突变株的回补菌能够引起感染,暗示 DosR 能够调控 Mtb 在乏氧下的应激反应。丙氨酸脱氢酶(alanine dehydrogenase,Ald)是 Mtb 以丙氨酸作为氮源和缺氧条件下生长所必需的,研究发现在耻垢分枝杆菌和 Mtb 中 ald 基因的表达调控机制是相同的,推测 Lrp/AsnC(feast/famine)家族的 AldR 调节子可以调控 ald 基因的表达[15]。Devasundaram 等[16]应用寡核苷酸微阵列的方法比较了乏氧条件下 Mtb H37Rv 和临床分离株(S7 和 S10)的转录组,其中有 134 个基因在 H37Rv、S7 和 S10 中均表达上调,这些基因可为后续 Mtb 持留机制的研究提供有利的基础。

四、结核分枝杆菌的耐药

外排泵系统的泵出作用是导致 Mtb 耐药的重要机制之一。目前通过分析 mRNA 表达谱,对外排泵耐药的机制已有初步了解,而在药物低于抑制浓度时,外排泵是如何发挥作用的还没有详细的研究,Garima 等[17]将对数生长期 H37Rv 菌株暴露于不同浓度的抗结核药物 RFP、INH、SM 和 EMB 中,利用 qRT-PCR 来分析外排泵相关 10 个基因的表达情况,发现较高浓度的 INH,低浓度的 RFP 和 EMB 都能最适表达外排泵基因,然而 SM 随着药物浓度增加,外排泵基因表达随之下调,这与菌落数也下降的结果是一致的。因此一个外排泵可能对应多个底物,多个外排泵基因可以单独起作用,也可以结合在一起排除 Mtb 胞内的药物。

此外,Fortuin 等[18]利用高通量质谱分析,发现了 414 个丝氨酸 / 苏氨酸 / 酪氨酸磷酸化位点,不仅对临床分离株的蛋白质磷酸化网有了较好的认识,同时也对先前的 Mtb 磷酸化肽和磷酸化网的研究有了进一步延伸和补充。Ramakrishnan 等[19]借助同源性搜索和折叠识别算法,确定了 Mtb 95% 蛋白质的结构和功能。采用 matrix-assisted 激光解吸 / 电离质谱法可以在几分钟内对整个 Mtb 的脂类实现快速、敏感的的分析,而且此方法不需要提取和纯化,为体内分析 Mtb 的脂类提供了一个新的方法[20]。综上所述,随着新的检测分析方法的不断出现,有助于我们更好地了解 Mtb 生理生化基础,为深入探究结核病的发病机制和控制结核病的疫情打下坚实的基础。

（李传友　陈艳清）

参考文献

1. Kandasamy S, Narayanan S. Phenotypic characterization of a novel double knockout PknI/DacB2 from Mycobacterium tuberculosis. Microbiol Res, 2015, 170:255-262.

2. Morayya S, Awasthy D, Yadav R, et al. Revisiting the essentiality of glutamate racemase in Mycobacterium tuberculosis. Gene, 2015, 555(2):269-276.

3. Zimhony O, Schwarz A, Raitses-Gurevich M, et al. AcpM, the meromycolate extension acyl carrier protein of Mycobacterium tuberculosis, is activated by the 4'-phosphopantetheinyl transferase PptT, a potential target of the multistep mycolic acid biosynthesis. Biochemistry, 2015, 54(14):2360-2371.

4. Slama N, Jamet S, Frigui W, et al. The changes in mycolic acid structures caused by hadC mutation have a dramatic effect on the virulence of Mycobacterium tuberculosis. Mol Microbiol, 2015, [Epub ahead of print].

5. Schreuder LJ, Carroll P, Muwanguzi-Karugaba J, et al. Mycobacterium tuberculosis H37Rv has a single nucleotide polymorphism in PhoR which affects cell wall hydrophobicity and gene expression. Microbiology, 2015, 161(4): 765-773.

6. Shukla H, Kumar V, Singh AK, et al. Insight into the structural flexibility and function of Mycobacterium tuberculosis isocitrate lyase. Biochimie, 2015, 110:73-80.

7. Rücker N,Billig S,Bücker R,et al. Acetate Dissimilation and Assimilation in Mycobacterium tuberculosis Depend on Carbon Availability. J Bacteriol,2015,197(19):3182-3190.

8. Erickson AI,Sarsam RD,Fisher AJ . Crystal Structures of Mycobacterium tuberculosis CysQ,with Substrate and Products Bound. Biochemistry. 2015,54(45):6830-6841.

9. Touchette MH,Holsclaw CM,Previti ML,et al. Previti MLThe rv1184c locus encodes Chp2,an acyltransferase in Mycobacterium tuberculosis polyacyltrehalose lipid biosynthesis. J Bacteriol,2015,197(1):201-210.

10. Malhotra V,Agrawal R,Duncan TR,et al.Mycobacterium tuberculosis response regulators,DevR and NarL, interact in vivo and co-regulate gene expression during aerobic nitrate metabolism. J Biol Chem,2015,290(13): 8294-8309.

11. Samanovic MI,Tu S,Novák O,et al. Proteasomal control of cytokinin synthesis protects Mycobacterium tuberculosis against nitric oxide. Mol Cell,2015,57(6):984-994.

12. Crew R,Ramirez MV,England K,et al. MadR1,a Mycobacterium tuberculosis cell cycle stress response protein that is a member of a widely conserved protein class of prokaryotic,eukaryotic and archeal origin. Tuberculosis, 2015,95(3):251-258.

13. Korch SB,Malhotra V,Contreras H,et al.The Mycobacterium tuberculosis relBE toxin:antitoxin genes are stress-responsive modules that regulate growth through translation inhibition. J Microbiol,2015,53(11):783-795.

14. Mehra S,Foreman TW,Didier PJ,et al. The DosR Regulon Modulates Adaptive Immunity and Is Essential for Mycobacterium tuberculosis Persistence. Am J Respir Crit Care Med,2015,191(10):1185-1196.

15. Jeong JA,Hyun J,Oh JI.Regulation Mechanism of the ald Gene Encoding Alanine Dehydrogenase in Mycobacterium smegmatis and Mycobacterium tuberculosis by the Lrp/AsnC Family Regulator AldR. J Bacteriol,2015,197(19):3142-3153.

16. Devasundaram S,Khan I,Kumar N,et al. The influence of reduced oxygen availability on gene expression in laboratory(H37Rv) and clinical strains(S7 and S10) of Mycobacterium tuberculosis. J Biotechnol,2015,210: 70-80.

17. Garima K,Pathak R,Tandon R,et al. Differential expression of efflux pump genes of Mycobacterium tuberculosis in response to varied subinhibitory concentrations of antituberculosis agents. Tuberculosis,2015, 95(2):155-161.

18. Fortuin S,Tomazella GG,Nagaraj N,et al. Phosphoproteomics analysis of a clinical Mycobacterium tuberculosis Beijing isolate:expanding the mycobacterial phosphoproteome catalog. Front Microbiol,2015,6:1-12.

19. Ramakrishnan G,Ochoa-Montaño B,Raghavender US,et al. Enriching the annotation of Mycobacterium tuberculosis H37Rv proteome using remote homology detection approaches:insights into structure and function. Tuberculosis,2015,95(1):14-25.

20. Larrouy-Maumus G,Puzo G. Mycobacterial envelope lipids fingerprint from direct MALDI-TOF MS analysis of intact bacilli. Tuberculosis,2015,95(1):75-85.

第五章　结核病免疫学

摘　要:结核分枝杆菌和宿主的相互作用,成为结核病免疫研究的主要内容。巨噬细胞作为机体免疫应答中最主要的免疫细胞,既是结核分枝杆菌的宿主细胞又是靶细胞,其在结核病的免疫调控中具有重要作用。T 淋巴细胞及其释放的多种细胞因子对宿主免疫防御机制进行调控,并参与了结核病的发生与发展。体液免疫也发挥着一定的重要。

关键词:细胞凋亡;吞噬;肉芽肿;Toll 样受体;小 RNA;细胞壁脂质

结核病是由结核分枝杆菌(mycobacterium tuberculosis,Mtb)引发的传染病,被列为我国重大传染病之一。由于结核病的致病机制和机体免疫应答的复杂性,加之近年来出现的多重耐药菌株的出现,以及结核分枝杆菌与免疫缺陷型疾病共感染从而导致结核病在全球再度蔓延,给结核病的防控带来巨大挑战。结核病的免疫以细胞免疫为主,先天性免疫和体液免疫也发挥着重要作用。

一、先天性免疫

凋亡细胞的吞噬作用和树突状细胞的胞葬作用是机体自身耐受和宿主防御的重要机制。尽管胞葬作用涉及的一些吞噬配体已经被广泛研究,但是这些配体在体内的作用并不清楚。Tzelepis[1]等研究了在结核分枝杆菌侵染过程中,吞噬配体 annexin1 在树突状细胞的抗原交叉呈递中增强了树突状细胞的胞葬作用,并且从本质上增强了树突状细胞呈递抗原的能力。annexin1 缺陷型小鼠对结核分枝杆菌感染具有高度敏感性。在感染结核分枝杆菌的人类外周血提取的树突状细胞中,annexin1 的表达出现了明显下调,这揭示了 annexin1 的减少是结核分枝杆菌入侵免疫系统的一个重要机制。表明,annexin1 在结核分枝杆菌入侵免疫系统过程中的重要作用。

Toll 样受体(Toll-like receptor,TLR)介导的结核分枝杆菌和巨噬细胞的相互反应是内在免疫防御和适应性免疫反应中最主要的因素。Tiwari 等[2]报告了结核分枝杆菌蛋白二聚体 PE9-PE10(Rv1088-Rv1089)和巨噬细胞 TLR4 间相互作用对细胞凋亡和细胞因子水平的调节。证明了在两个蛋白的相互作用中,PE9 对 PE10 在耻垢杆菌细胞壁的定位起了关键作用。在 THP-1 巨噬细胞中,PE9-PE10 二聚体和 TLR4 的相互作用与磷酸化 -IRF3 增加的水平有关,这和其目的基因 β 干扰素转录水平的增加是相关的。在结核分枝杆菌侵染过程中,TRL-2 参与了宿主免疫响应的调节过程。不同的蛋白激酶 C(proteinkinase C,PKC)异构体也涉及到这个过程中。研究发现,一种脂阿拉伯甘露聚糖(arabinosylated lipoarabinomannan,Ara-LAM)具有免疫调节的特性,这些特性通过 TLR-2 介导的信号途径诱导了促炎症反应。Das 等[3]人发现了通过对感染结核分枝杆菌的巨噬细胞进行 Ara-LAM 预处理,可以导致 PKC 表达的明显增强。这种联系激活了 TRL-2 介导的下游信号途径,导致了 MAP 激酶 P38 的激活。所有这些事件使促炎症反应上调到达顶峰,而这种响应也可以通过 PKC 和 P38 抑制剂的使用而消除。如果对巨噬细胞进行 Ara-LAM 的处理,可以消除 IL-10 的产生。这项研究证实了 Ara-LAM 具有针对结核分枝杆菌的保护作用。

来自结核分枝杆菌的热激蛋白 70(heat shock protein,hsp70)是具有佐剂效应的免疫调节分子,可以激活免疫细胞,例如巨噬细胞和树突状细胞。TLRs 主要通过 hsp70 参与到树突状细胞的激活过程。在 Kim 等[4]的研究中,研究者们研究了 TLRs 信号途径中的主要调节分子,TIR 结构域衔接蛋白(Toll-interleukin 1 receptor domain-containing adaptor inducing interferon,TRIF)和髓样分化因子 88(MyD88),研究了它们是否可以调节 hsp70 诱导的树突状细胞的激活。hsp70 在 TRIF 缺陷型树突细胞中致使细胞因子产生减少,而这些细胞因子在 MyD88 缺陷型树突细胞中也被消除。和细胞因子结果相一致的是,hsp70 诱导的 NFκB 和 MAPK 途径也在 TRIF 和 MyD88 缺陷型树突细胞中被修复。抑制试验证实了 NFκB、ERK 和 JNK,但是不包括 p38,可以调节 hsp70 诱导产生的细胞因子。最后,混合白细胞反应(mixed leukocytes reaction,MLR)证实了 TRIF 和 MyD88 在 hsp70 诱导树突状细胞分化天然 T 细胞变成效应 T 细胞的过程中,起着重要作用。Kim 等[4]的发现证实了 TRIF 和 MyD88 对于树突状细胞响应 hsp70 而被激活是发挥重要作用的。

小 RNA(miRNAs)是一些小的、序列保守的、非编码 RNA 分子,可以抑制翻译,进而导致其目标 mRNA 编码的调控分化、免疫和凋亡的蛋白分子的降解。Iwai 等[5]研究发现至少有 6 个 miRNA,包括 miRNA-155,在被结核分枝杆菌 Erdman 感染的 C57BL/6 小鼠的骨髓巨噬细胞中发生了上调。通过静脉注射感染 Erdman 的 C57BL/6 小鼠,其肺部发生了 miRNA-155 的上调。被感染之后,miRNA-155 缺陷型的 C57BL/6 小鼠发生了比野生型小鼠显著的过早死亡,而且其肺部的菌落形成单位数量显著高于野生型小鼠。被 Erdman 感染的 miRNA-155 基因敲除小鼠,其肺部出现了比野生型小鼠明显减少的 CD4+T 细胞,但其单核细胞和中性粒细胞的数目却明显上升。这些发现揭示了 miRNA-155 在免疫系统对结核分枝杆菌响应过程中起了重要作用。牛结核分枝杆菌是牛结核病的主要诱因,可以通过空气传播,被肺部的肺泡巨噬细胞所吸收。Vegh 等[6]描述了第一个下一代测序方法(RNA 测序),绘制了 miRNA 在被牛结核分枝杆菌感染的牛肺部的肺泡巨噬细胞中的表达图谱,进而揭示了 miRNA 在牛结核分枝杆菌和宿主免疫响应中起到了关键的作用。

肺结核具有氧压力和 MMP 引起的肺部组织损伤等特点。这些病理过程和结核病诊断治疗的方法之间的相互作用还没有被搞清楚。血红素加氧酶(heme oxygenase,HO)的水平被用来区分活动性肺结核和潜伏结核感染,并被成功用于治疗结核分枝杆菌的感染。Andrade 等[7]研究了人和鼠被结核分枝杆菌感染过的巨噬细胞中 HO 和基质金属蛋白酶 -1(matrix metalloproteinase-1,MMP1)的表达水平,结果显示在那些有活性的毒性结核分枝杆菌感染过的巨噬细胞中,其 HO 水平较高,但这一情况并不适用于 MMP1。另外有结果显示一氧化碳可以抑制 MMP1 的表达。这些发现揭示了在氧压力和组织改造之间的机制,而这些有可能成为诊断肺结核患者的新手段。

肉芽肿位于结核病免疫发病机制的核心位置。生物标志物的发展以及对肉芽肿环境的特异性治疗一直受到缺乏相关可以更好阐明宿主免疫应答复杂性感染模型的制约。Guirado 等[8]建立了来自人外周血单核细胞的体外肉芽肿模型。这个模型可以提供信息:肉芽肿的形成、细菌生存、淋巴细胞扩增、促炎症因子、抗炎症因子以及脂质体的聚集在潜伏结核感染病人中有着显著的改变。该研究揭示了宿主的免疫状态和细菌的转录信息是如何导致早期肉芽肿的形成。

内质网压力响应在结核病的发病机制中发挥了重要作用。为了探索内质网压力响应在 38kDa 抗原诱导的凋亡中所起的调节作用,Lim 等[9]研究了被 38kDa 结核抗原刺激的骨髓来源的巨噬细胞的凋亡和内质网压力响应之间的关系。内质网分子伴侣的表达,包括 C/EBP 同源蛋白(C/EBP homologous protein,CHOP),葡萄糖调节蛋白和真核起始因子 2 的磷酸化亚基,在被 38kDa 抗原刺激的骨髓来源巨噬细胞中被诱导。结果证明了被 38kDa 抗原刺激表达的单核细胞趋化因子 -1 诱导蛋白(MCP-1-induced protein,MCP1P),通过 TLR-MAPK 依赖性信号通路,增加了表达,进而导致了内质网压力诱导的细胞凋亡。MCP1P 是结核病发病机制中宿主防御机制的重要分子。

人肺泡衬液中包含了可以改变结核分枝杆菌细胞壁,继而改变其和宿主巨噬细胞反应的水解酶。中性粒细胞是宿主免疫系统响应结核分枝杆菌感染的一个组成部分。Arcos 等[10]揭示了肺部黏膜对中性粒细胞和结核分枝杆菌互相反应的影响,其可以加强对接触了肺泡衬液的结核分枝杆菌的杀伤作用,上调肿瘤坏死因子和白细胞介素 8 的表达水平。相比之下,接触了肺泡衬液的结核分枝杆菌不能诱导中性粒细胞的凋亡。这些结果都揭示了人肺部黏膜的一个重要功能:增加了中性粒细胞通过胞内机制识别并杀死结核分枝杆菌的能力,同时限制了嗜中性粒细胞胞外炎症反应,进而降低了相关的组织损伤。

巨噬细胞在细胞内病原体感染的建立中起了一个重要作用,结核分枝杆菌被公认可以使用不同的策略来抑制宿主细胞的细胞凋亡和下调免疫响应,包括过氧化物酶体增殖物激活受体(peroxisome proliferator-activated receptor,PPAR)的激活。ManLAM 是一种著名的细菌效应因子,在摧毁宿主免疫系统和 PPAR 激活过程中起着重要作用。Halder 等[11]使用了一种无偏差、全基因表达谱的方法去阐明 ManLAM 是如何调控宿主细胞免疫相应的,并阐明了 PPAR 在调控由 ManLAM 诱导的宿主细胞信号转导中的作用。证明了 ManLAM 依赖性的巨噬细胞凋亡抑制是由抗细胞凋亡的 B 细胞和 BCL-2 家族成员 A1 的上调介导的。他们对硅肺的分析揭示了,ManLAM 介导的 PPAR 信号转导和许多重要功能有关,例如:吞噬作用、细胞骨架改造、细胞生存和细胞的自我吞噬。

理解宿主巨噬细胞对结核分枝杆菌响应的机制,对于揭示宿主和结核分枝杆菌之间的相互作用是有必要的。Memari 等[12]研究发现巨噬细胞的转录谱揭示了结核分枝杆菌的感染可以极大的诱导控制色氨酸代谢的几种酶的表达。这包括了 IDO1 和色氨酸 2,3- 双氧酶,这些酶可以催化犬尿氨酸通路的限速步骤,产生芳香烃受体(aryl hydrocarbon receptor,AHR)的配体。AHR 和异质二聚体伴侣 AHR 核转位分子以及 RELB 被表达,其中 AHR 和 RELB 水平在感染中增加。感染增加了 AHR 和 AHR 核转位分子以及 AHR 和 RELB 的 DNA 结合,并且激活了 AHR 目标基因的表达,包括编码炎症因子 IL-1β 基因。AHR 目的基因的表达被外源犬尿氨酸进一步增强,外源的色氨酸、犬尿氨酸减少了结核分枝杆菌的活性。表达谱揭示了,AHR 的消除减少了内部免疫响应中大量基因的表达,包括一些细胞因子。AHR 的敲除减少了 IL23A 和 IL12B 的表达,这些基因编码了 LI23 的亚基,一个可以刺激 IL22 表达的巨噬细胞因子。AHR 直接诱导了人和鼠巨噬细胞中的 IL23A 的转录,通过增强子上游区,综合考虑这些发现揭示了,AHR 信号转导是和结核分枝杆菌感染的巨噬细胞有关的,并且影响了内部免疫响应。

组织因子(tissue factor,TF)是一个在凝血过程中起重要作用的跨膜糖蛋白。凝血因子是由作为内部免疫响应重要组成部分的巨噬细胞所表达,Venkatasubramanian 等[13]使用 TF

基因缺失的骨髓瘤细胞和人巨噬细胞分化的单核细胞,发现 TF 是由结核分枝杆菌感染过程中的骨髓瘤细胞所表达并且发现了 TF 的作用。他们还发现了在结核分枝杆菌感染过程中,TF 缺陷型骨髓瘤细胞和下降的诱导型一氧化氮合酶(inducible nitric oxide synthase,iNOS)表达水平、增强的精氨酸表达水平、增强的 IL-10 表达、减少的被感染巨噬细胞的凋亡相关,这些都增强了结核分枝杆菌的生长。

结核性肉芽肿是感染和未感染的巨噬细胞、T 细胞、中性粒细胞以及其他免疫细胞形成的紧致有序的块状结构。Qualls 等[14]研究了这一内容,指出在肉芽肿中,发生了一些独特的代谢适应以修饰免疫细胞的行为,以平衡细菌抗性和针对免疫途径的保护性。这些包括了巨噬细胞中调和 NO 产生和阻止 T 细胞分化的精氨酸 -1 的诱导,耗氧型 NO 产生的抑制以及可以调控 T 细胞分化和功能的色氨酸降解酶的诱导。肉芽肿空间和时间依赖性的结构进一步影响了免疫代谢,例如通过激活的巨噬细胞产生乳酸,这可以诱导精氨酸 -1。尽管结核肉芽肿中和其周围的代谢是复杂的,但是却可以被宿主治疗所修饰。抗结核治疗通常是以消灭结核分枝杆菌为目标的,但是以宿主为靶标的方法也必须被考虑在内。

细胞的自我吞噬作用在结核分枝杆菌感染中对控制细菌负担起了重要作用。小 RNA 是一类可以调节免疫信号和调控炎症反应的一类非编码 RNA。以宿主为目标的治疗通常以控制结核分枝杆菌侵染时细胞自我吞噬作用为靶点,Kumar 等[15]主要研究了小 RNA 在调控巨噬细胞中结核分枝杆菌诱导的自我吞噬作用中的功能。证明了结核分枝杆菌的侵染导致了小 RNA17 的下调以及同时发生的其靶标 Mcl1 和 STAT3(Mcl1 的转录激活因子)的上调。小 RNA17 的表达降低了 Mcl1 和 STAT3 的表达以及 Mcl1 和 Beclin1 之间的相互作用。这直接和自我吞噬作用的增强有关,因为 Mcl1 的过表达减弱了小 RNA17 的作用。同时,用一个无激酶活性的 PKC 突变株转染结核分枝杆菌,可以增强结核分枝杆菌诱导的自我吞噬作用,并且小 RNA17 的过表达可以减少 PKC 的磷酸化,这揭示了小 RNA17、PKC 和 STAT3 调控了结核侵染时的自我吞噬作用。

二、获得性免疫

结核分枝杆菌可以逃脱巨噬细胞的吞噬,还可以利用免疫逃脱机制来抵抗宿主。有效的 Th1 细胞响应被诱导,大多数的个体可以通过免疫响应将结核分枝杆菌控制在潜伏感染阶段,但是其侵染问题还没有被解决。由于 T 细胞和巨噬细胞的响应,在保护性 Th1 相关细胞和其他前细胞炎症因子之间,例如 IL-12,γ- 干扰素,肿瘤坏死因子 α 以及抗炎症因子 IL-10,会形成一个平衡。结核分枝杆菌通过何种机制响应宿主进而提高其生存率依然是不清楚的。Richardson 等[16]证明了结核分枝杆菌对被侵染的巨噬细胞的 IL-10 的诱导、IL-12 的抑制以及对 MHC-II 分子的抑制,都是通过 toll 样受体 2 依赖的胞外信号调控激酶的激活实现的。通过 U0126 的药学抑制试验或者 Tpl2 的基因敲除实验,去除 toll 样受体 2 信号转导下游的胞外信号调控激酶活性,可以阻断 IL-10 的分泌,同时增强 IL-12p70 的分泌。我们证明了在巨噬细胞中结核分枝杆菌对这些通路的调控可以影响 T 细胞对被侵染巨噬细胞的响应。因而,阻断 Tpl2 缺陷型巨噬细胞的 ERK 通路,可以增强 Th1 细胞的极化以及 γ- 干扰素的产生。这些数据揭示了结核分枝杆菌和其 toll 样受体 2 配体可以激活巨噬细胞中的胞外信号调控激酶信号通路,进而提高巨噬细胞抗炎症反应的响应,并钝化 Th1 细胞对病原体的响应。

结核分枝杆菌是一个非常成功的病原体,由于其具有长时间在肺部生存的能力。结核分枝杆菌在一些方面调控了宿主的免疫响应。淋巴细胞活化基因 3(lymphocyte-activation gene 3,LAG3)编码一个具有和 CD4 受体具有高度亲和力的蛋白质,主要是由具有免疫调控功能的 T 细胞所表达的。为了探索在结核分枝杆菌侵染期间 LAG3 的功能,Phillips 等[17]使用了一个非人灵长类的结核病动物模型,可以模仿在恒河猴中人的天然感染情况。LAG3 在肺部被大量诱导表达,特别是在感染了结核分枝杆菌的恒河猴的肉芽肿病灶中。然而,由类人猿免疫缺陷型病毒诱导的潜伏感染结核病转变为活动性结核,会导致 LAG3 在肺部的增强表达。但是在非结核分枝杆菌病原体和猿猴免疫缺陷型病毒感染的非人灵长类动物中,并没有观察到这种现象。他们的数据揭示了 LAG3 主要是由 CD4T 细胞表达的,包括调控 T 细胞和天然杀伤细胞。

LAM 是结核分枝杆菌细胞壁的主要组成成分。LAM 特异性人淋巴 T 细胞释放 γ-干扰素,以抗菌活性来对抗胞内的结核分枝杆菌,这都揭示了其在免疫保护作用中的贡献。因而,诱导 LAM 特异性的记忆 T 细胞是一种有吸引力的设计抗结核分枝杆菌疫苗的方法。激活 LAM 特异性 T 细胞的首要一点是将糖脂抗原有效的吸收并运送到 CD1 抗原呈递机器中。考虑到 LAM 的疏水性,Kallert 等[18]假设将 LAM 放进脂质体中会有助于激活 T 细胞。他们通过薄层水合方法准备了包含卵磷脂、胆固醇和 LAM 等成分的脂质体(LIPLAM)。使用荧光标记的 LIPLAM 的流式细胞分析法显示了其被抗原呈递细胞有效的吸收。利用脂质体运送的 LAM 是有生物学活性的。重要的是,LIPLAM 比 LAM 或空脂质体诱导了 T 淋巴细胞产生了更高水平(2-16倍)的 γ-干扰素。这些结果都显示了通过脂质体运送分枝杆菌的糖脂,是一个增强 T 细胞响应的有效手段。

Cilfone 等[19]预测了免疫抑制细胞因子 IL-10 在结核病肉芽肿中的作用:①IL-10 的减少导致无菌病灶数量的增加,但增加了早期的干酪性坏死;②早期抗菌活性的增加导致了病灶增加;③活性巨噬细胞产生的 IL-10 是早期抗菌活动和宿主诱导的干酪性坏死的主要原因;④增加由感染了结核分枝杆菌的巨噬细胞而产生的 IL-6,可以通过限制早期抗菌响应而提高细菌耐性。该研究证实了 IL-10 在肉芽肿范围内对病灶产生起了重要调节作用,这显示了和 IL-10 有关的机制有可能可以作为结核病的辅助治疗方案。

有证据显示肺部的 B 细胞可能通过调节周围细胞因子的环境而影响宿主的免疫响应。趋化因子 CXCL10 主要由人类单核细胞产生,也有报道称人类 B 细胞也可以产生。Hoff 等[20]的研究目的是为了探索在结核分枝杆菌抗原刺激人类 B 细胞时,CXCL10 的产生情况。其研究得出了 B 细胞可以产生 CXCL10 的结论,前体是以 γ-干扰素和 T 细胞接触的方式。因此推测 B 细胞可能也可以影响人类结核病肉芽肿的形成。

病原体选择性逃避免疫系统展示了其蛋白抗原性的变化。对比而言,尽管慢性人类结核病引起的结核分枝杆菌病原体需要响应宿主 T 细胞,但是 T 细胞的表位是高度保守的。Coscolla 等[21]描述了一个结核分枝杆菌 T 细胞表位的深入分析。他们结合了种群基因组学和实验免疫学,进而在 216 个系统多样性结核分枝杆菌菌株中发现并鉴定了 T 细胞表位序列变化。他们的分析揭示了 7 个抗原对活动性结核具有免疫原性。这些发现提示了结核分枝杆菌并不是利用抗原的变化来逃避 T 细胞的。展示了序列多样性的 T 细胞表位并没有涉及到相同的逃脱机制,因而推测利用这些表位的疫苗可能会是更有效的。

关节炎病人的治疗偶尔可以增加结核分枝杆菌的感染风险。Kanagawa 等[22]发现了在胶原诱导的小鼠关节炎模型中,其关节炎表型只有在和灭活的结核分枝杆菌一起被注射时才是明显的。利用灭活的结核分枝杆菌治疗巨噬细胞导致 IL-6 的产生,IL-6 是关节炎病人的主要炎症细胞因子,当同样的治疗用在 TLR2 缺陷型巨噬细胞中时,IL-6 不能被表达。这些结果显示了结核分枝杆菌的感染增强了关节炎的发展,而 TLR2 可以作为一些疾病的治疗靶点。

2 型糖尿病也是结核病的高感染因素。Lachmandas 等[23]探索了高血压和糖尿病对感染了结核分枝杆菌的巨噬细胞和细胞因子响应的影响。用结核分枝杆菌裂解物刺激人外周血单核细胞,体外增加葡萄糖的浓度。在 25mmol/L 葡萄糖的高血压情况下巨噬细胞的分化和增加的细胞因子有关,只有非常高的葡萄糖浓度才可以显著影响巨噬细胞中细胞因子的产生,这说明了单独的高血压不能全面解释为什么糖尿病人容易发生结核病。2 型糖尿病是活动性结核发生的一个风险因素,尽管其作用在潜伏感染期还没有被研究清楚。鉴于 Th1、Th2 和 Th17 对结核潜伏感染期有着重要的免疫响应,Kumar 等[24]假定并发的糖尿病可以改变 CD4$^+$T 细胞亚群的功能。他们研究了潜伏感染 - 糖尿病共患者的全血中结核分枝杆菌诱导的免疫响应,并比对了和那些没有糖尿病的潜伏感染患者的区别。那些两种疾病的共患者的 T 细胞响应具有这些特点:单功能和双功能 CD4$^+$Th1、Th2 和 Th17 细胞本底下降,随之发生的是结核分枝杆菌抗原 PPD,ESAT6 和 CFP10 的激活。这种调节至少是部分依赖于 IL10 和 TGF-β 的,因为任何细胞因子的中和都会导致共患者 Th1 和 Th2 细胞的增加(Th17 不会增加),在潜伏感染患者中则不会发生此种情况。潜伏感染 - 糖尿病因而被认为具有减少免疫细胞的特点,这提示了糖尿病可以改变免疫应答。

(朱国峰)

1. Tzelepis F, Verway M, Daoud J, et al. Annexin1 regulates DC efferocytosis and cross-presentation during Mycobacterium tuberculosis infection. J Clin Invest, 2015, 125(2):752-768.

2. Tiwari B, Ramakrishnan UM, Raghunand TR. The Mycobacterium tuberculosis protein pair PE9(Rv1088)-PE10 (Rv1089) forms heterodimers andinduces macrophage apoptosis through Toll-likereceptor 4. Cell Microbiol, 2015, 17(11):1653-1669.

3. Das S, Bhattacharjee O, Goswami A, et al. Arabinosylated lipoarabinomannan(Ara-LAM) mediated intracellular mechanisms against tuberculosis infection:Involvement of proteinkinase C(PKC) mediated signaling. Tuberculosis, 2015, 95(2):208-216.

4. Kim TH, Shin SJ, Park YM, et al. Critical role of TRIF and MyD88 in Mycobacterium tuberculosis Hsp70-mediated activation of dendritic cells. Cytokine, 2015, 71(2):139-144.

5. Iwai H, Funatogawa K, Matsumura K, et al. MicroRNA-155 knockout mice are susceptible to Mycobacterium tuberculosis infection. Tuberculosis, 2015, 95(3):246-250.

6. Vegh P, Magee DA, Nalpas NC, et al. MicroRNA profiling of the bovine alveolar macrophage response to Mycobacterium bovis infection suggests pathogen survival is enhancedby microRNA regulation of endocytosis and lysosome trafficking. Tuberculosis, 2015, 95(1):60-67.

7. Andrade BB, Pavan Kumar N, Amaral EP, et al. Heme Oxygenase-1 Regulation of Matrix Metalloproteinase-1Expression Underlies Distinct Disease Profiles in Tuberculosis. J Immunol, 2015, 195(6):2763-2773.

8. Guirado E, Mbawuike U, Keiser TL, et al. Characterization of Host and Microbial Determinants in Individuals with Latent Tuberculosis Infection Using a Human Granuloma Model. MBio, 2015, 6(1):e02537-14.

9. Lim YJ, Choi JA, Lee JH, et al. Mycobacterium tuberculosis 38-kDa antigen induces endoplasmic reticulum stress-mediated apoptosis via toll-like receptor 2/4. Apoptosis, 2015, 20(3):358-370.

10. Arcos J, Diangelo LE, Scordo JM, et al. Lung Mucosa Lining Fluid Modification of Mycobacterium tuberculosis

to Reprogram Human Neutrophil Killing Mechanisms. J Infect Dis,2015,212(6):948-958.

11. Halder P,Kumar R,Jana K,et al. Gene expression profiling of Mycobacterium tuberculosis Lipoarabinomannan-treated macrophages:A role of theBcl-2 family member A1 in inhibition of apoptosis in mycobacteria-infected macrophages. IUBMB Life,2015,67(9):726-736.

12. Memari B,Bouttier M,Dimitrov V,et al. Engagement of the Aryl Hydrocarbon Receptor inMycobacterium tuberculosis-Infected Macrophages Has Pleiotropic Effects on Innate Immune Signaling. J Immunol,2015,195(9):4479-4491.

13. Venkatasubramanian S,Tripathi D,Tucker T,et al. Tissue factor expression by myeloid cells contributes to protective immune response against Mycobacteriumtuberculosis infection. Eur J Immunol,2016,46(2):464-479.

14. Qualls JE,Murray PJ. Immunometabolism within the tuberculosis granuloma:amino acids,hypoxia,and cellular respiration. Semin Immunopathol,2015 Oct 21.[Epub ahead of print]

15. Kumar R,Sahu SK,Kumar M,et al. MicroRNA 17-5p regulates autophagy in Mycobacterium tuberculosis-infected macrophages by targeting Mcl-1and STAT3. Cell Microbiol,2015 Oct 29.[Epub ahead of print]

16. Richardson ET,Shukla S,Sweet DR,et al. Toll-like receptor 2-dependent extracellular signal-regulated kinase signaling in Mycobacterium tuberculosis-infected macrophages drives anti-inflammatory responses and inhibits Th1 polarization of responding T cells. Infect Immun,2015,83(6):2242-2254.

17. Phillips BL,Mehra S,Ahsan MH,et al.LAG3 expression in active Mycobacterium tuberculosis infections. Am J Pathol,2015,185(3):820-833.

18. Kallert S,Zenk SF,Walther P,et al. Liposomal delivery of lipoarabinomannan triggers Mycobacterium tuberculosis specific T-cells. Tuberculosis(Edinb),2015,95(4):452-462.

19. Cilfone NA,Ford CB,Marino S,et al. Computational Modeling Predicts IL-10 Control of Lesion Sterilization by Balancing Early Host Immunity-Mediated Antimicrobial Responses with Caseation during Mycobacterium tuberculosis Infection. J Immunol,2015,194(2):664-677.

20. Hoff ST,Salman AM,Ruhwald M,et al. Human B cells produce chemokine CXCL10 in the presence of Mycobacterium tuberculosis specific T cells. Tuberculosis,2015,95(1):40-47.

21. Coscolla M,Copin R,Sutherland J,et al. M. tuberculosis T Cell Epitope Analysis Reveals Paucity of Antigenic Variation and Identifies Rare Variable TBAntigens. Cell Host Microbe,2015,18(5):538-548.

22. Kanagawa H,Niki Y,Kobayashi T,et al. Mycobacterium tuberculosis promotes arthritis development through toll-like receptor 2. J Bone Miner Metab,2015,33(2):135-141.

23. Lachmandas E,Vrieling F,Wilson LG,et al. The Effect of Hyperglycaemia on In Vitro Cytokine Production and Macrophage Infection with Mycobacterium tuberculosis PLoS One,10(2):e0117941.

24. Kumar NP,Moideen K,George PJ,et al. Coincident diabetes mellitus modulates Th1-,Th2- and Th17-cell responses in latent tuberculosis in an IL-10- and TGF-β dependent manner. Eur J Immunol,2016,46(2):390-399.

第一章 结核病细菌学诊断

摘　要:近 1 年来,结核病的细菌学诊断取得了一些进展。发光二极管荧光显微镜可明显提高敏感性和特异性。新培养系统如 BACTEC Myco/F-Lytic(MFL)分枝杆菌培养技术可缩短检测时间、提高阳性率。其他药敏方法如显微镜观察下药敏试验、噬菌体生物扩增法、硝酸盐还原酶试验等都取得了一些新进展,具有良好的临床应用价值。

关键词:结核分枝杆菌;涂片;培养;药物敏感性试验;显微镜观察下药敏试验;噬菌体生物扩增法;硝酸盐还原酶试验

早期诊断对于结核病的控制十分重要。细菌学检查被世界卫生组织誉为结核病诊断的"金标准"。近年来,细菌学检查方法的不断改进和完善,为结核病诊断提供了重要的手段。

一、涂片镜检

Tavares e Castroa 等[1]回顾分析了葡萄牙 2004 年至 2013 年间细菌学方法在肺结核中的诊断效率。入选的 694 例患者中,3 次沉淀集菌涂片镜检的累积阳性率分别为 24.6%、27.7% 和 28.8%,3 次直接涂片镜检的累积阳性率分别为 19.3%、20.4% 和 22.5%,3 次固体培养法累积阳性率分别为 33.3%、37.9% 和 41.8%,3 次液体培养法累积阳性率分别为 43.9%、51.6% 和 55.4%,所用细菌学诊断方法联合累积阳性率分别为 51.2%、59.6% 和 63.2%。Bhadade 等[2]评价了发光二极管(light emitting diodes,LED)荧光显微镜对 HIV 阳性 TB 的诊断价值。结果显示,以培养为金标准,LED 荧光显微镜的敏感性为 67.53%,特异性为 88.71%,阳性预测值为 40%,阴性预测值为 96.08%。可见 LED 荧光显微镜对于 HIV 阳性 TB 患者是一种很好的筛查工具。

二、固体培养

Ho 等[3]系统综述了痰标本质量对 TB 诊断的影响,分析了痰标本的宏观质量(黏液痰/口水痰等)、微观质量(白细胞和鳞状上皮细胞计数等)以及痰标本留取前干预措施与 MTB 培养阳性率的关系。由于现有数据较少,对于痰标本质量还没有确切要求,但有些研究表明痰标本体积大于 5ml 有利于 TB 诊断,含白细胞较多的痰液 TB 诊断的敏感性较高但特异性降低。Asmar 等[4]在 MOD4 固体培养基的基础上开发了不含血液的 MOD9 培养基,并评价了 MOD9 培养基从临床标本中分离培养 MTB 的效率。与罗氏培养基比,MOD9 培养基的污染率降低(4.4% vs.1.6%)、培养阳性率升高(12.8% vs. 15.2%)、培养阳性时间缩短(17.4±5.9 vs. 9.8±3.9)。由上可见,MOD9 培养基为 MTB 培养较为理想的培养基。

三、液体培养

BACTEC Myco/F-Lytic(MFL)分枝杆菌培养技术是一种新型的全封闭无放射性、全自动化分枝杆菌液体培养系统。该培养系统无须前处理,直接将样本打入培养瓶中,机器就可自动检测细菌生长情况,自动报告结果。MFL 最初用于血行播散型肺结核的诊断,检测标本类型是血液。Harausz 等[5]评价了 MFL 应用胸腔积液对结核性胸膜炎的诊断效率,结果表明其敏感性和特异性与 MGIT960 无统计学差异,但 MFL 无须前处理,简化了操作、降低了交叉污染率,可代替传统液体培养用于结核性胸膜炎的诊断。Bowness 等[6]研究了 MGIT960培养 MTB 的阳性报告时间(time to positivity,TTP)与菌落形成单位(colony forming unit,CFU)之间的关系。结果表明在培养的 14 天内 TTP 与 $\log_{10}$CFU 呈负相关,但随着治疗的进行回归曲线的斜率和 Y 轴截距增大,而且使用大剂量利福平时斜率也呈增大趋势。提示液体培养比固体培养检测的菌量大,增加利福平的剂量可显著杀灭结核分枝杆菌。Ogwang 等[7]研究了 BACTEC MGIT 960 的孵育时间与 MTB 培养阳性率间的关系,对于 3747 株 BACTEC MGIT 960 培养阳性标本进行回顾分析,结果显示,99% 的标本培养阳性时间在 28 天之内,若标本培养 4 周后仍未出现 MTB 阳性,建议临床医生可以考虑其他诊断方法。

四、药物敏感性试验

(一)常规方法临床耐药情况分析

目前对于 MDR-TB 患者有两种新的治疗方案:对于氟喹诺酮类和二线注射用药物敏感者可采用 9 个月的短程治疗方案;而对于这两类药物耐药者可使用含贝他喹啉的治疗方案。Kurbatova 等[8]研究了 9 个国家 1254 例 MDR-TB 患者对二线抗结核药物的耐药情况,结果表明 75.9%(952/1254)的 MDR-TB 患者适合采用 9 个月的短程治疗方案,这些患者一般对 5~6 个药敏感;24.1%(302/1254)的 MDR-TB 患者适合采用含贝达喹啉的治疗方案,这些患者一般对 2~4 个药敏感,而且 26% 的患者中敏感药物少于 3 个。这些结果有助于国家制定 MDR-TB 治疗方案政策。Kempker 等[9]研究了 MDR-TB 获得二线抗结核药物耐药性的概率及危险因素。141 例 MDR-TB 患者中,14%(19/141)获得了二线抗结核药物耐药性,其中 9.1%对氧氟沙星耐药,9.8% 对卷曲霉素耐药。肺部空洞病变和对多于 5 种药物耐药是获得二线抗结核药物耐药的危险因素,这些患者的预后一般较差。Gunther 等[10]分析了 TB 的危险因素和欧洲 MDR-TB 对二线抗结核药物的耐药水平,研究共纳入了欧洲 16 个国家 23 个中心2010 年至 2011 年的 380 例 MDR-TB 患者和 376 例非 MDR-TB 患者。结果显示 52.4%MDR-TB 为初治患者,说明原发性耐药是目前 MDR-TB 产生的重要原因,提示有效控制结核病的传染源是减少耐药结核病产生的关键。另外在纳入的 MDR-TB 患者中 59.7% 对吡嗪酰胺耐药,51.1% 对≥1 种二线药物耐药,26.6% 对二线注射类药物耐药,17.6% 对氟喹诺酮类耐药,6.8% 为广泛耐药。既往接受抗结核治疗为产生 MDR-TB 最重要的危险因素。

(二)显微镜观察下药敏试验

在结核病防控方面急需一种快速、简便、廉价的诊断方法,显微镜观察下药敏试验

（microscopic observation drug susceptibility,MODS）符合这一要求,但由于生物安全及效率方面限制了其广泛使用,而自动化 MODS 技术在这些方面进行了改进。Wang 等[11]以液体培养 MGIT960 为金标准在泰国评价了自动化 MODS 技术培养 MTB 的敏感度和特异度。与 MGIT960 相比,自动化 MODS 技术的敏感度为 95.93%(212/221),特异度为 97.12%(135/139),平均培养阳性时间为 10 天。可见在资源有限的国家或地区自动化 MODS 技术是一种实用廉价的结核病诊断方法。Kirwan 等[12]评价了 MODS 技术在诊断淋巴结核及其耐药中的价值,结果表明 MODS 可以在 13 天获得结果,敏感性达 65.4%,虽然 MODS 比培养和病理检查的敏感性低,但 MODS 报告结果时间较短且可以同时报告药敏结果,因此在资源有限的国家,MODS 也可用于肺外结核的诊断。

（三）噬菌体生物扩增法

O'Donnell 等[13]开发了一种新的噬菌体生物扩增法（phage amplified biologically assay,PhaB）,采用含自发荧光的分枝杆菌噬菌体（φ2GFP10）,并以 Xpert MTB/RIF 为对照,评价了这种噬菌体生物扩增法检测痰标本中 MTB 和利福平耐药的准确度。结果显示,PhaB 法检测 MTB 的敏感性为 95.9%,特异性为 83.33%;在涂片阴性的痰标本中敏感性为 88.89%,特异性为 83.33%;在涂片阴性的痰标本中检测利福平耐药的敏感性为 90.00%,特异性为 91.94%。与 Xpert MTB/RIF 相比,该方法在涂片阴性痰标本中的敏感性较高,但特异性略低。表明,该方法检测痰标本中 MTB 和利福平耐药的敏感性较高,具有很好的临床应用价值。

（四）硝酸盐还原酶试验

Abilleira 等[14]评价了微孔板法和硝酸盐还原酶试验（nitrate reductase assay,NRA）快速诊断耐多药和广泛耐药结核的价值。与比例法药敏试验相比,微孔板法和 NRA 检测异烟肼、利福平、卡那霉素、氧氟沙星、阿米卡星和卷曲霉素耐药的敏感性和特异性分别为 98.5% 和 100%、98.3% 和 96.2%、91.7% 和 100%、78.8% 和 97.3%、100% 和 100%、100% 和 100%。可见微孔板法和 NRA 法是准确、快速、廉价的检测 MTB 药物敏感性的方法。

早期诊断对结核病的控制十分重要,本年度在细菌学诊断方面开发了一些新技术和新方法,提高了结核病细菌学的诊断效率,还可为临床抗结核治疗方案的制定提供依据。对于二线抗结核药物耐药情况分析显示 MDR-TB 中有相当一部分为原发耐药,即由耐药结核分枝杆菌的直接传播而引起,提示在常规检测一线抗结核药物敏感性的基础上,应开展二线抗结核药物敏感性检测,以早期发现耐药结核患者并给予合理治疗。

（王桂荣）

参考文献

1. Tavares e Castro A,Mendes M,Freitas S,et al. Diagnostic yield of sputum microbiological analysis in the diagnosis of pulmonary tuberculosis in a period of 10 years. Rev Port Pneumol,2015,21(4):185-191.

2. Bhadade A,Mehta P,Kanade S,et al. Utility of light-emitting diode microscopy for the diagnosis of pulmonary tuberculosis in HIV infected patients. Int J Mycobacteriol,2015,4(1):31-35.

3. Ho J,Marks GB,Fox GJ. The impact of sputum quality on tuberculosis diagnosis:a systematic review. Int J Tuberc Lung Dis,2015,19(5):537-544.

4. Asmar S,Chatellier S,Mirande C,et al. A Novel Solid Medium for Culturing Mycobacterium tuberculosis Isolates from Clinical Specimens. J Clin Microbiol,2015,53(8):2566-2569.

5. Harausz E,Lusiba JK,Nsereko M,et al. Comparison of MGIT and Myco/F lytic liquid-based blood culture

systems for recovery of Mycobacterium tuberculosis from pleural fluid. J Clin Microbiol,2015,53(4):1391-1394.

6. Bowness R,Boeree MJ,Aarnoutse R,et al. The relationship between Mycobacterium tuberculosis MGIT time to positivity and cfu in sputum samples demonstrates changing bacterial phenotypes potentially reflecting the impact of chemotherapy on critical sub-populations. J Antimicrob Chemother,2015,70(2):448-455.

7. Ogwang S,Mubiri P,Bark CM,et al. Incubation time of Mycobacterium tuberculosis complex sputum cultures in BACTEC MGIT 960:4weeks of negative culture is enough for physicians to consider alternative diagnoses. Diagn Microbiol Infect Dis,2015,83(2):162-164.

8. Kurbatova EV,Dalton T,Ershova J,et al. Additional drug resistance of multidrug-resistant tuberculosis in patients in 9 countries. Emerg Infect Dis,2015,21(6):977-983.

9. Kempker RR,Kipiani M,Mirtskhulava V,et al. Acquired Drug Resistance in Mycobacterium tuberculosis and Poor Outcomes among Patients with Multidrug-Resistant Tuberculosis. Emerg Infect Dis,2015,21(6):992-1001.

10. Gunther G,van Leth F,Alexandru S,et al. Multidrug-resistant tuberculosis in Europe,2010-2011. Emerg Infect Dis,2015,21(3):409-416.

11. Wang L,Mohammad SH,Chaiyasirinroje B,et al. Evaluating the Auto-MODS assay,a novel tool for tuberculosis diagnosis for use in resource-limited settings. J Clin Microbiol,2015,53(1):172-178.

12. Kirwan DE,Ugarte-Gil C,Gilman RH,et al. Microscopic-Observation Drug-Susceptibility(Mods)for Rapid Diagnosis of Lymph Node Tuberculosis and Detection of Drug Resistance. J Clin Microbiol,2016,54(1):185-189.

13. O'Donnell MR,Pym A,Jain P,et al. A Novel Reporter Phage To Detect Tuberculosis and Rifampin Resistance in a High-HIV-Burden Population. J Clin Microbiol,2015,53(7):2188-2194.

14. Abilleira F,Brum C,von Groll A,et al. Evaluation of direct microplate nitrate reductase assay as a rapid method for the detection of multiple and extensively tuberculosis drug resistance. Biomedica,2015,35(2):285-291.

第二章　结核病影像学诊断

摘　要：国外学者在结核病影像学诊断方面也进行了深入的研究和探索。取得的进展和成果主要包括：①研究人员通过多层螺旋CT(multislice CT, MSCT)矢状位重建构建模型肺，评估肺结核发生的危险因素，首次提出年轻男性肺结核发病的一个重要因素可能与低体质指数及扁平胸廓形状相关。有学者研究发现，CT表现为小叶中心结节影、树芽征、实变及空洞提示结核病变具有活动性，且与抗酸染色涂片阳性及其程度密切相关。进行CT对照研究发现，初治耐多药肺结核最常见的CT异常征象是树芽征、腺泡结节和空洞。还有研究结果显示，小叶间隔增厚和沿淋巴道分布的微结节是胸膜结核的特征性表现，胸膜下脓肿及胸膜不完整性或周围支气管胸膜瘘的存在高度提示非结核性脓胸。肠结核和克罗恩病无论是症状，还是气钡双重造影、肠镜检查中均常出现重叠之处，通过CT研究其征象，认为肠壁的长段受累、回盲部受累以及≥1cm的淋巴结是肠结核和克罗恩病进行鉴别的特征性CT表现。②MRI由于软组织高分辨率的特点，在颅内结核、脊柱脊髓结核诊断中作用显著。有学者研究发现颅内结核的MRI特征如下：a. 血行播散形成粟粒性颅内结核结节，影像表现为散在分布、大小形态相近长 T_1 长 T_2 异常信号影，增强后呈直径约 1~3mm 结节状、环状异常强化影；b. 经皮质静脉或小穿支动脉进入邻近脑实质而形成单个或多个体积较大的结核结节，有的甚至直径 >3cm，周边伴有不同程度的脑实质水肿，此种传染途径易侵犯脑膜，增强扫描呈结节状、团块状及环状异常强化，可伴有脑膜异常强化。颅内结核除常见脑积水、脑梗死等并发症值得关注，脑出血虽然少见，但仍可出现。脊髓脊膜结核MRI表现为 T_1WI 型的"靶征"，中心为干酪样成分呈高信号，周围成纤维细胞产生的胶原蛋白呈低信号，随着胶原蛋白成分的变化，周围的低信号带可能不完整或消失，"靶征"为髓内结核球特征性表现，MRI增强扫描呈中心低信号的环形强化。脊柱椎体结核同样强调MRI增强扫描，骨质破坏区及椎旁软组织形成小脓肿时，均呈环形强化，脓肿常溃破相通，甚至穿透皮肤。

关键词：肺结核；肺外结核；颅脑；肠；脊柱；脊髓脊膜；X线；磁共振成像；计算机；断层

由于结核病表现形式的多样性，累及器官的广泛性，以及对人类健康的严重危害性，诊断及治疗始终是医学界的一个重要研究课题，另外，近年来由于环境、人口迁徙等因素的影响，结核病也已从发展中国家逐渐成为全球共同关注的公共卫生问题，影像学检查作为结核病诊断及治疗监测中较为重要的一部分，同样受到国内外学者的关注并研究。

一、CT 在结核病诊断中的应用

(一) 肺结核的 CT 诊断

肺结核的危险因素逐渐被研究发现。Casha 等[1]通过 CT 矢状位重建构建模型肺，研究胸廓指数评估肺结核感染的危险因素，首次提出成年年轻男性肺结核发病的一个可能机制与低体质指数(body mass index, BMI)及扁平胸廓形状相关，并且随着年龄的增加在两种性别之间差异表现明显。

囊性纤维化(cystic fibrosis,CF)是一种威胁生命的常染色体隐性遗传性疾病,主要影响肺部和消化系统,气道上皮细胞中的囊性纤维化的基本缺陷易导致各种细菌和真菌的慢性感染,但结核分枝杆菌感染相对少见,如有感染,多继发于非结核分枝杆菌感染。Patil 等[2]报告一例 24 岁囊性纤维化的患者,咳嗽,咳血,体重减轻 1 周就诊,既往痰培养生长的耐甲氧西林金黄色葡萄球菌和绿脓杆菌,但此次广谱抗生素治疗症状未能改善,胸部 CT 检查发现右肺上叶前段慢性肺萎陷,双肺多发空洞病变,较之以前 CT 片比较明显恶化,抗酸杆菌(AFB)涂片和培养证实为肺结核,接受一线抗结核药物后,患者的病情明显好转,提示囊性纤维化患者尽管较少感染结核分枝杆菌,但认为在 CF 患者肺内仍然具有潜在结核病原体,如果诊断和治疗延迟,可能导致严重的肺部并发症。

肺结核是否存在活动性是当今临床及影像学研究的重点和难点。Ko 等[3]收集 108 例活动性肺结核患者,回顾了研究胸部 CT 和痰微生物学检查,分析了各组痰微生物学检查(AFB 涂片,PCR 和培养)结果中的阳性和阴性组之间 CT 表现是否存在显著性差异。另外,把病人根据痰 AFB 涂片按级别分成五组,观察分析五组 CT 表现的变化趋势。两组病变 CT 征象出现的频率和范围比较,小叶中心微结节(63% vs. 38%,$P=0.011$,1.6 ± 1.6 vs. 0.6 ± 1.1,$P=0.001$)、树芽征(63% vs. 33%,$P=0.002$;1.6 ± 1.6 vs. 0.5 ± 0.9,$P<0.001$)、实变(98% vs. 81%,$P=0.003$;2.7 ± 1.5 vs. 1.3 ± 1.1,$P<0.001$)、空洞(86% vs. 33%,$P<0.001$;1.5 ± 1.2 vs. 0.4 ± 0.7,$P<0.001$)均具有统计学意义;研究提示,肺结核的 CT 征象中,小叶中心结节影、"树芽征"、实变及空洞提示病变具有活动性,与 AFB 涂片阳性和等级密切相关。

结核性胸膜炎及非结核性胸膜炎在临床治疗中完全不同,早期诊断至关重要,影像鉴别相对困难。Ko 等[4]收集 65 例胸膜结核和 43 例非结核性脓胸患者资料,重点观察肺内病变,包括实变、磨玻璃密度影、小叶间隔增厚、脓肿及微结节的存在和分布,胸膜的完整性和外围支气管胸膜瘘等征象,试图找到诊断依据,结果显示,胸膜结核的 CT 表现与非结核性脓胸比较,小叶间隔增厚($P=0.022$)和胸膜下、支气管血管周围和沿间隔分布的微结节($P<0.001$)之间具有显著差异,胸膜下脓肿更常见于脓胸,伴胸膜不完整性和外围支气管胸膜瘘($P<0.001$),实变、磨玻璃影、小叶中心结节及淋巴结肿大的发生率两组间差异无统计学意义;因此,作者得出结论,小叶间隔增厚和沿淋巴道分布的微结节是胸膜结核的特征性表现,胸膜下脓肿及胸膜不完整性或周围支气管胸膜瘘的存在高度提示脓胸。

耐药结核病 CT 表现的研究对指导临床用药具有重要意义。Kim 等[5]分析一组初治耐多药肺结核(MDR-PTB)的胸部 CT 资料,纳入 44 例患者,27 例男性,17 例女性,年龄 20~81 岁,中位年龄 40 岁,观察初期及随访的系列 CT 检查图像,评估树芽征,腺泡结节,支气管壁,段及叶实变,空洞等征象,结果显示在 MDR-PTB 中最常见的 CT 异常征象是树芽征、腺泡结节和空洞。

(二) 肺外结核的 CT 诊断

结核病是在发展中国家常见的疾病,可能会影响任何器官系统,具有不同的特点和全身表现。近年来,由于临床及检查技术水平的不断提高,越来越多的肺外结核亦不断被检出。

肠结核(intestinal tuberculosis,ITB)是常见的肺外结核病,在临床、影像、内镜以及组织学上与克罗恩病(Crohn disease,CD)都有相似之处,但两种疾病的治疗迥然不同,因此鉴别诊断至关重要。Kedia 等[6]对此进行了研究,纳入病例为 54 例 CD 和 50 例 ITB,两组 CT 扫描征象比较,单变量分析显示,左结肠受累,回盲部受累,长段受累,"梳子征","跳跃征",

对≥3段和≥1cm大小的淋巴结受累征象比较,CD和ITB之间显著不同。多变量分析显示,回盲部受累,长段参与和≥1cm的淋巴结均有统计学意义。根据后三个变量,进行风险评分从0到3,0和1分ITB和CD的特异性分别为100%和87%,阳性预测值(PPV)100%和76%,2和3分时,特异性分别为68%和90%,PPV为63%和80%,本研究提示肠壁的长段受累、回盲部受累以及≥1cm的淋巴结是ITB和CD鉴别诊断CT特征性表现,并且具有良好的特异性和阳性预测值。

除常见部位的结核病外,一些罕见部位的结核病变亦正在被发现和重视。Matsutake等[7]报告1例结核性假性腹主动脉瘤的患者,66岁男性,粟粒性结核化疗期间出现腰痛,逐渐加剧,腹部CT扫描发现腹部肿块,位于$L_3~L_5$的水平腹主动脉和腰椎之间,在此基础上,腹部超声、MRI和PET-CT高度怀疑感染性腹主动脉瘤,2个月后行血管移植置换术,术后组织病理学结果证实动脉瘤及其周围的淋巴结可见抗酸菌,诊断为结核性动脉瘤,考虑由于粟粒性结核所致的结核感染,术后病人服用INH、RFP和左氧氟沙星18个月,未见复发。这例病例提示当患有粟粒型肺结核的患者出现急性腰疼时注意结核性假性动脉瘤的可能性。Dwivedi等[8]亦报告1例28岁男性印度患者,近1个月体重下降,头晕和轻度发热(38℃),食欲不振,以及搏动性腹部肿块就诊,实验室检查证实白细胞计数和C-反应蛋白升高,结核菌素皮肤试验阳性。全腹的多层螺旋CT(multidetector computerized tomography,MDCT)血管造影,并使用多平面重建和三维容积成像技术的图像进行评价,血管造影显示多个囊状动脉瘤,壁厚不规则,主动脉旁多个肿大淋巴结,动脉瘤内部可见坏死,腹腔未见异常强化肿块或肠壁增厚征象,淋巴结穿刺活检证实为结核性,抗结核治疗好转,动脉瘤血管内支架植入手术,预后良好。这两例报告介绍了结核性腹主动脉瘤的存在,更提示早期检测主动脉结核病变在结核性主动脉瘤治疗的效率方面发挥关键作用,多排螺旋CT是在查明病因、发病机制以及最终决定治疗过程中一个必不可少的工具。

二、CT引导下介入诊断结核病

近年来,随着医学微创技术的推荐应用,CT引导下经皮肺穿刺活检术亦广泛应用于临床诊断,尤其当肺内病变鉴别诊断困难时,此项技术显得尤为重要。Kiranantawat等[9]探讨CT引导下肺穿刺活检(TNB)的临床应用,并根据病理结果,回顾性分析恶性和良性病变之间CT影像特征差别,纳入病例67例,均诊断为良性非特异性病变,穿刺后病理回报16例(23.9%)为恶性和51例为良性,良性病变中的两个主要明确诊断为肺结核和肺炎/肺脓肿,同时回顾性分析穿刺前CT图像,肺结核(14/22,63.6%)增强扫描不强化,纵隔淋巴结坏死比率显著高于恶性肿瘤病变($P <0.005$);本研究提示在结核流行区,初始CT扫描诊断为良性非特异性病变,但最终诊断为恶性肿瘤和肺结核的比率较高,因此,仔细分析影像资料及穿刺活检均具有重要意义。

三、MRI在结核病诊断中的应用

(一)颅内结核的MRI诊断

颅内结核球是中枢神经系统感染结核分枝杆菌后形成的一种非化脓性炎性病变,常继发于身体其他部位结核,占活动性结核病的1%[10],为发展中国家脑部占位性病变中的10%~20%,具有较高的致死率,危害严重[11]。

颅内结核球的早期诊断对疾病的治疗和减少病死率有极为重要的作用。颅内结核球的感染途径分为血行播散和淋巴播散，大部分病例由结核杆菌血行播散致颅内发病。根据血行播散形成颅内结核球的传染机制可形成 2 种 MRI 影像表现：①血行传播形成粟粒性脑结核结节，影像表现为散在分布、大小形态相近长 T_1 长 T_2 异常信号影，增强后呈直径约 1~3mm 结节状、环状异常强化影；②经皮质静脉或小穿支动脉进入邻近脑实质而形成单个或多个体积较大结核结节，有的甚至直径 >3cm，周边伴有不同程度的脑实质水肿，此种传染途径易侵犯脑膜，增强扫描呈结节状、团块状及环状异常强化，可伴有脑膜异常强化[12]。脑出血是结核性脑膜炎非常罕见的并发症，但是非常严重的并发症，死亡率极高，因此需提高这方面的认识，早期诊断。Zou 等[13]报道了一例结核性脑膜炎导致脑出血的一例少见病例，65 岁女性患者因进行性走路不稳 7 个月余，头疼、低热、夜汗 20 天余，无恶心呕吐、视力改变、体重减轻等明显症状，脑脊液检查未发现结核分枝杆菌或其他细菌，头颅 CT 显示颅内出血，MRI 增强扫描显示颅内出血及软脑强化，最终因病人突发意识丧失，瞳孔散大，行开颅手术，病理诊断为结核性脑膜炎。

（二）脊柱、脊髓结核的 MRI 诊断

脊柱结核在脊柱感染性病变中最常见，占全身骨与关节结核的一半以上，好发于青年人，近年来 60 岁以上老年人脊柱结核的比例呈上升趋势。发病部位以腰椎最多，胸腰段次之，颈椎较少。脊柱结核病变最初为非特异性炎症反应，之后可出现结核性肉芽组织增生，形成结核结节，最后干酪坏死形成脓肿，脓肿破溃向周围蔓延。脊柱结核病变常表现为相邻椎体骨质破坏和骨髓炎性水肿、椎间隙狭窄及椎旁脓肿形成。椎体的骨质破坏累及 2 个或 2 个以上椎体，主要以椎体上下缘近终板处为主，多以溶骨性骨质破坏为主，在 T_1WI 上椎体内高信号的骨髓组织被病变的低信号取代，多呈均匀低信号或混杂低信号；T_2WI 由于病变椎体内含水量增加，多呈混杂高信号，少数在 T_2WI 上呈低信号，主要与结核灶干酪样变及钙化成分有关。骨质破坏区可表现为肉芽肿性病变，呈不均匀长 T_1、稍长 T_2 信号，增强扫描后均匀强化；局限脓肿病变，有小脓腔形成，呈较均匀长 T_1、长 T_2 信号，增强扫描环形强化；溶通性脓肿，为较大脓腔或与椎旁脓肿有窦道相通，增强扫描呈环形强化[14]。

脊髓脊膜结核临床上少见，髓内结核球极为罕见，髓内结核仅占中枢神经系统结核的 0.2%[15]，对于影像诊断医师来讲，熟悉脊髓脊膜结核的影像表现特点就显得极为重要，及时诊断对于早期治疗的建立至关重要。MRI 检查因为其独特和先进的成像技术成为脊髓脊膜结核首选的检查方式。

脊髓脊膜结核好发于 20~40 岁的青壮年，目前没有表明在性别上的倾向。发病部位胸段最常见，其次颈段、腰段，脊髓圆锥少见。这可能跟脊髓的血供有关，胸髓大约接受整个脊髓供血的 45%，颈髓为 34%。临床表现为感觉运动神经系统受累，下肢或四肢渐进性轻瘫，感觉减退和括约肌失调。发病机制为：①结核性脑膜炎向下蔓延；②原发于身体其他部位，如肺、泌尿生殖系统的结核经血行传播到脊髓脊膜；③结核性脊柱炎的蔓延；④单纯性脊髓结核球，无其他部位结核感染灶而首先起病于脊髓，此种发病罕见，目前认为与预先存在的免疫缺陷或其他自身免疫疾病之间有紧密联系[16]。早期阶段炎症反应强烈，周围水肿明显，增强呈均匀强化，T_1WI 呈等信号。随着胶质样成分的增多，外围水肿减轻，病变 T_1WI，T_2WI 信号，增强呈中心低信号的环形强化。随着干酪样变的进展，T_1WI 型的"靶征"，中心为干酪样成分呈高信号，周围成纤维细胞产生的胶原蛋白呈低信号，随着胶原蛋白成分的变化，周

围的低信号带可能不完整或消失，"靶征"为髓内结核球特征性表现[17]。

四、PET-CT 在结核病中的应用

FDG PET/CT 显像已普遍应用于肿瘤的诊断及疗效评估中，而在评价对非肿瘤性病变疗效方面的作用很少报道。Hu 等[18]报告一例 50 岁男性患者，背部及胸壁疼痛病史，无发热、盗汗、咳嗽等结核相关症状，无结核病史，胸部 CT 扫描显示，肩胛骨、锁骨、肋骨和多个椎体骨质破坏，提示骨转移可能，为寻找原发恶性病变行 PET/ CT 扫描，结果显示骨骼系统广泛的 FDG 摄取，未发现明显原发恶性肿瘤，之后进行左侧骶骨穿刺活检后，确诊骨结核，正规抗结核治疗，12 个月后随访行 FDG PET/CT 扫描，结果显示，骨骼系统 FDG 摄取完全正常，因此，作者认为，抗结核治疗通常采用长期给药方案，停药时间点有时很难控制，FDG PET/ CT 可以作为一种有潜力的疗效检测的工具。

综上所述，肺结核及肺外结核的影像学诊断中，传统的影像技术在不断地丰富和提高，积累了大量的经验，从形态学研究到分子影像学的探索和开发亦取得了很大的进展和突破，对于结核的诊断和治疗监测发挥了巨大作用，但是，有些研究仍然处于临床积累阶段或缺乏大样本量的支持，有待于做进一步的深入研究。

（吕岩　侯代伦　李芳　张旭）

参考文献

1. Casha AR,Camilleri L,Manché A,et al. A hypothesis for reactivation of pulmonary tuberculosis：How thoracic wall shape affects the epidemiology oftuberculosis. Clin Anat,2015,28(5):614-620.

2. Patil N,Marco A,Montales MT,et al. Pulmonary Tuberculosis in a Patient with Cystic Fibrosis. N Am J Med Sci,2015,7(5):233-235.

3. Ko JM,Park HJ,Kim CH,et al.The relation between CT findings and sputum microbiology studies in active pulmonary tuberculosis. Eur J Radiol,2015,84(11):2339-2344.

4. Ko JM,Park HJ,Cho DG,et al.CT differentiation of tuberculous and non-tuberculous pleural infection,with emphasis on pulmonary changes. Int J Tuberc Lung Dis,2015,19(11):1361-1368.

5. Kim W,Lee KS,Kim HS,et al. CT and microbiologic follow-up in primary multidrug-resistant pulmonary tuberculosis. Acta Radiol,2016,57(2):197-204.

6. Kedia S,Sharma R,Nagi B,et al. Computerized tomography-based predictive model for differentiation of Crohn's disease from intestinaltuberculosis.Indian J Gastroenterol,2015;34(2):135-143.

7. Matsutake T,Hashizume K,Kinoshita N,et al.A tuberculosis pseudo-aneurysm of the abdominalaorta complicated by military tuberculosis. Kekkaku,2015,90(4):463-468.

8. Dwivedi AN,Srinivsan A,Jain S. Multiple Mycotic Aneurysms of the Abdominal Aorta Illustrated on MDCT Scanner. J Clin Imaging Sci,2015,5:49.

9. Kiranantawat N,Srisala N,Sungsiri J,et al .Transthoracic imaging-guided biopsy of lung lesions：evaluation of benign non-specific pathologic diagnoses.J Med Assoc Thai,2015;98(5):501-507.

10. Arif MA,Abid MH,Renganathan R,Siddiqui KA. Central and peripheral nervous system involvement in neuromelioidosis. BMJ case reports,2015,pii:bcr2015211001.

11. Duque-Silva A,Robsky K,Flood J,et al. Risk factors for Central Nervous System Tuberculosis. Pediatrics,2015,136(5):e1276-1284.

12. Mabray MC,Cohen BA,Villanueva-Meyer JE,et al. Performance of Apparent Diffusion Coefficient Values and Conventional MRI Features in Differentiating Tumefactive Demyelinating Lesions From Primary Brain

Neoplasms.Am J Roentgenol,2015,205(5):1075-1085.

13. Zou H,Pan KH,Pan HY,et al. Cerebral hemorrhage due to tuberculosis meningitis:a rare case report and literature review. Oncotarget,2015,6(42):45005-45009.

14. Rauf F,Chaudhry UR,Atif M,et al. Spinal tuberculosis:Our experience and a review of imaging methods. Neuroradiol J,2015,28(5):498-503.

15. Jaiswal M,Gandhi A,Sharma A,et al. Experiences and conceptualisation of spinal intramedullary tuberculoma management. Korean J Spine,2015,12(1):5-11.

16. Mishra SS,Das D,Das S,et al. Spinal cord compression due to primary intramedullary tuberculoma of the spinal cord presenting as paraplegia:A case report and literature review. Surg Neurol Int,2015,6:42.

17. Lee DY,Kim SP,Kim IS. Coexistence of Spinal Intramedullary Tuberculoma and Multiple Intracranial Tuberculomas. Korean J Spine,2015,12(2):99-102.

18. Hu N,Tan Y,Cheng Zet al. FDG PET/CT in Monitoring Antituberculosis Therapy in Patient With Widespread Skeletal Tuberculosis. Clin Nucl Med,2015,40(11):919-921.

第三章　结核病免疫学诊断

摘　要:近年来,γ- 干扰素释放试验、免疫细胞、细胞因子和化学素等其他生物标志物在结核病诊断中的研究不断深入。对 γ- 干扰素释放试验进行方法学改良,拓宽细化其应用范围,如关注乳汁的 T-SPOT 对于潜伏感染的诊断价值,将其用于评估预防性治疗疗效及再燃风险。多功能 T 淋巴细胞、干扰素诱导蛋白、CXCR3 配体、Fas 配体、间质金属蛋白酶、IL-10、HupB 蛋白、脂阿拉伯甘露聚糖等新型生物标志物在结核病免疫学诊断的研究也取得不少的进展。

关键词:γ- 干扰素释放试验;抗原;T 细胞;细胞因子;干扰素诱导蛋白;CXCR3 配体;Fas 配体;间质金属蛋白酶;HupB 蛋白;脂阿拉伯甘露聚糖

近 1 年来,结核病的免疫学诊断方面取得了不少进展。γ- 干扰素释放试验在潜伏结核感染和辅助诊断结核病方面的研究逐步深入。多功能 T 淋巴细胞、干扰素诱导蛋白、CXCR3 配体、Fas 配体、间质金属蛋白酶、IL-10、HupB 蛋白、脂阿拉伯甘露聚糖等新型生物标志物在结核病免疫学诊断的研究也取得不少的进展。

一、γ- 干扰素释放试验

γ- 干扰素释放试验(interferon gamma release assays,IGRA)是诊断潜伏结核感染的试验,目前国际上有 QFC-G(Quantiferon TB Gold)(第二代为 Quantiferon TB Gold In Tube,QFT-GIT)与 T-SPOT 试剂盒。

(一)诊断潜伏结核感染

IGRA 不是一个完美的诊断潜伏结核感染(latent tuberculous infection,LTBI)的试验。Kussen 等[1]在探究 IGRA 和结核菌素皮肤试验(tuberculin skin test,TST)对巴西 HIV 患者中LTBI 检出率时发现,140 例HIV 患者中IGRA(-)TST(-)115 例,IGRA(+)TST(+)9 例,IGRA(+)TST(-)12 例,IGRA(-)TST(+)4 例,两种方法一致性不佳。IGRA 诊断 HIV 患者 LTBI 的敏感性为 69%,特异性为 90%;IGRA 的阳性结果比 TST 高出 8%。提示 IGRA 对于 HIV 感染者而言是检测 LTBI 更敏感的方法,有助于发现可能被忽视的 LTBI 感染者。

Jung 等[2]评估了 IGRA 在使用 TNF-α 抑制剂的类风湿关节炎患者中对 LTBI 的诊断价值,对 156 例拟使用 TNF-α 抑制剂的患者检测外周血 IFN-γ 释放情况,并对 QFT-GIT 结果阳性的患者在预防性化疗和使用 TNF-α 抑制剂后复查 IFN-γ 释放实验,以 T-SPOT 结果与QFT-GIT 结果平行比较。分别有 28.9% 与 44.9% 受试者 QFT-GIT 与 T-SPOT 阳性,一致率78.8%;在使用 TNF-α 抑制剂期间,36% 的 QFT-GIT 阳性者转阴,4 例受试者发展为活动性肺结核,分析结果说明 QFT-GIT 和 T-SPOT 可以在使用 TNF-α 抑制剂的患者中探测潜伏结核感染并随访监测。

Torres 等[3]为发现评估预防性化疗的标志物,设计了随机临床试验:26 例结核病人接触者,34 例非接触者入组。每组随机地立即或延迟接受异烟肼治疗。进行针对重组 Rv1737

和来自免疫显性蛋白的不同队列的重叠合成多肽混合物的 IFN-γ 释放实验。在异烟肼治疗过程中,对 CFP10、Rv2031、Rv0849、Rv1986、Rv2659c、Rv2693c 和重组 Rv1737 蛋白的 IFN-γ 反应者比例明显增加($P<0.05$)。Rv0849 与 Rv1737 混合的重组蛋白诱导出治疗后 IFN-γ 反应者的最高比例。因此,在体外对这些蛋白反应的 IFN-γ 有可能是评估潜伏结核感染治疗后改变的有用的标志物。Escalante 等[4]在对潜伏结核患者抗结核治疗前后的外周血标本联合检测 IGRA 与免疫表型(流式方法),以评估此类患者结核活跃的风险,发现具备 IGRA+ CD4+ CD25+CD134+ 表型者具有最高的再燃风险,说明联合 IGRA 的免疫检测可以预测结核病再燃的风险。

Cranmer 等[5]认为阐释乳汁中结核免疫对婴儿结核敏感性和免疫,可能影响未来母亲患者疫苗的设计策略。于是设计在 HIV 感染(均排除了活动性结核)的母亲乳汁中以 T-SPOT 方法测定 IFN-γ 水平。8 例受试者乳汁检测中有 6 例获得阳性结果。在 7 例乳汁与外周血配对的 T-SPOT 中,乳汁中 IFN-γ 的含量明显高于外周血,说明乳汁 T-SPOT 的检测有一定意义。Howley 等[6]使用 TST 和 QuantiFERON-TB(QFT)Gold In-Tube 对 2~14 岁移民儿童结核病进行检测,结果显示 2 岁以上的儿童移民前更适合用 QFT 筛查,IGRA 优先用于诊断移民儿童结核潜伏感染。

Slater 等[7]对 113 例越南的结核患者和 226 例低结核病风险的医务人员进行 QuantiFERON-TB Gold In-Tube(QFT-GIT)检测,比较有、无免疫调节剂(LPS 和 PolyIC)孵育的 QFT-GIT 的敏感性。结果表明结核患者中标准的 QFT-GIT 和 LPS、PolyIC 孵育后的 QFT-GIT 的敏感性分别为 84.1%、85.8%、74.3%,低结核病风险的医务人员中标准的 QFT-GIT 和 LPS、PolyIC 孵育后的 QFT-GIT 的特异性分别为 100%、86.7%、63.3%,表明两种免疫调节剂不能改善结核病人 QFT-GIT 的敏感性,且降低了低结核病风险的医务人员的特异性。

(二)**辅助诊断活动性结核病**

有研究者对 IRGA 的诊断肺结核的敏感性深入研究,其结果并不乐观。Mzinza[8]等探讨 IGRA 在 HIV 感染者中的应用价值,选取 63 例痰涂片或培养阳性的肺结核患者,其中 27 例患者 HIV 阳性;27 例非结核患者,其中 15 例 HIV 阳性;结果发现用结核特异性抗体 CFP-10、PPD 刺激的 IGRA 结果在 HIV 阳性的结核患者中比 HIV 阴性者要低;该研究还比较了抗结核治疗 2 个月和治疗前的 IGRA 结果,发现无论感染 HIV 与否,治疗 2 月 ESAT-6 刺激后分泌 IFNγ 分泌的细胞有下降趋势,与结核分枝杆菌载量的趋势一致,提示 IGRA 可用于抗结核治疗效果的评估。

本年度关于 IGRA 的研究除继续探讨其在特殊人群(儿童、哺乳母亲、免疫抑制宿主等)中的应用,并致力于在方法学层面改良外,还特别关注运用 IGRA 对预防性化疗疗效评估与结核再燃风险的预测。

二、其他生物标志物

1. IFN-γ 诱导蛋白　Klimiuk 等[9]评估了 10 种生物标志物辅助诊断结核性胸腔积液的价值,包括 IFN-γ 诱导蛋白 10(IP-10)、ADA 和 IFN-γ 等。研究共纳入 203 例胸腔积液患者包括 44 例结核。结果发现,除胸腔积液 IFN-γ 是最有诊断价值的标志物外,IP-10 也显示了高度的诊断准确性,其曲线下面积 >0.95。从干血斑中分析 IP-10 含量也受到关注。Tonby 等[10]从 34 个临床诊断的结核患者血浆和干血斑中分析 IP-10,并在化疗 24 周过程中复查。结果发现,肺结核与肺外结核治疗 2 周后 IP-10 水平便有明显下降。因此认为,血浆 IP-10 可作为早期抗结核治疗反应的生物标志物,而干血斑 IP-10 在资源有限的地方有潜力成为即时检测试验。

2. CXCR3 配体 Lee 等[11]用 ELISA 方法检测肺结核与对照病例血浆 IFN-γ、CXCR3 配体、CXCL10、CXCL11,以期获得有用的生物标志物。共纳入 846 位受试者:肺结核患者 201 例,其他肺病患者 389 例和健康对照 256 例。结果发现,CXCR3 配体在肺结核患者血中水平明显高于其他两组,而 IFN-γ 没有差异。鉴别结核与其他组的 AUC 在 MIG、CXCL10、CXCL11、IFN-γ 分别为 0.797、0.726、0.846 和 0.534,鉴别结核与对照组的 AUC 上述生物标志物分别为 0.926、0.818、0.865 和 0.575。因此,CXCR3 配体可能是一个诊断和临床评估结核病的有用的标志物。

3. Fas 配体 Klimiuk 等[9]在前述研究中也发现 Fas 配体辅助诊断结核性胸腔积液有高度准确性,其 AUC >0.95。

4. 间质金属蛋白酶 金属蛋白酶(matrix metalloproteinase,MMP)是基质蛋白酶中的一种,能降解肺细胞外基质的所有成分,在结核病的组织毁损、空洞形成等病理过程中发挥重要作用。Sathyamoorthy 等[12]在 380 例个体参加的队列中测量了血浆 MMP 水平。与正常对照相比,肺结核患者血浆中胶原酶、MMP-1 与 MMP-8 的水平都有所上升,而 MMP-7 与 MMP-9 也升高。MMP-8 是结核特异性的。MMP-8 在男性患者比女性高 1.51 倍($P<0.05$)。MMP 的性别特异性分析显示了结核男性患者血浆中 MMP-1 和 MMP-8 一致的增加,但 MMP-8 更有鉴别意义。血浆胶原酶血浆含量男性、女性也有差异。作者强调,性别可能是结核免疫病理调查和发展新的诊断标志物时必须考虑的因素。Patil 等[13]则评估了 MMP 和不同的细胞因子在脊髓结核中的作用。入组 55 名细菌学/病理学证实的脊柱结核患者和对照,用 ELISA 测定血中和脑脊液(cerebral spinal fluid,CSF)中 TNF-α、IFN-γ、IL-1β、IL-6、IL-8、IL-10、MMP-2 和 MMP-9 水平,残疾和结局用改良 Barthel 指数(modified Barthel index,MBL)测量,测量的炎性参数和 6 个月随访后的结局进行关联。结果发现,患者血中和 CSF 中的细胞因子与 MMP 较对照组明显增加($P<0.001$)。基线 MBI 明显和血清中 IFN-γ、IL-1b、IL-6、IL-8、MMP-9 水平以及 CSF 中的 TNF-α 水平呈负相关,和血清 IL-10 水平呈正相关。预后较差与血清中高水平 TNF-α 和 IFN-γ、低水平血清 IL-10 以及 CSF 中高水平 MMP-9 有关,提示 MMP 和其他细胞因子可作为生物标志物联合评估诊断和预后。

5. IL-10 Ndisimye 等[14]评估了结核病不同阶段患者血浆中 IL-10 的水平,实验纳入 30 例活动性肺结核病人和 21 例健康对照者,在抗结核治疗前、治疗中和治疗后用 ELISA 方法检测患者血浆中 IL-10 的水平,结果发现肺结核患者 IL-10 水平明显高于健康人群,在抗结核治疗 3 个月和 6 个月后血浆 IL-10 水平逐渐下降,但仍较健康人群高。

6. HupB 蛋白 HupB 蛋白是一个结核杆菌中的铁调节蛋白,它的作用是分枝杆菌生长素的正性调节剂,对于在巨噬细胞中生长的病原体十分重要。Sritharan 等[15]使用 HupB 的抗原片段,成为重组 HupB-F1(aa 1-71)、HupB-F2(aa 63-161)和 HupB-F3(aa 164-214),作为 ELISA 中的抗原筛选结核患者的血清。HupB-F2 在肺结核和肺外结核患者血清中显示增高的免疫反应性。HupB-F2 抗体和血清铁水平的负相关是最强的。本研究强调 HupB,尤其是 HupB-F2 的诊断潜能,提示此抗原也可能是肺结核与肺外结核的新型生物标志物。

7. 脂阿拉伯甘露聚糖 仍然有作者对经典的抗原感兴趣。Drain 等[16]在南非门诊评估了尿中脂阿拉伯甘露聚糖(lipoarabinomannan,LAM)等级和第二次 LAM 试验对 HIV 相关肺结核筛查的作用。在登记的 320 例 HIV 感染者(未接受过抗结核治疗)中,用≥1+ LAM 等级作为阳性结果,敏感性为 41%(95%CI 28%~55%),特异性 92%(95%CI 88%~95%)。2 次 LAM 试验敏感性为 43%(95%CI 29%~57%)。作者推荐筛选的最优策略是如果 LAM 等级 <1+,就使用 1 个 LAM 试验继之以痰抗酸染色(acid fast bacilli,AFB)检测,敏感性能达到 48%(95%CI 34%~62%),特异性 91%(95%CI 87%~94%)。

在普遍肯定 IFN-γ 作为诊断结核病最有价值的细胞因子的同时,其他生物标志物如 IP-10 等化学素、MMP 等生物酶、HupB 等蛋白也逐渐受到重视。

(陈雪融　陈效友　陈晋　李珍珍　刘一典　唐神结)

参考文献

1. Kussen GM, Dalla-Costa LM, Rossoni A, et al.. Interferon-gamma release assay versus tuberculin skin test for latent tuberculosis infection among HIV patients in Brazil. Braz J Infect Dis, 2016, 20(1):69-75.

2. Jung YJ, Woo HI, Jeon K, et al. The Significance of Sensitive Interferon Gamma Release Assays for Diagnosis of Latent Tuberculosis Infection in Patients Receiving Tumor Necrosis Factor-alpha Antagonist Therapy. PLoS One, 2015, 10(10):e0141033.

3. Torres M, García-García L, Cruz-Hervert P, et al. Effect of isoniazid on antigen-specific interferon-γ secretion in latent tuberculosis. Eur Respir J, 2015, 45(2):473-482.

4. Escalante P, Peikert T, Van Keulen VP, et al. Combinatorial Immunoprofiling in Latent Tuberculosis Infection. Toward Better Risk Stratification. Am J Respir Crit Care Med, 2015, 192(5):605-617.

5. Cranmer LM, Kanyugo M, Lohman-Payne B, et al. Tuberculosis interferongamma responses in the breast milk of human immunodeficiency virus infected mothers. Int J Tuberc Lung Dis, 2015, 19(2):141-143.

6. Howley MM, Painter JA, Katz DJ, et al. Evaluation of QuantiFERON-TB gold in-tube and tuberculin skin tests among immigrant children being screened for latent tuberculosis infection. Pediatr Infect Dis J, 2015, 34(1): 35-39.

7. Slater M, Tran MC, Platt L, et al. In vitro immunomodulation for enhancing T cell-based diagnosis of Mycobacterium tuberculosis infection. Diagn Microbiol Infect Dis, 2015, 83(1):41-45.

8. Mzinza DT, Sloan DJ, Jambo KC, et al. Kinetics of Mycobacterium tuberculosis-specific IFN-gamma responses and sputum bacillary clearance in HIV-infected adults during treatment of pulmonary tuberculosis. Tuberculosis (Edinb), 2015, 95(4):463-469.

9. Klimiuk J, Krenke R, Safianowska A, et al. Diagnostic Performance of Different Pleural Fluid Biomarkers in Tuberculous Pleurisy, Adv Exp Med Biol, 2015, 852:21-30.

10. Tonby K, Ruhwald M, Kvale D, et al. IP-10 measured by Dry Plasma Spots as biomarker for therapy responses in Mycobacterium Tuberculosis infection. Sci Rep, 2015, 5:9223.

11. Lee K, Chung W, Jung Y. CXCR3 ligands as clinical markers for pulmonary tuberculosis. Int J Tuberc Lung Dis, 2015, 19(2):191-199.

12. Sathyamoorthy T, Sandhu G, Tezera LB, et al. Gender-dependent differences in plasma matrix metalloproteinase-8 elevated in pulmonary tuberculosis. PLoS One, 10(1):e0117605.

13. Patil T, Garg RK, Jain A, et al. Serum and CSF cytokines and matrix metalloproteinases in spinal tuberculosis. Inflamm Res, 2015, 64(2):97-106.

14. Ndishimye P, Seghrouchni F, Domokos B, et al. Evaluation of interleukin-10 levels in the plasma of patients with various stages of tuberculosis. Clujul Med, 2015, 88(2):164-167.

15. Sritharan N, Choudhury M, Sivakolundu S, et al. Highly immunoreactive antibodies against the rHup-F2 fragment (aa 63-161) of the iron-regulated HupB protein of Mycobacterium tuberculosis and its potential for the serodiagnosis of extrapulmonary and recurrent tuberculosis. Eur J Clin Microbiol Infect Dis, 2015, 34 (1): 33-40.

16. DrainPK, Losina E, Coleman SM, et al. Value of Urine Lipoarabinomannan Grade and Second Test for Optimizing Clinic-Based Screening for HIV-Associated Pulmonary Tuberculosis. J Acquir Immune Defic Syndr, 2015, 68 (3): 274-280.

第四章 结核病分子生物学诊断

摘　要:2015 年,国际上在结核病分子生物学诊断方面的报道仍然以病原菌诊断为主,其中病原菌的诊断又主要集中在 Xpert MTB/RIF 技术、环介导等温扩增技术、线性探针技术、高分辨率溶解曲线技术和荧光定量 PCR 技术;新的基于 PCR 基础上的分子生物学诊断技术也得到较大的发展,如 Seegene AnyplexTM MTB/NTM MDR-TB assay、Abbott RealTime MTB real-time PCR assay、TB-SPRINT plus 和间接夹心免疫 PCR 方法等。

关键词:分子生物学;诊断;结核分枝杆菌;宿主;Xpert MTB/RIF 技术;线性探针技术;环介导等温扩增技术;高分辨率溶解曲线技术;荧光定量 PCR 技术;micro-RNA

2015 年,国际上在结核病分子生物学诊断方面的报道仍然以病原菌诊断为主,其中病原菌的诊断又主要集中在 Xpert MTB/RIF 技术、环介导等温扩增技术、线性探针技术、高分辨率溶解曲线技术和荧光定量 PCR 技术;新的基于 PCR 基础上的分子生物学诊断技术也得到较大的发展。

一、病原菌的分子生物学诊断

(一) Xpert MTB/RIF 技术

2015 年 Xpert MTB/RIF 技术用于诊断结核病仍然是国际结核病领域的热点之一。研究主要围绕该技术的检测性能、影响检测结果的因素、基层实验室使用的限制条件以及检测结果错误的原因等,还有一些文献是对这些报道进行了 meta 分析,如该技术对肺结核和肺外结核病人非呼吸道样本的检测效果的总结[1],该技术用于儿童结核病诊断进行的综述[2]。重要的创新性研究包括用 Xpert MTB/RIF 法快速检测重症监护室病人的气管吸出物标本来确定是否有结核病。在南非的好望角的研究结果发现,在 2309 例重症监护室病人中,有 341 例疑似结核,其中经过 Xpert MTB/RIF 检测或者培养的 317 例病人中有 46(15%)例确认合并结核病。结核分枝杆菌培养阳性的病人如果早期不进行 HR 治疗或者接受强心剂类药物则会具有较高的死亡率[3]。

也有一些报道显示Xpert MTB/RIF 并不是万能的。例如,在一项聚集任意试验中,与涂片镜检法相比,使用Xpert MTB/RIF方法可以提高结核病的诊断率,但不能降低治疗 6 个月时的结核病人的死亡率,这一结果提示,良好的诊断方法或许并不一定提高病人的治疗效果[4]。也有报道显示,Xpert MTB/RIF 的检测结果受一些特殊的利福平耐药检测相关基因突变的影响,例如 Sanchez-Padilla 等[5]在《新英格兰医学杂志》报道了约占瑞士 30% 比例的耐多药菌株由于含有 *rpoB* I491F 突变而不被检出。

(二) 环介导等温扩增技术

与 Xpert MTB/RIF 相比,国际上关于环介导等温扩增技术(loop-mediated isothermal amplification,LAMP)的报道较少,主要的研究内容包括关于该方法的改进、应用领域拓展。Drain 等[6]分析尿液中 LAMP 等级来用于 HIV 合并结核病的门诊病人筛选价值。实验中每个样本重复检测一次,结果分为 6 个等级,+ 到 +++++ 为阳性,小于 + 为弱阳性。结果发现,320 例 HIV 阳性人群中,有 52 例两次检测 LAMP 均是阳性,且两次结果相关性高;在 10 例 LAMP 弱阳性样本中,2 例结核菌培养阳性;一次 LAMP 检测的灵敏性为 41%,特异性为 92%;两次 LAMP 检测灵敏性为 43%。当 LAMP 等级 <1 时,联合痰涂片检查,其灵敏性为 48%,特异性为 91%。因此,重复 LAMP 检测次数对 LAMP<1 的样本是没有价值的,当 LAMP<1 时,优先选择进行痰标本抗酸染色。

(三)线性探针技术

线性探针技术的市场占有率和应用较为广泛。Molina-Moya 等[7]采用 AID 结核耐药性线性探针技术检测异烟肼、利福平、乙胺丁醇、链霉素、喹诺酮类药物、氨基糖苷类药物 / 卷曲霉素的耐药性。结果显示,以 Bactec 460TB 为参考,AID 结核耐药性线性探针检测上述药物耐药性的一致率分别 98.3%(59/60)、100%(60/60)、72.9%(43/59)、98%(50/51)、91.5%(54/59)和 100%(51/51)。作者认为,该方法可以用于临床标本耐药性快速检测。

(四)高分辨率溶解曲线技术

2015 年,高分辨率溶解曲线技术(high-resolution melting analysis,HRMA)得到进一步的应用和推广。Pholwat[8]等建立了 TaqMan 探针阵列卡 - 高分辨率熔解分析法(TaqMan array card- high-resolution melt analysis,TAC-HRM)检测结核分枝杆菌耐药基因 $inhA$、$katG$、$rpoB$、$embB$、$rpsL$、rrs、eis、$gyrA$、$gyrB$ 和 $pncA$ genes 的分子药敏检测方法,同基因测序法相比,其准确率为 96.1%,同固体药敏相比,准确率为 87%,是一种快速、全面的分子药物敏感试验方法。

(五)PCR 技术

这里的 PCR 技术是指除 Xpert MTB/RIF、LAMP、线性探针技术和高分辨率溶解曲线技术之外的其他基于 PCR 技术基础上的结核分枝杆菌基因组检测技术。Kim 等[9]采用抗酸染色、MTB 和 NTM 巢式 PCR、实时荧光定量 PCR 检测 199 例福尔马林固定和液状石蜡包埋的肺组织标本,其中包括 137 例结核分枝杆菌,17 例非结核分枝杆菌和 45 例非分枝杆菌标本。结果显示,巢式 PCR 检测 MTB 的敏感度和特异度分别为 70.1% 和 95.1%,实时荧光定量 PCR 检测 MTB 的敏感度和特异度分别为 70.8% 和 100.0%;巢式 PCR 检测 NTM 的敏感度和特异度分别为 52.9% 和 96.15%,实时荧光定量 PCR 检测 NTM 的敏感度和特异度分别为 35.3% 和 100.0%,且所有抗酸染色阳性的 50 例标本的巢式 PCR 和实时荧光定量 PCR 结果均为阳性,与最终的诊断结果一致,表明,PCR 将会成为能够快速诊断分枝杆菌感染且能区分结核分枝杆菌与非结核分枝杆菌的有效工具。

Marangu 等[10]采用 meta 分析法归纳了 PCR 技术在尿液检测结核分枝杆菌相关基因来诊断活动性结核病。主要的研究目标基因为 $IS6110$、$rpoB$、$cfp32/hf6$,总的敏感性和特异性分别为 0.55(95%CI 0.36~0.72)和 0.94(95%CI 0.78~0.99),在 HIV 合并感染者中敏感性稍高 0.59(95%CI 0.20~0.89)。表明,该技术用于诊断活动性结核病具有重要价值。

AnyplexTM MTB/NTM MDR-TB assay 是一种新的 PCR 鉴定菌种并可进一步检测耐药性的多重 PCR 技术。多中心验证试验表明,在肺结核标本中的特异性和敏感性分别为 86.4% 和 99%,阳性和阴性预测值分别为 100% 和 97%。在肺外结核中的特异性和敏感性分别为 83.3% 和 100%,阳性和阴性预测值分别为 100% 和 84.6%。在 INH 耐药性的检出方面,在肺结核和肺外结核病人中的敏感性分别为 83.3% 和 50%,特异性都是 100%[11]。

除了 MAS-PCR 之外,多重 PCR 技术用于检测结核分枝杆菌的耐药性的技术还有韩国的 Anyplex II MTB/MDR/XDR 检测技术,该技术用于抗结核药物耐药性检测的敏感性和特异性分别为:异烟肼 76.5% 和 100%,利福平 97.2% 和 96.0%,氟喹诺酮类药物 70.4% 和 87.9%,卡那霉素 81.5% 和 84.8%,阿米卡星 100% 和 60%,卷曲霉素 100% 和 72.3%[12]。

Abbott RealTime MTB real-time PCR assay 是一种新的实时定量 PCR 方法,与 Roche Cobas TaqMan MTB assay 相比,前者比后者更加敏感(P=0.0034)。在检出效能方面,前者也显著高于后者,且用时短(0.5 小时)。在特异性和敏感性方面,该方法在涂片阳性病人中都是 100%,而在涂片阴性病人中的特异性和敏感性分别为 96.7% 和 96.1%,与非结核分枝杆菌之间没有交叉反应[13]。

Faksri 等[14]建立了一种单管多重实时荧光定量 PCR 方法对 2013 至 2014 年的覆盖泰国东北 19 省的 256 株结核患者进行分类,这一技术的检测低限为 0.05ng 结核分枝杆菌基因组。结果显示,256 株结核分枝杆菌分为 IO 家族(178,70%)、北京家族(60,23%)和 EuA 家族(18,7%)。作者认为,该方法是一种快速、简便和高效的分子分型技术。Laux da Costa 等[15]对巴西的结核病和其他肺部疾病病人(哮喘和非结核性肺炎)的全血进行实时荧光定量 PCR 检测,采用受试者功能曲线、树分类和随机森林分析法评估 GZMA、GBP5 和 CD64 这三个基因,结果显示,这三种基因共同区分结核病和其他肺部疾病的特异度和敏感度分别为 95% 和 93%,其中 GBP5 和 CD64 可能是最有预测力的组合。

TB-SPRINT 和 TB-SPRINT plus 技术是一种崭新的以 PCR 技术为基础的结核检测技术。它可以同时进行 spoligotyping 分型和耐药性检测。其中 spoligotyping 分型采用 43 个探针,以及包括异烟肼、利福平、链霉素、喹诺酮类药物、氨基糖苷类药物 / 卷曲霉素耐药性的 25 个探针。其原理是采用 Luminex 200 或者 MagPix 系统,在微球上进行 PCR 反应的检测。检测的灵敏度对于每个探针基本都超过 90%,TB-SPRINT plus 是 TB-SPRINT 的升级版[16]。

间接夹心免疫 PCR 方法是一种由 Singh 等[17]首次报道的 PCR 方法。该方法检测 Ag85B 的低限为 1fg/ml,是普通 ELISA 方法检出方法的百万分之一。在涂片阳性和阴性的肺结核中,该方法的敏感性分别为 85% 和 77%,而 ELISA 法的敏感性分别为 77.6% 和 62.5%。在已确诊的和待确诊的肺外结核中,该方法的检测敏感性分别为 84% 和 63.7%,而 ELISA 法的检测敏感性分别为 68% 和 47.5%。

（六）其他方法

Nikolayevskyy 等[18]评价叠氮溴化丙锭(propidium monoazide,PMA)方法用于结核病的诊断及疗效评估,结果显示,与 Xpert MTB/RIF 相比,该方法检测活菌的特异性和敏感性都较高,有望成为评估结核病疗效的一项指标。Mediero 等[19]对 32 名结核患者和 20 名健康人的唾液标本进行结核分枝杆菌 rRNA 直接检测法和 FluoroType DNA 检测法,结果显示,结核分枝杆菌 rRNA 直接检测法的灵敏度、特异度、阳性和阴性预测值分别为 71.8%、95%、95.8% 和 67.8%,而 FluoroType DNA 检测法的灵敏度、特异性、阳性和阴性预测值分别为 56.2%、90%、90% 和 56.2%,提示,使用商业化的核酸扩增技术,唾液可以替代其他生物学样本用于快速诊断结核病。

二、宿主水平的分子生物学诊断

在宿主分子的检测方面,microRNA 是一种数十个核苷酸构成的无编码、高度保守的单链 RNA,其参与调节蛋白基因的表达,因此在多种疾病中的异常表达,可为疾病的诊断提供潜在依据。Zheng 等[20]首次报道了北京基因型结核结核分枝杆菌感染的巨噬细胞与非北京基因型结核分枝杆菌感染的巨噬细胞相比,有 13 种 microRNA(hsa-let-7e,hsa-let-7f,hsa-miR-10a,hsa-miR-21,hsa-miR-26a,hsa-miR-99a,hsa-miR-140-3p,hsa-miR-150,hsa-miR-181a,hsa-miR-320,hsa-miR-339-5p,hsa-miR-425,and hsa-miR-582-5p)表达是受到抑制的,表达下调。此外 hsa-miR-101 and hsa-miR-150 在活动性结核病人和潜伏结核感染中表达水平明显不同。更有趣的是,hsa-miR-146b-3p and hsa-miR-296-5p 在潜伏结核感染者中明显升高,而在活动性结核病人和健康对照组中未检出。microRNA 在不同结核分枝杆菌基因型以及在活动性结核病人、潜伏结核感染者、健康对照组人群中的表达差异,为进一步探讨其作为结核病诊断标志物提供了可能性。目前相关的检测试剂盒正在研发中。

(孙照刚　陈晋　刘一典　唐神结)

参考文献

1. Maynard-Smith L,Larke N,Peters JA,Lawn SD. Diagnostic accuracy of the Xpert MTB/RIF assay for extrapulmonary and pulmonary tuberculosis when testing non-respiratory samples:a systematic review. BMC Infect Dis,2014,14:709

2. Theron G. Xpert MTB/RIF to diagnose tuberculosis in children. Lancet Respir Med,2015,3(6):419-421.

3. Calligaro GL,Theron G,Khalfey H,et al. Burden of tuberculosis in intensive care units in Cape Town,South Africa,and assessment of the accuracy and effect on patient outcomes of the Xpert MTB/RIF test on tracheal aspirate samples for diagnosis of pulmonary tuberculosis:a prospective burden of disease study with a nested randomised controlled trial. Lancet Respir Med,2015,3(8):621-630.

4. Churchyard GJ,Stevens WS,Mametja LD,et al. Xpert MTB/RIF versus sputum microscopy as the initial diagnostic test for tuberculosis:a cluster-randomised trial embedded in South African roll-out of Xpert MTB/RIF. Lancet Glob Health,2015,3(8):e450-457.

5. Sanchez-Padilla E,Merker M,Beckert P,et al. Detection of drug-resistant tuberculosis by Xpert MTB/RIF in Swaziland. N Engl J Med,2015,372(12):1181-1182.

6. Drain P K,Losina E,Coleman S M,et al. Value of Urine Lipoarabinomannan Grade and Second Test for Optimizing Clinic-Based Screening for HIV-Associated Pulmonary Tuberculosis. JAIDS,2015,68(3):274-280.

7. Molina-Moya B,Lacoma A,Prat C,et al. AID TB resistance line probe assay for rapid detection of resistant Mycobacterium tuberculosis in clinical samples. J Infect,2015,70(4):400-408.

8. Suporn Pholwat,Jie Liu,Suzanne Stroup,et al. Integrated Microfluidic Card with TaqMan Probes and High-Resolution Melt Analysis To Detect Tuberculosis Drug Resistance Mutations across 10 Genes. MBio,2015,6(2):e02273

9. Kim YN,Kim KM,Choi HN,et al. Clinical Usefulness of PCR for Differential Diagnosis of Tuberculosis and Nontuberculous Mycobacterial Infection in Paraffin-Embedded Lung Tissues. J Mol Diagn,2015,17(5):597-604.

10. Marangu D,Devine B,John-Stewart G. Diagnostic accuracy of nucleic acid amplification tests in urine for pulmonary tuberculosis:a meta-analysis. Int J Tuberc Lung Dis,2015,19(11):1339-1347.

11. Sali M,De Maio F,Caccuri F,et al. Multicenter Evaluation of the Anyplex Plus MTB/NTM MDR-TB Assay for Rapid Detection of Mycobacterium tuberculosis Complex and Multidrug-resistant Isolates in Pulmonary and Extrapulmonary Specimens. J Clin Microbiol,2015,54(1):59-63.

12. Molina-Moya B,Lacoma A,Prat C,et al. Diagnostic accuracy study of multiplex PCR for detecting tuberculosis drug resistance. J Infect,2015,71(2):220-230.

13. Chen JHK,She KKK,Kwong TC,et al. Performance of the new automated Abbott RealTime MTB assay for rapid

detection of Mycobacterium tuberculosis complex in respiratory specimens. Eur J Clin Microbiol Infect Dis, 2015,34:1827-1832.

14. Faksri K,Hanchaina R,Sangka A,et al. Development and application of single-tube multiplex real-time PCR for lineage classification of Mycobacterium tuberculosis based on large sequence polymorphism in Northeast Thailand. Tuberculosis,2015,95(4):404-410.

15. Laux da Costa L,Delcroix M,Dalla Costa ER,et al.A real-time PCR signature to discriminate between tuberculosis and other pulmonary diseases. Tuberculosis(Edinb),2015,95(4):421-425.

16. Gomgnimbou MK,Klotoe BJ,Molina B,et al. An "All-in-One" Solution for Simultaneous Spoligotyping and Drug Resistance Gene Analysis of Mycobacterium Tuberculosis:Tb-Sprint and Tb-Sprint plus. Int J Mycobacteriol, 2015,4:13-14.

17. Singh N,Sreenivas V,Gupta KB,et al. Diagnosis of pulmonary and extrapulmonary tuberculosis based on detection of mycobacterial antigen 85B by immuno-PCR. Diagn Microbiol Infect Dis,2015,83(4):359-364.

18. Nikolayevskyy V,Miotto P,Pimkina E,et al. Utility of propidium monoazide viability assay as a biomarker for a tuberculosis disease. Tuberculosis,2015,95(2):179-185.

19. Gonzalez Mediero G,Vazquez Gallardo R,Perez Del Molino ML,et al. Evaluation of two commercial nucleic acid amplification kits for detecting Mycobacterium tuberculosis in saliva samples. Oral Dis,2015,21(4):451-455.

20. Zheng L,Leung E,Lee N,et al. Differential microRNA expression in human macrophages with Mycobacterium tuberculosis infection of Beijing/W and non-Beijing/W strain types. PloS one,2015,10(6):e0126018.

第五章 结核病介入学诊断

摘 要:2015 年,随着支气管镜技术的全面推广,国外广泛采用支气管镜介入技术来诊断涂阴结核病,超声支气管镜和电磁导航支气管镜技术在近年飞速发展;胸腔镜活检对于胸膜疾病的诊断价值毋庸置疑;此外,各种细针穿刺技术是诊断肺外结核病的重要和安全的介入诊断手段。

关键词:支气管镜;超声;电磁导航;经皮穿刺

结核病的诊断金标准为细菌学阳性,然而由于结核分枝杆菌的检出率低、培养时间长,尤其是在器官深部的病灶,由于标本不易获取导致阳性率更低,此时需要各种侵袭性手段来获取标本,进行细菌学、分子生物学和病理学检测。随着支气管镜技术的全面推广,国外广泛采用支气管镜介入技术来诊断涂阴结核病,超声支气管镜和电磁导航支气管镜技术在近年飞速发展;胸腔镜活检对于胸膜疾病的诊断价值毋庸置疑;此外,各种细针穿刺技术是诊断肺外结核病的重要和安全的介入诊断手段。

一、常规支气管镜技术

相对于国内的研究注重于气管镜下刷检和支气管肺泡灌洗液(bronchoalveolar lavage fluid,BALF)的细菌学培养,国外的报道更注重于对于 BALF 的快速诊断。南非 Barnard 等[1]采用 Xpert MTB/RIF 技术对 BALF 进行检测,其敏感性和特异性分别为 92.3% 和 87.7%,而涂片的敏感性和特异性分别为 41% 和 98.6%,Xpert MTB/RIF 技术检测的阳性预测值和阴性预测值分别 80% 和 95.5%,说明该检测的敏感性显著高于痰涂片的敏感性,可用于疑似患者的诊断,但是 Xpert MTB/RIF 技术的特异性低于涂片,虽然没有显著差异,但在本研究中,9 例 Xpert MTB/RIF 技术阳性但涂片和培养阴性的患者中只有 3 例根据临床表现确诊并治疗,提示 Xpert MTB/RIF 技术存在一定的假阳性。

值得关注的是,由于核酸技术的局限性,假阳性和假阴性结果不可避免。近期的一篇 meta 分析结果显示,对菌阴结核病患者 BALF 进行核酸扩增对结核病诊断的敏感性为 54%,特异性为 97%,阳性似然比 12.13,阴性似然比为 0.36,虽然敏感性不高,但是高达 97% 的特异性说明阳性结果基本可以确诊结核病,因此,对菌阴肺结核是非常有价值的诊断手段[2]。

二、超声支气管镜技术

超声支气管镜技术在国外已广泛开展,无论在结核高负担国家还是非高负担国家均可用于结核病和恶性疾病及其他良性疾病的鉴别,同时相应的技术革新也常见报道。澳大利亚学者 Geake 等[3]采用回顾性研究的方法,对 158 例实施支气管内超声引导针吸活检术(endobronchial ultrasound-guided transbronchial needle aspiration,EBUS-TBNA)的患者进行总结,其中 39 例为结核,通过 EBUS-TBNA 获得细菌学阳性的敏感性为 62%,特异性为 100%,

阴性预测值和准确率分别为89%和91%；细菌学结合了临床病理学诊断的阴性预测值和准确率分别为98%和98%；核酸检测的敏感性只有38%。作者认为EBUS-TBNA对于诊断纵隔肺门淋巴结结核有非常高的价值，尤其是联合了细菌学和病理学。Zaidi等[4]对43例纵隔淋巴结肉芽肿性病变的患者进行EBUS-TBNA检测，在针吸活检的同时进行细胞包埋，通过观察是否有干酪坏死、结核菌培养和核酸检测诊断为结核或者结节病。结果显示，通过EBUS-TBNA确诊淋巴结肿大病因的敏感性和特异性分别为85%和100%，其中有4例患者是通过包埋的细胞切片确诊。作者认为，EBUS检测时由于使用的细针穿刺，一般采用细胞病理或者细菌学方法进行样本检测，如穿刺获得的标本较多，可将细胞消化离心的沉淀包埋，可进行组织切片处理并进行染色甚至免疫组化，可进一步增加确诊率。

新加坡Chan等[5]报道了支气管超声下经引导鞘肺活检术（endobronchial ultrasonography with a guide sheath，EBUS-GS）在结核高发地区的诊断价值。在123例行该项检查的患者中确诊了76例恶性疾病和44例良性疾病，对于恶性疾病诊断的敏感性为65.8%，准确性为82.5%。良性疾病患者中确诊22例肺结核，诊断的敏感性、阳性预测值、阴性预测值和确诊率分别为77.3%、100%、95.2%和95.8%，其中有58.8%的结核病患者是通过组织病理学早期得到诊断。因此，作者认为在结核高负担地区，EBUS-GS是非常有效且较细菌培养能更早期得到确诊的诊断技术。日本Hayama等[6]则对965例行EBUS-GS的患者的并发症进行了回顾性分析，结果发现总的并发症发生率只有1.3%，其中气胸的发生率为0.8%，肺部感染的发生率为0.5%，因此是非常安全，且能被患者耐受的微创检查。

三、电磁导航支气管镜技术

电磁导航支气管镜（electromagnetic navigation bronchoscopy，ENB）技术在西方国家已开展了近10年，病例数已达到了上千例。2015年，Ost等[7]通过对比15个中心共581例患者的气管镜检查结果及相关资料，评价常规气管镜、EBUS和ENB对周围性肺部病灶（peripheral pulmonary lesions PPLs）的诊断价值，其中312例得到确诊，总确诊率为53.7%，使用常规气管镜、采用EBUS-GS、使用ENB和联合EBUS-GS和ENB的诊断率分别为63.7%、57.0%、38.5%和47.1%，在本研究中，ENB和EBUS-GS的阳性率显著低于常规支气管镜检查，作者认为，可能是由于需要进行ENB和EBUS-GS检查的患者病情的疑难和病灶活检的困难性更大，同时ENB和EBUS-GS患者较对照更少进行针吸活检的原因。Sorger等[8]在EBUS的超声定位基础上同时使用ENB定位系统，建立了一个新的导航平台，对纵隔淋巴结更精确定位进行实时导航并行穿刺，结果发现超声和CT成像的误差很小，因此作者认为该系统有助于更精确地对纵隔病变进行定位。Chen等[9]等报道了呼吸运动可能对ENB的影响，46名患者分别在吸气末和呼气末行CT检查，病灶的平均移动范围为17.6mm，尤其以下肺病灶为著，病灶的大小和与胸膜的距离对病灶的移动度没有显著的影响，由于一般在行CT检查时患者处于吸气末，此时PPLs能更好地显示，而ENB时患者一般处于平静呼吸，因此在采用CT图像做路线规划时可能与实际操作会有差距，建议操作者在术前规划时应考虑到这一因素，以免影响ENB的确诊率。

四、经皮穿刺技术

西班牙的研究者Salvador等[10]报道了122例确诊为淋巴结结核的患者的回顾性调查

结果,其中 83 例患者行细针穿刺,54.8% 的患者病理学显示为肉芽肿性炎,62.5% 的患者穿刺物培养阳性,73.3% 的患者 Xpert MTB/RIF 检测阳性;而 62 例行淋巴结活检的患者中,96.8% 的患者的病理结果显示为肉芽肿性炎,64.6% 的患者穿刺物培养阳性,46.1% 的患者 Xpert MTB/RIF 检测阳性。因此,作者认为,在结核非高负担国家,淋巴结细针穿刺培养的阳性率和活检培养相近,Xpert MTB/RIF 可协助快速诊断。在结核病高负担国家的结果也相近,Tadesse 等[11]对 143 例疑似淋巴结结核的患者进行细针穿刺,穿刺样本行涂片、培养、细胞学和 Xpert MTB/RIF 检测,结果显示,64.3% 得患者到确诊,其中 60.1% Xpert MTB/RIF 检测阳性,敏感性为 87.8%,特异性为 91.1%;而穿刺样本涂片阳性的敏感性只有 27.8%,细胞学的特异性只有 57.8%。在 Xpert MTB/RIF 阳性的患者中发现了 4 例(4.7%)患者对利福平耐药。作者认为,对颈淋巴结穿刺并进行 GeneXpert MTB/RIF 检测具有较高敏感性和特异性,且能快速诊断并发现利福平耐药病例。

五、其他腔镜技术

国外通过超声消化内镜技术可以对胰腺、肝脏等腹部脏器的肿块及腹腔淋巴结进行穿刺。Dwyer 等[12]对 58 例胰腺周围肿块的患者采用超声内镜下细针穿刺抽吸(fine-needle aspiration,FNA)和(或)活检术(fine-needle biopsy,FNB),结果显示单纯行 FNB 的患者,成功率为 71%,65% 的患者确诊为恶性,同时行 FNA 和 FNB 的患者,FNB 较 FNA 能获得更高的成功率(83% vs. 76%),且对恶性疾病的确诊率较高(65% vs. 48%),并获取更多的细胞进行免疫组化(48% vs. 10%,P=0.005),作者认为 FNB 较 FNA 的诊断价值更高。

Pineda 等[13]对 110 例患者进行了超声内镜下的肝穿刺,并与经皮肝穿刺和经颈静脉肝穿刺技术相对比,结果发现,超声内镜下的肝穿刺取得的组织长度和完整的汇管区均优于经皮肝穿刺。与经颈静脉肝穿刺相比,组织长度较长,但完整的汇管区无明显差异。该研究结果说明,超声内镜下的肝穿刺较传统的方法具有更高的组织获取率。

Puri 等[14]采用内镜超声引导下细针穿刺抽吸术(endoscopic ultrasound guided fine-needle aspiration,EUS-FNA)对 21 例肾上腺占位患者进行穿刺,通过细胞学和涂片、培养等技术诊断 10 例肾上腺结核,10 例患者均表现为干酪性坏死合并肉芽肿,其中 4 例患者抗酸涂片阳性,9 例患者为恶性肿瘤,另 2 例患者确诊为组织胞浆菌病,所有患者均无穿刺并发症。

新加坡 Verma 等[15]对 41 例渗出性胸腔积液的患者进行内科胸腔镜检查,其中 3 例未成功,在 38 例患者中,确诊 9 例结核性胸膜炎,24 例为恶性胸腔积液,5 例未能确诊,总确诊率为 77.8%,其中对结核病和对恶性疾病的确诊率分别为 100% 和 82.6%。因此,内科胸腔镜在渗出性胸腔积液的病因诊断中有较高的确诊率且安全、并发症少。

随着医疗技术的发展,早期筛查使得更多的不典型结核病变被发现,有效、低创的检测技术是避免误诊、漏诊的重要手段,在疑似结核病的诊断中,气管镜检查是必要的技术,而 EBUS-TBNA、EBUS-GS 和 ENB 技术具有较高的确诊率,尤其可以排除肺部恶性肿瘤病变,以免延误诊断,联合经皮肺穿技术和分子生物学检查有助于结核病的诊断,并可有效地降低患者进行胸腔镜或者手术活检的发生率。

（沙巍　丁卫民）

参考文献

1. Barnard DA, Irusen EM, Bruwer JW, et al The utility of Xpert MTB/RIF performed on bronchial washings obtained in patients with suspected pulmonary tuberculosis in a high prevalence setting. BMC Pulm Med, 2015, 15(1):103.

2. Tian P, Shen Y, Wang Y, et al. Diagnostic value of nucleic acid amplification tests on bronchoalveolar lavage fluid for smear-negative pulmonary tuberculosis: a meta-analysis. Biosci Rep.2015, 35(4). pii:e00232.

3. Geake J, Hammerschlag G, Nguyen P, et al. Utility of EBUS-TBNA for diagnosis of mediastinal tuberculous lymphadenitis: a multicentre Australian experience. J Thorac Dis, 2015, 7(3):439-448.

4. Zaidi SN, Raddaoui E. Utility of endobronchial ultrasound guided fine needle aspiration and additional value of cell block in the diagnosis of mediastinal granulomatous lymphadenopathy. Cytojournal, 2015, 12:20.

5. Chan A, Devanand A, Low SY, et al. Radial endobronchial ultrasound in diagnosing peripheral lung lesions in a high tuberculosis setting. BMC Pulm Med, 2015, 15:90.

6. Hayama M, Izumo T, Matsumoto Y, et al. Complications with Endobronchial Ultrasound with a Guide Sheath for the Diagnosis of PeripheralPulmonary Lesions. Respiration, 2015, 90(2):129-135.

7. Ost DE, Ernst A, Lei X, et al. Diagnostic Yield and Complications of Bronchoscopy for Peripheral Lung Lesions: Results of the AQuIRE Registry. Am J Respir Crit Care Med, 2015, 193(1):68-77.

8. Sorger H, Hofstad EF, Amundsen T, et al. A novel platform for electromagnetic navigated ultrasound bronchoscopy (EBUS). Int J Comput Assist Radiol Surg, 2015 Nov 28. [Epub ahead of print]

9. Chen A, Pastis N, Furukawa B, et al. The effect of respiratory motion on pulmonary nodule location during electromagnetic navigation bronchoscopy. Chest, 2015, 147(5):1275-1281.

10. Salvador F, Los-Arcos I, Sánchez-Montalvá A, et al. Epidemiology and diagnosis of tuberculous lymphadenitis in a tuberculosis low-burden country. Medicine(Baltimore), 2015, 94(4):e509.

11. Tadesse M, Abebe G, Abdissa K, et al. GeneXpert MTB/RIF Assay for the Diagnosis of Tuberculous Lymphadenitis on Concentrated Fine Needle Aspirates in High Tuberculosis Burden Settings. PLoS One, 2015, 10(9):e0137471.

12. Dwyer J, Pantanowitz L, Ohori NP, et al. Endoscopic ultrasound-guided FNA and ProCore biopsy in sampling pancreatic and intra-abdominal masses. Cancer Cytopathol, 2016, 124(2):110-121.

13. Pineda JJ, Diehl DL, Miao CL, et al. EUS-guided liver biopsy provides diagnostic samples comparable with those via the percutaneous or transjugular route. Gastrointest Endosc, 2016, 83(2):160-165.

14. Puri R, Thandassery RB, Choudhary NS, et al. Endoscopic ultrasound-guided fine-needle aspiration of the adrenal glands: analysis of 21 patients. Clin Endosc, 2015, 48(2):165-170.

15. Verma A, Taha A, Venkateswaran S, et al. Effectiveness of medical thoracoscopy and thoracoscopic talc poudrage in patients with exudative pleural effusion. Singapore Med J, 2015, 56(5):268-273.

第六章 结核病病理学诊断

摘　要:病理学诊断是结核病确诊的重要途径,尤其在菌阴肺结核、肺外结核病等疑难性结核病的诊断中起到决定性作用。国外一些发达国家的结核病病理学诊断已经普遍形成将形态学、特殊染色及分子病理三种层面的诊断手段融为一体的综合诊断模式。分子病理检测的临床应用对提高结核病的诊断准确性及与其他疾病的鉴别诊断有很大帮助。此外,质谱影像学技术是今年应用于结核病病理学研究的重要新技术。该技术不需要对药物作任何修饰或标记,就可对药物在组织病灶内的代谢情况进行实时三维检测,为抗结核药物在动物体内的代谢特性研究提供了崭新的技术平台。

关键词:结核病;病理诊断;分子病理;免疫组织化学;质谱影像病理

病理学诊断是结核病确诊的重要依据。2015 年在国际上,结核病病理学主要进展在疑难性结核病的诊断与鉴别诊断、结核病病因探索、结核病病理学诊断及研究新技术研究等方面。

一、传统病理学诊断

国外传统病理学诊断研究主要集中在疑难性结核病、尤其是肺外结核病的诊断中。Ciftci 等[1]报道了一例中枢神经系统结核合并支气管结核的病例。患者是 27 岁女性,具有家族性地中海热(familial Mediterranean fever,FMF)病史,服用了几年秋水仙素。一个月前出现头痛、体重减轻、呕吐、视觉重影等症状到医院就诊。检眼镜检查结果为视神经乳头水肿,头部 X 线检查发现右顶骨区域有肿块。胸部 CT 发现肺部淋巴结肿大和右肺上叶支气管有 3cm 大小病灶。根据影像学结果,胸外科诊断为肺癌合并脑转移,并行切除手术。病理结果显示,病灶为坏死性肉芽肿病变,符合结核。经过抗结核治疗,该患者症状明显好转。发达国家里中枢神经系统结核比较罕见,而与支气管结核合并病例更为少见,容易误诊为肺癌脑转移。本研究最后建议这类疑难病例应尽快通过介入技术取得组织进行病理学诊断。Geller 等[2]报道了一例诊断和治疗都非常曲折复杂的多种疾病并发的病例。患者是 67 岁男性,17 年前被诊断患有毛细胞白血病,克拉屈滨化疗有效。此外,该患者在 12 年前由于患有前列腺癌进行过根治性前列腺切除术,并伴有高血脂。查体结果显示有发热(38.3℃),胸部检查正常,心脏检查正常,背部皮肤出现水肿性斑块和皮疹。进行抗病毒治疗后皮肤症状依然没有改善。对血液、尿液和皮肤组织进行病原学培养均为阴性。病毒基因检测结果为阴性,γ- 干扰素释放实验也为阴性。皮肤活检病理学诊断结果为轻度乳头状真皮水肿及中性粒细胞成分为主的弥漫性间质性皮炎,并没有皮肤白血病病变,且革兰、过碘酸雪夫、抗酸染色均为阴性。皮肤组织分枝杆菌培养结果为阴性。因此诊断为斯威特综合征(Sweet syndrome),给予糖皮质激素治疗。但症状并没有改善,没多久因高热、恶化的皮肤症状、干咳和夜间盗汗再次送到急诊部门。患者在过去一个月出现 9kg 的体重减轻。再次进行体检后,胸部 CT 显示出现新的隆突及肺门淋巴结炎,但肺部没有发现异常。考虑到可能的感染，糖皮质激素治疗停止，并行支气管灌洗、纵隔镜检查及淋巴结活检。支气管灌洗液细菌、真菌和抗酸菌检查结果均为阴性。淋巴结活检病理学结果显示为坏死性组织，并在其中发现大量抗酸杆菌，且 TB-PCR 阳性。随即患者开始了抗结核治疗。几个星期之后患者痰培养结果显示为药物敏感性结核分枝杆菌。而皮肤组织的分枝杆菌培养结果依然为阴性。出院 3 周后该患者又出现心跳异常、低血压及低热等原因就诊。广谱性抗炎治疗并没有效果，重新进行胸部 CT 检查后被诊断为免疫重建炎症综合征（immune reconstitution inflammatory syndrome，IRIS）。服用糖皮质激素几天后症状好转，因此出院继续进行抗结核治疗。从该病例中可以看出，免疫缺陷型患者可能同时合并多种疾病，不同身体部位的发病原因不同，病理学诊断无疑为这些不同疾病的快速、准确诊断提供了重要依据。

其他肺外结核类型，如结核性胸膜炎、结核性脑膜炎、淋巴结核、生殖系统结核、腮腺结核等的确诊中，传统病理学依然起到了非常重要的作用[3-7]。多种胸膜炎的鉴别诊断通常需要获取胸膜组织来进行病理学诊断。Dixon 等[3]分析了盲法细针穿刺活检、影像学介导下的穿刺活检、视频辅助胸腔镜手术、局部麻醉胸腔镜检查等常用于胸膜炎诊断的活检技术的优劣性。总结出没有一种技术是绝对优于其他技术的，需要根据不同患者的实际情况作选择。对于肿瘤疾病的诊断影像介导的技术优于盲法穿刺，而对于结核病高发地区盲法穿刺是非常有效的低成本穿刺技术。Rajshekhar[4]提出结核性脑膜炎脑积水和脑结核球是需要做手术的结核性脑膜炎类型。而脑结核球经常需要组织病理学诊断才能确诊。立体定向活检、立体定向开颅术及微创手术是常用的获取组织和治疗脑结核球的手段。Geake 等[5]在澳大利亚进行的临床多中心的研究表明，支气管内超声引导下经支气管针吸活检（endobronchial ultrasound transbronchial needle aspiration，EBUS-TBNA）技术在纵隔淋巴结核诊断中具有良好的准确性。活检标本的细菌学培养阳性率为 62%，而结合组织病理学检查后诊断阳性率提高到 92%。Khan 等[6]报道了一例罕见的睾丸结核病例。生殖系统结核常发生于肾脏、膀胱、前列腺等部位，但该患者这些部位都无异常，只在睾丸白膜和鞘膜出现增厚，并在鞘膜上出现一个小结节，引发急性阴囊积水。因此常规临床检查未能诊断结核。在行手术后病理检查发现典型的肉芽肿病变，抗酸染色查到抗酸杆菌而诊断结核病。Errami 等[7]报道了另一罕见的腮腺结核病例。患者，26 岁，女性，无个人及家庭人员结核病史，因下颌肿胀看病。耳镜检查、MRI 检查及细针穿刺细胞学检查均未能给出明确诊断。行腮腺切除术后病理检查结果提示为结核病。但该患者其他部位检查均未发现结核病。进行常规抗结核治疗后预后良好，6 年未复发。腮腺结核即便在结核病流行地区也很少见，一般与腮腺肿瘤很难鉴别，因此，病理学诊断是重要的确诊途径。

抗酸染色是病理学诊断结核病的重要依据，但抗酸阳性菌并不一定是结核分枝杆菌，甚至可能不是分枝杆菌。Waldron 等[8]报道了一例抗酸染色阳性的肺军团菌病病例。患者是 68 岁男性，具有家族性卡波西肉瘤（Kaposi sarcoma）和幼稚 T 细胞急性淋巴细胞白血病及骨髓异常增生综合征病史。接受过化疗及异体造血干细胞移植。移植后 48 天该患者出现发热、疲劳、无痰干咳等症状。胸部检查提示左下肺有一个明显的病灶，临床初步考虑真菌或细菌性肺炎，给予型两性霉素 B 脂质体和左氧氟沙星治疗。移植后 53 天行 CT 引导下的细针穿刺，并进行了病理学诊断。穿刺病灶为坏死性组织，革兰、六胺银及高碘酸雪夫染色均未查找到病原菌。而金永抗酸染色检出抗酸杆菌。因此，患者开始了非结核分枝杆菌病的试验性治疗。但穿刺标本的细菌学、真菌学及分枝杆菌培养均为阴性。而对组织标本进行 16S rRNA

基因测序结果提示为军团杆菌。随后,用 BYCE 培养基对肺活检组织标本进行培养 3 天后终于获得了军团杆菌菌落,进一步证实了分子病理检测结果。该病例提示在免疫缺陷型患者的肺部感染疾病中,抗酸阳性菌并不一定为分枝杆菌,需要通过基因检测进一步鉴定细菌种类,同时进行相关细菌学培养进一步证实。

二、免疫组织化学诊断

空洞型肺结核患者具有很高的结核分枝杆菌传播性,是重要的传染源。为了探索肺结核患者空洞形成的病理原因,Kubler 等[9]在兔子空洞型结核模型中进行了转录组学研究。他们发现 22 种蛋白酶相关基因在空洞型组织中相比非空洞型组织表达有显著的上升,其中包括 5 种 I 型胶原蛋白酶:组织蛋白酶 K(cathepsin K,CTSK)、肥大细胞糜蛋白酶 -1(Mast cell chymase-1,CMA1)、基质金属蛋白酶 -1、基质金属蛋白酶 -13、基质金属蛋白酶 -14(matrix metalloproteinase,MMP-1、MMP-13、MMP-14)。对参与胶原蛋白转化途径的主要标志物的检测结果显示,空洞的形成与 I 型胶原蛋白的合成与降解密切相关,且除了 MMP-1、MMP-13 及 MMP-14 等蛋白酶之外,CTSK 起到非常重要的作用。利用免疫组织化学方法检测人肺组织标本结果显示,CTSK 主要在肉芽肿区域、坏死周边及纤维层表达,但是在坏死中心表达很少。同时,在结核病患者血清中 CTSK 水平显著高于健康对照组。该研究结果提示,CTSK 在结核病灶中的空洞形成起着重要作用,因此检测 CTSK 表达水平有助于预测和诊断空洞形成的进展。另外,胶原蛋白不是免疫反应的功能性组成成分,因此通过特异性抑制 CTSK 活性有可能在不影响正常免疫应答的前提下预防空洞的形成。

三、分子病理学诊断

分子病理学检测是目前有效提高分枝杆菌病病理学诊断准确性的重要途径,是国内外研究的热点。Hickey 等[10]就不同临床诊断方法在肝脏结核诊断中的价值进行了系统分析。通过查阅 1960 年到 2013 年 7 月之间在 PubMed 和 ScienceDirect 中发表的论文,他们共找到 618 例肝脏结核病患者。其中肝脏活检病理诊断敏感性远高于细菌学检测,同时病理诊断特异性优于生化检测和影像学检测,是诊断肝脏结核的重要依据。通过进一步分析病理学诊断的不同方法发现,抗酸染色敏感性中位数为 25%(0~59%),坏死性肉芽肿形态学改变中位数为 68%(14%~100%),TB-PCR 敏感性中位数为 86%(30%~100%)。因此该研究推荐肝脏活检的 TB-PCR 应作为诊断肝脏结核的重要指标。

病理组织标本大多数为福尔马林固定的石蜡包埋(formalin-fixed parrafine-embedded,FFPE)组织标本。FFPE 标本具有可长期常温保存等优点,但前期处理会造成组织成分交联及核酸成分的部分降解,因此相比新鲜组织,其基因检测难度更大。为了提高基因检测阳性率,Meghdadi 等[11]将 TA 克隆法与巢式 PCR 结合在了一起。将 PCR 产物进行 TA 克隆后再进行测序可以进一步提高低拷贝目标产物的检出阳性率。巢式 PCR 敏感性为 85.7%,相比普通 PCR 的 20% 敏感性有显著提高。而 TA 克隆后的巢式 PCR,其敏感性进一步提高到 95.7%。

Kim 等[12]利用巢式 PCR 和 Real-time PCR 方法探索了组织标本中检测结核分枝杆菌及非结核分枝杆菌特异基因序列的可行性。该研究共纳入了 199 例 FFPE 标本,包括 137 例 TB 标本,17 例 NTM 标本,45 例其他疾病标本。病理形态学分析结果显示,TB 和 NTM 组织形态学上没有显著区别。TB 及 NTM 标本中,抗酸染色敏感性分别为 34.3% 和 17.6%;巢式 PCR 敏感性分别为 70.1% 和 52.9%;Real-time PCR 敏感性分别为 70.8% 和 35.3%。从 TB 及 NTM 检出率来看,抗酸染色和两种 PCR 的 TB 检测阳性率都高于 NTM。这也侧面提示了 NTM 检测难度可能大于 TB。敏感度方面,两种 PCR 方法均显著优于抗酸染色,且都具有良好的特异性,数值在 95.1%~100%。这些结果显示,这两种方法在 FFPE 标本中具有良好的 TB 及 NTM 检测鉴别能力。

质谱影像学(mass spectrometry imaging,MSI)技术在病理标本中的应用为特异代谢物的研究提供了新的研究平台。Prideaux 等[13]利用该技术探索了左氧氟沙星在肺结核病灶中的实时三维分布情况。他们用新西兰白兔为实验对象,利用气溶胶建立结核病模型后,以口服形式给予了左氧氟沙星药物。随后在服药后不同时间取组织标本进行 MSI 检测分析左氧氟沙星的浓度及分布情况。结果显示,左氧氟沙星于服药后 6 小时在肺组织中达到最高浓度。服药后 2 小时,左氧氟沙星主要分布在坏死周边的肉芽肿细胞中。左氧氟沙星渗透肉芽肿细胞的速度远大于渗透坏死灶的速度。服药后 24 小时,左氧氟沙星在肺组织的浓度明显下降。从这些结果我们可以看出左氧氟沙星在肺组织中的药物浓度是随时间动态变化的,且不同病变部位中药物扩散速度不同。相比坏死灶周围的细胞组织,左氧氟沙星在坏死部位的渗透速度慢很多。Shobo 等[14]研究了利福平在大鼠脑组织中的代谢特点。通过液相色谱/质谱检测血浆、肺组织及脑组织中的利福平浓度,作者发现在血清和肺组织中利福平的最高药物浓度在一小时左右出现,但在脑组织中是在两个小时左右出现。血浆最高药物浓度是肺组织最高药物浓度的 2 倍以上,是脑组织最高药物浓度的 90 倍。通过 MSI 检测发现,利福平在脑干中浓度高,而在侧脑室浓度很低。侧脑室是产生脑脊液的场所,因此可以推断利福平进入脑组织并不是通过脑脊液渗透的。Prideaux 等[15]则用基质辅助激光解吸电离质谱(matrix-assisted laser desorption/ ionization mass spectrometry,MALDI- MS)技术研究了多种抗结核药物在体内的代谢分布情况。结果显示,抗结核核心药物利福平和吡嗪酰胺在结核病肺部病灶中扩散非常有效,而莫西沙星虽然在体外杀菌效果很好,但在坏死灶中的渗透能力比较差。这些结果也为侧面解释了莫西沙星为什么在小鼠模型中能有效缩短抗结核治疗疗程,而在最近完成的多中心临床研究中效果不甚理想。从这三篇论文可以看出,质谱影像学检测技术不需要对药物进行特殊的荧光标记,且可以对组织病灶内的药物代谢情况进行实时三维检测。考虑到抗结核药物的试剂疗效不仅仅取决于该药物的结核菌杀伤能力,也取决于能否在体内有效扩散到结核病灶,尤其是结核菌栖息的坏死灶中。因此,该技术为我们更深入了解抗结核药物在动物体内的代谢分布特点,研发更有效的抗结核新药提供了很好的技术平台。

分子病理学检测手段不仅可以提高病理学诊断结核病的敏感性,还使得病理学确诊结核病及非结核分枝杆菌病成为可能。同时也为诊断其他感染性疾病提供了有效的检测方法。此外,质谱影像学等新技术在病理学上的应用将为结核病代谢病理学研究提供新的技术平台。

(车南颖)

参考文献

1. Ciftci F,Shimbori N,Karnak D. Concurrent central nervous system and endobronchial tuberculosis mimicking a metastatic lung cancer. Clin Respir J,2015,doi:10.1111/crj.12311.[Epub ahead of print].

2. Geller BJ, Stone RM, Merola JF, et al. CLINICAL PROBLEM-SOLVING. A Man with Fever, Cough, and Rash. N Engl J Med, 2015, 373 (1): 74-80.

3. Dixon G, de Fonseka D, Maskell N. Pleural controversies: image guided biopsy vs. thoracoscopy for undiagnosed pleural effusions? J Thorac Dis, 2015, 7 (6): 1041-1051.

4. Rajshekhar V. Surgery for brain tuberculosis: a review. Acta Neurochir (Wien), 2015, 157 (10): 1665-1678.

5. Geake J, Hammerschlag G, Nguyen P, et al. Utility of EBUS-TBNA for diagnosis of mediastinal tuberculous lymphadenitis: a multicentre Australian experience. J Thorac Dis, 2015, 7 (3): 439-448.

6. Khan S, Haroon N, Azami R, et al. Isolated tuberculosis of tunica albuginea and tunica vaginalis presenting as acute hydrocoele: a diagnostic dilemma. BMJ Case Rep, 2015, 2015 pii: bcr2014207744.

7. Errami N, Benjelloun A, Tahtah N, et al. Tuberculosis of the parotid gland: histology surprise. Pan Afr Med J, 2015, 20: 343.

8. Waldron PR, Martin BA, Ho DY. Mistaken identity: Legionella micdadei appearing as acid-fast bacilli on lung biopsy of a hematopoietic stem cell transplant patient. Transpl Infect Dis, 2015, 17 (1): 89-93.

9. Kubler A, Larsson C, Luna B, et al. Cathepsin K Contributes to Cavitation and Collagen Turnover in Pulmonary Tuberculosis. J Infect Dis, 2016, 213 (4): 618-627.

10. Hickey AJ, Gounder L, Moosa MY, et al. A systematic review of hepatic tuberculosis with considerations in human immunodeficiency virus co-infection. BMC Infect Dis, 2015, 15: 209.

11. Meghdadi H, Khosravi AD, Ghadiri AA, et al. Detection of Mycobacterium tuberculosis in extrapulmonary biopsy samples using PCR targeting IS6110, rpoB, and nested-rpoB PCR Cloning. Front Microbiol, 2015, 6: 675.

12. Kim YN, Kim KM, Choi HN, et al. Clinical Usefulness of PCR for Differential Diagnosis of Tuberculosis and Nontuberculous Mycobacterial Infection in Paraffin-Embedded Lung Tissues. J Mol Diagn, 2015, 17 (5): 597-604.

13. Prideaux B, ElNaggar MS, Zimmerman M, et al. Mass spectrometry imaging of levofloxacin distribution in TB-infected pulmonary lesions by MALDI-MSI and continuous liquid microjunction surface sampling. Int J Mass Spectrom, 2015, 377: 699-708.

14. Shobo A, Bratkowska D, Baijnath S, et al. Visualization of Time-Dependent Distribution of Rifampicin in Rat Brain Using MALDI MSI and Quantitative LCMS/MS. Assay Drug Dev Technol, 2015, 13 (5): 277-284.

15. Prideaux B, Via LE, Zimmerman MD, et al. The association between sterilizing activity and drug distribution into tuberculosis lesions. Nat Med, 2015, 21 (10): 1223-1227.

第七章 抗结核新药与新方案

摘　要:目前已经上市的新药有 Bedaquiline 和 Delamanid,但在临床应用中仍有很多问题需要解决,如安全性、合并用药等。这些都需要Ⅲ期试验进一步探索证实。令人欣慰的是还有很多有潜力的新药在研发中,这就意味着在未来可能有更多的选择。除去新药,超短程化疗仍然是一个热点,或者使用新药联合方案或者是传统药物的替换都显示出了方案的优越性,为我们进一步大样本研究提供了思路。

关键词:贝达喹啉;德拉马尼;Pretomanid;TBA-354;化学疗法;新方案

2015 年,国际上有不少新药正在上市过程中,也有不少新方案在Ⅱ-Ⅲ期临床试验中。对已上市的新药贝达喹啉和德拉马尼的研究仍在继续,待上市的新药 Pretomanid、TBA-354 等临床试验研究取得不少的进展。超短程化疗的研究依然如火如荼。

一、抗结核新药

(一) 已上市的新药贝达喹啉和德拉马尼

贝达喹啉(Bedaquiline)和德拉马尼(Delamanid)已经分别在美国及欧洲日本上市,这两个新药在 WHO 的分类中都归为第 5 组药物[疗效和(或)长期安全性数据有限的药物],上市后仍然需要Ⅲ期临床试验来提供进一步数据。贝达喹啉的副作用包括肝脏毒性、QT 间期延长及在细胞中脂质的积累。更令人担心的是使用贝达喹啉组的患者比安慰剂组有更高的死亡率。因此,Mingote 等[1]建议为保护非耐药结核病患者的权利,设计试验时应考虑贝达喹啉的安全问题。Pym 等[2]报道了贝达喹啉最新的一项Ⅱ期多中心开放试验的结果。共 233 例耐多药结核病患者在背景方案上前 24 周加入贝达喹啉,其中 63.5% 为 MDR-TB,18.9% 为 pre-XDR-TB,16.3% 为 XDR-TB,而且 87.1% 的患者入组前使用过二线抗结核药物。结果显示,16 例(6.9%)患者死亡,20 例(8.6%)患者治疗少于 24 周(大部分因为不良事件或耐多药结核相关事件)。不良事件大部分与 MDR-TB 治疗相关的。在有效病例中(n=205),120 周时 MDR-TB、pre-XDR-TB 和 XDR-TB 患者的痰培养阴转率分别为 72.2%、70.5% 和 62.2%。作者认为,耐多药结核病在背景方案中加入贝达喹啉具有良好的耐受性,且疗效满意。

对于另一个上市的新药德拉马尼,Lewis 等[3]认为需要试验来回答德拉马尼如何与其他药物合用,但是目前的Ⅲ期试验是在背景用药的基础上加用德拉马尼而不是使用新的药物组合。Blair 等[4]也认为缺少德拉马尼与其他新药比较,及含德拉马尼和其他新药联合方案的疗效的研究。

(二) 待上市的药物

1. Pretomanid 目前待上市的药物中二环硝基咪唑类的 Pretomanid(原名 PA-824)是比较有希望的药物。Dawson 等[5]报道使用莫西沙星(M)、PA-824(Pa)和吡嗪酰胺(Z)治疗初治涂阳敏感肺结核患者,PA-824 剂量为 100mg(MPa100Z 组)或 200mg(MPa200Z 组),标准治疗组使用 HREZ。另有一耐多药组使用药物同为 MPa200Z(DRMPa200Z 组)。在敏感结核组中,MPa200Z 组(n=54)的 0~56 天的杀菌活性为 0.155(95% 贝叶斯可信度区间 0.133~0.178)明显大于标准治疗组(n=54)HRZE 的 0.112(0.093~0.131)。耐多药组 DRMPa200Z(n=9)的杀菌活性 0.17(0.700~0.174)。7~14 天的杀菌活性与 7~56 天的杀菌活动密切相关。不良事件的频率与标准治疗组相似。校正的 QT 间期不超过 500 毫秒。方案中的任何药物也没有出现表型耐药。

为比较体外药物组合的活性,Diacon 等[6]对新药 Bedaquiline(B)和 Pretomanid(Pa)加上已有的药物吡嗪酰胺(Z)及氯法齐明(C)进行了 14 天的早期杀菌活性研究。初治涂阳肺结核患者随机接受 B-Z-C、B-Pa-Z、B-Pa-Z-C、B-Pa-C、单药 C 或 Z,或者 14 天的标准方案治疗。结果显示,B-Pa-Z 的早期杀菌活性为 0.167(95%CI 0.075~0.257);标准方案组为 0.151(95%CI 0.071~0.232);B-Z-C 为 0.124(95%CI 0.035~0.214);B-Pa-Z-C 为 0.115(95%CI 0.039~0.189);B-Pa-C 为 0.076(95%CI 0.005~0.145);单药 Z 为 0.036(95%CI –0.026~0.099);单药 C 单独或联合使用时没有活性为 –0.017(95% CI –0.085~0.053)。方案的耐受性和安全性均良好。作者认为,含新药方案在治疗结核病中是一个有潜力的方案。

2. TBA-354 硝基咪唑类的新一代衍生物 TBA-354 在临床中展现出比 Delamanid 更高的活性和代谢稳定性。Tasneen 等[7]用单药治疗小鼠模型,使用 PA-824 和 TBA-354 及合用贝达喹啉、吡嗪酰胺、Sutezolid、加或者不加氯法齐明。单药治疗证实 TBA-354 的活性是 PA-824 的 5~10 倍,但是突变株对 PA-824 和 Delamanid 有交叉耐药。联合使用贝达喹啉时 TBA-354 的活性为 PA-824 的 2~4 倍。而且,当 TBA-354 的使用剂量达到 PA-824 剂量时,TBA-354 的灭菌活性更高。最重要的是,在贝达喹啉、Sutezolid 加或不加吡嗪酰胺的方案中加入任意一种硝基咪唑类药物都能显著提高灭菌活性,从而可能为进一步缩短疗程提供帮助。

二、新方案

(一)初治新方案

1. 含氯法齐明的超短程方案 Tyagi 等[8]使用氯法齐明(Cfz)来缩短初治涂阳结核病的疗程。在小鼠结核模型中比较了 2HRZCfz/2HRCfz(氯法齐明组)和标准方案的疗效。在第一周,在实验组中氯法齐明没有展现出作用。第二周开始氯法齐明组的菌落计数明显少于标准方案组。培养转阴率在氯法齐明组是 3 个月,而标准方案组为 5 个月。相应的无复发治愈氯法齐明组为 3 个月,标准方案组为 6 个月。作者认为,氯法齐明是一个很有希望的药物,在小鼠模型中缩短了一半的抗结核治疗时间。

2. 利福喷丁最佳剂量的探索及代替利福平的方案 利福喷丁在小鼠模型上抗结核治疗作用良好,但在人类的最佳剂量还不清楚。Dorman 等[9]使用不同剂量的利福喷丁联合异烟肼、吡嗪酰胺和乙胺丁醇治疗涂阳肺结核患者。利福喷丁使用剂量为 10、15mg/(kg·d)或 20mg/(kg·d),强化期共治疗 8 周,对照组使用利福平。主要的终点是不耐受方案无法继续治疗,疗效评定是根据强化期痰菌阴转率。两组的退组率相似[利福平组 8.2%;利福喷丁组 10、15mg/(kg·d)或 20mg/(kg·d)分别为 3.4%、2.5% 和 7.4%]。强化期结束后,利福平组 81.3% 的患者在固体培养基上转阴,而利福喷丁组 10、15mg/(kg·d)或 20mg/(kg·d)阴转率分别为 92.5%(P=0.097)、89.4%(P=0.29)和 94.7%(P=0.049)。作者认为,利福喷丁耐受良好且安全,利福喷丁的剂量与强化期结束时的痰菌阴转率相关。接下来的试验可以研究高剂量的利福喷丁方案是否能把治疗时间缩短为少于 6 个月。

（二）异烟肼耐药结核病的方案

为评估含氟喹诺酮方案治疗异烟肼耐药结核病的疗效，Lee 等[10]回顾性分析了 2005—2012 年间韩国首尔三星医学中心的 140 例异烟肼耐药的肺结核患者。128 例（91.4%）患者有较好的治疗结果，但有 12 例（8.6%）疗效不佳，包括 7 例（5.0%）失败，5 例（3.6%）完成疗程后复发。75 例（53.6%）患者使用氟喹诺酮如左氧氟沙星和莫西沙星。使用氟喹诺酮的患者的治疗有效率为 97.3%（73/75），其他患者的治疗有效率为 84.6%（55/65）（$P=0.007$）。未使用氟喹诺酮的治疗失败率较氟喹诺酮组高为 9.2%（6/65）vs. 1.3%（1/75）（$P=0.049$）。未使用氟喹诺酮组的不良结果发生率为 8.8%（95%CI 3.3~21.5），而氟喹诺酮组为 1.5%（95%CI 0.3~7.7）（$P=0.037$）。作者认为，这些结果提示在方案中加入氟喹诺酮能增加异烟肼耐药肺结核病人的治疗疗效。

2015 年正在进行中的比较有期待的临床试验是 STAND（shortening treatment by advancing novel drugs），这是由全球结核病药物开发联盟发起的针对药物敏感肺结核的Ⅲ期临床研究。试验中不同剂量和时间跨度（4~6 个月）的 3 药联合方案——莫西沙星、PA-824 和吡嗪酰胺，与 HRZE 的标准方案进行有效性、安全性和耐受性的比较。希望这种新药和新方案的结合，为敏感甚至耐药结核的治疗带来新的希望。

（姚岚　朱友生　高文　唐神结）

参考文献

1. Mingote LR, Namutamba D, Apina F, et al. The use ofbedaquiline in regimens to treat drug-resistant and drug-susceptibletuberculosis: a perspective from tuberculosis-affected communities. Lancet, 2015, 385 (9966): 477-479.

2. Pym AS, Diacon AH, Tang SJ, et al. Bedaquiline in the treatment of multidrug- and extensively drug-resistant tuberculosis. Eur Respir J, 2015 Dec 2. pii: RJ-00724-2015. doi: 10.1183/13993003.00724-2015. [Epub ahead of print].

3. Lewis JM, Sloan DJ. The role of delamanid in the treatment of drug-resistanttuberculosis. Ther Clin Risk Manag, 2015, 11: 779-791.

4. Blair HA, Scott LJ. Delamanid: a review of its use in patients withmultidrug-resistant tuberculosis. Drugs, 2015, 75 (1): 91-100.

5. Dawson R, Diacon AH, Everitt D, et al. Efficiency and safety of the combination of moxifloxacin, pretomanid (PA-824), and pyrazinamide during the first 8 weeks of antituberculosis treatment: a phase 2b, open-label, partly randomised trial in patients with drug-susceptible ordrug-resistant pulmonary tuberculosis. Lancet, 2015, 385 (9979): 1738-1747.

6. Diacon AH, Dawson R, von Groote-Bidlingmaier F, et al.Bactericidal activity of pyrazinamide and clofazimine alone and in combinations with pretomanid and bedaquiline. Am J Respir Crit Care Med, 2015, 191 (8): 943-953.

7. Tasneen R, Williams K, Amoabeng O, et al. Contribution of the nitroimidazoles PA-824 and TBA-354 to the activity of novel regimens in murine models of tuberculosis. Antimicrob Agents Chemother, 2015, 59 (1): 129-135.

8. Tyagi S, Ammerman NC, Li SY, et al. Clofazimine shortens the duration of the first-line treatment regimen for experimental chemotherapy of tuberculosis. Proc Natl Acad Sci U S A, 2015, 112 (3): 869-874.

9. Dorman SE, Savic RM, Goldberg S, et al. Daily rifapentine for treatment of pulmonary tuberculosis. A randomized, dose-ranging trial. Am J Respir Crit Care Med, 2015, 191 (3): 333-343.

10. Lee H, Jeong BH, Park HY, et al. Treatment Outcomes with Fluoroquinolone-Containing Regimens for Isoniazid-Resistant Pulmonary Tuberculosis. Antimicrob Agents Chemother, 2015, 60 (1): 471-477.

第八章　结核病的免疫治疗和治疗性疫苗

　　摘　要:结核病的免疫治疗及治疗性疫苗研究在国际上提出了一些关键性的重要理念,如宿主导向免疫治疗、活的分枝杆菌菌株疫苗、使用呼吸道黏膜给药等新途径的尝试,为今后结核病疫苗的研制开启了重要的篇章。除此外,使用纳米技术、全肺组织转录分析、蛋白质组学技术应用到结核分枝杆菌(mycobacterium tuberculosis,Mtb)抗原的筛选,从而为治疗性疫苗提供新颖的设计,并进行了一系列的动物研究,部分取得了一定的效果。

　　关键词:免疫治疗;治疗性疫苗;宿主导向治疗;全分枝杆菌菌株疫苗

　　随着 MVA85A 大样本临床研究结果的失败,人们认识到结核病的疫苗研究不应重复过去的方法及思路。国际上 2015 年提出了结核病免疫治疗及疫苗研究的新理念,同时涌现了一些新技术应用在疫苗的设计中,现介绍如下:

一、免疫治疗

　　国外最新的免疫治疗提出了宿主导向治疗(host directed therapy,HDT)的概念[1],HDT 可能对未来的结核病免疫治疗提供可选的方法,尤其是对于耐多药、广泛耐药的肺结核病人。CD4+、CD8+T 细胞介导的抗原特异性细胞免疫反应在临床治疗肿瘤、同种异体移植后的感染被证明是安全、有效的,目前国际一致认为 HDT 理念中的 T 细胞治疗在传统抗结核治疗失败后耐多药肺结核的管理及治疗中具有潜在的应用前景。目前有一系列的 HDTs 治疗方法进行临床研究中,全球有数个较大的基金支持该课题的进行,比如德国科教部建立五个研究团队与非洲合作、美国 NIH 与 TB 高负担国家合作进行前瞻性观察性研究;欧洲及发展中国家组成临床试验合作组织在 2014 年 12 月于南非开普敦成立;还有其他如惠康基金会、英国医学研究所等,大量的 HDTs 治疗方法需要在未来的十年内通过随机临床试验进行评估,而这些基金进行资源整合、合作以减少重复及浪费,以期获得最佳成果[2]。

　　MIP(mycobacterium indicus pranii)在既往的文献中是被认为具有较好治疗前景的免疫制剂,能刺激 TOLL 样受体途径、诱导炎症性细胞因子,注射 MIP 可刺激 T 细胞免疫反应,有研究已证实 MIP 皮下注射对结核病心包炎具有积极的免疫辅助治疗作用,对于耐多药结核病的治疗同样具有较好的应用前景[3]。

　　另一个比较瞩目的研究是纳米技术,以纳米技术为先导的药物转运方法与传统方法相比具有更多的优势,能够提高药物的转运,使药物分子均匀分散到靶部位、维持并控制药物分子的释放、减少毒副作用,主要目的是形成新型的药物转运系统、提高病人对化疗的依从性、缩短治疗时间,新型药物运送系统包括固体脂质微粒药物运送系统、囊泡药物转运系统(脂质体、类脂质体和脂质球)、乳状剂为基础的药物转运系统(微型和纳米颗粒)及一些其他新型药物转运系统,其可作为 MDR、XDR-TB 的免疫调节制剂及免疫佐剂[4]。

　　对于 DNA 疫苗用于免疫治疗的研究,今年有研究[5]尝试在小鼠结核模型中使用全肺组织转录组分析方法来直接比较化疗联合免疫治疗与单独化疗的效果。实验方法使用 Mtb 感染小鼠 30 天后分组治疗,DNA 免疫治疗组给予 DNA hsp65 疫苗免疫治疗,每次 $100\mu g$ 肌内注射,共四次,每次间隔 10 天;单纯药物治疗组给予 INH 和 RFP 每日给药共 30 天;免疫加化疗组(DNA+ 药物);肌注生理盐水为对照。治疗结束后 10 天评价疗效。结果发现三组均可见细菌负荷的减少,DNA 免疫治疗 + 药物化疗组中检测不到 Mtb,而全肺组织转录组分析显示 DNA+ 药物组有 867 个基因差异表达。基因集富集分析显示 DNA+ 药物治疗组具有协同效应,包括前炎性细胞因子和纤维素介质的下调,此结果同时得到实时 PCR、ELISA、组织病理及羟脯氨酸含量的测定等实验的验证。该研究的结果证实了免疫治疗联合化疗能显示其协同效应。

二、治疗性疫苗

治疗性疫苗的对象是潜伏结核感染或活动性结核病患者,目前新研发的结核病疫苗大多数有治疗作用,因此大多数新疫苗同时为治疗性疫苗。

(一) 新的理念

2015 年,国际对结核病疫苗的研制有了新的方向,在美国进行的开发结核病疫苗研讨会探讨研发雾化疫苗的潜在应用前景,在潜伏结核感染人群中可能起到有效的预防活动性结核病的作用,会议讨论了几个关键问题:①结核感染后肺部免疫的过程究竟是如何的? 宿主体内结核感染后的早期病理损伤究竟如何? 气道喷雾疫苗策略的意义何在? ②如何解决气道疫苗给药的技术问题;③现行气道喷雾结核病疫苗的经验是怎样的? ④探讨研制气道喷雾给药的管理控制。国际与会专家们同意经气道喷雾给药可代表未来结核病疫苗的策略,并强调大力支持这一用药途径的开发,雾化疫苗将有可能成为预防及治疗性疫苗的未来发展方向[6]。

(二) 活的分枝杆菌疫苗

德国柏林 Maxplanck 生物感染所进行了主题为结核病全分枝杆菌细胞疫苗的研讨会,非活化的全细胞结核和非结核分枝杆菌疫苗可能作为未来免疫治疗或安全的免疫制剂的选择,与会专家一致同意,在目前对特异性结核病抗原诱导的免疫反应特征方面仍不十分全面了解的背景下使用全分枝杆菌细胞作为结核病候选疫苗很有必要[7]。来自瑞士的一项研究使用活的减毒 Mtb 菌株疫苗 MTBVAC 进行单中心、双盲、对照 I 期临床研究,选择 18~45 岁健康、HIV 阴性受试者,分别使用三种不同菌株疫苗的剂量 5×10^3、5×10^4、5×10^5CFU 皮下注射,对照组采用 5×10^5CFU 的 BCG,结果发现,MTBVAC 的接种安全性与 BCG 类似,具有与 BCG 类似的免疫原性,该研究为减毒活 Mtb 菌株首次用于临床试验进行评估,获得了安全性的研究结果,为未来深入进行全 Mtb 菌株活菌株疫苗的研究奠定重要基础[8]。Ng 等[9]也提出结核分枝杆菌减毒活的全细胞疫苗是一项有希望的研究方法。但设计疫苗株要保持减毒和免疫原性是相当具有挑战性的,这种疫苗株作为载体还可刺激机体介导对其他感染性疾病和肿瘤的保护性免疫。

(三) 重组 Mtb 抗原蛋白的新疫苗及相关的研究

Ad35-TBS(AERAS-402)为非复制腺病毒疫苗 Ad35-TBS,表达 Mtb 特异性抗原 Ag85A、Ag85B 和 TB10.4,其缺点为载体可同时诱导免疫反应。Ad26-TBS 表达相同抗原,但能避免上述缺点。Alyahya 等[10]发现,两种疫苗均能在小鼠中诱导很强的 IFN-γ 反应,但是肺内的细菌复制却并未受到影响,提示,现行通常的研究以 IFN-γ 反应水平的高低作为评价指标欠合理,因为 IFN-γ 并非能完全代表宿主抵御结核复发介导的免疫保护反应。该项结核疫苗的动物实验研究为未来研制免疫治疗及治疗性疫苗的免疫保护评估策略提供重要依据。从以上研究发现,目前对宿主抵御 Mtb 的免疫效应机制尚未完全明确,也就强调了使用全分枝杆菌疫苗的重要性及必然性,另一篇文献则从 Mtb 菌逃逸宿主的固有免疫及适应性免疫角度阐述宿主对 Mtb 菌的吞噬与杀伤,包括掌握宿主巨噬细胞内吞噬环境调控机制、选择性逃避或放大模式识别受体、改变宿主细胞因子的反应,关键在于应该对 Mtb 能够长久、持续复制于宿主的免疫压力下的特异性调节机制,理解上述机制为进一步开发有效的新疫苗奠定基础[11]。

Schepers 等[12]研究发现,以结核分枝杆菌低感染率国家为背景,探讨新的抗结核候选疫苗肝素结合血凝黏附素(heparin-binding hemagglutinin adhesin,HBHA)在活动性结核病患儿中的免疫应答。入选没有 BCG 接种史的孩子和出生时就接种 BCG 的孩子进行比较其对 HBHA 的初始免疫和继发性免疫应答效应的差别,58 例活动性结核病患儿和 76 例 LTBI 者被纳入研究,90 例未感染的孩子作为对照。分离外周血单核细胞,用 HBHA 刺激后检测培养上清液中 IFN-γ 和 TNF-α 浓度。结果显示,结核感染者比未感染者对 HBHA 产生更多的 IFN-γ,而接种过 BCG 的孩子又比未接种 BCG 的孩子产生的 IFN-γ 浓度高。LTBI 和活动性结核患儿 IFN-γ 浓度相近,且发现天然甲基化和重组非甲基化 HBHA 诱导的 IFN-γ 浓度的高低与活动性结核有很好的相关性,但与 LTBI 无相关性。因此,作者认为,接种过 BCG 的孩子感染 TB 后对 HBHA 的诱导产生更强的 IFN-γ 应答,支持 BCG 产生初始免疫再给予 HBHA 的疫苗可进一步强化免疫效果这一观点。

MVA85A 疫苗自从 2013 年发表的一项著名的南非婴儿临床研究结果宣布该疫苗失败后,全球关于该疫苗的研究报道明显减少,今年发表了一项使用 MVA85A 疫苗在 HIV-1 感染的随机双盲、安慰剂对照Ⅱ期临床研究,结果发现,MVA85A 在感染 HIV-1 的成人中有很好的耐受性和免疫原性,但对 Mtb 潜伏感染或活动性结核病无效,原因可能在于该疫苗诱导的免疫应答不充分或诱发了某种错误的免疫应答等[13]。

美国 Leung-Theung-Long 等[14]使用安卡拉病毒转载为基础,插入 Mtb 感染三个时期活动、潜伏以及复发阶段表达的 14 个抗原制成的重组疫苗,重组疫苗注射给三个不同种属的鼠(BALB/c、C57BL/6 和 C3H/HeN)结果显示单个疫苗能够诱导 CD4 和 CD8 T 细胞并且能产生多种细胞因子及靶向大量抗原表位的细胞毒活性。研究还发现这种具有 14 种 Mtb 不同阶段表达的抗原 MVA-TB 疫苗免疫恒河猴可诱导产生广泛的细胞免疫应答。

(四)BCG 相关研究

BCG 是至今唯一临床广泛使用的结核疫苗,其对成人缺乏充分的保护力。但对新生儿的保护力不容忽视,BCG 具有较好的非特异免疫效果,低出生体重婴儿早期接种 BCG 可使感染脓毒血症和肺炎的死亡率降低 40% 以上。一项在非洲几内亚比绍共和国的研究对早期接种 BCG 和延迟接种 BCG 的儿童的保护效果进行观察。接种 BCG4 周后取婴儿的毛细血管血,体外用内源性 TLR-2、TLR-4 或 TLR-7/8 刺激物或 PPD 刺激后检测培养上清液中 IL-1β、IL-5、IL-6、IL-10、IL-17、IFN-γ 和 TNF-α 水平。结果发现,467 例婴儿,接种后 4 周非特异抗原刺激下其细胞因子的产生显著增加,尤其是 TH1 型和单核细胞来源的前炎性细胞因子的产生显著增加。BCG 可能加速了新生儿免疫系统的发展,可增强抗感染能力及降低死亡率。因此,对低体重婴儿及时接种 BCG 仍然能起到积极的保护效应[15]。

　　BCG 由于对儿童结核病的保护作用,目前的治疗性疫苗/结核疫苗的研究开发基于原来的 BCG 进行改良,美国一项研究将最新开发的 Aeras-422 疫苗与 BCG 巴斯德菌株进行比较,发现新型疫苗在改善动物的长期生存期方面还不如 BCG 巴斯德菌株,因此作者提出目前任何改良或者加强 BCG 的尝试很难奏效[16]。Principi 等[17]对当今及未来的结核病疫苗研究发展进行了总结,当今疫苗研究主要包括重组 BCG 菌株和 γBCG30,后者是将质粒 Pmbt30 嵌入 BCG,使得 BCG 疫苗过度表达 30kDa 蛋白及 Ag 到更好地发挥,该疫苗能有效刺激 Th1 及 T85b 抗原,其对 CD4+、CD8+T 细胞增殖及效应 T 细胞的反应均能很强地诱导,后者能抑制胞内寄生菌;VPM1002 是第二个重组 BCG 疫苗,其将 BCG 进行了两处改进,李斯特菌溶胞素基因编码整合至 BCG 基因组中、使 BCG 尿素酶 C 基因失活,后者能促进溶血素的活性在酸性环境中得 h17 细胞因子的分泌,具有很强的免疫原性;还有减毒 Mtb 菌株的疫苗 MTBVAC01,其是唯一在 I 期临床试验中来源于人的减毒 Mtb 菌株的疫苗,该疫苗应该比 BCG 更安全及有效,其 Phop 和 Fad D26 基因失活,增强安全性、阻止 ESAT-6 的分泌、减少 Mtb 胞壁中抵御宿主保护性免疫反应的酶合成的成分产生。最后有希望的疫苗是基因工程分枝杆菌,esx-3 突变区域的分枝杆菌。以上在未来的结核病疫苗的研发中可能发挥重要作用。母牛分枝杆菌菌苗原来是作为治疗性疫苗或免疫治疗使用,未来的研究可作为预防性疫苗进行关注。

　　(五) 其他疫苗的研究

　　使用微米、纳米颗粒在药物转运、结合运用免疫学原则制成的黏膜疫苗及黏膜佐剂转运系统能增强黏膜表面的免疫保护作用,可能起到良好的免疫保护作用[18]。Walter 等[19]研究发现中性粒细胞丝氨酸蛋白酶,如组织蛋白酶(CG)和中性粒细胞弹性蛋白酶(NE)在介导细菌感染中能起到保护作用,小鼠动物实验表明使用 CG 或 CG/NE- 基因缺陷的小鼠能够确定 CG 及 NE 具有抗 Mtb 的活性、对介导肉芽肿反应及延长宿主生存期方面具有积极的作用,但给予气道单纯补充 CG 及 NE 并不能减少 Mtb 感染小鼠的细菌负荷,因此该研究仅能为未来研制新的 TB 疫苗提供一定的理论依据。

　　最近人们应用蛋白质组学技术获得一系列抗原作为候选疫苗,该研究从经过筛选的 17 种抗原再次挑选 4 种抗原制成 DNA 疫苗,在豚鼠实验中进行评估,证明具有很明显的保护作用[20]。Pereira 等[21]使用重组乳酸乳球菌链球菌 FnBPA+(纤维蛋白结合蛋白 A)作为口服真核细胞表达载体(pValac)与 ESAT-6 抗原构建融合表达质粒,是一种新的抗结核 DNA 疫苗。结果获得了乳酸乳球菌链球菌纤维蛋白结合蛋白 A(FnBPA)+pValac:ESAT-6 的菌株,发现该菌株能显著增加小鼠脾脏细胞内 Th1 型 IFN-γ 的产生。小鼠的结肠组织和粪便提取物中特异性分泌免疫球蛋白 A(sIgA)的产生也显著增加。本研究首次应用乳酸乳球菌链球菌作为载体通过黏膜传导 DNA 质粒来表达抗结核抗原。

　　国际上新的免疫治疗引入 HDT 理念,在治疗性疫苗方面全分枝杆菌细胞疫苗的研发得到大多数学者的支持,纳米新技术、黏膜疫苗、纳米导向的药物转运系统将在治疗性疫苗及免疫治疗的研究中得到重视。由于全球耐药结核病的治疗难度及 MVA85A 疫苗的研究失败,美国著名学者 Schito 等[22]呼吁应加快创新研究的步伐、加大政府对疫苗研究的投入,改善结核病疗效、缩短疗程。目前全球有接近 20 个疫苗如活的、灭活的、佐剂病毒载体亚单位疫苗等分别处于不同阶段的临床试验中,由于 Mtb 菌与宿主之间的作用非常复杂,对其研究尚不透彻,因此,国际上专家建议,将 Mtb 的致病机制的最新认识整合到结核病疫苗的设计中,以期获得更佳研究成果[23]。

(范琳　张立群　唐神结)

参考文献

1. Parida SK,Poiret T,Zhenjiang L,et al. T-Cell Therapy:Options for Infectious Diseases. Clin Infect Dis,2015,61(Suppl 3):S217-224.

2. Zumla A,Maeurer M. Host-Directed Therapies Network(HDT-NET)Consortium;Host-Directed Therapies Network HDT-NET Consortium. Host-Directed Therapies for Tackling Multi-Drug Resistant Tuberculosis:Learning From the Pasteur-Bechamp Debates. Clin Infect Dis,2015,61(9):1432-2438.

3. Desai NM,Khamar BM. Immunotherapy for tuberculous pericarditis. N Engl J Med,2014,371(26):2533-2534.

4. Singh J,Garg T,Rath G,et al. Advances in nanotechnology-based carrier systems for targeted delivery of bioactive drug molecules with special emphasis on immunotherapy in drug resistant tuberculosis -a critical review. Drug Deliv,2015 Aug 12:1-23.[Epub ahead of print]

5. Rodrigues RF,Zárate-Bladés CR,Rios WM,et al. Synergy of chemotherapy and immunotherapy revealed by a genome-scale analysis of murine tuberculosis. J Antimicrob Chemother,2015,70(6):1774-1783.

6. Aerosol Vaccines for Tuberculosis Workshop Summary Group. Developing aerosol vaccines for Mycobacterium tuberculosis:Workshop proceedings:National Institute of Allergy and Infectious Diseases,Bethesda,Maryland,USA,April 9,2014. Vaccine,2015,33(26):3038-3046.

7. Whole Mycobacteria Cell Vaccines for Tuberculosis Summary Group. Developing whole mycobacteria cell vaccines for tuberculosis:Workshop proceedings,Max Planck Institute for Infection Biology,Berlin,Germany,July 9,2014. Vaccine,2015,33(26):3047-3055.

8. Spertini F,Audran R,Chakour R,et al. Safety of human immunisation with a live-attenuated Mycobacterium tuberculosis vaccine:a randomised,double-blind,controlled phase I trial. Lancet Respir Med,2015,3(12):953-962.

9. Ng TW,Saavedra-Ávila NA,Kennedy SC,etal.Current efforts and future prospects in the development of live mycobacteria as vaccines. Expert Rev Vaccines,2015,14(11):1493-1507.

10. Alyahya SA,Nolan ST,Smith CM,et al. Immunogenicity without Efficacy of an Adenoviral Tuberculosis Vaccine in a Stringent Mouse Model for Immunotherapy during Treatment. PLoS One,2015,10(5):e0127907.

11. Goldberg MF,Saini NK,Porcelli SA. Evasion of Innate and Adaptive Immunity by Mycobacterium tuberculosis. MicrobiolSpectr,2014,2(5). doi:10.1128/microbiolspec.MGM2-0005-2013.

12. Schepers K,Dirix V,Mouchet F,et al. Early cellular immune response toa new candidate mycobacterial vaccine antigen in childhood tuberculosis. Vaccine,2015,33(8):1077-1083.

13. Ndiaye BP,Thienemann F,Ota M,et al. Safety,immunogenicity,and efficacy of the candidate tuberculosis vaccine MVA85A in healthy adults infected with HIV-1:a randomised,placebo-controlled,phase 2 trial. Lancet Respir Med,2015,3(3):190-200.

14. Leung-Theung-Long S,Gouanvic M. Coupet CA,et al. A Novel MVA-Based Multiphasic Vaccine for Prevention or Treatment of Tuberculosis Induces Broad andMultifunctional Cell-Mediated Immunity in Mice and Primates. PLos One,2015,10(11):e0143552.

15. Jensen KJ,Larsen N,Biering-Sørensen S,et al. Heterologous immunological effects of early BCG vaccination inlow-birth-weight infants in Guinea-Bissau:arandomized-controlled trial. J Infect Dis,2015,211(6):956-967.

16. Henao-Tamayo M,Shanley CA,Verma D,et al. The Efficacy of the BCGVaccine against Newly Emerging Clinical Strains of Mycobacterium tuberculosis.PLoS One,2015,10(9):e0136500.

17. PrincipiN,Esposito S. The present and Future of tuberculosis vaccinations.Tuberculosis(Edinb),2015,95(1):6-13.

18. Caetano LA, Almeida AJ, Gonćalves LM. Approaches to tuberculosis mucosal vaccine development using nanoparticles and microparticles: a review. J Biomed Nanotechnol, 2014, 10(9): 2295-2316.

19. Walter K, Steinwede K, Aly S, et al. Cathepsin G in Experimental Tuberculosis: Relevance for Antibacterial Protection and Potential for Immunotherapy. J Immunol, 2015, 195(7): 3325-3333.

20. Sharma S, Rajmani RS, Kumar A, et al. Differential proteomics approach to identify putative protective antigens of Mycobacterium tuberculosis presented during early stages of macrophage infection and their evaluation as DNA vaccines. Indian J ExpBiol, 2015, 53(7): 429-439.

21. Pereira VB, Saraiva TD, Souza BM, et al. Development of a new DNA vaccine based on mycobacterial ESAT-6 antigen delivered by recombinant invasiveLactococcus lactis FnBPA+. ApplMicrobiolBiotechnol, 2015, 99(4): 1817-1826.

22. Schito M, Migliori GB, Fletcher HA, et al. Perspectives on Advances in Tuberculosis Diagnostics, Drugs, and Vaccines. Clin Infect Dis, 2015, 61Suppl 3: S102-118.

23. Mascart F, Locht C. Intergrating knowledge of Mycobacterium tuberculosis pathogenesis for the design of better vaccines. Expert Rev Vaccines, 2015, 14(12): 1573-1585.

第九章 结核病的介入治疗

摘　要:2015 年度国际结核病介入治疗进展主要包括,气管支气管结核的介入治疗(如经支气管镜高频电凝术、经支气管镜球囊扩张术、经支气管镜支架植入术、经支气管镜综合介入治疗术等),肺结核的介入治疗(包括经支气管镜光动力治疗术、经胸腔镜肺叶切除术),胸膜结核的介入治疗等。这些介入治疗手段为结核病的治疗提供了重要方法。

关键词:结核,气管支气管;结核,肺;结核,胸膜;支气管镜;胸腔镜;介入治疗

2015 年,国际结核病介入治疗取得了一定的进展,主要在气管支气管结核、肺结核、胸膜结核方面表现得尤为突出,现总结如下。

一、气管支气管结核

国外著名学者 Lee 等[1]针对气管支气管结核发表评述,糖皮质激素可能会停止进展的活动性疾病纤维狭窄的阶段,但是如果气道狭窄引起的阻塞性肺炎、肺不张、呼吸困难等,呼吸道通畅必须通过机械手术或支气管镜技术,如激光、电灼、氩等离子体凝固、冷冻、支气管球囊扩张术或支架植入术。

(一) 经支气管镜球囊扩张术

Nour Moursi Ahmed 等[2]报道了一例气管支气管抗结核治疗过程中出现气道进一步狭窄并进行性呼吸困难的 83 岁男性患者,肺功能测试显示 FEV_1 降低,本患者没有行支架植入而单纯球囊扩张。结果:患者气道狭窄及呼吸困难明显改善。结论:由于种种原因支架植入不能实施的气道狭窄患者,球囊扩张术不失为一种有效的治疗选择。

(二) 经支气管镜高频电凝术

Ciftci 等[3]报道了一例罕见的类似肺癌颅内转移的支气管结核并颅内结核患者,该患者右上叶开口新生物,经支气管镜取得标本证实为支气管结核,遂给予 HRZE 抗结核治疗,经支气管镜高频电凝、冷冻清除,以防止上叶肺永久性不张,尽管患者上叶支气管通畅,但上叶肺不张在完成治疗 4 个月后才彻底解决。该患者治疗顺利,疗程到第 7 个月时改为 HR 联合维持治疗直至满疗程。结论:组织学诊断应尽早获得,抗结核化学治疗及介入治疗应尽早实施。

(三) 经支气管镜支架植入术

Pejhan 等[4]报道在 2002—2008 年 7 年间共选择 20 例气道狭窄患者,其中 11 名男性、9名女性,实施新方法植入 POLYFLEX 支架。与以往放置方法不同的是不使用较粗大的刚性硬质气管镜,而是使用一种新的套管配合零度光镜,这种新的套管具有和呼吸机连接通气功能。结果:在复发气管狭窄 7 例、多节段气管狭窄 3 例、麻醉受限 3 例、气管肿瘤 2 例、气管吻合术瘘 1 例、气管黏膜严重炎症 1 例、食管气管瘘的 1 例、外压性左主支气管狭窄 1 例及Dumon 支架植入后支架扭曲张开不理想 1 例患者中成功使用并植入 POLYFLEX 支架,同时新的植入法不仅确保了良好的通气又避免硬质气管镜对喉部损伤,使支架可以放置更快、更

准确。支架植入后发生 6 例子支架移位、3 例的肉芽组织形成、1 例感染、1 例手术部位裂开。结论：支架会被视为深远的切除和重建大多数患者的气管狭窄的理想状况的临时手段，使用新的方法植入 POLYFLEX 支架是一种安全的、耗时少的治疗方法。

（四）联合介入治疗术

大多数结核病性气道狭窄经球囊扩张术介入治疗可取得良好效果，但再回缩性狭窄仍是临床上需要解决的难题，往往需要通过多种介入措施相结合的综合介入治疗来实现。

Cho 等[5]报道了 1997—2014 年 17 年间球囊扩张术治疗气管支气管结核气道狭窄单中心研究。选择 113 例患者（其中男性 14 名、女性 99 名，年龄 17~73 岁、平均年龄 37 岁），共进行 167 次球囊扩张。结果发现，球囊扩张成功 82 例（73%）、失败 31 例（27%）。失败的 31 名患者需要其他方法替代治疗，包括临时支架植入术（12 例），切割球囊扩张术（12 例），放射治疗球囊扩张术（3 例），手术组（4 例）。结论：球囊扩张术是一种安全、微创性治疗，对于球囊扩张术后再回缩性狭窄失败病例，临时支架植入、切割球囊扩张、放射治疗球囊扩张术等是可供选择的治疗方法。

针对良性单纯气道狭窄、复杂气道狭窄处理策略，Dalar 等[6]选择 2005—2013 年间 132 例气管狭窄患者进行了回顾性队列研究，132 例患者年龄为 18~52 岁，其中女性 62 例（47%）、男性 70 例（53%），依据气管狭窄情况分为简单狭窄组和复杂狭窄组。结果显示，6 例简单狭窄组患者，分别给予 12 人次的硬质或可弯曲支气管镜介入治疗，其中共放置 5 个支架，总成功率为 100%；124 例复杂狭窄组患者，分别给予 481 人次硬质支气管镜、487 人次可弯曲支气管镜介入治疗，其中 4 例手术干预治疗，总成功率为 69.8%。作者认为，术前准确分类或评估对介入治疗至关重要，经支气管镜介入治疗应视为单纯狭窄或无手术指征复杂狭窄的一线治疗手段，而对于复杂狭窄，需要多种措施、多学科的共同参与，往往需要手术干预。

Espinoza 等[7]对 1999—2002 年间的 561 例良、恶性中心气道狭窄患者进行回顾性分析。结果显示，全部患者经支气管镜介入治疗在气管插管（68.2%）、喉罩（10.4%）、硬质支气管镜（9.3%）下完成，共接受了包括机械切除、激光切除术、球囊扩张术、支架植入术等在内的 902 人次介入治疗，其中良性狭窄患者分别接受激光消融 259 次、支架植入 115 次、球囊扩张 155 次、高频电刀 5 次介入治疗；恶性气道狭窄患者分别接受激光消融 426 次、支架植入 266 次、球囊扩张 31 次、高频电刀 7 次介入治疗；远期疗效良性狭窄患者中位生存期均有不同程度延长，但恶性病变合并气道狭窄、不合并气道狭窄患者生存期分别为 100、180 天，但 90 天生存率分别为 65%、51%（$P=0.14$）。结论：中心气道狭窄患者处理时需要改变通气方式及选择气道手术策略，尽管存在各种挑战，介入治疗中心气道狭窄患者临床近期疗效还是可以肯定的。

鉴于高龄患者气道弹性差，既往临床球囊扩张术一般不对高龄患者实施，但绝非禁忌证，如由于种种原因支架植入不能实施时，临床有时可考虑实施球囊扩张术；小儿患者较成人气道狭小，实施经支气管镜介入治疗困难大，应加强经支气管镜高频电凝在治疗安全性及有效性探讨，如经支气管镜利用高频电凝介入治疗小儿患者（其中支气管结核 37 例）；支气管结核往往导致狭窄气道所属肺不张，给予 HRZE 抗结核治疗及经支气管镜高频电凝、冷冻清除介入治疗可促使不张肺复张；气道支架植入是目前严重复杂气管狭窄并呼吸困难急救常用方法之一，硅酮支架植入需全麻硬质气管镜下实施，传统硬质气管镜粗大易损伤喉及声门，操作过程复杂，使用一种新的套管配合零度光镜可实施新方法植入 POLYFLEX 支架；目前再回缩性狭窄仍是临床上需要解决的难题,往往需要通过多种介入措施相结合的综合介入治疗来实现,同时有效通气辅助是实现介入治疗关键支持手段。

二、肺结核

Chang 等[8]报道耐药结核病、耐多药结核病及广泛耐药结核病的出现,极大地影响了结核病的治疗,不幸的是五组抗结核化疗药物化疗治疗耐药结核病的能力有限,因此需要寻求耐药结核病的新型替代治疗。在这次文献复习中,作者聚焦于光动力疗法(photodynamic therapy,PDT)这一潜在治疗 DR-TB 的手段之一。PDT 是一种广泛使用的癌症治疗手段,需要激光结合光敏剂以产生活性氧,其选择性地破坏靶细胞。最初,PDT 最初被开发为靶向目标病原微生物,但陷入因不良反应被淘汰。近来,PDT 抗菌化疗作用再次引起人们的关注,作为细菌感染的替代治疗。在以前的体外研究中发现 PDT 可能是一种新的可将体外的耐多药和广泛耐药结核分枝杆菌杀灭的方法。尽管关于 PDT 仅限于结核病疾病模型治疗,但快速发展的支气管镜技术以及临床医生的经验结晶,将有利于 PDT 这一微创技术快速应用于耐药结核病的治疗。PDT 技术与支气管镜介入治疗技术相结合给介入治疗耐药结核病带来希望。

三、胸膜结核

为评估内科胸腔镜及经胸腔镜注入滑石粉治疗胸膜腔积液临床诊治效果,Verma 等[9]共选择 41 例患者进行了回顾性和前瞻性研究。结果:41 例患者中 36 例为内科胸腔镜检查适应证,经内科胸腔镜活检等方法诊断肺癌转移(14 例)、结核性(9 例)、乳腺癌转移(7 例)、卵巢癌转移(2 例)、恶性间皮瘤(1 例)、充血性心脏衰竭(1 例)、腹膜透析(1 例)和肝性胸腔积液(1 例)及未明确诊断(5 例)。内科胸腔镜诊断有效率为 78%、针对结核性及转移癌方面诊断有效率分别为 100%、82.6%。41 例患者中 15 例行胸腔镜医用滑石粉胸膜粘连术,动态观察术后 30、60、90 天成功率分别为 77.8%、80.0%、80.0%,其中仅一例有脓胸并发症。结论:内科胸腔镜对于未确诊胸腔积液是一种安全、高效诊断手段,经内科胸腔镜滑石粉胸膜粘连术是治疗防止积液再发的有效方法。

结核性胸膜炎,尤其是结核性包裹性胸膜炎及结核性脓胸的治疗仍是临床医务工作者所面临的难题。经内科胸腔镜注入滑石粉治疗难治性胸膜腔积液可取得较好临床疗效。

四、结核病合并症

Podgaetz 等[10]共选择包括结核性支气管胸膜瘘在内的 19 例患者,共放置 71 枚单向活瓣,19 例患者均事先进行了胸腔插管行闭式引流其中 2 例行胸膜粘连术等治疗无效。结果发现,单向活瓣放置后,仅一例患者失败,其余 18 例(94.7%)患者有效平均 3 天(2~25 天)拔出闭式引流管,副作用包括单向活瓣移位发生率极低。从而得出:单向活瓣技术在治疗各种原因引起的支气管胸膜瘘是有效的、安全的微创治疗手段。

肺结核合并顽固性气胸、支气管残端瘘、支气管胸膜瘘及食管气管瘘是临床上需要解决的难题,以往多采用闭式引流、胸膜固定术及外科手术等治疗,单向活瓣技术为支气管胸膜瘘治疗提供了可能。

(丁卫民 沙巍)

参考文献

1. Lee P. Endobronchial tuberculosis.Indian J Tuberc,2015,62(1):7-12.

2. Nour Moursi Ahmed S,Korrungruang P,Saka H,et al. Balloon Dilatation of a Case of Tuberculous Tracheobronchial Stenoses during the Course of Antituberculous Treatment. Case Rep Med,2015,2015:618394.

3. Ciftci F,Shimbori N,Karnak D,et al. Concurrent central nervous system and endobronchial tuberculosis mimicking a metastatic lung cancer. Clin Respir J,2015,Apr 27. doi:10.1111/crj.12311.[Epub ahead of print]

4. Pejhan S,Javaherzadeh M,Daneshvar A,et al. A Safe Method of Tracheal Polyflex Stent Placement:A Review of 20 Patients. Iran Red Crescent Med J,2015,17(8):e13798.

5. Cho YC,Kim JH,Park JH,et al.Tuberculous Tracheobronchial Strictures Treated with Balloon Dilation:A Single-Center Experience in 113 Patients during a 17-year Period. Radiology,2015,277(1):286-293.

6. Dalar L,Karasulu L,Abul Y,et al. Bronchoscopic Treatment in the Management of Benign Tracheal Stenosis: Choices for Simple and Complex Tracheal Stenosis. Ann Thorac Surg,2015 Dec 15. pii:S0003-4975(15)01665-3. doi:10.1016/j.athoracsur.2015.10.005.[Epub ahead of print]

7. Espinoza A,Neumann K,Halvorsen PS,et al. Critical airway obstruction:challenges in airway management and ventilation during therapeutic bronchoscopy. J Bronchology Interv Pulmonol,2015,22(1):41-47.

8. Chang JE,Oak CH,Sung N,et al.The potential application of photodynamic therapy in drug-resistant tuberculosis. J Photochem Photobiol B,2015,150(9):60-65.

9. Verma A,Taha A,Venkateswaran S,et al. Effectiveness of medical thoracoscopy and thoracoscopic talc poudrage in patients with exudative pleuraleffusion. Singapore Med J,2015,56(5):268-273.

10. Podgaetz E,Andrade RS,Zamora F,et al. Endobronchial Treatment of Bronchopleural Fistulas by Using Intrabronchial Valve System:A Case Series. Semin Thorac Cardiovasc Surg,2015,27(2):218-222.

第十章 结核病的外科治疗

摘　要：外科手术治疗结核病在国外已较少应用了。合并人类免疫缺陷病毒感染(human immunodeficiency virus，HIV)的耐药肺结核患者行辅助性肺切除治疗效果进行了探讨。即使耐多药肺结核患者合并 HIV 感染，只要病变局限，外科手术的治愈率仍然很高。但是，术后并发症如脓胸、支气管胸膜瘘等依然需要控制。肺外结核如脊柱结核、颅内结核的外科治疗也取得了一定的效果。

关键词：结核，肺；耐药结核病；结核，脊柱；脑膜炎，结核性；手术治疗

虽然我们对敏感性结核病有有效的药物和方案，但是成功治疗耐药结核病是个挑战，对全球结核病控制来讲是个潜在的危险。不断增加的 MDR-TB 的流行及其相关的死亡率引起政策制定者的重视。世界卫生组织(WHO)最新结核病报告显示，2014 年全球新发及复发结核病患者中 MDR-TB 分别占 3.3% 和 20%，2014 年共发现 MDR-TB 患者 48 万例；截止 2015 年 6 月，在 105 个国家发现了 XDR-TB 患者，XDR-TB 占 MDR-TB 患者的 9.7%[1]。WHO 报告还显示，MDR-TB 患者中只有 48% 治疗成功，死亡率和失访率分别高达 15% 和 28%；XDR-TB 患者的治疗效果更差，治疗成功率仅 33%，死亡率高达 26%[1]。所以，有人开始认为不能治疗的结核病——外科治疗是首选吗？[2]

一、肺结核的外科治疗

目前，肺结核的手术适应证仍是沿用 20 世纪 90 年代的，但是仍有零星报道对一些特殊患者如耐多药肺结核合并 HIV 的患者的手术适应证进行探讨。Alexander 等[3]对合并或者没有合并有人类免疫缺陷病毒感染的耐药肺结核患者行辅助性肺切除治疗结果进行了回顾性分析，主要目的是比较 HIV 阴性和 HIV 阳性适合行手术的耐药肺结核患者行辅助性肺切除治疗结果。作者认为对耐药结核和 HIV 双重感染的患者，尽管有适当的化学治疗，但治愈率低、死亡率非常高。因此，辅助性肺切除术在治疗这些患者可能有更为突出的作用。该研究收集自 2012 年 1 月 1 日至 2013 年 3 月 31 日住进医院心胸外科并行辅助肺切除治疗的耐药肺结核患者资料。所有耐药肺结核患者在手术前均接受至少 3 个月的合理方案的抗结核治疗。手术后，继续抗结核治疗到推荐的抗结核治疗时间。结果显示：14 例 XDR-TB 患者被认定适合行辅助性肺切除术。其中 10 例 HIV 阳性，4 例 HIV 阴性。在 XDR-TB/HIV 阳性组中，7 例治愈，2 例痰菌转阴，2 例术后发生支气管胸膜瘘。1 例失访。在 XDR-TB/HIV 阴性组中，1 例治愈，3 例痰菌转阴，1 例发生剖胸术后胸部伤口感染。两组患者在住院期间均无死亡。36 例 MDR-TB 患者被认定适合行辅助性肺切除术。其中，19 例 HIV 阳性，17 例 HIV 阴性。在 MDR-TB/HIV 阳性组中，12 例治愈，6 例痰菌转阴，1 例发生剖胸术后胸部伤口感染，另 1 例发生术后脓胸的患者也被认定为治疗失败。在 MDR-TB/HIV 阴性组中，15 例治愈，2 例痰菌转阴，1 例发生肺切除术后下呼吸道感染并需要短期的呼吸机辅助通气。两组患者在住院期间均无死亡。作者发现对选择适当的合并有 HIV 感染的耐药肺结核患

者施行肺切除术,其治愈率几乎等同于 HIV 阴性的耐药肺结核患者。更重要的是,相对于只行抗结核治疗的患者,这些患者的治愈率更高。作者对支气管残端并未常规进行肌瓣包埋,但是仍主张对耐药和 HIV 阳性的肺切除患者的支气管残端进行包埋,同时建议进行残腔冲洗,并封闭残腔。

但是,肺结核的手术并发症依然是胸外科医生所关心的问题,虽然其与外科手术治疗肺癌死亡率是相当的,对耐药结核患者实施手术已被证明是安全有效的,而且对于选择适当的 HIV/肺结核双重感染同时合并有肺部并发症的患者实行肺切除也是安全的。但是肺结核术后常见的支气管胸膜瘘(脓胸)必须积极治疗,才能降低死亡率。因此,Madansein 等[4]通过肺结核的术前评估、肺结核肺切除术、耐药结核的外科治疗、大咯血的外科治疗、HIV/TB共感染的外科治疗、肺切除术前患者的准备以及新的方法处置与结核相关的脓胸等各方面,认为外科手术仍是肺结核治疗的重要手段。对其并发症,特别是术后脓胸的形成,作者设计了单向阀动态引流管,并认为这是一种新型的、安全的、患者负担得起的和有效的引流慢性结核病脓胸的方法。

二、肺外结核的外科治疗

肺外结核的诊断和治疗仍然充满挑战,因为肺外结核临床标本更难获得且含菌量低。对于肺外结核,只要可能,就应尽量取得适当的标本进行微生物和病理组织学检查。Lee[5]认为,结核病累及的浆膜液的生化标志物(腺苷脱氨酶或 γ 干扰素)和分子生物学技术如聚合酶链反应都可用作肺外结核辅助诊断。虽然标准的抗结核治疗有效,但是理想的治疗方案和抗结核时间尚未明确。抗结核治疗过程中常有无效的情况发生,此时应与其他引起临床症状的其他原因相鉴别。手术的主要目的在于获得标本以明确诊断以及处理并发症。

肺外结核中最常见的骨关节结核在发达国家如丹麦却非常罕见并且主要发生于移民丹麦的年轻人中。半数以上为脊柱结核,相对其他类型骨关节结核,脊柱结核症状更严重、预后更差[6]。在发展中国家由于社会经济条件差和 HIV 双重感染的推动,脊柱结核仍是引起神经功能障碍的主要原因。虽然大量的回顾性研究,目前仍缺少对神经功能恢复率和主观症状改善情况的前瞻性研究。Dunn 等[7]前瞻性研究了脊柱结核患者在三级转诊医院接受手术治疗后神经功能回复率及主观症状改善情况。作者前瞻性纳入 20 例成人患者作为研究对象。平均年龄为 44.5 岁。半数合并有 HIV 双重感染。所有患者均行各样的前路、后路减压手术。所有患者接受至少 9 个月的抗结核治疗。在术后第 4、8、12、26、52 周进行随访。在各个时间节点,均以 Nurick、mJOA 和 ASIA 系统评价神经功能情况、36F 调查问卷评估患者主观症状情况。结果显示所有患者的神经功能都有所改善,包括 4 例 ASIA 分级为 A 的患者。相对于术前 5 例患者可以行走,至末次随访时已有 17 例。平均的 Nurick 评分从 5.5分改善到 1.9 并且下肢 mJOA 评分为 1.8~5.5。1 年以后,36F 调查问卷由 31 提高到 62,其中 3 月以后改善最大。除了疼痛和社会功能改善的较早以外,其他所有领域均遵循这一规律。作者认为:脊柱结核行各样的减压手术联合抗结核治疗能够促进神经功能的恢复。术后 3 个月神经恢复达到最大。

脑结核的手术不多见。Rajshekhar[8]总结脑结核需要手术治疗的两个主要指征为:结核性脑膜炎引起的脑积水和脑结核球。抗结核治疗能够治愈大多数结核性脑膜炎,手术常用于抗结核治疗失败的患者。脑室-腹腔分流和内镜下第三脑室造瘘术是有效的手术方法,尽管后者在慢性脑积水比急性脑膜炎患者中更容易成功。与其他病人相比,结核性脑膜炎引起的脑积水行脑室 - 腹腔分流术后并发症更多。患者的预后是由术前的韦洛尔等级决定(Ⅰ至Ⅳ级)的,术前分级好的患者(Ⅰ和Ⅱ级)预后更好和术前分级差(Ⅳ级)有超过 80% 的高死亡率。脑结核球与其颅内肿块临床表现相同,因此无法从临床表现将两者鉴别。CT 和 MRI 表现提供一个可能性的结核球诊断,但确诊需依靠组织病理。小部分患者可以采取经验型抗结核治疗。虽然抗结核治疗脑结核球的治疗主要方法,手术主要用于明确诊断、降低颅内压或减轻局部压迫以及获取标本进行培养和药敏试验。立体定向活检、立体定向开颅并切除浅表小结核球以及显微外科手术均可用于治疗脑结核球。

(宋言峥　王培　刘一典　许绍发　唐神结)

参考文献

1. World Health Organization. Global tuberculosis report 2015. WHO/HTM/TB/2015.22. Geneva,Switzerland:WHO,2015.

2. Masoud D,Giovanni S,Richard Z,et al. Untreatable tuberculosis:is surgery the answer?. Eur Respir J,2015,45(3):577-582.

3. Alexander GR,Biccard B. A retrospective review comparing treatment outcomes of adjuvant lung resection for drug-resistant tuberculosis in patients with and without human immunodeficiency virus co-infection. Eur J Cardiothoracic Surg,2016,49(3):823-828.

4. Madansein R,Parida S,Padayatchi N,et al. Surgical Treatment of Complications of Pulmonary Tuberculosis,including Drug-Resistant Tuberculosis. Inter J Infect Dis,2015,32:61-67.

5. Lee JY. Diagnosis and treatment of extrapulmonary tuberculosis. Tuberc Respir Dis,2015,78(2):47-55.

6. Johansen IS,Nielsen SL,Hove M,et al. Characteristics and Clinical Outcome of Bone and Joint Tuberculosis From 1994 to 2011:A Retrospective Register-based Study in Denmark. Clin Infect Dis,2015,61(1):554-562.

7. Dunn R,van der Horst A,Lippross S. Tuberculosis of the spine - Prospective neurological and patient reported outcome study. Clin Neurol Neurosurg,2015,133:96-101.

8. Rajshekhar V. Surgery for brain tuberculosis:a review. Acta Neurochirurgica,2015,157(10):1665-1678.

第十一章　耐药结核病的治疗

摘　要:国际耐药结核病的研究主要是治疗新方案的临床研究。采用含利奈唑胺或德拉马尼或贝达喹啉或 PA-824 及传统药物组成的方案治疗 MDR-TB,研究数据均显示上述不同组合在治疗耐多药结核病方面具有一定的优势,但选择治疗人群应当谨慎,尤其是利奈唑胺的安全性和耐受性成为不可忽略的问题。国外学者对进一步缩短耐多药结核病疗程方面也进行了一定的尝试,初步结果显示,该短程方案显示了较强的杀菌作用,患者耐受性和安全性良好。部分耐多药结核病患者在治疗过程中耐药程度依然会进一步加重,治疗成功率极低,给患者带来致命性灾难。与新发耐药有关的危险因素有空洞持久不愈及基线阶段患者对 6 种以上抗结核药物耐药。光能治疗可能成为治疗耐药结核病的新途径。

关键词:结核病,耐药;药物疗法

结核病目前仍然是全球关注的公共卫生健康问题的焦点之一,耐药结核病对结核病控制的威胁最大。根据世界卫生组织(world health organization,WHO)的数据[1],2014 年全球共 11.1 万耐多药结核病患者接受耐多药化学治疗,比 2013 年上升 14%。耐多药及利福平耐药结核病的传报率 90%,但我国低于 60%。2015 年全球 43 个国家耐多药结核病的治疗成功率达到 75% 以上,而平均成功率仍是 50%,最主要的原因归咎于死亡和失访。

一、治疗新方案

(一)含利奈唑胺的治疗新方案

近 40 多年以来,抗结核新药的研发极为缓慢,德拉马尼和贝他喹啉的出现虽然给结核病治疗带来了一线曙光,但毕竟无法解决 MDR/XDR-TB 引发的所有问题,还需依赖现有的药物。能够替代一线抗结核药物的种类少,有效性均不佳,毒性反应大且昂贵,尤其是 WHO 提出的第 5 组药物(利奈唑胺、美罗培南等)。包含第 5 组药物的抗结核治疗方案大多缺乏设计优良、随机对照、多中心临床试验的研究支撑。利奈唑胺就是一个例子,当人们仅获得了第一个体外研究资料,系列病例报道和多中心观察性研究的最初结果还未公布时,利奈唑胺就作为一个"超适应证"药物被临床使用。过了很长时间,才陆续发表了有关该药的系统综述和新的有实验室数据支持的药物特性等文章。至今,利奈唑胺临床试验的最大成果就是证实了以前所有观察性研究的发现[2]。有个系统综述报道了在全球 11 个国家进行的包括 12 个研究的结果,显示含利奈唑胺的方案治疗耐多药结核确实是有效的,治疗成功率高达 82%,痰涂片阴转率 92.5%,痰培养阴转率 93.5%。但不幸的是,利奈唑胺的安全性和耐受性却不容乐观,不良反应的发生率较高,主要涉及血液、神经及胃肠道系统,且易发生在使用口服剂量每日大于 600mg 的患者[3]。

(二)含德拉马尼治疗新方案

耐多药结核病所能选取的有效治疗药物很少,需要新药的呼声越来越高。德拉马尼是一种新的硝基二氢咪唑并噁唑衍生物,主要作用是抑制分枝酸的合成。有学者通过分析德拉马尼的药理学特点、临床试验结果力求说明德拉马尼用于治疗耐多药结核病的有效性、安全性及耐受性[4]。该药对肺结核患者具有较强的早期杀菌活性。对耐多药结核病患者,与其他抗结核药物联用,可提高治疗 2 个月末的痰菌阴转率。并且联合使用该药 >6 个月,耐多药结核病患者的死亡率明显下降。德拉马尼的耐受性较好,但治疗过程中需密切观察 QT 间期变化和血钾水平[4]。

(三) 含贝达喹啉治疗新方案

贝达喹啉是由强生公司研发的抗结核新药,已在全球进行治疗耐多药结核病的 2b 期临床试验,共入选 440 例患者,以此为基础获得了 FDA 的提前快速批准。临床试验结果显示,耐多药结核病患者用含贝达喹啉的方案治疗(治疗组)8~24 周,与用含安慰剂方案治疗组(对照组)比较,痰培养阴转率显著提高,治疗 8 周时的痰培养阴转率治疗组和对照组分别为 47.6% 和 8.7%,很多学者认为治疗 2 月的痰菌阴转率与治疗成功有关。治疗 24 周时的痰培养阴转率两组分别为 81% 和 65.2%[5]。贝达喹啉虽然获得了上市批准,但仍存在很多需要注意的问题,比如该药所致的不良反应主要是肝功能损伤,QT 间期延长、中至重度心律失常及细胞内磷脂质聚集等。

(四) 儿童耐多药结核病治疗方案

氟喹诺酮类药物可用于儿童耐药结核病的治疗。莫西沙星治疗儿童耐多药结核病的推荐剂量是 7.5~10mg/(kg·d),但缺乏药代动力学和远期安全性的临床资料。南非 Thee 等[6]在 Cape 省做了一项前瞻性研究,探索莫西沙星治疗儿童耐多药结核病的药代动力学和安全性,选取 23 名 7~15 岁儿童,莫西沙星的使用剂量是每天 10mg/kg,联合其他抗结核药物,至少 2 周,于用药前、用药 1、2、4、8 小时及以后的每 6 小时测定血样本进行药代动力学和安全性研究,采用液体色谱分析法即串联质谱,用非房室模型分析计算药代动力学数据,结果显示,23 例儿童患者的平均年龄 11.1 岁,其中 6 例(26.1%)HIV 阳性。平均血峰浓度(maximum serum concentration,C_{max})为 3.08μg/ml(IQR 2.85~3.82μg/ml),0~8 小时 AUC 为 17.24μg·h/ml(IQR 14.47~21.99μg·h/ml),达到 C_{max} 所需时间(T_{max})为 2.0 小时(IQR 1.0~8.0 小时),半衰期为 4.14 小时(IQR 3.45~6.11 小时)。三个合并 HIV 患儿是低体重儿童,AUC 降低了 6.85μg·h/ml(95%IC −11.15~−2.56),使用碾碎药物的 T_{max} 与完整片剂的 T_{max} 比较明显缩短(P=0.047),除了 1 例严重肝损伤外,其他均为轻度并且是非持续性不良反应。矫正后的平均 QT 间期为 403 毫秒,未发生延长 >450 毫秒的情况。作者认为,7~15 岁耐多药结核病患儿,采用含莫西沙星 10mg/(kg·d)的治疗方案,其血药浓度低于接受每天 400mg 治疗的成人,因此,儿童需要更大剂量的莫西沙星,同时该研究还发现,儿童耐多药结核病患者对莫西沙星的耐受性较好。

(五) 耐多药结核病短疗程治疗新方案

治疗耐多药结核病急需能够缩短疗程的新方案,来自南非 Dawson 等[7]进行Ⅱb 期、前瞻性、多中心临床试验,探讨 2 个月莫西沙星 +PA-824+ 吡嗪酰胺方案治疗耐多药结核病的有效性和安全性。主要终点事件是观察肺结核患者痰涂片分枝杆菌菌落数的改变,分析杀菌活性。试验在南非和坦桑尼亚的 8 个研究单位进行,按试验规定的时间点收集痰液,检查每毫升痰液中分枝杆菌菌落数的平均递降率作为药物杀菌活性的体现,同时记录药物不良反应以了解安全性和耐受性。从 2012 年 3 月至 2013 年 7 月,入选 26 例耐多药肺结核患者,男性 16 例,平均年龄 32.4 岁,平均体重 57.9kg,HIV 阳性 7 例。莫西沙星每日 1 次,400mg 口服,PA-824 每日 1 次,200mg 口服,吡嗪酰胺每日 1 次,1500mg 口服,共 56 天。第 1、2、3、7、

14、21、28、35、42、49、56 天收集痰液。治疗 56 天后,26 例患者中 11 例完成治疗,其中 7 例完成研究,另外 15 例退组。退组原因 10 例是吡嗪酰胺耐药,2 例药物不良反应,1 例方案违背,2 例研究者认为不适合继续参加研究。26 例患者均做了安全性及耐受性评估。结果显示,这一方案 0~56 天分枝杆菌菌落数的平均递降率即杀菌活性为 0.117(95%IC 0.070~0.174),7~56 天的杀菌活性为 0.104(95%IC 0.054~0.167),并且第 7~14 天的杀菌活性与第 7~56 天的杀菌活性有明显关联。最常见的药物不良反应是高尿酸,占 31%,其次是呕吐占 15%,治疗期间未发现 QT 间期延长超过 500 毫秒,也未发现新的耐药。作者认为,莫西沙星 +PA-824+吡嗪酰胺这一方案安全性、耐受性较好,对于吡嗪酰胺敏感的耐多药结核病患者具有很强的杀菌活性,治疗费用低于目前的常规个体化治疗方案,但此研究所获得的资料只是初步的,即将进入 3 期临床试验。Gonzalo 等[8]通过体外试验评价阿米卡星联合多西霉素治疗耐药结核病的疗效,结果提示两者对很多种耐药菌种均有协同作用,并且多西霉素还具有免疫调节作用,值得进一步探索。

二、治疗转归

结核病仍然是严重的临床和公共卫生问题,尽管结核病的发病率、患病率及死亡率明显下降,但仍有很多问题需要解决,距离消灭结核病这一概念还有很长一段路。耐多药结核病所导致的高负担令人担忧,其发现率 2012 年比 2011 年升高了 42%,但 2012 年耐多药结核病的正确诊断人数也不足四分之一,更为严峻的是,94 000 例耐多药结核病患者中,只有82% 得到了规范治疗,将近 10% 的耐多药结核病患者为广泛耐药,分布于全球 92 个国家,只要拥有诊断广泛耐药技术的地区,即可发现患者。耐多药结核病的治疗结局不容乐观,据WHO 统计,平均治疗成功率仅 48%,只有 31.8% 的国家报道其治疗成功率≥75%。几篇重要文章集中报道了 MDR/XDR-TB 大样本研究的治疗转归结果,清楚地说明部分耐多药结核病患者在治疗过程中耐药程度进一步加重,它的疗效也随之退步。比如有一组耐多药结核病患者的治疗成功率为 64%,其中存在广泛耐药隐患病人的治疗成功率仅为 40%,出现新的氟喹诺酮耐药时,治疗成功率降低至 48%[2]。

耐多药结核病早期治疗是取得治疗成功、降低传播的基本要素,分子诊断学的应用和发展使耐多药结核病的诊断时间缩短至 90 分钟,摆脱了传统培养和药敏检查方法的长期等待,但诊断后必须快速启动有效治疗,治疗过程中需要患者遵从医嘱并顺利完成疗程。为此,来自秘鲁利马 Otero 等[9]做了一项回顾性研究,该地区耐多药结核病占初治结核病的 8%,秘鲁国家结核病控制规程明确规定,符合下列一条即为准耐多药结核病,可以直接给予耐多药治疗:①复治;②免疫抑制;③与犯人或医务工作者有接触;④与耐多药结核病例有接触;⑤治疗过程中痰菌持续阳性。作者选取 2008 年 6 月至 2011 年 12 月期间,新发涂阳的准耐多药结核病患者,其中直接开始耐多药结核病治疗的作为起始组,而其他先采用标准初治方案以后转入耐多药治疗的作为转入组,总结分析这些患者的临床资料、病例记录、治疗方案。共查阅到 127 例耐多药结核病患者,其中 37 例(29%)是起始组,90 例(71%)是转入组。起始组有 35% 的患者在发现涂片阳性 30 天后开始耐多药治疗。转入组从最后一天接受标准治疗到第一天接受耐多药治疗的时间为 1 天的占 18%,1~7 天的占 26%,1~4 周的占 30%,1 个月以上的占 26%。共有 120 例可评价患者,起始组和转入组的治疗成功率分别为 77%、64%。起始组中,启动耐多药治疗的平均天数在治疗不良结局者和治疗成功患者中并无差异（$P=0.6$）。转入组中,从标准治疗转换到耐多药治疗的平均天数在治疗不良结局者和治疗成功患者中也无差异（$P=0.1$）。作者认为,无论是起始组还是转入组,在时间上都存在延迟治疗,但无法证实治疗延迟与治疗不良结局有关。

异烟肼单耐药是最常见的一线药物耐药形式,但它的治疗转归尚不得而知。来自台湾的 Chien 等[10]入选了 8414 例培养阳性的肺结核患者,其中 425 例（5.1%）为异烟肼单耐药,395 例完成治疗后随访 2 年,其中 328 例治疗成功,56 例死亡,11 例失败。异烟肼高浓度耐药和低浓度耐药患者的治疗成功率相似（82.2% 和 83.4%,$P=0.785$）,是否使用异烟肼治疗也与治疗成功与否无关（83.1% 和 83.0%,$P=1.000$）。这些患者如能持续使用利福平则治疗失败的风险低（$P<0.001$）,特别是异烟肼低浓度耐药患者（$P<0.001$）。如果使用高代氟喹诺酮类药物代替异烟肼治疗则能提高治疗成功率（$P=0.003$）。患者存在空洞与复发密切相关（$P=0.006$）,疗程 6 个月、7~9 个月、10~12 个月及 >12 个月的复发率分别为 25%、3.2%、0、3.7%（$P=0.037$）。多因素分析显示合并肿瘤、利福平中断使用与治疗不良结局有关。作者认为,异烟肼单耐药患者,如能全程使用利福平、空洞患者延长疗程则可提高治愈率。Lee 等[11]回顾性研究含高代氟喹诺酮类药物的方案治疗异烟肼耐药肺结核患者的有效性,共入选 140 例异烟肼耐药患者,75 例给予含左氧氟沙星或莫西沙星方案治疗,治疗成功率明显（97.3%）高于不含高代氟喹诺酮类药物的方案（84.6%,$P=0.007$）。不给予高代氟喹诺酮类药物的患者治疗失败率高（9.2% 和 1.3%,$P=0.049$）。结果提示,含高代氟喹诺酮类药物的方案可提高异烟肼耐药结核患者的疗效。

三、疗效影响因素

哪些因素会导致耐多药结核病在治疗过程中获得新的二线药物耐药? 这与治疗转归是否有关? 带着上述问题,几内亚学者 Kempker 等[12]对此进行了相关研究,入选 141 例耐多药结核病患者,基线及治疗过程中的每 3 个月做二线药物药敏试验,发现 19 例患者（14%）出现新的二线药物耐药,其中新的氧氟沙星耐药占 9.1%,卷曲霉素或卡那霉素耐药占 9.8%,与新发耐药有关的危险因素是空洞及基线阶段 >6 种药物耐药。作者还发现,如果治疗过程中出现新发耐药,则治疗转归不良的比例达 89%,与无新发耐药的患者相比（36%）有统计学差异（$P<0.01$）。

耐多药结核病的治疗转归与哪些因素有关? Milanov 等[13]试图回答这个问题,他们的研究发现,XDR-TB 患者的死亡率明显升高,另外治疗前痰涂片阳性,体重逐渐减轻也与死亡有关。初治与治疗成功有关。

对于利福平耐药的患者,哪些因素与死亡有关? Schnippel 等[14]采用回顾性研究,发现利福平耐药患者的治疗成功率为 39.4%,死亡率为 27.8%,23.7% 失访,9.3% 失败。与死亡有关的高危因素是二线药物耐药及 XDR。同时,为了解 HIV 感染合并利福平耐药结核病患者抗逆转录治疗起始时间对结核病治疗转归是否产生影响,Daniels 等[15]回顾性分析了 696 例患者的病例资料,发现结核病的治疗成功率与死亡率与抗逆转录治疗起始时间并无关联,但不给予抗逆转录治疗,这组受试者中同时对二线药物耐药的耐多药结核病患者死亡率较高。

四、治疗新途径

光能治疗是否对结核病有效尚不得而知,但已有用光动力治疗非结核分枝杆菌病的报道,说明这一突破性技术已从实验室阶段迈向临床试验阶段,光能治疗的主要作用是产生独特的活性氧,因此,我们可以想象它完全可以用来治疗耐药结核病[16]。

总之,耐药结核病的治疗主要依赖 WHO 推荐的第 2~5 组药物,但第 4~5 组药物中特立齐酮、阿莫西林克拉维酸、大环内酯类的有效性还有待进一步确认。

(张青 谭守勇 唐神结)

参考文献

1. World Health Organization. Global tuberculosis report 2015. WHO/HTM/TB/2015.2.

2. Sotgiu G, Pontali E, Migliori GB. Linezolid to treat MDR-/XDR-tuberculosis: available evidence and future scenarios. Eur Respir J, 2015, 45(1): 25-29.

3. Ramírez-Lapausa M, Pascual Pareja JF, Carrillo Gómez R, et al. Retrospective study of tolerability and efficacy of linezolid in patients with multidrug-resistant tuberculosis (1998-2014). Enferm Infecc Microbiol Clin, 2016, 34(2): 85-90.

4. Kwon YS, Jeong BH, Koh WJ. Delamanid when other anti-tuberculosis-treatment regimens failed due to resistance or tolerability. Expert Opin Pharmacother, 2015, 16(2): 253-261.

5. Mingote LR, Namutamba D, Apina F, et al. The use of bedaquiline in regimens to treat drug-resistant and drug-susceptible tuberculosis: a perspective from tuberculosis-affected communities. Lancet, 2015, 385(9966): 477-479.

6. Thee S, Anthony J. GP, Draper H R, et al. Pharmacokinetics and safety of moxifloxacin in children with multidrug-resistant tuberculosis. Clin Infect Dis, 2015, 60(4): 549-556.

7. Dawson R, Diacon AH, Everitt D, et al. Efficiency and safety of the combination of moxifloxacin, pretomanid (PA-824), and pyrazinamide during the first 8 weeks of antituberculosis treatment: a phase 2b, open-label, partly randomised trial in patients with drug-susceptible or drug-resistant pulmonary tuberculosis. Lancet, 2015, 385(9979): 1738-1747.

8. Gonzalo X, Casali N, Broda A, et al. Combination of amikacin and doxycycline against multidrug-resistant and extensively drug-resistant tuberculosis. Int J Antimicrob Agents, 2015, 45(4): 406-412.

9. Otero L, Orbegoso A D, Navarro A F, et al. Time to initiation of multidrug-resistant tuberculosis treatment and its relation with outcome in a high incidence district in Lima, Peru. Trop Med Int Health, 2015, 20(3): 322-325.

10. Chien JY, Chen YT, Wu SG, et al. Treatment outcome of patients with isoniazid mono-resistant tuberculosis. Clin Microbiol Infect, 2015, 21(1): 59-68.

11. Lee H, Jeong BH, Park HY, et al. Treatment Outcomes of Fluoroquinolone-Containing Regimens for Isoniazid-Resistant Pulmonary Tuberculosis. Antimicrob Agents Chemother, 2015, 60(1): 471-477.

12. Kempker RR, Kipiani M, Mirtskhulava V, et al. Acquired drug resistance in mycobacterium tuberculosis and poor outcomes among patients with multidrug-resistant tuberculosis. Emerg Infect Dis, 2015, 21(6): 992-1000.

13. Milanov V, Falzon D, Zamfirova M, et al. Factors associated with treatment success and death in cases with multidrug-resistant tuberculosis in Bulgaria, 2009-2010. Int J Mycobacteriol, 2015, 9(2): 131-137.

14. Schnippel K, Shearer K, Evans D, et al. Predictors of mortality and treatment success during treatment for rifampicin-resistant tuberculosis within the South African National TB Programme, 2009 to 2011: a cohort analysis of the national case register. Int J Infect Dis, 2015, 39(10): 89-94.

15. Daniels JF, Khogali M, Mohr E, et al. Time to ART initiation among patients treated for rifampicin-resistant tuberculosis in Khayelitsha, South Africa: impact on mortality and treatment success. PLoS One, 2015, 10(11): e0142873.

16. Chang JE, Oak CH, Sung N, et al. The potential application of photodynamic therapy in drug-resistant tuberculosis. J Photochem Photobiol B, 2015, 150(9): 60-65.

第十二章 特殊人群结核病的治疗

第一节 结核病合并 HIV 感染的治疗

摘 要:人类免疫缺陷病毒(human immunodeficiency virus,HIV)感染是结核分枝杆菌感染并最终导致结核病最重要的危险因素之一,而结核病(tuberculosis,TB)是 HIV 感染者常见的机会性感染之一。HIV/TB 合并感染者病情复杂、治疗棘手、病死率高,及时、有效、合理地进行抗结核治疗和抗逆转录病毒治疗是降低病死率的关键。抗逆转录病毒治疗与抗结核治疗之间存在相互影响,结核相关免疫重建炎性综合征的出现更增加了治疗难度。

关键词:艾滋病;结核病;抗结核治疗;抗逆转录病毒治疗

结核分枝杆菌(mycobacterium tuberculosis,MTB)感染是人类免疫缺陷病毒感染/艾滋病(human immunodeficiency virus/acquired immunodeficiency syndrome,HIV/AIDS)患者常见的机会性感染之一,也是 AIDS 患者死亡的重要原因[1,2]。世界卫生组织(World Health Organization,WHO)2015 年全球结核病报告[3],2014 年全球 960 万新发结核病患者中,有120 万(12%)为 HIV 阳性患者;所有因结核病死亡患者中有 39 万为 HIV 阳性患者,占 25%左右。HIV 与结核病相互促进,俨然已成为威胁全人类健康的公共卫生问题。HIV 合并 TB双重感染(HIV/TB)患者的诊断和治疗比单纯 TB、HIV 感染和 AIDS 患者困难,故如何科学、规范、高效地进行治疗显得尤为重要。

一、HIV 感染者的预防性抗结核治疗

WHO 建议在所有 HIV 感染者中进行 TB 筛检,强烈推荐 Xpert MTB/RIF 作为具有 TB 症状和体征的 HIV 患者的首要检测手段[3,4]。使用异烟肼对潜伏结核感染(latent tuberculosis infection,LTBI)的 HIV 感染患者进行预防性治疗,以及在抗逆转录病毒治疗(antiretroviral therapy,ART)之前对活动性结核病进行治疗,是控制 TB 传播的必要手段[5]。若评估 HIV阳性患者存在 LTBI,必须进行至少 6 个月异烟肼预防性抗结核治疗(isoniazid preventive therapy,IPT)[3]。ART 联合 6 个月 IPT 可明显改善预后,使重症 HIV 相关并发症发生率下降 44% 及死亡率下降 35%[4]。

WHO 建议:①HIV 阳性的儿童和成人患者应接受 6 个月 IPT 治疗,包括孕妇,正接受ART 治疗及已成功治愈的结核病患者;②在 HIV 和 TB 高流行的地区,感染 HIV 的成人和青少年,排除活动性结核病后,无论其 TST 结果均应接受 36 个月的 IPT 治疗[6]。2014 年,HIV阳性患者行 IPT 预防性治疗已达 93.3 万人,较 2013 年增加了 60%[3]。无活动性结核患者没有 HIV 服药禁忌的可以进行预防性服药,方案为异烟肼 300mg,每天 1 次,疗程为 6~12 个月。因为异烟肼的临床效果显著,不良反应少,且服用方便,WHO 推荐可广泛地使用。HIV感染者的结核病预防性治疗也可以采取联合服药方案:异烟肼 300mg/d+ 利福平 450~600mg/d,疗程为 3 个月[5]。

为减少这两种疾病的相互影响,WHO[3]建议:①为 TB 和 HIV 患者提供综合性服务,建立和加强协同机制;②对于所有结核病患者或者有结核相关症状和体征的患者行 HIV 检测;③对于所有 HIV 检测阳性的 TB 患者提供 ART 治疗和复方新诺明预防性治疗;④为结核病患者提供 HIV 预防服务;⑤加强 HIV 患者中结核的检出率;⑥对于伴有不活动结核的 HIV 患者行 IPT 预防性治疗;⑦在卫生保健及人口密集区防止结核传播。

二、HIV/TB 患者的抗结核治疗

HIV/TB 患者的抗结核治疗方案和给药剂量与 HIV 阴性结核病患者相同,强化期采用标准方案(仅适用于非耐药结核病)2 个月异烟肼、利福霉素(利福平或利福布汀)、吡嗪酰胺和乙胺丁醇;巩固期 4~7 个月异烟肼和利福霉素,强化期间歇给药应当避免,否则会增加获得性利福平耐药结核病复发的风险,推荐每日给药。由于结核病进展迅速,HIV 阳性患者无论是否进行过预防性抗结核治疗,一旦确诊为潜伏结核感染或结核病,均应当立即进行抗结核治疗。目前肺结核合并 HIV 阳性患者的抗结核治疗方案与非 HIV 肺结核患者抗结核治疗方案基本一致,但抗结核治疗疗程、剂量、给药频率等尚存有争议。

对于未接受 ART 的 HIV/TB 患者,含利福平的抗结核方案、疗程≥8 个月且强化期每日给药能够改善结核病预后,明显降低肺结核复发率,且研究显示,对未接受 ART 的患者,在 8 个月抗结核治疗过程中监测患者 CD_4^+ T 淋巴细胞(CD_4 细胞)计数、HIV RNA 水平均未发现明显变化[7],表明抗结核治疗对于未接受 ART 治疗的 TB/HIV 患者 HIV 病程的进展无明显影响。

三、HIV/TB 患者的抗逆转录病毒治疗

ART 是一项干预治疗,是影响 TB/HIV 患者发病率和死亡率的重要因素。HIV 和 TB 相互影响,相互促进,要求必须两病兼顾治疗。然而,抗 TB 药物和 ART 药物同时使用目前面临着很多问题[8]:①两种治疗药物的不良反应有累加和协同效应,特别是肝脏和胃肠消化道毒性,有时必须在治疗过程中停止用药;②有发生免疫重建炎症综合征(immune reconstitution inflammatory syndrome,IRIS)的危险;③在药物代谢过程中,利福平(RFP)会与非核苷逆转录酶抑制剂(non-nucleoside reverse-transcriptase inhibitor,NNRTI)和蛋白酶抑制剂(protease inhibitor,PI)发生相互作用从而影响 ART 治疗的效果。

HIV 病毒主要通过破坏 CD_4 细胞来摧毁人类免疫系统,在 CD_4 细胞计数 <200 个 /μl 时,机体感染 TB 的概率增加,且 HIV/TB 患者预后与 CD_4 细胞数密切相关,越低预后越差;高效 ART 治疗能够显著改善生存率[9,10]。有研究显示 HIV/TB 患者早期启动 ART 能够通过重建免疫功能及预防机会感染,使死亡率降低 64%~95%,推荐尽早开始 ART[7,11]。WHO 建议[3],无论 CD_4 细胞计数如何,所有 HIV/TB 患者都应在抗结核治疗后尽早开始 ART(抗结核治疗 2~8 周内为佳)。当患者免疫系统严重低下时(CD_4 细胞计数 <50 个 /μl),建议在抗结核治疗起始 2 周内开始 ART。

HIV/TB 患者 ART 方案也一直在讨论中。在抗结核治疗过程中 ART 方案的选择受药片数量、药物相互作用、叠加的药物不良反应、HIV 耐药等因素的影响。联合复方新诺明治疗(co-trimoxazole preventive therapy,CPT)可改善 HIV/TB 患者预后,2014 年已有 42.7 万 TB/HIV 患者接受 ART 联合 CPT 治疗,占 HIV/TB 患者总数的 85%[3]。

四、结核病相关免疫重建炎症综合征

免疫重建炎症综合征(immune reconstitution inflammatory syndrome, IRIS)是指免疫功能不全进展状态下,应用 ART 药物治疗数周内出现的具有 HIV 特征的机会性感染或自身免疫性疾病,是 ART 的主要并发症之一。表现为病情稳定或趋于稳定过程中再次出现发热,淋巴结肿大,肺和肺外结核病变加重等病情恶化,常常伴随先前亚临床的或未发现的机会性感染[12],多数发生于 ART 开始 4 周内,少数可发生在 4 周以后。结核病相关免疫重建炎症综合征(tuberculosis-associated immune reconstitution inflammatory syndrome, TB-IRIS)发生率约18%,死亡率 2% 左右;合并结核性脑膜炎时,IRIS 的发生率达47%,死亡率达30%[13]。

临床上 TB-IRIS 无统一诊断标准,表现为在 ART 过程中,出现与目前抗结核治疗相矛盾的结核病恶化,或潜伏结核感染转变为活动性结核病,两种现象都是患者结核病情加重,但常为自限性。出现上述现象时应当首先排除是否有新发疾病、药物不良反应,或抗结核治疗失败后才能诊断为 TB-IRIS。

目前认为 IRIS 的发生与 ART 后患者免疫功能恢复,机体产生了针对体内潜伏病原体或已治疗过的病原体抗原成分的过度免疫反应有关,具体发生机制尚未阐明。HIV/TB 患者开始 ART 时患者 CD_4 细胞计数越低发生 TB-IRIS 的概率越高;ART 启动前抗结核治疗时间越短发生 TB-IRIS 的风险越大[13]。一项马来西亚和印度的队列研究结果显示,血清中 IL-18 的含量可以在一定程度预测 TB-IRIS 的发生[14]。

五、耐多药结核病合并 HIV 感染的治疗

2015 年 WHO 结核病报告显示[3],全球约 3.3% 的初治患者为耐多药结核病(MDR-TB),约 20% 的复治患者为 MDR-TB,缺乏 MDR-TB 合并 HIV 感染(HIV/MDR-TB)患者的统计数据。MDR-TB 是全球结核病控制的一大威胁,合并 HIV 感染更是为疫情控制带来难度。有研究结果显示[15],在 MDR-TB 治疗前开始 ART 的死亡率要高于 MDR-TB 治疗后再开始 ART(21.8% vs. 15.4%)。关于 HIV/MDR-TB 患者开始 ART 的时机,有研究认为无论患者 CD_4 细胞计数结果如何,在 MDR-TB 治疗 6~8 周后行 ART[16];但当 CD_4 细胞计数≤100 个 /μl 时,抗结核治疗后尽早行 ART(建议 2 周以内)[17]。MDR-TB 患者具有较高的病死率、较低的治愈率,当合并 HIV 感染时,治疗更为困难,故对于 HIV/MDR-TB 患者,早期诊断及治疗、实施药物检测和提高患者依从性可改善患者预后,实施针对耐多药肺结核的早期预防治疗是必要的。

(张爱梅　卢水华　王婷萍　王卫华)

参考文献

1. El-Far M, Ancuta P, Routy J P, et al. Nef promotes evasion of human immunodeficiency virus type 1-infected cells from the CTLA-4-mediated inhibition of T-cell activation. J Gen Virol, 2015, 96 (Pt 6): 1463-1477.

2. Maponga B A, Chirundu D, Gombe N T, et al. Delayed initiation of anti-retroviral therapy in TB/HIV co-infected patients, Sanyati District, Zimbabwe, 2011-2012. Pan Afr Med J, 2015, 21: 28.

3. World Health Organization. Global tuberculosis report 2015. WHO/HTM/TB/2015.22. Geneva, Switzerland: WHO, 2015.

4. Danel C, Moh R, Gabillard D, et al. A Trial of Early Antiretrovirals and Isoniazid Preventive Therapy in Africa. N Engl J Med, 2015, 373 (9): 808-822.

5. Ayele H T, Mourik MS, Debray TP, et al. Isoniazid Prophylactic Therapy for the Prevention of Tuberculosis in HIV Infected Adults: A Systematic Review and Meta-Analysis of Randomized Trials. PLOS ONE, 2015, 10 (11): e142290.

6. World Health Organization. Recommendation on 36 Months Isoniazid Preventive Therapy to Adults and Adolescents Living with HIV in Resource-Constrained and High TB- and HIV-Prevalence Settings: 2015 Update. WHO/HTM/TB/2015.15. WHO/HIV/2015.13.Geneva: World Health Organization, 2015.

7. Mekonnen D, Derbie A, Desalegn E. TB/HIV co-infections and associated factors among patients on directly observed treatment short course in Northeastern Ethiopia: a 4 years retrospective study. BMC Res Notes, 2015, 8: 666.

8. Semvua HH, Kibiki GS, Kisanga ER, et al. Pharmacological interactions between rifampicin and antiretroviral drugs: challenges and research priorities for resource-limited settings. Ther Drug Monit, 2015, 37 (1): 22-32.

9. Sada-Ovalle I, Ocaña-Guzman R, Pérez-Patrigeón S, et al. Tim-3 blocking rescue macrophage and T cell function against Mycobacterium tuberculosis infection in HIV+ patients. J Int AIDS Soc, 2015, 18: 200078.

10. Olofin IO, Liu E, Manji KP, et al. Active Tuberculosis in HIV-Exposed Tanzanian Children up to 2 years of Age: Early-Life Nutrition, Multivitamin Supplementation and Other Potential Risk Factors. J Trop Pediatr, 2016, 62 (1): 29-37.

11. Nglazi MD, Bekker LG, Wood R, et al. The impact of HIV status and antiretroviral treatment on TB treatment outcomes of new tuberculosis patients attending co-located TB and ART services in South Africa: a retrospective cohort study. BMC Infect Dis, 2015, 15 (1): 536.

12. Lai PR, Meintjes G, Wilkinson RJ. HIV-1 tuberculosis-associated immune reconstitution inflammatory syndrome. Seminars in Immunopathology, 2015 Sep 30. [Epub ahead of print].

13. Mwirigi A, Stockwell S, Radia D, et al. Immune reconstitution inflammatory syndrome in a patient with HIV presenting as severe mixed haemolytic anaemia. Int J STD AIDS, 2015 Oct 13. pii: 0956462415611521. [Epub ahead of print].

14. Tan HY, Yong K, Andrade BB, et al. Plasma interleukin-18 levels are a biomarker of innate immune responses that predict and characterize tuberculosis-associated immune reconstitution inflammatory syndrome. AIDS, 2015, 29 (4): 421-431.

15. Umanah T, Ncayiyana J, Padanilam X, et al. Treatment outcomes in multidrug resistant tuberculosis-human immunodeficiency virus Co-infected patients on anti-retroviral therapy at Sizwe Tropical Disease Hospital Johannesburg, South Africa. BMC Infect Dis, 2015, 15 (1): 478.

16. Kanyerere H, Harries A D, Tayler-Smith K, et al. The rise and fall of tuberculosis in Malawi: associations with HIV infection and antiretroviral therapy. Trop Med Int Health, 2016, 21 (1): 101-107.

17. Daniels JF, Khogali M, Mohr E, et al. Time to ART Initiation among Patients Treated for Rifampicin-Resistant Tuberculosis in Khayelitsha, South Africa: Impact on Mortality and Treatment Success. PLoS One, 2015, 10 (11): e142873.

第二节　老年结核病的治疗

摘　要:老年结核病的流行形势严峻,发病率高于非老年组。估计全球≥15岁涂阳结核病的发病率257/10万,细菌学诊断结核病发病率759/10万,而老年结核病的发病率高于该水平。老年结核病死亡率高,疗效劣于非老年组。一线药物直接督导短程化疗仍然是治疗老年敏感结核病的关键,在老年结核病的治疗中同时必须重视对基础疾病的控制。对老年肺结核患者应提高认知度,及时的干预治疗和治疗中的密切监测在老年结核病的管理中至关重要。

关键词:结核病;老年患者;治疗

老年结核病发病率是非老年成年人群的 3 倍。在全球范围内,尽管我们不断提高对结核病易感人群的重视,如 HIV 感染者、合并糖尿病者及儿童,但是对于老年人,特别是在发展中国家依然被忽视[1]。在美国加利福尼亚州,养老院中结核病的发病率有明显下降,但社区居住的老年人中结核病仍然有较高的发病率[2]。WHO 在 2015 年全球结核病报告[3]估算2014 年全球新发结核病例 960 万,据估计全球≥15 岁涂阳结核病的发病率 257/10 万,细菌学诊断结核病发病率 759/10 万,老年结核病的发病率应高于该水平。波兰 2013 年的调查数据显示老年人结核病的发病率高达 33.7/10 万,高于总体发病率 18.8/10 万[4]。但老年结核患者常因免疫功能受损、延误诊治、病情严重及常合并基础疾病而治疗棘手,治疗结局劣于非老年患者。

一、老年结核病的治疗原则

(一)重视基础疾病治疗

老年患者常因年龄、基础疾病如糖尿病、肺部疾病、类风湿关节炎、恶性肿瘤、器官移植等多种原因导致免疫受损而易罹患结核病[1]。合并基础疾病给老年结核病的治疗增加了难度。糖尿病与结核病治疗失败、死亡及复发相关,有糖尿病的结核病患者死亡率是没有糖尿病结核病患者死亡率的 6 倍。有糖尿病的肺结核患者空洞率 71.0%,高于不合并糖尿病患者 45.5%,痰培养阴转时间长于无糖尿病患者,2 个月末痰培养阳性率 43.5% 高于非糖尿病组 18.8%[5]。糖尿病结核病患者病变广泛、抗结核治疗过程中抗结核药物的血药浓度降低、药物毒性反应增加导致治疗疗效差。因此建议开始抗结核治疗初始时降糖药首选胰岛素,而且适当延长抗结核治疗疗程[6]。来自我国台湾的研究表明在老年人特别是合并糖尿病的患者应用钙通道拮抗剂、β 受体阻滞剂及斯达汀治疗会减少结核病的发生率[7]。因此控制血糖是治愈结核病的前提,糖尿病和结核病的联合管理可改善预后。

COPD 和肺结核的患病率都随着年龄增加而升高,老年 COPD 患者因气道防御功能下降以及经常使用糖皮质激素治疗,导致肺结核复燃或再感染,二者相互影响。我国台湾的一项关于激素使用与结核病的关联的研究中,因使用激素患活动性结核病的患者中有12.6% 患者因哮喘、28.9% 患者因 COPD 使用激素。长期使用吸入性激素的患者增加 2.04倍的结核病进展的风险,长期使用口服糖皮质激素的患者增加 3.03 倍结核病进展风险,这些风险随着糖皮质激素日剂量的增加而增加。既往曾有结核病史的患者使用激素后患活动性肺结核的风险比没有结核病史的患者高 8.5 倍[8]。在 COPD 或支气管哮喘合并肺结核的治疗过程中在稳定期应适时将吸入激素减量。结缔组织病患者由于机体细胞免疫功能受损,而且需使用激素及免疫抑制剂治疗,易发生活动性结核病。抗风湿药物增加患活动性结核病的风险,其中以抗 -TNF 类药物风险最高,其他药物如糖皮质激素、环磷酰胺、羟氯喹、甲氨蝶呤等也增加患结核病风险,影响结核病治疗[9]。活动性结核病患者并存风湿免疫性疾病时因根据病情谨慎使用以上这些药物。老年男性患者是酒精性肝炎的高发人群,肝炎后肝硬化患者由于机体免疫功能低下,易并发各种细菌感染,对于曾感染过结核分枝杆菌的患者易导致活动性结核病。二者并存不仅病情重,而且治疗棘手预后差,即使是接受短程抗结核化疗方案药物性肝损害的发生率也高于非肝硬化患者。对于合并肝损害的肺结核患者治疗中应尽量选择肝损害小的抗结核药物,并应减量用药,密切监测肝功能及血药浓度。

(二) 及时适当抗结核治疗

在那些有并存病临床状态较差的患者如厌食、恶病质者,适时适当的抗结核治疗对于阻止结核病的进展至关重要[10]。文献报道高龄、免疫受损、低氧血症、没有早期抗结核治疗(患者因最初症状第一次住院时接受抗结核治疗)是90天内和1年内死亡的独立危险因素,晚期接受抗结核治疗(当患者确诊结核后,如结核菌培养阳性,开始抗结核治疗)的涂阴患者死亡的危险性高于早期接受抗结核治疗的患者[11]。

Vasakova等[10]综述推荐老年结核病还应遵循以下原则:对于老年结核病患者应直接督导短程化疗(DOTS);对老年患者给予综合关怀,强调个人护理在治疗中的重要性,还应包括减少患者流动性、增强患者的免疫功能;治疗对结核病预后有影响的并存病和并发症肾衰、肝衰及胃肠功能紊乱等;由于老年人抗结核治疗过程中胃肠道不良反应发生率高及常伴有厌食症,应重视营养支持治疗;对老年结核病患者适当给予心理干预及关怀;在特定情况下整个抗结核治疗应以住院为基础。

二、治疗方案及疗效

在大多数情况下初治老年肺结核给予2HRZE/4HR治疗方案,然而在治疗过程中酌情考虑到减量用药的必要性,否则会因为老年患者对药物的不耐受或肝毒性导致治疗的中断,在伴随肝肾功能障碍时治疗需适当调整药物剂量。但是,Riza等[6]认为糖尿病患者抗结核治疗过程中抗结核药物浓度低于非糖尿病患者,因此在合并糖尿病结核患者抗结核药物减量要慎重,条件允许情况下应在检测血药浓度指导下给予抗结核治疗。对于全疗程不含PZA的方案是为了减少肝毒性及不耐受性,但初治疗程需延长到9个月[10]。

老年结核病治疗结局总体来说不尽如人意。高龄、糖尿病、BMI<18.5及MDR-TB是治疗失败、死亡及结核病复发的危险因素。老年结核病患者抗结核治疗后不良结局主要是死亡、治疗失败和失访。究其原因常为漏服药及因抗结核药物不良反应导致治疗中断,其中一部分患者因经济困难停药。Oshi等[12]对比分析尼日利亚了老年结核病患者治疗转归,该研究将研究对象分为老年组(≥60岁)及非老年组(15~59岁),老年组患者平均年龄66.7岁。所有患者均接受以社区为基础的直接督导短程化疗,初治方案为2RHZE/4RH,复治方案2SRHZE/RHZE/5HRE,结果显示,初治成功率老年组69.8%,非老年组77.2%,复治成功率老年组53..8%,非老年组75.7%,老年组总体成功率68.9%低于非老年组77.1%(P=0.009);死亡率12.3%高于非老年组9.5%(P=0.1);失访率12.3%高于非老年组9%(P=0.07);强化期结束时痰菌阴转失败率老年组23.7%高于非老年组19.8%(P=0.06)。印度关于老年肺结核治疗结局的研究,初治患者给予I类方案$2H_3R_3Z_3E_3/4H_3R_3$及III类方案$2H_3R_3Z_3/4H_3R_3$,给予复治患者II类方案$2H_3R_3Z_3E_3S_3/1H_3R_3Z_3E_3/5H_3R_3E_3$抗结核治疗,得出同样结论,I类方案治愈或完成治疗老年组71%低于非老年组80%(P<0.001);III类方案治愈或完成治疗老年组77%低于非老年组85%(P<0.001),但是对于老年患者I类方案与III类方案治疗结局差异未进行统计

学分析[13]。

老年人免疫力减弱,结核治疗期间死亡率较高,作者对老年患者抗结核治疗前几位治疗期间死亡的预后因素进行了回顾性队列研究。结果显示高龄是死亡率的主要决定因素,缺乏强化或长期护理、痰抗酸杆菌检查结果、发现胸腔积液和受教育程度是影响预后的因素。作者建议对老年肺结核患者应提高认知度,及时的干预治疗和治疗中的密切的监测在老年结核病的管理中至关重要[14]。

老年结核患者是结核病传播的重要传染源之一,需要采取具体的策略来尽快解决老年结核病的管理。临床医生在遵循 WHO 结核病诊治指南基础上,要综合考虑老年结核病患者病情、经济状况及当地的医疗资源制定安全有效的抗结核治疗方案以提高老年结核病的治愈率,达到控制结核病传染源的目的。同时期待抗结核新药及治疗性疫苗上市来提高治疗成功率。

(梅早仙　韩骏锋　吴琦)

参考文献

1. Neqin J,Abimbola S,Marais BJ. Tuberculosis among older adults-time to take notice. Int J Infect Dis,2015,32:135-137.

2. Chitnis AS,Robsky K,Schecter GF,et al. Trends in Tuberculosis Cases Among Nursing Home Residents,California,2000 to2009.J Am Geriatr Soc,2015,63(6):1098-1104.

3. WHO.Global tuberculosis report 2015. WHO/HTM/TB/2015.22. Geneva,Switzerland:WHO,2015.

4. Korzeniewska-Kosela M. Tuberculosis in Poland in 2013. Przegl Epidemiol,2015,69(2):277-82,389-393.

5. Nakamura A,Hagiwara E,Hamai J,et al. Impact of underlying diabetes and presence of lung cavities on treatment outcomes in patients with pulmonary tuberculosis. Diabet Med,2014,31(6):707-713.

6. Riza AL,Pearson F,Ugarte-Gil C,et al. Clinical management of concurrent diabetes and tuberculosis and the implications for patient services. Lancet Diabetes Endocrinol,2014,2(9):740-753.

7. Lee MY,Lin KD,Hsu WH,et al. Statin,Calcium Channel Blocker and Beta Blocker Therapy May Decrease the Incidence of Tuberculosis Infection in Elderly Taiwanese Patients with Type 2 Diabetes. Int J Mol Sci,2015,16(5):11369-11384.

8. Chung WS,Chen YF,Hsu JC,et al. Inhaled corticosteroids and the increased risk of pulmonary tuberculosis:a population-basedcase-control study. Int J Clin Pract,2014,68(10):1193-1199.

9. Brode SK,Jamieson FB,Nq R,et al. Increased risk of mycobacterial infections associated with anti-rheumatic medications.Thorax,2015,70(7):677-682.

10. Vasakova M. Challenges of antituberculosis treatment in patients with difficult clinical conditions. Clin Respir J,2015,9(2):143-152.

11. Lui G,Wong RY,Li F,et al. High Mortality in Adults Hospitalized for Active Tuberculosis in a Low HIV Prevalence Setting . PLoS One,2014,9(3):e92077.

12. Oshi DC,Oshi SN,Alobu I,et al. Profile and Treatment Outcomes of Tuberculosis in the Elderly in Southeastern Nigeria,2011-2012. PloS one,2014,9(11):e111910.

13. Velayutham BR,Nair D,Chandrasekaran V,et al. Profile and Response to Anti-Tuberculosis Treatment among Elderly Tuberculosis Patients Treated under the TB Control Programme in South India. PLoS One,2014,9(3):e88045.

14. Lin YS,Yen YF. Determinants of mortality before start of and during tuberculosis treatment among elderly patients:a population-based retrospective cohort study. Age Ageing,2015,43(3):490-496.

第三节　儿童结核病的治疗

摘　要：儿童结核病治疗的疗效与血清抗结核药物的血药浓度有关。利福平每日剂量至少为口服 30mg/kg 或静脉注射 15mg/kg，而口服左氧氟沙星剂量至少需要达到 19~33mg/kg，才可达到有效的血药浓度。治疗与肺结核病人密切接触的潜伏感染儿童对预防儿童结核病有重要的意义。3 个月 12 剂的利福喷丁 + 异烟肼联合治疗将成为治疗儿童潜伏结核感染的新替代方案。在儿童耐多药结核病治疗中使用抗结核药物无绝对的禁忌，莫西沙星、利奈唑胺等二线抗结核药物均可用于儿童耐多药结核病的治疗，在治疗过程中应重视安全性监检测。

关键词：儿童结核病；结核性脑膜炎；耐多药结核病；预防性治疗；治疗

世界卫生组织发布的 2015 年全球结核病报告中指出，2014 年全球约有 100 万儿童罹患结核病，其中 14 万人死于该疾病。然而仅仅只有三分之一的儿童被成功诊断出来并接受药物治疗。系统性的检查和潜伏感染的预防治疗应该被实施在与肺结核病人密切接触的儿童中[1]。

一、儿童抗结核药物剂型、剂量及给药方法

儿童结核病治疗有着不同于成人的特殊性，使用抗结核药物剂量需要按照公斤体重计算。由于目前使用的抗结核药物没有儿童剂型，不同体质量的儿童使用成人型结核药物时需要掰分。碎片药物剂量及血药浓度与整片药物之间可能存在一定差异。制定适合儿童剂型的抗结核药物是有必要的。印度 Ramachandran 等[2]研究了 727 例 HIV 感染的 1~15 岁结核病儿童主要一线抗结核药物强化期间歇治疗方案的药物代谢动力学，多变量回归分析结果发现：RFP、INH 和 PZA 的血药峰浓度低于正常峰浓度的儿童比率分别为 97%、28% 和 33%，5 岁以下儿童与 5 岁以上者相比有较低的平均 INH、PZA 的血药峰浓度和药时曲线下面积（$P<0.05$），在研究的所有因素中，PZA 的血药峰浓度影响治疗结果（$P=0.011$）。作者强调 HIV 感染合并结核病儿童的抗结核药物剂量需要进行优化。

二、预防性治疗

Devrim 等[3]对 1038 名接受异烟肼预防用药的患儿进行研究，结果显示异烟肼对儿童的肝毒性较低，而且停药后肝功能大部分都可以恢复。该研究对 5 岁以下儿童给予异烟肼预防性治疗策略的实施提供安全性方面的证据支持。Villarino 等[4]对来自全球 29 个研究点近千名 2~17 岁的患者进行了一项随机、不设盲的临床试验，为比较 3 个月 12 剂的利福喷丁联合异烟肼治疗方案与 9 个月 270 剂异烟肼单药治疗方案的疗效及安全性。研究结果显示对于 2~17 岁患者 LTBI 治疗，3 个月 12 剂的利福喷丁 + 异烟肼联合治疗与 9 个月 270 剂的异烟肼单药治疗疗效相同，而治疗完成率更高，将成为治疗儿童潜伏结核感染的新替代方案。

三、儿童结核性脑膜炎的治疗

儿童是结核性脑膜炎的好发人群，而且治疗效果比较差。为估计儿童最佳的利福平和

左氧氟沙星口服剂量,Savic 等[5]汇总了成人血清和脑脊液药代动力学试验数据和儿童血清药代动力学数据。为达到使用成人药效学模型数据定义的利福平和左氧氟沙星的目标值,儿童需要的利福平每日剂量至少为口服 30mg/kg 或静脉注射 15mg/kg,而口服左氧氟沙星剂量至少需要达到 19~33mg/kg。Moultrie 等[6]对 HIV 阳性且接受利福布汀和洛匹那韦/利托那韦的 5 岁以下儿童中利福布汀的药代动力学和安全性研究分析结果发现,与成人目前推荐剂量每日接受 150mg 利福布汀相比,儿童利福布汀剂量为 5mg/kg 每周 3 次,结果显示,利福布汀和 25-O-去乙酰基利福布汀的药时曲线下面积和血药峰浓度值均较低。但仍不确定在接受洛匹那韦/利托那韦治疗的结核病儿童有效的利福布汀剂量。

四、儿童耐药结核病的治疗

儿童耐药结核病大多为初始耐药,多由耐药结核病患者直接传播而来,极少有反复治疗不愈所致[7]。尽管二线抗结核药物的药物代谢动力学数据有限,但当诊断和适当的治疗时,儿童 MDR-TB 甚至广泛耐药结核病患者的治疗预后是乐观的,其中治疗方法是临床良好预后的关键。由于儿童 MDR-TB 危及生命,故在儿童中使用抗结核药物无绝对的禁忌,尤其是在患儿生命受到威胁的情况下,但应充分掌握每种抗结核药物的风险与获益,并在治疗过程中进行密切的安全性监测[7]。

Thee 等[8]报道了在南非使用莫西沙星推荐剂量每天 10mg/kg 治疗儿童 MDR-TB,并且对于药物代谢动力学和安全性方面进行了研究,结果共有 23 例 7~15 岁儿童参与,结果显示,莫西沙星每天 10mg/kg 作为治疗儿童 MDR-TB 患儿的耐受性良好,与成人每天接受 400mg 相比具有较低的血清浓度,因此治疗 MDR-TB 患儿可能需要更高剂量的莫西沙星。

五、抗结核新药在儿童结核病中的研究

目前,国际上儿童抗结核药物的发展趋势包括:①完善在儿童中所有的抗结核药物的 PK-PD 关系;②开发适合儿童的剂型;③完善 1 岁以下特别是 3 个月以内已经早产及低体重儿的药物浓度及安全性研究;④完善改变剂型造成的影响;⑤明确关键的二线抗结核药物如氯法齐明、利奈唑胺、利福喷丁、左氧氟沙星、莫西沙星的剂量;⑥新型抗结核药物在各年龄段及 HIV 感染儿童中的 PK 值及安全性研究[9]。根据 TB Alliance 的消息称,一个专门为儿童设计的结核病药 - 融合了香甜的口味和正确剂量的可溶片剂预计于 2016 年上半年问世。该药物的成分并没有新药,不过是特别为儿童设计的对目前药物的一种重新的提升后的组合,成分包括利福平、异烟肼和吡嗪酰胺。德拉马尼是新型的抗结核药物,其分散型的儿科配方正在研究中。

(梅早仙 冀萍 吴琦)

参考文献

1. WHO. Guidelines on the Management of Latent Tuberculosis Infection. WHO/HTM/TB/2015.1.

2. Ramachandran G, Kumar AK, Bhavani PK, et a1.Pharmacokinetics of first-line antituberculosis drugs in HIV-infected children with tuberculosis treated with intermittent regimens in India.Antimicrob Agents Chemother, 2015,59(2):1162-1167.

3. Devrim İ, Devrim F, Aktürk H, et al. Isoniazid-induced hepatotoxicity in children with latent tuberculosis

infection. Minerva Pediatr,2015,PMID:26377643.

4. Villarino ME,Scott NA,Weis SE,et al.Treatment for preventing tuberculosis in children and adolescents: a randomized clinical trial of a 3-month,12-dose regimen of a combination of rifapentine and isoniazid. JAMA Pediatr,2015,169(3):247-255.

5. Savic RM,Ruslami R,Hibma JE,et al. Pediatric tuberculous meningitis:model-based approach to determining optimal doses of the anti-tuberculosis drugs rifampin and levofloxacin for children. Clin Pharmacol Ther,2015,98(6):622-629.

6. Moultrie H,Mclleron H,Sawry S,et al. Pharmacokinetics and safety of rifabutin in young HIV-infected children receiving rifabutin and lopinavir/ritonair. J Antimicrob Chemother,2015,70(2):543-549.

7. WHO. Companion handbook to the WHO guidelines for the programmatic management of drug-resistant tuberculosis. WHO/HTM/TB/2014.11.

8. Thee S,Garcia-Prats AJ,Draper HR,et a1.Pharmacokinetics and safety of moxifloxacin in children with multidrug-resistant tuberculosis.Clin Infect Dis,2015,60(4):549-556.

9. Schaaf HS,Garcia-Prats AJ,Donald PR. Antituberculosis drugs in children.Clin Pharmacol Ther,2015,98(3):252-265.

第四节　肝功能异常与结核病的治疗

摘　要:由于结核病在全球的发病率有较大差异,因此不同的国家和地区,抗结核药物导致肝损伤的情况也并不相同。在印度,抗结核药物导致肝损伤的高危因素是:肝脏疾病史、年龄 >60 岁、女性、酗酒、病灶广泛、低蛋白血症。值得重视的是,艾滋病合并肺结核患者,尤其是肝脏有基础损伤的,容易发生重症药物性肝损伤。在欧美发达国家,慢性肝炎病毒感染患者易患活动性结核,合并丙型肝炎病毒感染患者较单纯结核病患者死亡率明显增高。

关键词:结核病;肝功能异常;肝损伤,药物性;治疗

国外对抗结核药物导致肝损伤的报道不多,比较有意义的是肝损伤的高危因素研究和慢性肝炎病毒感染合并结核病患者的治疗效果和预后的研究。

一、抗结核药物所致药物性肝损伤的再发生率

抗结核药物所致药物性肝损伤(drug-induced liver injury,DILI)的发生率各国均有较多研究,但是对再次应用抗结核药物后的 DILI 再发情况报道不多。为了研究再发情况,Shamaei 等[1]回顾性研究了伊朗德黑兰沙希德·贝赫什提大学医学院 2007—2010 年发生过 DILI 的 135 例结核病患者,分别给予两种抗结核治疗方案(HRE 加上 PZA 或 Ofx)。治愈和完成治疗为可接受疗效;未完成疗程、治疗失败和死亡为不可接受疗效。结果发现,23 例(17%)患者再次出现 DILI(19 例 Ofx 组和 4 例 PZA 组),两组的 DILI 再发率无显著差异(P=0.803)。抗结核治疗后,95 例(70.4%)为可接受疗效,14 例(10.3%)为不可接受疗效,两组差异无统计学意义(P=0.400,OR=1.62,95%CI 0.524~4.98)。因此,较之于 PZA,Ofx 并不能降低 DILI 的再发生率。

二、抗结核药物所致 DILI 的高危因素

国外的相关研究提示肝脏疾病史、老年、女性、酗酒、病灶广泛、低蛋白血症为发生 DILI

的危险因素;在艾滋病合并肺结核患者中,重症 DILI 发生的可能较大。

为了确定抗结核药物导致 DILI 的发生率及其相关危险因素,Gaude 等[2]对 2009—2013 年就诊于印度 2 家三甲医院的 3900 例患者进行了前瞻性巢式病例对照研究,根据美国胸科协会的诊断标准对 DILI 进行判断。结果发现,150 例(3.8%)患者在抗结核治疗后出现了 DILI,单因素分析显示:肝脏疾病史、既往抗结核治疗病史、年龄 >60 岁、女性、酗酒、病灶广泛、低蛋白血症、糖尿病为发生 DILI 的危险因素,P<0.05;HIV 感染、肝毒性药物的使用、肝脏基础疾病、慢性阻塞性肺病与 DILI 发生相关性低,P>0.05。进一步的多因素分析发现,肝脏疾病史(OR=1.5,95%CI 1.6~4.3,P=0.01)、年龄 >60 岁(OR=3.1,95%CI 1.6~7.6,P=0.002)、女性(OR=1.6,95%CI 1.0~2.5,P=0.03)、酗酒(OR=2.2,95%CI 1.9~5.3,P=0.005)、病灶广泛(OR=2.3,95%CI 2.1~4.9,P=0.002)、低蛋白血症(OR=3.2,95%CI 1.4~5.4,P=0.002)为 DILI 的独立相关危险因素。

随着 HIV 的流行,HIV 合并结核的患者不断增多,二者的联合用药对肝功能的影响不容忽视。为了评价 HIV 患者发生重症 DILI 的发病率,Tomich 等[3]回顾性研究了 2010 年 8 月至 2011 年 8 月间巴西圣保罗医院住院的 149 例艾滋病患者,重症 DILI 定义为丙氨酸氨基转移酶和天冬氨酸氨基转移酶值升高达到 3 级(5.1~10 倍正常值上限)或 4 级(>10 倍正常值上限),调查肝炎病毒感染、饮酒和肝毒性药物使用与发生重症 DILI 的关系。结果发现:平均 26 天内,33 例(22.1%)患者发展成严重 DILI。多因素分析显示与严重 DILI 相关的因素为:不正常的基线丙氨酸氨基转移酶水平(OR=2.02,95%CI 1.13~3.59,P=0.017)和抗结核治疗(OR=2.31,95%CI 1.27~4.19,P=0.006)。因此,艾滋病合并肺结核患者,尤其是肝脏有基础损伤的,必须警惕重症 DILI 发生的可能。

三、结核病合并慢性肝炎病毒感染

欧美发达国家的慢性肝炎病毒感染率较低,较一般人群,其活动性结核的发病率高,且合并丙型肝炎病毒(hepatitis C virus,HCV)感染患者较单纯结核病患者死亡率明显增高。

Nooredinvand 等[4]对 2008 年 9 月至 2011 年 5 月间,就诊于英国伦敦圣玛丽医院并接受抗结核治疗的 420 例活动性结核病患者及潜伏感染者进行了一项前瞻性研究,所有病例均进行乙型肝炎病毒(hepatitis B virus,HBV)、HCV 和 HIV 感染的血清学标志物检测。429 名患者中,270 例(62.9%)为活动性结核病患者,159 例(37.1%)为结核潜伏感染者;61 例(14.2%)患者 HBc 抗体阳性,11 例(2.6%)HBsAg 阳性,7 例(1.6%)为 HCV 抗体阳性。合并慢性病毒性肝炎(HBsAg 或 HCV 抗体阳性)感染的患者中,活动性结核病较结核潜伏感染者高(16/270 vs. 2/159,P=0.023)。研究还发现,虽然活动性结核和潜伏感染者的 HBV 及 HCV 的发病率均明显高于英国 0.3% 的流行水平,但抗结核治疗所致的 DILI 与 HBV 及 HCV 血清学指标之间并不存在关联。在发生 DILI 的患者中,3 例(5.3%)合并 HBV 或 HCV 感染,25 例(9.5%)无 HBV 或 HCV 感染,两组差异无统计学意义(P=0.04),因此在英国,合并 HBV 或 HCV 感染不会增加抗结核治疗后的 DILI 风险。

Bushnell 等[5]根据美国纽约 2000—2010 年间的结核病和病毒性肝炎监测数据,分析了病毒性肝炎对结核病治疗及死亡率的影响。共计纳入结核病患者 9512 例,其中 HCV 的感染率为 4.2%,HBV 的感染率为 3.7%,HCV 和 HBV 的合并感染率为 1%。研究发现,结核病合并 HCV 感染患者在完成抗结核治疗前的死亡率较单纯结核病患者明显增高(21% vs. 9%),

对 HIV 感染情况进行分层后,差异仍然存在;结核病合并 HBV 感染患者在完成抗结核治疗前的死亡率较单纯结核病患者差异无统计学意义。因此,在抗结核治疗前对患者的病毒性肝炎感染情况进行检测,并对其提供相关支持是非常重要的。

四、抗结核药物血药浓度与 DILI 的关系

Jeong 等[6]对抗结核药物的基础血药水平和 DILI 之间的关系进行了回顾性研究。研究对象为 2006 年 6 月至 2010 年 2 月间就诊于韩国汉城国立大学 Bundang 医院的 197 例结核病患者,检测 INH、RFP、PZA 和 EMB 在服药后 2 小时的血清峰值水平,并对 DILI 及肝功能异常的患者进行肝毒性相关的基因检测。结果发现,17 例(8.7%)患者出现肝功能异常,其中 12 例(6.1%)为 DILI,DILI 患者的 ALT 和 AST 均值分别为:(249±229)U/L 及(249±250)U/L;10 例患者检测出 PZA 相关的肝毒性基因异常,2 例患者检测出 INH 或 RFP 相关的肝毒性基因异常。DILI 及肝功能正常两组患者的 4 种抗结核药物血清浓度无统计学差异,表明其与 DILI 的发生关联不强。

（顾瑾）

参考文献

1. Shamaei M, Mirsaeidi M, Baghaei P, et al. Recurrent Drug-Induced Hepatitis in Tuberculosis-Comparison of Two Drug Regimens. Am J Ther, 2015, ［Epub ahead of print］.
2. Gaude G. S, Chaudhury A, Hattiholi J. Drug-induced hepatitis and the risk factors for liver injury in pulmonary tuberculosis patients. J Family Med Prim Care, 2015, 4(2):238-243.
3. Tomich LG, Núñez M, Mendes-Correa MC. Drug-induced liver injury in hospitalized HIV patients:high incidence and association with drugs for tuberculosis. Ann Hepatol, 2015, 14(6):888-894.
4. Nooredinvand H.A, Connell D.W, Asgheddi M, et al. Viral hepatitis prevalence in patients with active and latent tuberculosis. World J Gastroenterol, 2015, 21(29):8920-8926.
5. Bushnell G, Stennis NL, Drobnik AM, et al. Characteristics and TB treatment outcomes in TB patients with viral hepatitis, New York City, 2000-2010. Epidemiol Infect, 2015, 143(9):1972-1981.
6. Jeong I, Park J.-S, Cho Y.-J, et al. Drug-induced Hepatotoxicity of Anti-tuberculosis Drugs and Their Serum Levels. J Korean Med Sci, 2015, 30(2):167-172.

第五节　结核病合并糖尿病的治疗

摘　要:糖尿病对结核病的进展及治疗有着重要的影响。在糖尿病和肺结核之间进行双向筛查做到早发现、早诊断、规范治疗有利于降低肺结核病的发病率。对于结核病合并糖尿病的治疗,建议提高抗结核药物的血药浓度、延长疗程,同时合理使用降糖药物并控制好血糖有利于改善结核病的预后。

关键词:结核病;糖尿病;筛查;治疗

全球糖尿病发病率不断增多,极大地影响着结核病的流行。糖尿病对结核病的影响是结核病控制中的新难题。对于两种疾病如何最好地进行双向筛查,如何为患有双重疾病患者提供最佳的治疗方案有待更进一步研究。

一、结核病合并糖尿病的双向筛查

（一）结核病中筛查糖尿病

在结核病人中应常规筛查糖尿病,做到糖尿病的早发现、早治疗,从而提高结核病的治疗效果。Baghaei 等[1]对 2012—2013 年期间在伊朗国家结核病和肺病研究中心新诊断为肺结核的伊朗成年人实施了一项前瞻性队列研究。结果显示,在 293 例结核患者中,101 例(34.5%)并存糖尿病,其中 45(19%)例新诊断为糖尿病,相当于 5 人当中有一例新发糖尿病;年龄(≥40 岁)与糖尿病有相关性(OR 3.91)。作者认为,常规对肺结核患者进行糖尿病筛查,可以提高肺结核治疗效果。

（二）糖尿病中筛查结核病

目前,只有在结核病患病率超过 100/10 万的国家才考虑在糖尿病人群中进行系统性结核筛查[2]。国外研究集中在寻找糖尿病人群中筛查结核病的最佳时机。Heo 等[3]收集了 2009 年新诊断 2 型糖尿病的患者 331 601 例,在随后 3 年研究期间,1533 名患者被诊断为肺结核,其年发病率为 18/ 万(95%CI 17.5/ 万 ~19.4/ 万),前 6 个月结核病的年发病率为 33/ 万(95%CI 30.0/ 万 ~35.6/ 万),在随后的 6 个月,结核的年发病率为 19/ 万(95%CI 16.5/ 万 ~20.6/ 万)。此研究表明,糖尿病增加了结核患病风险,特别是在被诊断为糖尿病后的前 12 个月中最易合并结核的感染。

二、结核病合并糖尿病的抗结核治疗

当结核病合并糖尿病时,抗结核治疗的疗程尚存在争议。一些研究建议延长疗程。Atif 等[4]纳入 336 例新发涂阳肺结核患者,261 例完成强化期治疗,226 例完成巩固期治疗,结核治疗的平均时间(n=226)为 8.19 个月。约一半患者(49.4%,129/261)强化期为 2 个月,而仅仅 37.6%(85/226)的患者完成了 4 个月巩固期治疗。多因素 logistic 回归分析显示,有吸烟史、低体重和既往咳嗽超过 4 周的结核患者需要延长强化期治疗;合并糖尿病的患者和治疗初期肺部有空洞的患者需要延长巩固期治疗。

糖尿病患者抗结核治疗效果不佳常与抗结核药物的血药浓度不足有关。Mah 等[5]对 1998 年至 2013 年间加拿大艾伯塔省的结核病门诊,对合并 HIV 携带者或糖尿病患者或极端体重者或对药物治疗反应慢的 134 例肺结核患者的异烟肼和(或)利福平的血清药物浓度进行了监测。结果显示,异烟肼血药浓度不足量组 2 个月治疗末痰培养阳性率明显高于浓度足量组(42.5% vs. 18.3%,P=0.008);相似的培养结果也在利福平浓度非足量组中被发现(39% vs. 21%,P=0.072)。作者认为,在这些研究的人群中,异烟肼和利福平的血清浓度低均与 2 个月治疗末痰菌转阴率降低相关。

糖尿病人群中的超重和肥胖也可能导致血药浓度的不足。Hall[6]回顾性分析了目前相关药物的药代动力学研究。结果显示,利福平、吡嗪酰胺、乙胺丁醇药代动力学受体重的影响;绝大多数异烟肼药代动力学变异是由于 N- 乙酰基转移酶 2 基因 4 号位点所致,但为了明确各亚组对体重的影响,则需要对快速代谢和慢速代谢进行深入的分析;左氧氟沙星一般不需要按体重调整剂量,但肥胖人群中存在较大的变异,针对所有人群使用固定剂量是否合理,尚有争议;莫西沙星的剂量不受体重的影响,但实现其药代动力学的优化目标至少需要 800mg。研究表明,体重的增加与临床治疗失败的增加是相关联的。

因此对糖尿病人群中血糖控制不理想,治疗效果不佳,监测抗结核药物的血药浓度,指导临床用药,并控制体重,提高治疗效果是非常必要的。

三、结核病合并糖尿病的降糖治疗

美国糖尿病协会 2015 制定的糖尿病诊疗标准[7],对糖化血红蛋白目标值与 2014 年制定的标准基本一致。对降糖药物的治疗推荐如下:

(一)1 型糖尿病的药物治疗

(1) 大多数 1 型糖尿病患者应该每天注射 3~4 次基础和餐时胰岛素或连续皮下胰岛素输注方案治疗。(A 类证据)

(2) 应该教育大多数 1 型糖尿病患者如何根据糖类摄入量、餐前血糖和预期运动量调整餐前胰岛素剂量。(E 类证据)

(3) 大多数 1 型糖尿病患者应该使用胰岛素类似物以减少低血糖风险。(A 类证据)

(二)2 型糖尿病的药物治疗

(1) 如果没有禁忌证且能够耐受,二甲双胍是 2 型糖尿病起始治疗的首选药物。(A 类证据)

(2) 在新诊断的 2 型糖尿病患者,如有明显的高血糖症状和(或)血糖或糖化血红蛋白水平明显升高,一开始即考虑胰岛素治疗,加或不加其他药物。(E 类证据)

(3) 如果最大耐受剂量的非胰岛素单药治疗在 3 个月不能达到或维持糖化血红蛋白目标,加第二种口服药物、胰高血糖素样肽 -1 受体激动剂或基础胰岛素。(A 类证据)

(4) 药物治疗方案应该以病人为中心,同时考虑到疗效、价格、潜在副作用、体重影响、并发症、低血糖发生风险以及患者自身意愿。(E 类证据)

(5) 由于 2 型糖尿病病程的进展,大多数患者最终均需应用胰岛素治疗方案。

对于大多数结核病合并糖尿病的患者,降糖治疗选用胰岛素。但在临床实际工作上,也有部分患者,尤其伴有肥胖、超重时,有时需同时联用二甲双胍降糖治疗。二甲双胍不仅是 2 型糖尿病起始治疗的首选药物,而且近期研究证明,它还可与抗结核药物联用作为一种新的治疗方案。Vashisht 等[8]报道,二甲双胍是线粒体复合物 -I 的抑制剂,结核分枝杆菌呼吸链复合物(respiratory chain complex-I,NDH-I)在结构和功能上均类似于线粒体复合物 -I,二甲双胍可作为抑制结核分枝杆菌 NDH-I 潜在候选药物,而结核分枝杆菌 NDH-I 在耐一线抗结核药物的结核菌形成中有公认作用。因此,二甲双胍可能成为一种潜在的候选药物被用于和现有的抗结核药物一起治疗耐药结核菌。

在临床降糖治疗的过程中,血糖的控制水平受许多因素的制约和影响。疾病本身、患者的依从性、是否有良好的健康护理管理系统、药物等等因素都影响血糖的平衡。其中药物对血糖的影响,如吡嗪酰胺和乙硫异烟胺可能影响糖尿病患者的血糖控制。药物之间的相互作用也可能改变降糖药的药代动力学,如当使用利福平时磺脲类、美格替奈类似物和噻唑烷二酮类的血药浓度都显著降低[9]。目前对新的抗糖尿病药物知之甚少,尚没有结核病患者使用这些药物的相关报道。

四、糖尿病对结核病治疗转归的影响

大部分研究认为结核病合并糖尿病时治疗失败率高。Delgado-Sánchez 等[10]分析了墨

西哥 2000—2012 年国家结核病资料库年龄在 20 岁以上的所有肺结核病人。先前确诊为糖尿病患者与未患糖尿病的患者相比,结核治疗失败的概率更大(aOR 1.34,$P<0.002$);同时统计数据显示糖尿病和性别之间有相互关系;糖尿病患者,男、女性治疗失败的概率均增加。研究表明,患有两种疾病的患者治疗失败可能性更大。

关于糖尿病是否导致耐药结核病的增多,目前的研究结果尚不一致。有研究认为,糖尿病与耐药和耐多药有相关性。Mehta 等[11]研究显示,糖尿病与 3 倍利福平耐药的风险相关联(95%CI 1.3~6.7)。Gómez-Gómez 等[12]进行了一项病例对照研究。观察组选取 36 例耐多药肺结核病例,对照组为 139 例非耐多药性肺结核。结果显示,两组间糖尿病患病情况(患病率分别为 47.2% vs. 28.1%,$P=0.028$),曾经行抗结核治疗与否(3 次 vs. 0 次,$P<0.001$)、首次抗结核持续时间(8 个月 vs. 6 个月,$P<0.001$)存在明显的差异;耐多药结核与非耐多药结核两组间在年龄、性别、营养状况、医务工作、HIV/AIDS、吸毒均无明显差异。研究说明,糖尿病与耐多药有相关性;建议在糖尿病合并肺结核的治疗过程中施行成本经济可行的策略以便防止选择性耐多药菌株的产生。Magee 等[13]对 2011—2014 年第比利斯国家结核与肺病控制中心的 318 例新发结核病人进行了一项队列研究分析。结果显示,结核病人中合并糖尿病和糖尿病前期的分别为 11.6% 和 16.4%。多因素分析提示,与单纯肺结核患者相比,肺结核合并糖尿病患者更易出现空洞(aOR 2.26),涂阳等级更高(aOR 2.37),耐多药结核病更多(aOR 2.27)。作者认为,在格鲁吉亚的第比利斯,新诊断为结核病的成年人群中,合并糖尿病和糖尿病前期的较常见,而且糖尿病可使临床症状加重,易发生耐多药。

总之,糖尿病对结核病的影响是全方面的,结核病合并糖尿病患者治愈的关键在于合理的抗结核治疗和理想的血糖控制相结合,双向筛查、联合治疗管理有利于实现此目标。

(袁保东　李亮　杜鹃　王卫华)

参考文献

1. Baghaei P, Tabarsi P, Marjani M, et al. Screening for diabetes mellitus in tuberculosis patients in a referral center in Iran. Infect Dis(Lond),2015,47(7):472-476.

2. HarriesAD, Kumar AMV, Satyanarayana S, et al. Diabetes mellitus and tuberculosis:programmatic management issues . Int J Tuberc Lung Dis,2015,19(8):879-886.

3. Heo EY, Choi NK, Yang BR, et al. Tuberculosis is frequently diagnosed within 12 months of diabetes mellitus. Int J Tuberc Lung Dis,2015,19(9):1098-1101.

4. Atif M, Sulaiman SA, Shafie AA, et al . Duration of treatment in pulmonary tuberculosis:are international guidelines on the management of tuberculosis missing something? Public Health,2015,129(6):777-782.

5. Mah A, Kharrat H, Ahmed R, et al. Serum drug concentrations of INH and RMP predict 2-month sputum culture results in tuberculosis patients. Int J Tuberc Lung Dis,2015,19(2):210-215.

6. Ronald G. Hall Ⅱ. Evolving Larger:Dosing Anti-Tuberculosis(TB) Drugs in an Obese World. Curr Pharm Des,2015,21(32):4748-4751.

7. Herman WH. Response to comment on American Diabetes Association. Approaches to glycemic treatment. Sec. 7. In Standards of Medical Care in Diabetes-2015. Diabetes Care 2015;38(Suppl. 1):S41-S48. Diabetes Care,2015,38(10):e175.

8. Vashisht R, Brahmachari SK. Metformin as a potential combination therapy with existing front-line antibiotics for Tuberculosis. J Transl Med,2015,13:83.

9. McIlleron H, Abdel-Rahman S, Dave JA, et al. Special Populations and Pharmacogenetic Issues in Tuberculosis

Drug Development and Clinical Research. J Infect Dis,2015;211 Suppl 3:S115-125.

10. Delgado-Sánchez G,García-García L,Castellanos-Joya M,et al. Association of Pulmonary Tuberculosis and Diabetes in Mexico:Analysis of the National Tuberculosis Registry 2000-2012. PloS One,2015,10(6): e0129312.

11. Mehta S,Yu EA,Ahamed SF,et al. Rifampin resistance and diabetes mellitus in a cross-sectional study of adult patients in rural South India. BMC Infect Dis,2015,15:451.

12. Gómez-Gómez A,Magaña-Aquino M,López-Meza S,et al. Diabetes and Other Risk Factors for Multi-drug Resistant Tuberculosis in a Mexican Population with Pulmonary Tuberculosis:Case Control Study. Arch Med Res,2015,46(2):142-148.

13. Magee MJ,Kempker RR,Kipiani M,et al. Diabetes mellitus is associated with cavities,smear grade,and multidrug-resistant tuberculosis in Georgia. Int J Tuberc Lung Dis,2015,19(6):685-692.

第十三章　非结核分枝杆菌病的治疗

摘　要:非结核分枝杆菌(nontuberculous mycobacterium,NTM)病的治疗在过去一年有了较多进展。通过临床对照研究发现,使用每周三次间歇方案治疗结节支气管扩张型鸟分枝杆菌复合群肺病与每日疗法具有相似的有效率,且患者耐受性更佳。含氯法齐明方案对鸟分枝杆菌复合群肺病的治疗与含RFP方案的疗效相同,可作为鸟分枝杆菌复合群肺病的替代治疗方案。贝达喹啉、替加环素等新药对一线方案治疗失败的NTM肺病具有一定的疗效,可能成为未来难治性NTM肺病的备选药物。

关键词:非结核分枝杆菌病;治疗;氯法齐明;贝达喹啉;替加环素

除肺病、皮肤软组织病变、淋巴结病变和全身播散性病变外,近期有报道在使用人工生物瓣膜的患者,NTM导致感染性心内膜炎,解释了部分原因不明的感染性心内膜炎,进一步拓展了对NTM病的认识[1,2]。同时,NTM病的治疗在过去一年也有了较多进展。

一、慢生长分枝杆菌肺病的治疗

(一)慢生长NTM肺病的治疗方案和疗程

尽管美国胸科学会在2007年NTM病诊治指南建议堪萨斯分枝杆菌肺病予以HRE方案治疗,但Philley等[3]指出由于异烟肼对堪萨斯分枝杆菌的作用尚不明确,建议用具有更强活性的克拉霉素或喹诺酮替代异烟肼。除鸟分枝杆菌复合群(*Mycobacterium avium complex*,MAC)和堪萨斯分枝杆菌外的慢生长分枝杆菌病没有指南推荐的治疗方案,但均建议疗程为痰菌阴转后再治疗12个月(表1)。

表1　慢生长NTM肺病的疗程和治疗方案

病原菌	推荐方案
MAC	结节支气管扩张型: 克拉霉素1000mg,每周3次(或阿奇霉素500~600mg,每周3次);乙胺丁醇25mg/kg,每周3次;利福平600mg,每周3次(或利福布汀300mg,每周3次)、 空洞型: 克拉霉素500mg,每日2次(或阿奇霉素250~500mg,每日1次);乙胺丁醇15mg/kg,每日1次;利福平600mg,每日1次(或利福布汀300mg,每日1次);链霉素或阿米卡星5~15mg/kg,每周3次(疗程不少于3个月)
堪萨斯分枝杆菌	利福平600mg,每日1次(或利福布汀150~300mg,每日1次);乙胺丁醇15mg/kg,每日1次;克拉霉素500mg,每日2次(或阿奇霉素250~500mg,每日1次;或莫西沙星400mg,每日1次)
蟾分枝杆菌	克拉霉素500mg,每日2次(或阿奇霉素250~500mg,每日1次)、异烟肼300~600mg,每日1次;利福平600mg,每日1次(或利福布汀150~300mg,每日1次);乙胺丁醇15mg/kg,每日1次。根据病情严重程度酌情加用链霉素或阿米卡星

续表

病原菌	推荐方案
苏尔加分枝杆菌	利福平 600mg,每日 1 次(或利福布汀 150~300mg,每日 1 次);乙胺丁醇 15mg/kg,每日 1 次;克拉霉素 500mg,每日 2 次(或阿奇霉素 250~500mg,每日 1 次;或莫西沙星 400mg,每日 1 次)
玛尔摩分枝杆菌	利福平 600mg,每日 1 次;乙胺丁醇 15mg/kg,每日 1 次;异烟肼 300mg,每日 1 次;克拉霉素 500mg,每日 2 次(或阿奇霉素 250~500mg,每日 1 次;或莫西沙星 400mg,每日 1 次)
猿分枝杆菌	两倍常规剂量的磺胺类药物、阿米卡星 5~15mg/kg,每周 3 次;克拉霉素 500mg,每日 2 次(或阿奇霉素 250~500mg,每日 1 次;或莫西沙星 400mg,每日 1 次)

(二) MAC 肺病间歇服药研究

2015 年 NTM 肺病研究的亮点之一是 MAC 肺病间歇服药的研究。尽管 2007 年 ATS 建议结节支气管扩张型的 MAC 肺病可以每周三次间歇服药,但并没有临床试验数据支持这个建议。Jeong 等[4]比较结节支气管扩张型 MAC 肺病每日治疗和每周 3 次间歇服药的效果,对 217 例患者进行回顾性分析,其中 99 例每日服药,118 例患者每周 3 次间歇服药,发现两组患者间症状改善率、影像改善率和痰培养阴转率无显著性差异。但每日治疗组和间歇服药组调整起始治疗方案的比例分别为 46% 和 21%,特别是每日治疗组高达 24% 的患者停用乙胺丁醇,而间歇治疗组仅 1% 的患者停用。上述结果说明间歇治疗方案对结节支气管扩张型 MAC 肺病的合理性。

但是,间歇治疗仅适用于部分结节支气管扩张型的 MAC 肺病,Jeong 等[4]的研究排除了合并肺部空洞、既往有超过 1 个月大环内酯用药史、既往曾接受过抗 NTM 治疗和克拉霉素药敏试验提示为中介或耐药的患者。有专家建议痰菌持续阳性的患者,应将间歇治疗调整为每日治疗。Koh 等[5]报道 20 例间隔治疗 12 个月仍痰菌阳性的患者,调整为每日治疗后 6 例患者痰菌阴转。

(三) MAC 肺病治疗方案的研究

由于 MAC 肺病治疗需要多药联合,而目前推荐方案中的克拉霉素与利福平和利福布汀存在药物的相互作用,可能造成克拉霉素药物浓度的降低影响疗效,也可能造成利福布汀药物浓度升高增加药物的不良反应。为评估含氯法齐明方案的有效性,Jarand 等[6]回顾性分析了 107 例 MAC 肺病的治疗效果,所有患者均经过治疗并至少随访 6 个月。其中患者女性占 79%,54% 的患者痰涂片抗酸染色阳性,85% 的患者接受氯法齐明联合大环内酯类和乙胺丁醇治疗,13% 的患者接受利福平、大环内酯类和乙胺丁醇的联合治疗。95% 的患者治疗后痰菌阴转,痰菌阴转时间(4.5±4.2)个月(范围 0~30 个月)。与含利福平的方案相比,含氯法齐明方案治疗的患者痰菌阴转率显著升高(100% vs. 71%,$P=0.0002$)。49%(52/107)的患者出现复发,36% 的患者需要再次治疗,两组患者复发率和需要再次治疗率没有显著差别。作者认为,在本研究的队列中,含氯法齐明的方案至少不劣于含利福平的治疗方案,氯法齐明应作为 MAC 肺病的替代治疗药物。

(四) MAC 肺病疗效监测的研究

为了研究结节支气管扩张型 MAC 肺病治疗中分枝杆菌半定量的培养结果是否与疾病严重程度相关,以及是否能预测远期的分枝杆菌培养阴转,Griffith 等[7]研究了 180 例接受含大环内酯类方案治疗的 MAC 肺病患者,定期评估症状、影像和包括半定量分枝杆菌培养在内的细菌学检查,分析能预测远期痰培养阴转的临床和微生物因素。经过 12 个月的治疗,148 例(82%)患者痰培养阴转。研究发现痰培养阴转和未阴转患者基线痰分枝杆菌培养半定量评分没有显著差异,在治疗 3 个月痰分枝杆菌培养半定量评分预测着远期痰培养阴转、咳嗽等改善和早期影像吸收。研究表明,早期琼脂板半定量分枝杆菌培养结果能预测症状改善、影像改善及远期的痰培养阴转。作者建议,可以把痰培养半定量评分作为评估 NTM 肺病疗效的工具。

二、快速生长分枝杆菌肺病的治疗方案和疗程

脓肿分枝杆菌病目前缺乏有效的方案,合理的治疗方案和疗程还有待研究。脓肿分枝杆菌肺外疾病治疗方案的报道不多,对治疗的建议只能依赖于回顾性的病例报道。值得注意的是,尽管喹诺酮类经常被用于脓肿分枝杆菌病的治疗,但 Lee 等[8]指出脓肿分枝杆菌对环丙沙星和莫西沙星耐药率分别为 82.6% 和 74.1%,对克拉霉素、头孢西丁和阿米卡星有良好敏感性,耐药率分别为 13.9%、15.1% 和 7.7%。脓肿分枝杆菌病的治疗需要大环内酯类联合静脉注射剂 2 周至数月,然后维持大环内酯类等药物口服。静脉注射药物包括阿米卡星(25mg/kg,每周 3 次)联合头孢西丁(12g/d)或阿米卡星(25mg/kg,每周 3 次)联合亚胺培南(500mg,每天 2~4 次)(表 2)[9]。此外,体外实验替加环素对脓肿分枝杆菌的 MIC 较低,也可以考虑用于脓肿分枝杆菌病的治疗,已有用于治疗失败脓肿分枝杆菌病的报道[10]。

表 2　脓肿分枝杆菌病推荐治疗方案

病变类型	推荐方案	推荐疗程
肺病	大环内酯、头孢西丁和阿米卡星	痰菌阴转后 12 个月
皮肤和软组织感染	大环内酯、阿米卡星和头孢西丁 / 亚胺培南结合手术	总疗程不少于 4 个月,注射类药物不少于 2 周
中枢神经系统感染	克拉霉素为核心、包含阿米卡星的方案	12 个月
菌血症	至少两种药物(优先选择阿米卡星)结合取出导管和(或)手术切除感染灶	血培养阴转后至少 4 周
眼睛感染	局部用药(阿米卡星,克拉霉素)和(或)全身用药(克拉霉素,阿米卡星或头孢西丁)和(或)手术	6 周至 6 个月

龟分枝杆菌病治疗方案与脓肿分枝杆菌病类似,但预后优于脓肿分枝杆菌。治疗方案应选择至少两种有活性的药物,由于妥布霉素体外活性优于阿米卡星,应优先选择前者。龟分枝杆菌体外对头孢西丁耐药,不使用头孢西丁而使用亚胺培南。偶发分枝杆菌病治疗应选择不少于两种有活性的药物,细菌对喹诺酮、多西环素、米诺环素和磺胺类均敏感,但具有可诱导的大环内酯耐药机制,应慎重使用大环内酯类药物[9]。

三、治疗失败 NTM 肺病的治疗

目前认为一线方案对 MAC 肺病的治愈率 40%~55%,脓肿分枝杆菌肺病的治愈率 25%~30%,大量治疗失败的 NTM 疾病为临床治疗造成巨大挑战。研究者报道了新的药物和手术对治疗失败 NTM 肺病的疗效。

(一) 治疗失败 NTM 肺病的化学治疗

Philley 等[11]最近报道了贝达喹啉用于 NTM 病治疗的研究,尽管早在贝达喹啉问世时就发现了它对 NTM 也具有抑制作用,但用于 NTM 患者的治疗尚属首次报道。该研究包括 6 例治疗失败的鸟分枝杆菌复合群肺病和 4 例治疗失败的脓肿分枝杆菌肺病,这些患者在接受贝达喹啉治疗前接受了 1~8 年的抗 NTM 治疗,8 例为克拉霉素耐药。患者被予以贝达喹啉联合其他合并药物(平均 5 种药物)。经过 6 个月治疗后,5 例患者出现了一次或一次以上痰培养阴转,常见的药物不良反应包括恶心(6 例),关节痛(4 例),纳差和烦热(3 例)。尽管贝达喹啉对结核分枝杆菌具有杀菌活性,但对于 NTM 仅具有抑菌活性,该研究表明贝达喹啉对治疗失败的 MAC 肺病和脓肿分枝杆菌肺病具有一定作用,但还需要更大的样本和对患者更长的随访评价其作用。对于一线方案治疗失败的 MAC 肺病,还可以考虑由间歇服药调整为每日服药、利福平调整为利福布汀、应用阿米卡星静脉注射和(或)雾化吸入。

(二) 治疗失败 NTM 肺病的手术治疗

由于 NTM 肺病化学治疗治愈率较低,手术治疗经常成为治愈患者最后的手段。日本从 2008 年至 2012 年,非结核分枝杆菌肺病手术例数增加 76%,而同期肺结核手术病例则保持稳定[12]。Mitchell[13]指出 NTM 肺病手术适应证包括:①化学治疗失败;②有频繁或严重的咯血等症状;③为延缓疾病进展而进行的病变消减手术。韩国研究者 Kang 等[14]报道 70 例 NTM 肺病手术的疗效,患者中位年龄 50 岁,24 例为胞内分枝杆菌肺病,21 例鸟分枝杆菌肺病,15 例脓肿分枝杆菌肺病,8 例马赛分枝杆菌肺病。38 例表现为结节支气管扩张型,28 例表现为纤维空洞型。手术指征包括:内科治疗失败(52 例),残留空洞和严重支气管扩张(14 例),咯血(4 例)。术前痰菌涂片抗酸染色阳性 44 例,痰培养阳性 54 例。术式包括肺叶切除和肺叶加肺段切除(50 例),肺段切除(11 例),全肺切除或余肺切除(8 例),双肺叶切除或双肺叶加肺段切除(4 例),以及楔形切除(1 例)。15 例患者发生术后并发症,包括 1 例术后死亡,5 例纤维空洞型的患者术后出现支气管胸膜瘘,57 例患者术后痰培养阴性。作者认为,尽管手术治疗具有一定的手术并发症,但使内科治疗失败的患者有机会被治愈。

四、颈部 NTM 淋巴结病的治疗

在免疫正常的儿童,颈部淋巴结炎是常见的 NTM 病表现形式,最常见的病原菌是 MAC。尽管有专家认为淋巴结切除是标准的治疗方案,但合理的治疗方案还有待研究。Zimmermann 等[15]对 NTM 淋巴结炎的不同处理方式进行了 meta 分析,他们的研究包含了 60 篇文献的 1951 例患者,发现淋巴结完全切除的治愈率为 98%,抗分枝杆菌治疗治愈率为 73.1%,而未干预的患者 70.4% 痊愈。与不干预相比,只有完全切除与治愈率升高相关(OR 33.1,95%CI 10.8~102.9,$P<0.001$)。但是,淋巴结完全切除的患者 10% 出现面神经麻痹,其中 2% 为永久麻痹。未干预的患者则与淋巴结肿大延迟消退相关。作者认为,NTM 颈部淋巴结炎选择完全切除治愈率最高,但面神经麻痹发生率也最高。作者同时发现切开引流、刮除术和细针抽吸与治愈率降低和瘘管形成相关。在缺乏大规模设计良好的随机对照临床试验前提下,选择手术切除、抗分枝杆菌治疗或不干预取决于病变的范围和位置,以及患者对淋巴结肿大延迟消退的接受程度。

Gonzalez 等[16]报道儿童难治性 NTM 头颈部淋巴结病抗生素治疗联合手术的效果,通过回顾性的队列研究发现,72 例患者年龄 7~204 月,62% 的患者为多处淋巴结病变,治疗方案包括切开引流、刮除术、抗生素治疗、切除以及手术结合抗生素治疗。34 例患者仅接受手术切除,合并症发生率高达 50%。18 例患者由于病变范围和位置接受了抗生素联合手术,合并症发生率高达 67%。最常见的手术合并症包括面神经损伤(24.6%),伤口愈合不佳或瘢痕(10.8%)和 Frey 综合征(6.2%)。作者认为,由于合并症发生率较高而且缺乏确实有效的方案,需要考虑患者病变部位和严重程度的风险再确定方案。

五、皮肤软组织 NTM 病的治疗

皮肤软组织 NTM 病多发生于外伤、手术、美容、针灸后,也可以作为播散性分枝杆菌病的表现方式之一[17]。最常引起皮肤软组织病变的 NTM 是快速生长分枝杆菌,多与医源性因素感染相关,海分枝杆菌和溃疡分枝杆菌等慢生长分枝杆菌也可引起皮肤软组织病变(表 3)。其临床表现多为非特异性的,表现为脓肿、蜂窝织炎、结节、溃疡、脂膜炎、瘘管、毛囊炎等。皮肤软组织 NTM 病多种多样的表现形式增加了诊断难度,对于常规抗生素治疗效果欠佳的患者需考虑 NTM 病的可能性,根据菌种鉴定的结果选择合理的治疗方案(表 4)。

表 3　引起皮肤软组织 NTM 病的常见 NTM 菌种

病原菌	临床情况
海分枝杆菌	常见于免疫正常患者有微小创伤后接触淡水或海水
溃疡分枝杆菌	主要见于西非和澳大利亚
堪萨斯分枝杆菌	局部创伤后暴露受污染的水或严重免疫缺陷人群
嗜血分枝杆菌	通常见于严重免疫缺陷患者
偶发分枝杆菌	多见于各种创伤或手术
脓肿分枝杆菌	多与院内使用受污染的水相关
龟分枝杆菌	外伤、手术、注射、脂肪抽吸、激光手术、皮肤活检、莫氏显微手术、文身、针灸、修脚等

表 4　常见引起皮肤软组织 NTM 病的治疗方案

NTM 病	治疗方案
海分枝杆菌病	局部皮肤软组织感染:克拉霉素,多西环素,米诺环素或复方磺胺甲噁唑(复方新诺明)单药治疗 3 个月 严重皮肤软组织感染:联合应用利福平和乙胺丁醇
溃疡分枝杆菌病	联合应用利福平和链霉素疗程 8 周;抗生素治疗 4 周后病变增大者联合手术治疗;积极治疗合并的感染;对于较大皮肤缺损皮肤移植
堪萨斯分枝杆菌病	常规抗分枝杆菌治疗
嗜血分枝杆菌病	没有指南推荐的治疗方案,一般联合应用克拉霉素,利福布汀和环丙沙星
偶发分枝杆菌病、脓肿分枝杆菌病、龟分枝杆菌病	不推荐单药治疗,局部皮肤软组织损害口服两种敏感药物至少 2 个月,严重皮肤软组织损害或播散性病变起始用 2~3 种静脉注射药物,口服药物 6~12 个月

六、播散性 NTM 病的治疗

快生长分枝杆菌和慢生长分枝杆菌都可以引起播散性 NTM 病,常见病原菌包括 MAC、堪萨斯分枝杆菌、嗜血分枝杆菌、海分枝杆菌、龟分枝杆菌,而 M.genavense、脓肿分枝杆菌、偶发分枝杆菌有时也可引起播散性病变。播散性 NTM 病往往见于艾滋病、多毛细胞白血病、血液系统恶性肿瘤、造血干细胞移植、器官移植、使用生物制剂和长期使用糖皮质激素。其中多达 24% 的艾滋病患者发生播散性 NTM 病[18]。

播散性 NTM 病患者的治疗要注意以下原则:①适当调整原发病治疗方案。免疫抑制剂相关播散性 NTM 病在可能情况下要减少或停用免疫抑制药物,使用肿瘤坏死因子抑制剂的患者可以替换为阿巴西普或托珠单抗,后者引起分枝杆菌病的风险较低;②注意治疗基础疾病药物与抗 NTM 药物的相互作用。器官移植的患者需使用环孢素、西罗莫司(雷帕霉素)时,与利福霉素和克拉霉素存在药物的相互作用,影响抗排异药物的效果使患者出现排异反应;③播散性 NTM 病的治疗方案取决于具体菌种,但疗程取决于基础病是否完全去除。如对于低复发风险的艾滋病合并播散性 MAC 病,疗程不少于 12 个月,但高复发风险的患者需要终生抗 MAC 治疗。

(段鸿飞)

参考文献

1. Bouchiat C, Saison J, Boisset S, et al. Nontuberculous Mycobacteria: An Underestimated Cause of Bioprosthetic Valve Infective Endocarditis. Open Forum Infect Dis, 2015, 2(2): ofv047.
2. Yuan SM. Mycobacterial endocarditis: a comprehensive review. Rev Bras Cir Cardiovasc, 2015, 30(1): 93-103.
3. Philley JV, Griffith DE. Treatment of slowly growing mycobacteria. Clin Chest Med, 2015, 36(1): 79-90.
4. Jeong BH, Jeon K, Park HY, et al. Intermittent antibiotic therapy for nodular bronchiectatic Mycobacterium avium complex lung disease. Am J Respir Crit Care Med, 2015, 191(1): 96-103.
5. Koh WJ, Jeong BH, Jeon K, et al. Response to Switch from Intermittent Therapy to Daily Therapy for Refractory Nodular Bronchiectatic Mycobacterium avium Complex Lung Disease. Antimicrob Agents Chemother, 2015, 59(8): 4994-4996.
6. Jarand J, Davis JP, Cowie RL, et al. Long Term Follow Up Of Mycobacterium Avium Complex Lung Disease In Patients Treated With Regimens Including Clofazimine and/or Rifampin. Chest, 2015, Oct 29. doi: 10.1378/chest.15-0543. [Epub ahead of print]
7. Griffith DE, Adjemian J, Brown-Elliott BA, et al. Semiquantitative Culture Analysis during Therapy for Mycobacterium avium Complex Lung Disease. Am J Respir Crit Care Med, 2015, 192(6): 754-760.
8. Lee MR, Sheng WH, Hung CC, et al. Mycobacterium abscessus Complex Infections in Humans. Emerg Infect Dis, 2015, 21(9): 1638-1646.
9. Kasperbauer SH, De Groote MA. The treatment of rapidly growing mycobacterial infections. Clin Chest Med, 2015, 36(1): 67-78.
10. Wallace RJ Jr, Dukart G, Brown-Elliott BA, et al. Clinical experience in 52 patients with tigecycline-containing regimens for salvage treatment of Mycobacterium abscessus and Mycobacterium chelonae infections. J Antimicrob Chemother, 2014, 69(7): 1945-1953.
11. Philley JV, Wallace RJ Jr, Benwill JL, et al. Preliminary Results of Bedaquiline as Salvage Therapy for Patients With Nontuberculous Mycobacterial Lung Disease. Chest, 2015, 148(2): 499-506.
12. Shiraishi Y. Current status of nontuberculous mycobacterial surgery in Japan: analysis of data from the annual

survey by the Japanese Association for Thoracic Surgery. Gen Thorac Cardiovasc Surg, 2016, 64 (1): 14-17.

13. Mitchell JD. Surgical approach to pulmonary nontuberculous mycobacterial infections.Clin Chest Med, 2015, 36 (1): 117-122.

14. Kang HK, Park HY, Kim D, et al. Treatment outcomes of adjuvant resectional surgery for nontuberculous mycobacterial lung disease.BMC Infect Dis, 2015, 15: 76.

15. Zimmermann P, Tebruegge M, Curtis N, et al. The management of non-tuberculous cervicofacial lymphadenitis in children: a systematic review and meta-analysis. J Infect, 2015, 71 (1): 9-18.

16. Gonzalez C, Petersen MG, Miller M, et al. Complex nontuberculous mycobacterial cervicofacial lymphadenitis: What is the optimal approach? Laryngoscope, 2015, Sep 15. doi: 10.1002/lary.25603. [Epub ahead of print]

17. Gonzalez-Santiago TM, Drage LA. Nontuberculous Mycobacteria: Skin and Soft Tissue Infections. Dermatol Clin, 2015, 33 (3): 563-577.

18. Henkle E, Winthrop KL. Nontuberculous mycobacteria infections in immunosuppressed hosts. Clin Chest Med, 2015, 36 (1): 91-99.

附　录

附录一 2015 年结核病相关指南文件

一、国内部分

颅内结核影像学分型专家共识(中华医学会结核病学分会,颅内结核影像学分型专家共识编写组)

颅内结核(intracranial tuberculosis)是结核分枝杆菌通过血行播散引起的一种严重的中枢神经系统结核病,关于颅内结核的命名和影像学分型一直没有统一。随着 CT 与 MR 新技术的应用,影像学在颅内结核诊断和治疗中的重要价值已经被公认,对颅内结核进行统一命名和影像学分类也提到了重要的议事日程上。

为提高我国广大医务人员对颅内结核影像学表现的认识,中华医学会结核病学分会组织全国结核病影像及临床专家制定了"颅内结核影像学分型专家共识"。共识提出将发生于颅内的各种结核病类型统一命名为"颅内结核"。

该共识结合国内外相关文献及临床实际需求,按照结核病发病部位并结合临床与影像学特点,将颅内结核影像学分为以下三种基本类型:

1. 脑膜结核(meningeal tuberculosis) 结核病灶累及脑膜,包括硬脑膜、软脑膜、基底池脑膜及室管膜等。病理改变包括结核性脑膜增厚(狭义的结核性脑膜炎)、脑膜结核球、硬膜下(外)结核性脓肿等。脑膜结核常出现脑梗死、脑萎缩及脑积水等继发性改变。

2. 脑实质结核(brain parenchymal tuberculosis) 结核病灶累及脑实质,包括结核结节、结核球、结核性脑炎和结核性脑脓肿等。

3. 混合型颅内结核(mixed intracranial tuberculosis) 同一病例同时存在脑膜结核和脑实质结核。

共识中重点对上述三型颅内结核的影像学表现进行了图文并茂的描述,在脑膜结核中提出了基底池、侧裂池和软脑膜的增厚在增强 CT 延迟 5 分钟扫描强化效果最佳。对于软脑膜的增厚,在延迟 5 分钟扫描时,增厚的脑膜强化程度增加,而脑沟内的血管密度减低,从而更好地确认软脑膜的增厚。

共识指出,颅内结核结节与结核球由于大小的差异,肉芽肿与干酪样坏死面积的差异在影像学上的表现不尽相同。当直径较小时,无论 CT 还是 MR 大多数表现为实性的结节灶;当直径较大或者干酪样坏死所占比例较大时,表现为环形病灶。CT 与 MR 均需要增强扫描方可清晰显示其典型的影像特征。

在结核性脑炎诊断中 MR 优于 CT,MR 表现为手掌样形态的异常信号,T_1 加权图像为低信号,T_2 加权图像为高信号,有时可见脑回样强化或片状强化。

结核性脓肿增强扫描时脓肿壁明显强化,脓腔则不强化,由于脓液的水扩散受限,扩散加权成像(diffusion weighted imaging,DWI)图像表现为高信号。DWI 可用来鉴别中心液化的结核球与结核性脑脓肿,结核球的液化中心无水扩散障碍,表现为低信号;脓腔内水的扩散受限,表现为高信号,脓腔的表观扩散系数(apparent diffusion coefficient,ADC)值减低。

该共识是国内第一个肺外结核的影像分类标准。其按照发病部位进行颅内结核分型诊断具有三个优势:第一,影像学分类简便,易于临床操作;第二,可以与治疗方案结合,有利于临床选择不同的治疗方案;第三,有机地把病理学分类和病灶的解剖部位相结合。该共识将有助于颅内结核的诊治更加规范和合理。[中华医学会结核病学分会,颅内结核影像学分型专家共识编写组.颅内结核影像学分型专家共识.中华结核和呼吸杂志,2015,38(11):805-809.通信作者:侯代伦,Email:hodelen@126.com;柳澄,Email:cjr.liucheng@163.com]

(侯代伦)

二、国际部分

(一) 2015 全球结核病报告(WHO)

2015 年是与结核病进行斗争的重大时刻。这一年是千年发展目标背景下规定的全球结核病目标最后实现期限,同时也是从千年发展目标过渡到可持续发展目标的新时代,从遏制结核病策略过渡到终止结核病策略的一年。自世界卫生组织建立全球结核病监测系统至今,已过去了 20 年;其间已完成了每年一度的 20 轮数据收集工作。这份全球结核病报告使用来自占世界人口 99% 以上的 205 个国家和领地的数据,记录了预防、诊断和治疗该病方面的进展情况。报告还确认了可以强化努力的领域。

1990 年以来,结核病死亡率下降了 47%,几乎所有的进展是在提出千年发展目标的2000 年以后取得的。在 2000 年至 2014 年,有效的结核病诊断和治疗估计总共拯救了 4300万人的生命。在全世界范围内、世界卫生组织的所有六个区域以及共同占有 80% 的结核病病例的 22 个高负担国家中的 16 个,实现了遏制和扭转结核病发病率的千年发展目标。自从 2000 年以来,全球结核病发病率每年平均下降 1.5%,现在比 2000 年的水平要低 18%。今年的报告显示全球结核病新病例总数比以往数年要高,但这体现了国家数据的增多和改善,而不是该病更多的传播。尽管有这些进展,而且尽管几乎所有病例都可以被治愈,但结核病仍然是世界上最大的威胁之一。

在 2014 年,结核病死亡人数为 150 万人(110 万艾滋病毒阴性患者和 40 万艾滋病毒阳性患者)。全球结核病死亡率为 15/10 万。死亡病例包括 89 万男性、48 万妇女和 14 万儿童。结核病现在与艾滋病毒一样,成为全世界的主要死因之一。2014 年的艾滋病毒致死人数估计为 120 万人,其中包括艾滋病毒阳性患者中的 40 万结核病死亡病例。

据估算 2014 年全球共有 960 万结核病新发病例,平均发病率为 133/10 万。报告发病数居前三位的国家分别是印度(220 万人)、印度尼西亚(100 万人)和中国(93 万人)。其中540 万人为男性、320 万人为妇女和 100 万人为儿童。2014 年全球 960 万结核病新病例中有12% 为艾滋病毒阳性患者。

虽然接受抗逆转录病毒治疗的艾滋病毒阳性结核病患者人数在 2014 年增加到 39.2 万人(相当于报告已知合并感染艾滋病毒的结核病患者的 77%),但这只是在 2014 年罹患结核病的估计达 120 万艾滋病毒携带者的三分之一。抗逆转录病毒治疗适用于所有艾滋病毒阳性的结核病病例。

在 2015 年,实施现有干预措施所需的资金缺口达 14 亿美元。据最近期的估算,每年用于研究与开发方面的资金缺口也类似,约达 13 亿美元。

从 2016 年开始,目标是要通过实施终结结核病策略来终止全球的结核病疫情。世界卫生大会在 2014 年 5 月通过了该策略，其具体目标与新通过的可持续发展目标相联系，可以作为供国家使用的蓝图，以便到 2030 年使结核病死亡人数减少 90%（与 2015 年的水平相比），使新病例数减少 80% 并确保所有家庭都不会承受结核病造成的灾难性经济负担。

在全球，估计有 3.3% 的结核病新病例和 20% 的曾接受治疗病例罹患耐多药结核病，这一水平在最近数年内少有变化。估计在 2014 年发生的 48 万例耐多药结核病病例中，被发现和报告的例数仅约为四分之一，即 12.3 万例。2014 年，估计有 19 万人死于耐多药结核病。

在 2014 年接受耐药性检测的结核病患者之多前所未有。在全世界，对 58% 曾接受治疗的患者和 12% 的新病例进行了检测，而 2013 年的数据分别为 17% 和 8.5%。这一改进是部分由于采用了快速分子检测法。如果 2014 年通报的所有结核病病例都能接受耐药性检测，估计会发现 30 万例耐多药结核病病例，其中半数以上（54%）出现在印度、中国和俄罗斯联邦。

全世界发现的病例数（12.3 万例）仅占全球估计数的 41%，并仅占 2014 年估计发生的 48 万例耐多药结核病新发病例的 26%。检出方面的差距在西太平洋区域最大，检出的病例数仅为估计罹患耐多药结核病通报病例数的 19%（中国的数据为 11%）。

在 2014 年，开始接受耐多药结核病治疗的人数总共达 11.1 万人，与 2013 年相比增加了 14%。接受治疗的患者与新近通报的耐多药结核病或对利福平耐药结核病病例之间的比率，在全球为 90%。在 27 个耐多药结核病高负担国家中的 15 个以及在欧洲区域和美洲区域，比率达到 90% 以上。在全球，仅 50% 的耐多药结核病患者得到成功治疗。但是，在报告 2012 年人群结果的 127 个国家和领地中，有 43 个达到了 2015 年耐多药结核病患者治疗成功≥75% 的目标，其中包括三个耐多药结核病高负担国家（爱沙尼亚、埃塞俄比亚和缅甸）。

到 2015 年，已有 105 个国家报告发生了广泛耐药结核病。据估计，9.7% 的耐多药结核病患者罹患广泛耐药结核病。（WHO. Global tuberculosis report 2015. WHO/HTM/TB/2015.22）

（姜晓颖　刘宇红　唐神结）

（二）潜伏结核感染管理指南（WHO）

潜伏结核感染是指结核分枝杆菌抗原引发的人体持续的免疫反应而缺乏活动性结核病临床依据的状态。全球 1/3 人口伴有结核潜伏感染，其中约 10% 将发展为活动性结核病，而大部分发生在感染后 5 年之内。目前采取的预防性治疗手段其有效性在 69%~90% 之间，高危人群结核潜伏感染的系统诊断和治疗是 WHO《终止结核病策略》中八点框架的重要内容，策略的终极目标是在结核病低发国家消灭结核病。

WHO 指出，必须了解扩大潜伏结核感染认知的重要性。2014 年 WHO 颁布了潜伏结核感染管理指南，指南着重涉及高收入及中高收入、结核发病率低于 100/10 万的国家，因为依据目前的结核病流行特点及资源分布，只有这些国家也许会从中获益。指南的总体目标是为高危人群结核潜伏感染的循证医学诊断、治疗提供公共卫生措施，包括确定的干预流程、推荐具体治疗方案。根据各国资源、结核病流行特点、传播强度、卫生管理系统等不同差异，指南还希望能为制定国家潜伏结核感染管理规程提供参考基础。（WHO. Guidelines on the management of latent tuberculosis infection. WHO/HTM/TB/2015.01）

（张青　刘宇红　唐神结）

（三）结核分枝杆菌／艾滋病病毒双重感染防治联合行动监测和评价指南：2015 年修订版（WHO）

WHO 指出，监测结核分枝杆菌／艾滋病病毒双重感染（TB/HIV）防治联合行动实施情况并对活动效果进行评价非常重要。这需要通过有效的监测和评价系统予以实现，以便在不同规划间、不同患者间及其不同捐赠方间建立相应的问责机制。制定 TB/HIV 防治联合行动监测和评价指南将有助于这一工作的开展。该指南第一版于 2004 年制定，并将 TB/HIV 防治联合行动作为国家 TB/HIV 规划整体活动的一部分。之后，为了协调各主要利益相关者监测和评价方法和指标，2009 年进行了二次修订。当前版本依据目前 TB/HIV 防治联合行动取得的最新进展进行了再次修订，旨在通过完善数据质量管理进一步推进 TB/HIV 联合行动深入开展。

《结核分枝杆菌／艾滋病病毒双重感染防治联合行动监测和评价指南（2015 年修订版）》由世界卫生组织、美国总统防治艾滋病紧急救援计划、联合国艾滋病规划署、抗击艾滋病、结核病和疟疾全球基金紧密合作并在这些合作伙伴和国家规划开展广泛磋商基础上制定而成。修订后的指南重点关注数据质量及其对规划运行情况的指示作用。监测指标大体分为全球和国家层面使用的核心指标和可选指标两大类。核心监测指标一方面可以实现既往 TB/HIV 关键性活动的干预效果，另一方面通过对一些核心指标进行完善，用以提高数据的准确性或扩大监测范围。另外，针对目前未开展系统性监测的活动增加了新的监测指标如死亡率、医务工作者结核病发生风险、加强患者发现带来的级联效应、快速诊断方法的可及性、早期开展抗逆转录病毒治疗等。此外，可选指标有助于根据不同国情和需要用以监测其他重要的 TB/HIV 联合行动干预效果。（WHO. A guide to monitoring and evaluation for collaborative TB/HIV activities：2015 revision. WHO/HTM/TB/2015.02.WHO/HIV/2015.1）

（高静韬　刘宇红　唐神结）

（四）国家结核病预防、关怀和控制战略计划制定工具包：如何制定国家战略计划（WHO）

国家结核病防控和患者关怀战略计划（NSP）是一个国家有效执行结核病既定政策的关键性工具。它必须体现国家结核病防治规划（NTP）的愿景，并与国家总体卫生政策、策略以及国家总体卫生发展计划保持一致。对于全球性公共卫生问题，如结核病，国家战略计划制定应依照各国实际对全球战略做出调整。制定国家战略计划需对本国结核病流行病学情况进行深入分析，了解结核病控制现状，遵循科学、理性制定过程。NSP 需覆盖一定时间段，通常至少为 5 年，要求目标明确并与现行结核病控制策略总体目标保持一致。

NSP 作为至关重要的战略性文件用以指导国家卫生部门管理和开展适宜的结核病控制活动，同时它也是实现 2015 年后全球卫生可持续发展目标统一行动的组成部分。协助制定 NSP 的工具包已问世，该工具包通过 5 大关键组件可帮助 NTP 管理者和所有参与结核病规划管理的利益相关者制定新的及完善现有的 NSP。该工具包提供了明确的方法学指导，将终止结核病战略制定成为完善的、可憧憬性的 NSP。事实上，健全并富有魄力的计划是能够以提供更好的患者关怀和实现结核病控制为出发点，最终将其作为公共卫生问题予以消除。（WHO. Toolkit to develop a National Strategic Plan for TB prevention, care and control：Methodology on how to develop a national strategic plan. WHO/HTM/TB/2015.08）

（高静韬　刘宇红　唐神结）

(五)实施结核病诊断:政策框架(WHO)

WHO 关于结核病预防、关怀和控制 2015—2035 年(终止结核病策略)的全球战略将结核病早期诊断置于优先位置,结核病早期诊断应该包括药敏试验的普遍可用性和系统筛查密切接触者和高危人群。因此,所有的国家结核病控制项目应该优先建立一个稳固的结核病实验室网络,结核病实验室应具有恰当的生物安全标准、使用现代化的诊断方法、使用标准化的操作程序(SOPs)和合适的质量控制程序、并配备有资质和充足的人力资源。这些优先事项应全面写入国家战略计划。

2015 年 4 月 27 日,全球结核病计划,WHO 发起了实施结核病诊断的政策框架,它展现为介绍 WHO 推荐的结核病诊断技术的结构化框架。预期各国将根据实际流行病学形势和资源采用这一政策框架。没有一个政策框架能解决所有问题,因为各国资源和需求的多样化,以及结核病、HIV 合并结核病和耐药结核病在流行病学上的地理变异。

因此,该文件目的是为实施结核病诊断提供一般性的框架或模板。它包括为发展和实施结核病实验室国家策略所需要的管理、技术和操作程序,以保证结核病的早期诊断和 DST 的普遍可用,以及确保可系统筛查结核病接触人群和高危人群。(WHO. Implementing tuberculosis diagnostics:A policy framework. WHO/HTM/TB/2015.11)

(王柱荣　刘宇红　唐神结)

(六)结核病耐药监测指南(第五版)(WHO)

《结核病耐药监测指南(第五版)》是 1994 年、1997 年、2003 年和 2009 年发布版本的更新。第五版指南考虑到了实验室诊断技术的新进展和新版 WHO 指南,包括快速筛查具有 MDR-TB 风险的分子线性探针技术,在成人和儿童中诊断肺结核和肺外结核的 Xpert MTB/RIF 技术和 Xpert MTB/RIF 的实施手册。

《结核病耐药监测指南(第五版)》还包含了由 WHO 和国际结核病与肺部疾病联盟(联盟)发起的全球结核病耐药监测项目(全球项目)的 20 年经验。这是世界上监测微生物耐药历史最长、规模最大的项目。自 1994 年发起,全球项目已经收集和分析了来自 144 个国家的国家监测系统和抽样调查的耐药数据。在一系列报道中定期发布了这些耐药监测数据。自 2012 年,耐药监测数据包含于全球结核病报告中每年发布一次。2014 年全球结核病报告包括了占全球人口和估计 TB 患者 95% 的 144 个 WHO 成员国提供的数据。

全球项目作为公共平台可评估国家、地区和全球水平耐药结核病的强度和趋势。它定量了全球 MDR-TB 和 XDR-TB 负担。更重要的是,它通过提供国家负担和耐药谱分布的重要数据而帮助国家制定加强 MDR-TB 管理的策略。

《结核病耐药监测指南(第五版)》的目的是帮助国家结核病控制规划(NTPs)制定最强的可能监测方法,从定期的国家特定抽样调查开始。终极目标是建立基于系统的药物敏感性试验的常规持续性监测系统。尽管开展的监测方法在国家与国家之间并不相同,这些指南可促进在全球项目的监测中形成一些标准化的标准,以保证结果在参加国间以及同一国家不同时间段间具有可比性。

该版指南的目标读者是 NTPs,特别是由 NTP 领导者、实验室专家、物流专员、流行病学家和统计学家构成的理想监测团队。

该版指南分为 3 部分。第一部分描述了全球项目的准则,这些准则是持续性监测体系和调查的基础。第二部分描述了计划和实施为确定特定地区 MDR-TB 负担的调查以及管理和解释收集数据所需的步骤。第三部分描述了一种监测耐药趋势随时间变化的方法,该方法与已开展过调查具有 MDR-TB 负担基线数据的国家有关。

2009 年世界卫生大会决议"预防与控制 MDR-TB 和 XDR-TB"重申了需要加强耐药结核病监测。该决议要求所有成员国"实现 MDR-TB 和 XDR-TB 诊断和治疗的广泛可及",包括通过"加强医疗信息和监测系统确保检测和监测 MDR-TB 和 XDR-TB 的流行病学概况,和监测在它的预防与控制方面的成绩"。(WHO. Guidelines for surveillance of drug resistance in tuberculosis - 5th edition. WHO/HTM/TB/2015.13)

(王桂荣　刘宇红　唐神结)

(七) WHO 活动性结核病系统筛查操作指南(WHO)

世界卫生组织已经颁布有关活动性结核病筛查指南,并提供了如何甄别高危人群的方法和步骤。因为筛查费用昂贵,而受筛查者获益相对较低、假阳性较多,故应按规范进行,不宜盲目开展。指南中重点强调筛查需针对高危人群,根据流行病学、社会学及卫生体系的不同做具体分析。

本文件对如何实施 WHO 指南提出以下适用于任何国家或地区的筛查策略:

1. 评估当地具体情况。

2. 确定筛查目标。

3. 针对特定的高危人群。

4. 选择筛查工具、判定标准及方法。

5. 明确实施筛查计划的经费来源。

6. 监督和评估筛查策略。

本文件同时描述了一个在线工具,可帮助识别和优化高危人群,并选择适当的筛查和诊断流程。这一工具在最初建立有针对性的筛查策略时会有所帮助,但在后期计划制定的过程中,需要考虑工具中包含的其他若干因素。本文件还包含其他辅助项目计划制定和实施的在线参考资料。(WHO. Systematic screening for active tuberculosis:an operational guide. WHO/HTM/TB/2015.16)

(张青　刘宇红　唐神结)

(八) 终止结核病策略的数字医疗:行动纲领(WHO)

此离线网站提供了世界卫生组织全球结核病规划正在关注的结核病"行动纲领",这些资源有助于结核病决策者们将适宜的数字医疗干预措施加入其工作中并与 WHO 终止结核病策略各要素相关联。此行动纲领由欧洲呼吸学会和其他提供技术与资金支持的合作者共同制定,并于 2015 年 9 月 29 日在阿姆斯特丹举行的欧洲呼吸学会国际大会上启动。访问离线网站所需文件存放于压缩文件中。请下载该压缩文件并将其存储在您的电脑、笔记本、平板电脑或手机中。解压文件到您设备合适磁盘中。在浏览器页面打开"home.html"文件(通常双击打开),然后,您就可以通过文件不同板块进行导航浏览。您无须联网就可浏览主要内容,但有些链接只能在联网情况下才可打开。

结核病对全球性公共卫生造成严重威胁,2013 年 150 万人死于结核病,900 万罹患结核病。当前日新月异的信息化和通信技术发展为从不同方面抗击结核病提供了难得的机会。此纲领提出将数字医疗整合入结核防治的战略发展方向以支持世界卫生组织制定的终止结核病策略。

终止结核策略的数字医疗 - 行动纲领包括：

1. 倡导结核病防治规划、其他国家机构以及所有利益相关者将数字医疗整合入其终止结核病策略行动中。信息化和通信技术有助于推进患者关怀、疫情监测、规划管理、人力资源能力建设（在线学习）和社区参与各项活动。

2. 以有限、可及的能体现数字医疗干预对于终止结核病成效的证据为依据，指导规划朝有前景的方向作出努力。

3. 加大对数字医疗干预措施的监测和投入，以获得更多有关其使用效果和影响方面的证据。（WHO. Digital health for the End TB Strategy-an agenda for action. WHO/HTM/TB/2015.02. WHO/HIV/2015.21）

（高静韬　刘宇红　唐神结）

（九）关于在资源有限的结核病和 HIV 高流行国家对成人和青少年 HIV 感染者进行 36 个月异烟肼预防性治疗的建议：2015 年更新版（WHO）

2011 年，WHO 有条件地推荐在结核病高疫情、高流行地区，对于 HIV 感染者使用至少 36 个月的异烟肼预防性治疗（isoniazid preventive therapy，IPT）。WHO 对 36 个月 IPT 和 6 个月 IPT 的益处和危害的证据进行了重新评估，并就其做出了如下推荐：在资源有限的结核病高流行地区，HIV 感染的成年人和青少年，如果结核菌素试验阳性或未知，在完全排除活动性结核的情况下，应该给予至少 36 个月的异烟肼预防性治疗（IPT），无论患者是否正在接受抗逆转录病毒治疗、免疫抑制程度如何、既往是否有结核病史、以及是否正在怀孕。有关的证据质量为低。在一定条件下推荐主要是因为持续的 IPT 治疗需要考虑当地结核病疫情、医疗系统的条件、规划的优先领域以及患者的依从性。（WHO. Recommendation on 36 months isoniazid preventive therapy to adults and adolescents living with HIV in resource-constrained and high TB and HIV-prevalence settings：2015 update. WHO/HTM/TB/2015.26）

（张青　刘宇红　唐神结）

（十）WHO 终止结核病策略的第三大支柱：全球结核病研究行动框架（WHO）

在过去的 15 年里，与结核病的抗争取得了长足进展，但结核病与 HIV/AIDS 仍是致死率最高的感染性疾病，每年死亡人数达 150 万人，同时造成数百万人感染。新的、被 WHO 成员国广泛采纳的 WHO 终止结核病策略于 2014 年 5 月在世界卫生大会正式通过，为终止全球结核病疫情的流行勾勒了美好的蓝图。这一策略的目标是到 2030 年结核病发病率降低 80%，死亡率降低 90%，到 2020 年消除因结核病带来灾难性花费的家庭。

达到上述宏伟目标必须采用新的革命性技术，如结核病感染和发病的快速、便捷诊断方法，短程治疗方案和有效的疫苗等，同时必须加强基础研究，促进高端研究发现新工具，最终使之转化，为各国、各地区提供服务。为了推动基础研究，WHO 以 2014 年 11 月在斯德哥尔摩由 WHO、斯德哥尔摩市政府和卡罗林斯卡学院共同主办的全球结核病研究咨询会议的结果为基础，制订了今后 10 年（2016—2025 年）高质量结核病研究全球行动框架，提出了如何加强所有国家结核病研究能力，如何在国际层面支持结核病研究，特别强调中等收入且结核病高负担国家。

全球结核病研究行动框架的目标是：①加强各国结核病研究和创新力度，尤其是低中收入国家，制定各自结核病研究计划，提高科研水平。②在全球范围内分享创新成果，讨论结核病研究进展，发展区域性、全球性网络，促进能力建设。

全球结核病研究行动框架广泛适用于各类机构和个人,包括卫生部及国家结核病规程、科技部、国家级研究所、学院、研究者、国际、国内捐赠机构及社会团体。(WHO. A global action framework for TB research in support of the third pillar of WHO's end TB strategy. WHO/HTM/TB/2015.26)

(张青　刘宇红　唐神结)

附录二 2015年结核病防治大事记

一、国内部分

1. 2015年1月12日,国家卫生计生委召开新闻发布会,会上介绍2014年中国卫生计生十大新闻、2014年卫生计生工作进展,并部署了2015年重点工作,分级诊疗将是其中的重要内容。提出了将高血压、糖尿病等慢性病和结核病防治管理为突破口,探索按病种打包、上下联动的办法,推动建立基层首诊、双向转诊、急慢分治、上下联动的分级诊疗模式。

2. 2015年3月,"全国结核病定点医疗机构现状调查"全面展开。为全面了解结核病定点医疗机构的现状,更好地发挥其作用,国家卫生计生委疾控局委托中国疾控中心结核病防治临床中心开展了"全国结核病定点医疗机构现状调查"。调查以全国各省、地市、县级结核病定点医疗机构以及各地儿童结核病定点医疗机构为调查对象,内容涵盖医疗机构基本情况、人力资源和收支情况、临床诊疗能力、肺结核发现、治疗和管理情况、医疗保障情况、结核病实验室、感染控制等。调查结果将为卫生计生行政部门提供结核病定点医疗机构的完整现状信息,为制定相关政策提供依据。

3. 2015年3月17~18日,全国省级结核病防治所长会在北京召开。来自全国32个省(自治区、直辖市)疾控中心及结核病防治所的领导和专家共计140余人参加了会议。中国疾病预防和控制中心王宇主任在开幕式上指出,2015年要重点关注以下四个方面:第一,充分发挥疾控机构优势,做好技术支撑;第二,认真做好《全国结核病防治规划(2011—2015)》评估工作,充分论证"十三五"规划思路;第三,加强实验室能力建设,推进实验室网络发展;第四,协助国家卫生计生委,做好结核病综合防控试点工作。会议对2014年全国结核病防治工作进展进行了全面的总结,并布置了2015年全国结核病防治工作。

4. 2015年3月24日是第20个"世界防治结核病日",活动主题为"你我共同参与,依法防控结核——发现、治疗并治愈每一位患者"。3月23日,"世界防治结核病日"主题宣传活动在首都师范大学举行,国家卫生计生委副主任王国强出席了活动并讲话。活动现场,康辉、蒋雯丽、濮存昕等被新聘为结核病防治宣传大使。现场还表彰了在2014年度"百千万志愿者结核病防治知识传播行动"中表现突出的组织、团体和个人。

5. 2015年3月23日,为推广"结核帮"、"结核医生"APP和"结核助手"APP的使用,使更多结核病专业人员和患者受益,中国疾控中心结核病防治临床中心通过全国结核病远程医疗咨询及培训平台举行了"3·24"世界防治结核病日"移动互联网助力结核病防控"主题活动启动仪式,号召全国医务人员安装、下载"结核帮"、"结核医生"APP,让结核病最新资讯迅速抵达每一个结核病诊疗、防治、管理及基础研究人员;同时动员结核病患者安装"结核助手"APP,使其获得更专业、更便捷的服务。让移动互联网技术助力我国的结核病防控。来自全国23家医院和结核病防治机构的领导和专家通过远程平台参加了启动仪式。

6. 2015年3月27日,中国CDC结核病防治临床中心联合北京结核病控制研究所、通州区卫生局共同发起"结核助手"推广活动。临床中心副主任李亮、北京市结核病控制研究所所长洪峰、通州区卫生局相关领导走进通州区潞城镇卫生院为通州区结核病防治所、疾病预防控制中心等单位讲解"结核助手"APP软件,正式开启试点工作。李亮副主任指出,"结核助手"APP是一种很好的管理方式,它不仅能对患者起到督促指导的作用,也能够方便患者与医生交流、咨询。会上,北京结核病控制研究所洪峰所长、通州卫生局副局长蔡力凯共同表示"结核助手"等互联网新技术将大大便利患者的管理和服务。

7. 2015年3月31日,中盖结核病防治合作项目2015年度会议在北京举行。会议全面总结和分析了2014年度项目工作,部署了2015年度工作重点。来自国家卫生计生委、国家食品药品监督管理总局、民政部、盖茨基金会北京代表处、中国疾病预防控制中心、美国帕斯北京办公室、山东大学及项目地区相关机构的代表约120人参加了会议。会议肯定了中盖结核病项目二期实施以来对推动试点地区结核病防治工作的策略创新等方面的进展,以及对推进医改、强化新型结核病防治服务体系的重要影响和作用。

8. 2015年3月31至4月1日,全国省级结核病参比实验室会议在湖北省荆州市召开。来自全国32个省、自治区、直辖市、新疆生产建设兵团疾病预防控制中心及结核病防治所分管所长及实验室骨干共计80余人参加了会议。会议对2014年全国结核病实验室工作进行了总结,并就2015年全国结核病实验室重点工作、"十二五"期间我国结核病实验室网络建设情况、全国实验室质量保证工作中熟练度测试结果、新技术在全国的应用情况以及新型服务体系下结核病疾病预防控制机构和定点医疗机构实验室工作的分工和职责等做了报告。

9. 2015年4月25日,EasyNAT®结核分枝杆菌核酸检测试剂盒应用评估启动会在杭州召开。参加会议的有"全国结核病医院联盟"主任许绍发、副主任李亮,医院联盟22家项目单位的项目负责人及优思达生物技术有限公司相关工作人员。会上,项目负责人和实验室专家对项目方案、实验室方法和操作都进行了详尽的阐述和培训,大家利用会议的机会认真学习并积极地进行交流,为评估项目的顺利实施打下良好的基础。

10. 2015年5月12~13日,全国结核病防治统计监测研讨会在北京召开。中国疾病预防控制中心结核病控制中心(简称中国疾控中心结控中心)成诗明副主任、中国疾控中心信息中心马家奇主任和葛辉副研究员、中国疾控中心结控中心各部门主任和成员以及来自全国32个省、自治区、直辖市、新疆生产建设兵团疾控中心及结核病防治所结防科科长及统计监测骨干共计100余人参加了会议。会议就信息安全及隐私设置的目的意义、2014年全国结核病疫情分析及监测工作进展、疾病预防控制信息系统用户权限与隐私安全管理、分省联系机制与督查工作方案等内容进行了介绍和讨论。

11. 2015年5月21~22日,第一届"北京国际结核病论坛"在京隆重召开。本次论坛主题为"创新合作,防治结核"。论坛开幕式由李亮教授主持。许绍发教授在开幕式致辞,他说,举办国际论坛旨在加强国内外结核病学科之间的交流与联系,学习国内外先进诊疗技术,搭建我国与国际结核病防治技术交流平台,建立国际结核病防治技术沟通机制,促进我国和国际结核病防治工作的共同发展,拓展新的合作领域。本次论坛吸引了来自国内外近300名专家、学者前来就结核病预防、控制、基础与临床方面的国内外进展进行广泛深入的探讨与交流。为本次论坛带来精彩报告的国内外嘉宾有Nick Paton教授、Fabio Scano教授、Daniel Chin教授、Douglas Lowrie教授、Wing Wai Yew教授、李亮教授、唐神结教授、高谦教授、卢水华教授和初乃惠教授等就结核病的现状、结核病分子流行病学进展、结核病基础研究进展、抗结核药物研发及其应用、结核病和儿童结核病诊治进展以及耐药结核病治疗进展等国内外热点问题进行了生动的演讲。

12. 2015 年 5 月 21 日,设立于北京市结核病胸部肿瘤研究所、中国疾控中心结核病防治临床中心的世界卫生组织结核病研究和培训合作中心(以下简称合作中心)第六次续约仪式在北京举行。北京市医管局副局长于鲁明,世界卫生组织驻华代表处疾病控制组组长施南,首都医科大学附属北京胸科医院院长、世界卫生组织结核病研究和培训合作中心主任许绍发,以及国内外 200 余名结核病及相关领域的专家学者出席了仪式。仪式由首都医科大学附属北京胸科医院副院长、世界卫生组织结核病研究和培训合作中心副主任李亮主持。许绍发院长、于鲁明副局长、施南先生分别致辞。最后,于鲁明副局长、施南先生、许绍发主任共同为合作中心揭牌。

13. 2015 年 5 月 29 日,第三届全国骨关节结核规范化诊疗及新进展研讨会在青岛市召开。研讨会由首都医科大学附属北京胸科医院、《中国防痨杂志》、中国防痨协会结核病临床专业委员会骨关节结核学组联合主办,青岛市胸科医院承办。来自全国 20 多个省市,60余家单位的近 200 位专家、学者参加此次研讨会。

14. 2015 年 6 月 2~3 日,中国疾控中心结控中心在广东省东莞市组织召开了全国结核病防治健康促进研讨会。中国疾控中心结控中心副主任陈明亭、中国疾控中心结控中心健康促进与培训部和办公室的专家、广东省卫生计生委、省结控中心和地市疾控中心及来自全国 29 个省(直辖市、自治区)的健康促进负责人及骨干共 60 余人参加了会议。

15. 2015 年 6 月 9~10 日,世界卫生组织双年度合作项目伊犁哈萨克自治州结核病防控试点总结会议在伊宁县顺利召开。该试点工作于 2014 年 9 月在伊宁县开始启动,并于2015 年 5 月结束,试点旨在通过采取肺结核主动发现以及提供患者交通和营养补助等措施,探索在偏远、贫困少数民族地区提高肺结核患者发现水平及治疗依从性的可行性。来自中国疾控中心结核病预防控制中心、自治区、伊犁哈萨克自治州及其 6 个县区的卫生计生委、疾控中心、伊宁县定点医院以及伊宁县所辖 20 个乡镇卫生院的有关领导和专业技术人员共计 70 余人参加了本次总结会议。

16. 2015 年 6 月 11~13 日,中国防痨协会基础细菌免疫专业委员会科学研究与结核病防治高峰论坛暨培训班在山东临沂召开。参加会议的有来自中国科学院、中国医学科学院、中国防痨协会、美国科学院、哈佛大学医学院、日本国家结核病研究所、加拿大麦吉尔大学、中国台湾疾病管制署、澳门结核病防治所、复旦大学以及各省疾病预防控制机构和结核病医院等单位的专家学者以及企业代表约 450 人出席了大会。

17. 2015 年 7 月 3~5 日,由中国疾控中心结核病防治临床中心、复旦大学附属华东医院、首都医科大学附属北京胸科医院、全国结核病医院联盟共同主办,武汉市肺科医院承办的2015 年全国结核病学术大会在湖北省武汉市顺利召开,大会主题是"信息化助力结核病防控"。来自国内外结核病医疗、防治和科研领域的近 1700 名专家、学者、嘉宾和合作伙伴云集一堂,共同交流和探讨结核病领域的经验和进展。大会开幕式由结核病学分会候任主任委员、北京胸科医院副院长李亮主持,中华医学会结核病学分会主任委员高文教授致辞。国家卫生计生委疾控局结防处王维真处长在发言中向结核分会多年来为结核病防治工作做出的不懈努力和突出贡献表示感谢。中国防痨协会理事长王撷秀、湖北省卫生计生委副主任张瑜在开幕式上分别代表兄弟协会和东道主讲话。本次学术大会不仅邀请了来自海内外结核病临床、防治和研究领域的顶级专家,还邀请到来自中华医学会糖尿病学分会、中华护理协会、中华医学会热带病与寄生虫学分会等其他相关专业学会的专家进行交流。两天的会议期间安排了全体大会、国际论坛、护理论坛以及 11 个专场、7 个卫星会议,权威云集、内容丰富,旨在开拓视野、分享经验、加强交流,促进结核病防治事业的繁荣发展。

18. 为了让更多的医师准确及时治疗结核病合并糖尿病,提高诊断率和治疗质量,中华医学会结核病学分会和糖尿病学分会强强联手,于 2015 年 7 月初,在湖北武汉举办的"2015年全国结核病学术大会"上正式启动了中国首个"结核病合并糖尿病临床治疗指南"的编撰工作。

19. 2015 年 8 月 29 日,全国结核病医院联盟第三次常委会在山东枣庄市滕州市顺利召开,来自全国结核病医院联盟的 20 家主委、副主委和常委单位的 30 余位领导和专家参加了会议。会议由中国疾控中心结核病防治临床中心办公室刘宇红主任主持,中国疾控中心结核病防治临床中心主任 / 首都医科大学附属北京胸科医院院长许绍发首先致辞。随后,枣庄市卫生计生委马守玉主任对各位专家的到来表示了欢迎和感谢。中国疾控中心结核病防治临床中心 / 首都医科大学附属北京胸科医院李亮副院长对联盟过去的工作进行了总结汇报,并提出了联盟下一步的工作重点。之后,各与会领导对李亮院长的工作报告及联盟的工作方向进行了讨论,并提出了建设性的建议。

20. 2015 年 9 月 3~6 日,由首都医科大学附属北京胸科医院、兰州市肺科医院、中国疾控中心结核病防治临床中心和全国结核病医院联盟联合主办的首届"中国西部耐药结核病论坛"暨 2015 年全国耐药结核病基础、临床和控制进展学习班于在甘肃省兰州市隆重召开。本次论坛及学习班吸引了来自全国 200 余名专家、学者、学员前来就耐药结核病预防与控制、基础与临床方面的国内外进展进行广泛深入的探讨与交流。

21. 2015 年 10 月 10 日,中国防痨协会第十一届第一次常务理事会圆满结束,会议讨论通过了中国防痨协会分支机构管理办法、5 年工作计划框架和 2015 年工作重点、2015 年两刊编委会改选计划、中国防痨协会 2016 年全国学术会议计划等议题。

22. 2015 年 10 月 22 日,中国国家卫生计生委与盖茨基金会签署第二轮结核病防治合作备忘录,明确在未来三年中,基金会将与国家卫生计生委合作开展第二轮结核病防治项目(2016—2018 年),赠款金额总计 1760 万美元(约合 1.1 亿元人民币),国家卫生计生委将在前期合作成果的基础上,利用这笔资金在选定的省份全面提升结核病综合防治体系。

23. 2015 年 10 月 28 日,由盖茨基金会和哈佛大学联合举办,中国疾控中心协办的卫生改革和结核病防治项目研讨会在北京召开。国家卫生计生委体制改革司、法制司、疾控局、卫生发展研究中心,民政部,国务院发展研究中心,世界卫生组织驻华代表处,盖茨基金会,中国疾控中心,天津市疾控中心,哈佛大学、牛津大学、斯坦福大学、北京大学和山东大学等机构的领导和专家学者,以及项目二期江苏、湖北、陕西和宁夏四省卫生计生委、疾控中心和结防所等机构约 60 人参加了此次会议。会议主要就在新的卫生改革形势下如何更好地加强结核病防治工作进行相关汇报与讨论。

24. 2015 年 11 月 12 日,2015 年"结核病医院院长论坛"暨"全国结核病医院联盟及全国结核病临床试验合作中心年度会议"在江苏省苏州市召开。来自全国各地的百余家结核病医院院长参加了会议。本次会议是由中国疾控中心结核病防治临床中心、全国结核病医院联盟 / 全国结核病临床试验合作中心主办,由首都医科大学附属北京胸科医院、苏州市第五人民医院承办。"全国结核病医院联盟"和"结核病临床试验合作中心"自 2013 年成立以来,在各个成员单位的大力支持下开展了大量的工作,包括政策探讨、能力建设、科研合作、信息收集等。联盟的队伍也在不断发展壮大,成员数量由最初成立时的60家结核病医院发展到目前的80家,合作中心成员由最初的12家增长到19家。中国疾控中心结核病防治临床中心主任许绍发在开幕式上致辞。与会者们回顾、总结了联盟过去一年的工作,并共同商议、规划了"联盟"和"合作中心"未来的发展方向和工作计划。

25. 2015年11月24~25日,由国家卫生计生委主办,中国疾控中心结核病防治临床中心承办的全国结核病综合防治服务模式培训班在京举行。这是国家层面首次针对新型结核病防治服务体系建设中定点医院的使命、责任、工作要求进行全面培训。国家卫生计生委疾控局副局长王斌、巡视员孙新华、结核病防治处处长王维真、中国疾控中心结核病防治临床中心副主任李亮、结核病预防控制中心主任王黎霞以及来自全国各省卫生计生委、省级结核病医院结防机构的150余位相关领导和专家参加培训。国家卫生计生委疾控局副局长王斌出席了会议并致辞。培训班为期两天,结防处王维真处长、临床中心李亮主任等做了精彩的演讲。此外,培训班还邀请上海、浙江、新疆、宁夏、湖北当阳、广西隆安就当地结核病防治服务体系建设进行了经验交流。

26. 2015年11月25日,受国家卫生计生委委托,中国疾控中心结核病防治临床中心顺利召开了"结核病定点医疗机构工作质量考核指标"专家研讨会。国家卫生计生委疾控局结防处王维真处长、中国疾控中心结核病防治临床中心李亮副主任、中国疾控中心结控中心王黎霞主任、中国防痨协会成诗明秘书长、天津市疾控中心王撷秀教授、上海肺科医院肖和平教授以及来自全国20余家结核病医疗机构40余人参加了此次会议。国家卫生计生委王维真处长在讲话中指出,规范定点医疗机构结核病对结核病的诊断治疗和管理,制定结核病定点医疗机构工作质量考核指标是非常必要的。临床中心办公室刘宇红主任对结核病定点医疗机构工作质量考核指标进行了介绍。中国疾控中心临床中心李亮副主任进行了总结。

27. 2015年12月12日,中国防痨协会在广东省广州市召开了"全国防痨协会理事长和秘书长会议",全国近30个省(自治区、直辖市)防痨协会和香港特别行政区的理事长、秘书长参加了本次会议。会议共同审议并同意了联合体章程,中国防痨协会秘书处介绍了2016年全国学术大会和会员发展工作。

28. 2015年12月15~16日,中盖结核病项目办公室在北京组织召开了项目二期结核病预防控制综合模式终末评估报告中外专家研讨会,中国疾控中心结控中心、盖茨基金会、美国杜克大学、山东大学、南京医科大学、华中科技大学、西安交通大学、荷兰皇家防痨协会、国家项目咨询专家和美国帕斯北京代表处的专家学者20余人参加了此次会议。会议围绕如何真实反映各项干预措施在东、中、西3个试点地区的执行情况、客观评价其实施效果展开讨论。

29. 2015年12月18日,京津冀结核病协作中心在河北省胸科医院启动,此中心的成立标志着京津冀三地结核病医疗和防控机构在医疗技术、人才培养、技术创新、医院管理、疫情联动等多方面合作正式启动。"京津冀结核病协作中心"将实行主任委员负责制。主任委员任期一年,由北京胸科医院、河北胸科医院、天津海河医院按顺序轮流担任。

30. 2015年12月21日,《中国防痨杂志》第九届编辑委员会和《结核病与肺部健康杂志》第二届编辑委员会第一次全体会议于在深圳隆重召开。来自国内31个省市自治区、我国香港地区以及国外近200余名两刊编委参加了会议。中国防痨协会刘剑君理事长、王撷秀前任理事长等应邀出席了会议。会议开幕式由成诗明副理事长兼秘书长主持。刘剑君理事长和王撷秀前任理事长分别在开幕式做了重要讲话。成诗明副理事长兼秘书长介绍了杂志编委会筹建情况,宣布新一届的编委会正式成立,肖和平教授、唐神结教授分别受聘为《中国防痨杂志》第九届编辑委员会主编和《结核病与肺部健康杂志》第二届编辑委员会主编。随后,中国防痨协会领导为两刊编委会主编、副主编及委员代表颁发了聘书。

31. 2015 年 12 月 27 日,中国疾病预防控制中心结核病防治临床中心在北京组织召开了"全国结核病医院联盟样本库建设专家研讨会",来自北京胸科医院、上海肺科医院、上海疾病预防控制中心、河北省胸科医院、山东大学、内蒙古医科大学的专家参加了会议。会议由临床中心办公室刘宇红主任主持,"医院联盟"执行副主任、北京胸科医院李亮副院长在讲话中指出,建设联盟样本库是落实医院联盟倡导的"数据共享、学术交流、科研合作"方针,进一步促进医院之间的资源共享和科研协作的重要举措。专家们就联盟样本库下一步建设计划进行了热烈的讨论。

32. 2015 年 12 月 28 日,"全国结核病远程咨询和培训平台年终专家研讨会"暨"结核病数据信息平台专家研讨会"在京顺利召开。北京胸科医院副院长、中国疾控中心结核病防治临床中心副主任李亮在发言中指出,自国家级结核病远程咨询及培训平台于 2012 年初正式启动以来,参加远程平台网络的单位目前已扩展到 29 个省市的 100 多家,累计举办远程培训和病案讨论 200 多次,接受远程培训上万人次。临床中心还在合作伙伴的支持下,开发了结核病信息数据平台,包括结核医生 APP、结核病患者 APP(结核助手),为结核病医生、患者搭建了全方位信息数据服务平台。会议对远程平台和手机 APP 的既往工作和存在问题进行了总结,提出了 2016 年工作思路。

二、国际部分

1. 2015 年 3 月 19 日,世界卫生组织发布 2015 年世界防治结核病日主题:行动起来,终止结核。在 2014 年世界卫生大会上,通过了一项为期 20 年(2016—2035 年)终止全球结核病流行的宏伟战略。根据世界卫生组织遏制结核病战略的设想,应在全世界彻底消除结核病死亡、疾病和痛苦。该战略确定并阐述了各国政府和合作伙伴的目标和行动,要求提供以病人为中心的医疗服务,实行防治政策和制度,并推动为遏制流行疫情和消除结核病而需开展的研究工作和创新措施。在 2015 年世界防治结核病日之际,世界卫生组织呼吁政府、受影响社区、民间社会组织、卫生保健服务提供者以及国际合作伙伴共同努力推出这一战略,以覆盖、治疗和治愈目前所有结核病患者。

2. 2015 年 4 月 21~24 日,遏制结核病伙伴组织新疫苗工作组在上海举办了全球结核病疫苗论坛。来自全球 30 余个国家的近 300 名结核病疫苗领域专家参加此次论坛。大会重申了结核病研发特别是疫苗研发的重要性,呼吁社会各界加强投入,会议分享了在结核病疫苗领域的最新进展,讨论了未来该领域的研究热点和发展方向。

3. 2015 年 5 月 28 日,第 68 届世界卫生大会在日内瓦召开。会议期间遏制结核病伙伴组织主席 Dr. Aaron Motsoaledi 与来自中国、巴西、俄罗斯、印度、南非等金砖国家卫生部长召开边会,就终止结核病全球目标进行讨论,并达成各国承诺。中国国家卫生计生委李斌主任参加了会议。

4. 2015 年 8 月 30 日至 9 月 3 日,第五届国际防痨与肺部联盟亚洲太平洋地区大会在悉尼胜利召开。本届大会的主题是"通过增加区域合作数量和扩大现有的伙伴关系，降低亚太区结核病和肺部疾病负担"。开幕式上，本届大会的主席王撷秀教授致欢迎词。世界卫生组织（WHO）全球结核病项目主任 Mario Raviglione 博士做了 WHO 新的"终止结核"策略（The END TB Strategy）在亚太区采用和适用的专题演讲，提出在 2015 年的基础上，2035 年结核病死亡率下降 95%、发病率下降 90%，并且不再由于结核病造成家庭灾难性支出的策略目标。大会分别展开各个分会场的论坛交流活动，内容涵盖了结核病的项目管理、结核病流行病学、结核病接触者调查、结核病患者主动发现、关注儿童结核病、耐多药结核病主题、可持续有质量保证地耐多药结核病治疗药物全球性生产机制、城市社区组织在结核病关怀中的作用、全球健康倡导和承诺、结核病控制的人力资源建设、烟草控制、流行性感冒和新型呼吸道病毒感染等各个方面。

5. 2015 年 10 月 28 日，世界卫生组织发布了 2015 年全球结核病报告，宣布联合国千年发展目标中将结核病发病率降低 50% 的目标在全球、WHO 的全部 6 个区域以及 22 个高负担国家中的 16 个国家得以实现。全球结核病发病率自 2000 年以来下降了 18%，平均每年下降 1.5%。全球结核病死亡率自 1990 年以来下降了 47%，WHO 的 4 个区域以及 11 个结核病高负担国家如期实现了结核病死亡率下降一半的千年发展目标。凭借有效的诊断和治疗手段，全球在 2000—2014 年期间，共拯救了 4300 万人的生命。尽管取得了巨大成就，结核病在全球范围仍然是最严重的公共卫生威胁。2014 年结核病在全球范围夺去了 150 万人的生命，其中包括 110 万 HIV 阴性和 40 万 HIV 阳性的结核病患者；2014 年，估算全球有 960 万新发结核病病例，其中包括约 540 万男性、320 万女性以及 100 万的儿童。WHO 估算我国 2014 年的新发肺结核人数为 93 万人，次于印度（220 万人）和印度尼西亚（100 万人）而位居全球第三位，这是我国首次在 22 个全球结核病高负担国家中新发病例数的顺位下降。2014 年，WHO 估算全球新发 MDR-TB 病例 48 万例，其中仅有约 26%（12.3 万例）的病例得到诊断和报告。2014 年开始接受 MDR-TB 治疗的病例约为 11 万例，2012 年 MDR-TB 队列的全球平均治疗成功率为 50%。

6. 2015 年 11 月 2~3 日，国际防痨与肺病联合会与世界糖尿病协会第一届全球结核病和糖尿病合并流行峰会在巴厘岛召开。峰会的目的是就应对全球结核病 - 糖尿病达成共识并制定全球策略，约 100 名来自全球不同国家和机构的卫生官员、研究人员和技术人员参加了本次会议。通过 2 天的会议，大会形成了"关于遏制结核病与糖尿病合并流行的巴厘宣言"，所有的与会代表均在宣言中签字，宣言强调当前要重视糖尿病与结核病的合并流行，借鉴 10 年前 TB/HIV 双重感染防治的经验，尽早行动起来，共同遏制结核病与糖尿病的流行。

7. 2015 年 11 月 18 日，WHO 发布结核病研究的全球行动框架，框架中建立了结核病研究行动准则，对全球和国家中的主要研究主体的角色、责任和产出也作了建议。框架主要包括两个基本目标：在国家层面促进、加强和深化结核病研究与创新，以中低收入国家为重点发展针对性的结核病研究计划并强化研究能力；在全球层面促进、加强和刺激结核病研究，通过倡导、分享创新成果、讨论全球优先级的结核病研究以及发展地区和国际性的研究网络与能力建设。框架主要包括三部分内容：加强受结核病影响最严重的中低收入国家的结核病研究、支持和促进全球水平研究以及 WHO 的作用。

8. 2015 年 12 月 2~6 日，第 46 届国际防痨和肺部疾病联合会全球肺部健康大会在南非开普敦召开。来自全球 131 个国家和地区的近 4000 名代表参会。本次会议的主题是"新议程",旨意全世界正从"遏制结核病"迈向"终止结核病"。世界卫生组织在大会上发布了2015 年全球结核病报告,同时公布了新的 2015 后全球结核病防治领域 TB、TB/HIV 和 MDR-TB 的高负担国家名单。大会设置全体会、论坛、报告、研讨、培训课程、海报交流、媒体相关等活动 150 余场次,内容涉及结核病的诊疗管理、基础研究、社会动员、新工具和新疫苗的研发、烟草控制和环境问题等。

9. 2015 年 12 月 2 日,WHO、TB Alliance 以及其他合作伙伴宣布了第一个抗结核病药物儿童剂型的面世。据 WHO 估算,全球每年约有 100 万儿童患结核病,约 1.4 万儿童死于结核病,而在此之前,全世界尚没有适合儿童服用的合适剂量和剂型的抗结核药物。新开发的儿童剂型将大大改善儿童结核病的治疗,是提高儿童患者关怀质量的重要一步。

10. 2015 年 12 月 22 日,奥巴马政府公布了一项计划,旨在帮助美国乃至全球抗击耐多药结核病。该计划是白宫公布的第一个应对耐多药结核病这一全球性公共卫生威胁的政策。该计划建立在如下三个目标基础上:即加强本土抗耐多药结核病的能力;改善并提高与其他国家的合作以便更好地应对该疾病;加快基础研究和应用型研究的研发进展。白宫提出的针对该疾病的建议包括到 2016 年底在结核病高负担的 10 个国家实现至少 25% 的耐多药结核病病人可以得到适当的治疗。这项预期 3~5 年的计划与世界卫生组织制定的终止结核病全球计划的战略保持一致。

（刘宇红　李亮　唐神结）

80